国家卫生和计划生育委员会“十三五”规划教材

全国高等学校教材

供康复治疗学专业用

传统康复方法学

TRADITIONAL METHODS OF REHABILITATION

第3版

主　　编　陈立典

副 主 编　唐　强　胡志俊　王瑞辉

编　　者　（以姓氏笔画为序）

王瑞辉　陕西中医药大学

邓　瑜　吉首大学

朱小虎　湖北医药学院

李文迅　北京中医药大学

陈立典　福建中医药大学

金荣疆　成都中医药大学

周国平　南方医科大学

郑桂芝　济宁医学院

胡志俊　上海中医药大学

唐　强　黑龙江中医药大学

唐　巍　安徽中医药大学

陶　静　福建中医药大学

学术秘书　陈少清　福建中医药大学

金　晟　上海中医药大学

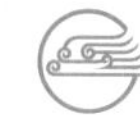

人民卫生出版社

图书在版编目（CIP）数据

传统康复方法学 / 陈立典主编. -- 3版. -- 北京：人民卫生出版社，2018

全国高等学校康复治疗专业第三轮规划教材

ISBN 978-7-117-27151-6

Ⅰ.①传… Ⅱ.①陈… Ⅲ.①康复医学－高等学校－教材 Ⅳ.①R49

中国版本图书馆 CIP 数据核字（2018）第 182175 号

传统康复方法学

第 3 版

主　　编：陈立典
出版发行：人民卫生出版社（中继线 010-59780011）
地　　址：北京市朝阳区潘家园南里 19 号
邮　　编：100021
E - mail：pmph @ pmph.com
购书热线：010-59787592　010-59787584　010-65264830
印　　刷：河北新华第一印刷有限责任公司
经　　销：新华书店
开　　本：850 × 1168　1/16　　**印张：**18
字　　数：507 千字
版　　次：2008 年 1 月第 1 版　2018 年 3 月第 3 版
2024 年 11 月第 3 版第 13 次印刷（总第 26 次印刷）
标准书号：ISBN 978-7-117-27151-6
定　　价：50.00 元

全国高等学校康复治疗学专业第三轮规划教材修订说明

全国高等学校康复治疗学专业第二轮规划教材于2013年出版，共17个品种，通过全国院校的广泛使用，在促进学科发展、规范专业教学及保证人才培养质量等方面，都起到了重要作用。

为深入贯彻教育部《国家中长期教育改革和发展规划纲要（2010—2020年）》和国家卫生和计划生育委员会《国家医药卫生中长期人才发展规划（2011—2020年）》文件精神，适应我国高等学校康复治疗学专业教育、教学改革与发展的需求，通过对康复治疗学专业第二轮规划教材使用情况和反馈意见的收集整理，经人民卫生出版社与全国高等学校康复治疗学专业第三届教材评审委员会研究决定，于2017年启动康复治疗学专业第三轮规划教材的修订工作。

经调研和论证，本轮教材新增《儿童康复学》和《老年康复学》。

康复治疗学专业第三轮规划教材的修订原则如下：

1. **坚持科学、统一的编写原则** 根据教育部培养目标、卫生计生部门行业要求、社会用人需求，在全国进行科学调研的基础上，充分论证本专业人才素质要求、学科体系构成、课程体系设计和教材体系规划后，制定科学、统一的编写原则。

2. **坚持必需、够用的原则** 根据专业培养目标，始终强调本科教材“三基”“五性”“三特定”的编写要求，进一步调整结构、精炼内容，满足培养康复治疗师的最基本需要。

3. **坚持紧密联系临床的原则** 强调康复理论体系和临床康复技能的培养，使学生毕业后能独立、正确处理与专业相关的康复常见实际问题。

4. **坚持教材创新发展的原则** 本轮教材采用了“融合教材”的编写模式，将纸质教材内容与数字资源内容相结合，教材使用者可以通过移动设备扫描纸质教材中的“二维码”获取更多的教材相关富媒体资源，包括教学课件、自测题、教学案例等。

5. **坚持教材立体化建设的原则** 从第二轮修订开始，尝试编写了服务于教学和考核的配套教材，本轮19种理论教材全部编写了配套《学习指导及习题集》，其中13种同时编写了配套《实训指导》，供教师授课、学生学习和复习参考。

第三轮康复治疗学专业规划教材适用于本科康复治疗学专业使用，理论教材共19种，计划于2018年秋季出版发行，全部数字资源内容也将同步上线。

希望全国广大院校在使用过程中提供宝贵意见，为完善教材体系、提高教材质量及第四轮规划教材的修订工作建言献策。

全国高等学校康复治疗学专业第三轮规划教材目录

1. 功能解剖学（第 3 版）
   主编　汪华侨　　副主编　臧卫东　倪秀芹

2. 康复生理学（第 3 版）
   主编　王瑞元　　副主编　朱进霞　倪月秋

3. 人体发育学（第 3 版）
   主审　李晓捷　　主编　李　林　武丽杰　　副主编　陈　翔　曹建国

4. 人体运动学（第 3 版）
   主编　黄晓琳　敖丽娟　　副主编　潘燕霞　许　涛

5. 康复医学概论（第 3 版）
   主编　王宁华　　副主编　陈　伟　郭　琪

6. 康复功能评定学（第 3 版）
   主编　王玉龙　　副主编　高晓平　李雪萍　白玉龙

7. 物理治疗学（第 3 版）
   主编　燕铁斌　　副主编　姜贵云　吴　军　许建文

8. 作业治疗学（第 3 版）
   主编　窦祖林　　副主编　姜志梅　李奎成

9. 语言治疗学（第 3 版）
   主审　李胜利　　主编　陈卓铭　　副主编　王丽梅　张庆苏

10. 传统康复方法学（第 3 版）
    主编　陈立典　　副主编　唐　强　胡志俊　王瑞辉

11. 临床疾病概要（第3版）
主编 周 蕾 副主编 许军英 范慧敏 王 嵘

12. 肌肉骨骼康复学（第3版）
主编 岳寿伟 副主编 周谋望 马 超

13. 神经康复学（第3版）
主编 倪朝民 副主编 胡昔权 梁庆成

14. 内外科疾病康复学（第3版）
主编 何成奇 吴 毅 副主编 吴建贤 刘忠良 张锦明

15. 社区康复学（第2版）
主编 王 刚 副主编 陈文华 黄国志 巩尊科

16. 临床康复工程学（第2版）
主编 舒 彬

17. 康复心理学（第2版）
主编 李 静 宋为群

18. 儿童康复学
主编 李晓捷 副主编 唐久来 杜 青

19. 老年康复学
主编 郑洁皎 副主编 桑德春 孙强三

全国高等学校康复治疗学专业第三届教材评审委员会名单

主编简介

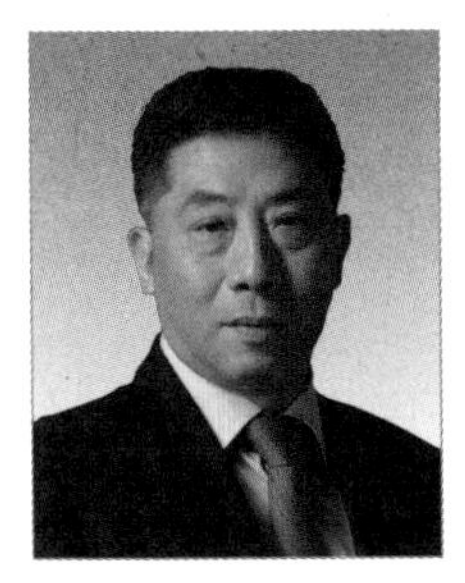

陈立典

陈立典，医学博士，教授、主任医师、博士生导师，国务院政府特殊津贴专家。福建中医药大学党委书记；国际物理与康复医学学会执行委员，中国康复医学会副会长；康复医疗技术国家地方联合工程中心主任，国家中医药管理局中医康复研究中心主任；中国康复医学会中西医结合专业委员会荣誉主任委员，中国中西医结合学会康复医学专业委员会主任委员，福建省康复技术工程学会会长；康复学报主编。“十二五”国家科技支撑计划项目首席责任专家，国家“有突出贡献中青年专家”“百千万人才工程国家级人选”“全国优秀科技工作者”，卫生部“有突出贡献中青年专家”。

前言

为适应新形势下高等教育改革与发展的需求，本教材编写继续坚持“三基”（基本理论、基本知识、基本技能）、“五性”（思想性、科学性、先进性、启发性、适用性）的原则。此次修订吸取了第 2 版教材在各高校使用过程中教师与学生反馈的建议，借鉴传统康复方法学新的研究成果。

本次编写，调整了经络腧穴目录的顺序，按照十二经络循行顺序编写，使教材的层次更加清晰。总论部分增加了中医基础理论相关学说概述，为本教材涉及的中医关键术语提供支持，减少康复治疗学专业学生的认知困惑。临床常见功能障碍的传统康复治疗集中在一章编写，突出方法的优选、协同应用，实用、易学、更贴近临床。根据临床常见功能障碍发病特点增加痉挛的传统康复治疗一节。增加了传统康复方法的最新循证研究证据支持，体现了传统康复方法在临床常见功能障碍应用的科学依据，保证了教材内容的科学性。

编写形式上，每章前增加学习的目的与要点，提出了学习的重点。增加了推拿手法的演示图，以便学生进行实际操作，进一步激发学生的学习兴趣，加深对理论内容的理解和记忆。

本书以纸质教材为基本载体，增加了融合教材的编写，拓宽知识的展现形式，实现传统康复方法学教学服务的延伸，凸显本书的启发性、可读性、延展性。

在编写过程中，尽管我们强调精品意识，但教材的内容或许仍存在缺点或不当之处，敬请同行专家、使用本教材的师生以及其他读者批评指正。

陈立典

2018 年 3 月

目录

04 第四章 针灸疗法

05 第五章 推拿疗法

06

第六章 传统运动疗法

07

第七章 中药疗法

08 第八章 临床常见功能障碍的传统康复治疗

第一章 传统康复方法学概述

【学习目的】

通过学习传统康复方法的概念、发展简史、基础理论的相关知识，为本教材后续针灸疗法、推拿疗法、传统运动疗法、中药疗法、常见功能障碍的传统康复治疗等章节的学习奠定理论基础。

【学习要点】

掌握传统康复方法的基本概念；熟悉传统康复方法学的理论基础；了解传统康复方法的发展简史及其在康复医学的地位与作用。

第一节　传统康复方法的定义

传统康复方法，指在中医理论指导下，以改善和促进人体功能，维护和提升健康状态为目标的一系列传统治疗方法和措施，包括针灸、推拿、中药内外治法以及传统运动疗法等。传统康复方法是康复医学重要组成部分，是中国固有的特色与优势，在伤病康复与健康维系中发挥着不可替代的作用。康复一词原意是“复原”“恢复原来的良好状态”“重新获得能力”“恢复原来的权利、资格、地位、尊严”等。在古代，传统中医文献中“康复”一词，主要是针对伤病的痊愈和健康的恢复而言。如《尔雅·释诂》释之曰：“康，安也”，《尔雅·释言》曰：“复，返也”。又如《旧唐书》中记载武则天患病后，经过治疗，“上以所疾康复”。

在传统中医的习惯用法中，单一的“康复”一词，容易被人简单地理解为伤病的痊愈和健康的恢复。但是，在以残疾为对象的传统康复医学中，“康复”的内涵已远远超过这一范畴。传统康复方法作为康复医学的一种治疗手段，它所指的“康复”已不是“痊愈”和“恢复”的简单同义词。痊愈和恢复是指伤病者经过治疗后病理逆转、症状消除、健康恢复到伤病之前的正常状态。而“康复”则是指残疾者的残存功能和潜在能力在治疗和训练后获得了最大限度的发挥。

因此，在理解传统康复思想时，不能简单地将如针灸、气功、推拿、食疗、药物内外治法相加等同于以功能为中心的传统康复。传统康复的具体方法虽然源自中医临床各科，但是在应用某一治疗方法时，必须以“功能”为导向，在积极治疗病因、逆转病理、消除症状的同时致力于保存、改善和恢复因伤、病影响的身心功能，最大限度地发挥其潜在的能力。只有这样，才能体现传统中医康复的思想。

第二节 传统康复方法的发展简史

在中国古代，很早就已经有康复医疗活动的记载。历代大量有关传统康复方法的学术内容，散见于不同时期的中医养生、预防和临床的各种书籍中。从中国传统康复方法的初创、形成与发展过程来看，大致可分为以下几个历史阶段。

一、先秦时期

人类自从有了保健及医疗活动，就开始了康复医疗活动。例如，火的应用促进了灸焫、热熨等传统康复方法的产生。新石器时代，砭石、石针、骨针的出现产生了针刺康复方法。先民们生活于自然之中，受自然界中一些现象以及变化规律的启发，模仿产生了音乐舞蹈、导引按跷的活动，并用之于疾病康复的医疗实践之中。

春秋战国时期，诸子蜂起，百家争鸣，在诸子百家的著作之中，也不乏一些关于康复医疗的记载。例如，《庄子·刻意》载："吹呴呼吸，吐故纳新，熊经鸟申，为寿而已矣。此导引之士，养形之人，彭祖寿考者之所好也"。《吕氏春秋·和乐》篇载："昔陶唐氏之始，阴多滞伏而湛积……筋骨瑟缩不达，故作为舞以宣导之"，指出导引、运动与康复医疗之间的密切联系。《行气玉佩铭》还提出了吹呴呼吸、吐故纳新的具体康复方法，如"行气，深则蓄，蓄则伸，伸则下，下则定，定则固，固则萌，萌则长，长则退，退则天。天几春在上，地几春在下"。

《周礼·天官》中记载："食医中士二人；疾医中士八人；疡医下士八人；兽医下士四人"，将食医列为众医之首，而与专治疾病的疾医与疡医有别。这说明，在周代就已经出现了用饮食进行康复医疗的专科医生。

《尚书·洪范》记载周武王和箕子对话间提及的"五福"，即"一曰寿""二曰富""三曰康宁""四曰修好德""五曰考终命"。"五福"的内容包括形体状况、精神状态、经济条件、社会地位和延年益寿等方面，已经涉及全面健康与全面康复的思想。

《管子·牧民》所载："民恶忧劳，我佚乐之……民恶灭绝，我生育之"。其内容实质包含了恢复人的权利的社会康复思想。《管子·入国》中还记载："凡国都皆有掌养疾，聋盲喑哑跛躄偏枯握递，不耐自生者上收而养之疾，官而衣食之，殊而后止。此之谓养疾"。这种专门收养、调治残疾人的机构，可以说是最早的社会福利性康复疗养中心。

先秦诸子不仅认识到人与自然、人与社会是辩证的统一体，还认识到人的自身也是一个统一的整体。人体的形与神是相互影响的两个方面，形盛则神全，神衰则形弱。因此先秦诸子在养生及疾病治疗康复中都非常重视养神，主张"清静虚无"（《老子》）和"至虚极，守静笃"（《庄子·在宥》）的调养方法。在他们所提倡的气功、导引等养生与康复的方法中，也都强调虚静守神的原则。在对疾病的治疗康复中，先秦诸子还创造了许多诸如情志相胜、言语疏导、愉情宣泄等传统心理康复治疗方法。例如《吕氏春秋·至忠》中记载齐王因思虑太过而患疾，延文挚为之诊治。文挚根据怒可治思的情志相胜原理，巧妙地综合利用了行为疗法和语言艺术，通过激怒齐王，而达到齐王康复的目的。

有关音乐、色彩、娱乐用于养生和康复的理论和方法在这一时期也有阐述。如《吕氏春秋·侈乐》说："乐之有情，譬之若肌肤形体之有情性也"。《吕氏春秋·重己》篇也说："其为声色音乐也，足以安性自娱而已矣"。

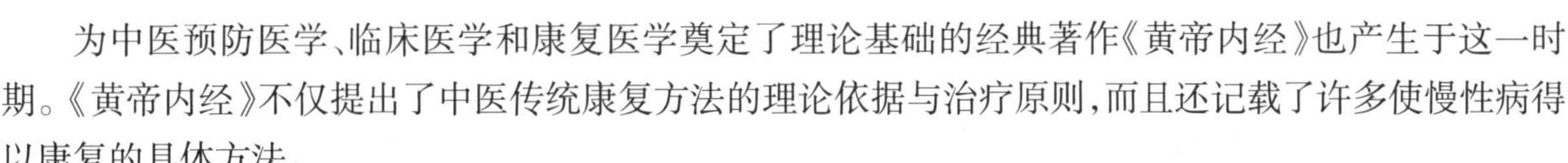

为中医预防医学、临床医学和康复医学奠定了理论基础的经典著作《黄帝内经》也产生于这一时期。《黄帝内经》不仅提出了中医传统康复方法的理论依据与治疗原则，而且还记载了许多使慢性病得以康复的具体方法。

《黄帝内经》强调疾病康复应当考虑人体的身心功能以及自然、社会环境的综合因素，强调全面康复的原则。例如《素问·宝命全形论》说："人以天地之气生，四时之法成"。阐述了顺应自然规律的康复和养生观点。《素问·移精变气论》道："往古人居禽兽之间，动作以避寒，阴居以避暑，内无眷慕之累，外无绅宦之形。此恬憺之世，邪不能深入也。……当今之世不然，忧患缘其内，苦形伤其外……所以小病必甚，大病必死"。指出人与社会是一个整体，不同的社会条件对人类疾病的发生及其康复过程会产生不同的影响。康复医学的实施应当考虑社会因素。对医生而言，必须做到"入国问俗，入家问讳，上堂问礼，临病人问所便"；对患者，则要求"美其食，任其服，乐其俗，高下不相慕"。只有这样，才能从医学和社会方面解决好康复的问题。《黄帝内经》中有关人体统一观的思想，主要反映在形神一体的观点中，如《素问·上古天真论》强调"形体不敝，精神不散""形与神俱，而尽终其天年"的形神相济的康复观。

在康复治疗方面，《黄帝内经》尤其重视扶护人体的正气，调动其自疗能力，让机体自然地恢复健康。例如《素问·五常政大论》说："无代化，无违时，必养必和，待其来复"。

《素问·脏气法时论》中载："肝色青，宜食甘，粳米、牛肉、枣、葵皆甘。……肾色黑，宜食辛，黄黍、鸡肉、桃、葱皆辛"，阐述了合理的饮食对疾病康复和病后调养的影响。

《灵枢·百病始生》中的"喜怒不节则伤脏"即指情绪上的激烈变化可以导致疾病。《素问·阴阳应象大论》载："怒伤肝，悲胜怒""喜伤心，恐胜喜""思伤脾，怒胜思""忧伤肺，喜胜忧""恐伤肾，思胜恐"。叙述了情志变化的规律和特点以及利用这些规律治疗疾病的心理康复方法。

总之，《黄帝内经》是中医康复医学的理论基础。《黄帝内经》中有关整体辨证康复观和杂合而治的思想，一直为后世医家进行中医康复治疗时所遵循的法则。

二、汉魏、南北朝时期

汉魏时期，医学家们在倡导药物康复的同时，还发展了许多非药物的康复方法，如针灸、饮食、气功、熨疗等。有关按跷、食疗和导引康复的专著也相继出现，如《黄帝岐伯按摩》《神农黄帝食禁》《食经》等。马王堆三号汉墓中出土的帛画"导引图"，绘有多种导引方式，并注明名称及其主治疾病。

三国名医华佗，很重视体育康复和养生方法。他提出："人体欲得劳动，但不当使极尔。动摇则谷气得消，血脉流通，病不得生，譬犹户枢不朽是也。是以古之仙者为导引之事，熊颈鸱顾，引挽腰体，动诸关节，以求难老。"他在继承古代导引术的基础上，模仿虎、鹿、熊、猿、鸟的动作，编成《五禽戏》。实践证明，五禽戏对肢体功能障碍者、慢性病患者和老年病患者有良好的康复与保健作用。它是世界医学史上第一套由医生编成的医疗体操专著。

东汉张仲景对中医康复学的发展也做出了一定贡献。他在《金匮要略·脏腑经络先后病脉证》篇中提出："上工治未病……见肝之病，知肝传脾，当先实脾"的防治未病、康复预防原则。他还运用导引、吐纳、针刺、灸焫、按摩、膏熨等方法于康复治疗中。

皇甫谧依据《素问》《灵枢》《明堂孔穴针灸治要》三书，撰写了《针灸甲乙经》。该书成为后世从医者必读之书。《针灸甲乙经》归纳总结了晋以前有关针灸、按跷、导引的经验，并进一步扩大它们的使用范围，为后世针灸康复医疗树立了典范。

晋代葛洪在《肘后方》中大量记载了饮食康复与药物康复的内容。他在《抱朴子·别旨》中载曰："夫导引疗未患之疾，通不和之气，动之则百关气畅"，指出导引术具有预防康复的作用。

南北朝时期，陶弘景对气功和按摩康复法亦有所发挥。他在《养性延命录》中曾记载："心脏病者体有冷热，吹呼二气出之；……已上……以鼻引气，口中呼气……无有不差"，指出气功康复的作用；又言："又法摩手令热，雷摩身体，从上至下，名曰干浴。令人胜风寒时气，热头痛，百病皆除"，叙述了按摩康复的功效。

三、隋唐时期

隋唐时期，官方重视传统康复医学事业的发展。此时期，政府已为残疾人设立了养疾坊。这是类似社会福利事业与康复治疗相结合的实体机构。《北史》曾记载："年七十以上无子孙，六十以上无期亲，贫不自存者给予衣食。凡不满六十而有废痼之疾，无大功之亲，穷困无以治疗者，皆于别坊遣医救治，给大医师四人，豫请药物疗之"。这一时期，传统康复方法在实践中得到了进一步的发展。例如当时唐太医署所设的医学部中有医博士、针博士、医师、针师、按摩师等医学工作者，他们综合了药物、针灸、按摩、导引等康复方法，并将这些方法大量地应用于康复临床，在实践中又进一步充实和发展了传统康复医疗的内容。

隋代巢元方所撰的《诸病源候论》不仅是我国现存的第一部论述病因、证候学专书，也可视为我国古代第一部采用医疗体育对一些疾病进行康复治疗的专著。全书共记载了两百余种导引运动方法，如《卷一·风痹候》："凡人常觉脊背倔强而闷……仰面努膊并向上头左右两向挼之。左右三七……初缓后急，不得先急后缓……除寒热病，脊、腰、颈项痛，风痹"，指出运动、功能训练对疾病康复的重要作用。《卷四·虚劳膝冷候》的"舒两足坐，散气向涌泉，可三通。气彻到，始收右定屈卷，将两手急捉脚涌泉。挽足蹋手，挽一时取势。手足用力送气向下三七……去肾内冷气，膝冷脚疼"等，列举了气功与运动相结合的康复方式。

王焘的《外台秘要》部分内容承自《诸病源候论》中的导引运动康复方法，并加以理论上的说明。如对消渴病的运动康复问题，王焘认为"不欲饱食便卧，亦不宜终日久坐……人欲小劳，但莫久劳疲极，亦不能强所不能堪耳"。他在书中还记载了精神疗法、磁疗、光疗、冷疗、热疗和熨法、美容法、药熏法、贴敷法、导引法、灸法、泥疗治疗、方向疗法、时间疗法、药物栓塞法、水浴法、泉水疗法等大量康复方法。因此，《外台秘要》可以视为中国古代有关康复技术的专书。

此外，唐代昝殷在《食医心鉴》中还列出食治诸方，详尽介绍了药食结合的康复方法。孟诜在其《食疗本草》中亦总结性地记载了许多促进疾病康复的药物，对后世药物康复法的应用有十分重要的指导性意义。

四、宋、金、元时期

宋、金、元时期，传统康复方法发展很快，医学界还一度出现了学术繁荣与学派论争的局面。另外，官方也很重视医疗和康复事业的发展。官方设立安济坊和养济院，成为收治老弱病残者的较正式的康复疗养机构。

宋代官方出版的《圣济总录》《太平圣惠方》《太平惠民和济局方》等，收载了宋以前的治疗方法和方剂，具有很高的学术价值。《圣济总录》中收载药粥方 133 首，用于一些疾病的食疗康复与病后调养。同时，还提倡以药食结合的方法，对虚劳、偏枯不起、中风、脾胃虚弱不下食、水肿等病进行康复治疗。

陈直撰写的《寿亲养老新书》是有关老年人养生与疾病康复的专著。全书共 15 篇，侧重于食治及四时养生。书中载有四时摄养方药及食疗方 160 余首。该书立法及方法的选择适用于老年人的养生与康复治疗。书中还结合老年人的生理、病理特点，提出了许多独特的康复方法。例如擦涌泉穴治疗虚弱不能行走等病证。

宋代还相继出现了一些养生、导引、气功专著，丰富了传统康复方法的内容。例如，宋代张君房整理的《大宋天宫宝藏》及其辑要本《云笈七签》，赵自化的《四时颐养录》，张锐的《鸡峰普济方》，无名氏的《四段锦》《八段锦》《百段锦》，托名达摩的《易筋经》《洗髓经》等，对传统康复医疗的发展，起了重大的推动作用。

金元四大家对传统康复方法的发展也各有一定的贡献。刘完素受张仲景的学术思想影响很深，撰有《素问玄机原病式》，重在药物康复。张子和是一位有成就的传统康复医学大师，他撰有《儒门事亲》，将许多具体的康复大法运用于临床实践之中，尤其对调摄情志康复法的应用有独创之处。李东垣著《脾胃论》，指明脾胃功能对疾病康复的影响，他的"人以胃土为本"的理论成了后世医家对慢性病康复治疗的指导思想。朱丹溪著有《格致余论》，认为人体"阳有余，阴不足"，主张以滋阴潜阳为主的康复方法，在康复医疗中强调药食并重，对后人亦有较大的启迪。

元代忽思慧编撰的《饮膳正要》，是我国古代最完备的饮食康复专著。书中记载了饮食卫生法、食物烹调法和若干种补养类食物的服食方法，还记载了 195 种单味食物的气味性能以及有关食物禁忌和食物中毒等方面的知识。该书完善了传统康复方法中饮食康复的理论和方法。

五、 明、清时期

明代，传统康复方法得到了迅速发展。康复医疗范围已扩展至临床内、外、妇、儿各科。社会康复事业也普遍开展，《明会要》记载了天下郡县设养济院，以收养鳏寡孤独废疾者；明成祖还在北京兴建安乐堂，是较完整的康复疗养机构。

著名医家张景岳于《类经附翼·医易》中指出："医之为道，身心之易也"，明确了"身心"医学概念，强调疾病康复必须重视身心功能的并行恢复。他在《景岳全书》中还收载了大量的康复方法，尤其针对中老年人的生理特点，提出了一系列康复和养生的医疗保健措施。

明代许多医家，对传统康复的理论和方法也作了大量的补充。例如，王执中在《针灸资生经》中载："风药不宜暂缺，常令身上有灸疮可也……若灸则当先百会、囟会，次风池、肩髃、曲池、合谷、环跳、风市、三里、绝骨"，提出针灸配合药物可以使半身不遂的患者获得康复；汪绮石在《理虚元鉴》中提出了"知节""知防"的预防康复原则；陈实功于《外科正宗》中列出"调理须知"一节，论述了康复患者的药食治疗与康复护理等问题。

清代是我国传统康复方法学发展的鼎盛时期。传统康复方法学发展至此已经基本成熟，并有许多创新与发展。例如，从调摄情志到饮食调理康复，从药物内外治到导引按摩康复等，无所不备，大大丰富了康复医疗内容。但清朝统治者漠视社会康复事业的发展，以致前代保留下来的康复福利机构日益衰落。

叶天士是这一时期杰出的医家之一，他总结了自己从事医疗实践的经验，编成了《临证指南医案》。书中不仅详细介绍了各种疾病的药食康复法，还阐述了各种病证的康复禁忌与康复护理原则。外治专家吴尚先对传统康复方法学的发展也做出重大贡献。他编写的《理瀹骈文》一书是对运用外治疗法康复内外诸病的经验总结，也是对传统的民间简易康复治疗方法的一次整理。其对诸多外治方法的应用，以熏、洗、熨、擦、敷、贴、坐、吹方法最为得心应手，也有许多独创之处，对后世医家具有很大影响。

此外，光绪三年，沈子复编撰的《养病庸言》是清代出版的有关疾病康复学的专著。书的序言中，开章明义地提出养病（康复）不同于治病（临床医疗）及养生（卫生保健）。可见，在当时作者即明确认识到康复的内涵。书中主要论述了传统康复方法运用的一般原则，并且特别强调精神因素对恢复健康的影响。在论述传统康复方法时,他尤其重视导引和气功方法。这些理论对提高传统康复方法的运用水平、增加养病知识,有很大的帮助。

总之,明清时期传统康复方法学在理论指导及具体方法的应用方面,都已形成了一个较为完整的体系。

六、 中华人民共和国成立以后

中华人民共和国成立以后,祖国医学的宝贵遗产得到了不断地挖掘和整理。传统康复在康复医疗方面的理论、独特疗法和临床经验也越来越受到人们的重视。原卫生部等部门早在《康复医学事业“八五”规划要点》中就指出,中医学是一个伟大的宝库,在建设康复医疗机构时,都必须充分发挥传统医学这个优势。原卫生部《“十二五”时期康复医疗工作指导意见》将“充分利用和发挥中医传统康复治疗技术特色和优势,在基层医疗卫生机构中大力推行实用传统康复治疗技术,改善治疗效果”列为提高康复医疗服务能力的主要任务。国务院印发的《中医药健康服务发展规划(2015—2020年)》将支持发展中医特色康复服务列为重点任务。2016年颁布的《“健康中国2030”规划纲要》提出“发展中医特色康复服务”“到2030年,中医药在治未病中的主导作用、在重大疾病治疗中的协同作用、在疾病康复中的核心作用得到充分发挥”。良好的外部环境,给康复事业发展提供了大好机遇,创造了新的发展空间。

传统康复方法蓬勃发展,已成为我国康复医学中不可或缺的重要部分。目前,传统康复治疗方法已在各级、各类康复医疗机构中广泛应用,为保障广大人民群众的身心健康做出了巨大贡献。中医康复医疗机构建设方兴未艾。国家中医药管理局从“十一五”期间就开始推动中医康复重点专科建设。历经十年,目前中医康复重点专科协作组成员单位已达82家,专病协作组超过93家,康复科专有床位数约4000多张,分布在全国22个省市。

有关传统康复方法的各类创新性科学研究被国际康复领域密切关注,例如针刺改善认知及二便功能障碍,推拿手法调整肌张力异常,太极拳改善平衡与心肺功能障碍等相关研究多见报道。

传统康复方法的学术活动日益活跃。1984年我国成立了中国康复医学研究会中医和中西医结合专题委员会。后更名为“中国康复医学会中西医结合专业委员会”。此后,中西医结合学会养生学与康复医学专业委员会、中国针灸学会针灸康复专业委员会、中国康复医学会康复医学教育委员会中医康复学组等相继成立。不仅带动了传统康复方法学术水平提高,也让世界了解我国传统康复方法在健康服务中发挥的重要作用。

展望未来,传统康复方法学将会有更大的发展,必将在预防和减轻功能障碍,促进老年人、慢性病患者、残疾人等身心功能恢复,促进全面健康等方面发挥积极的作用。

第三节 传统康复方法的基本理论

传统康复方法是以中医学理论为指导。其理论与临床都贯穿着三个基本观点:一是整体观,二是辨证观,三是功能观。这三个基本观点是前人经过长期的康复医疗实践,在朴素的唯物论和辩证法的思想指导下逐步总结出来的,对康复医疗的临床具有重要的指导作用。而“正气为主”“杂合而治”“治未病”则是三个基本观点在方法论上的进一步体现。

只有正确的掌握与运用中医学理论，才能充分发挥理论对康复实践的重要指导作用。

一、 整体观

传统康复方法对疾病的康复预防、康复治疗以及病后的摄生调养都主张从整体出发。整体观在传统康复方法中的指导作用反映在“全面康复”的思想，即利用综合性治疗的方法达到人体形神功能和社会活动能力的恢复。具体体现在：人与自然一体观、人与社会一体观、人的形神一体观三个部分内容。

（一）人与自然一体观

人与自然一体观的古代术语，即为“天人相应”。它的核心内容：人和自然都是由“气”所构成，人处于天地之间，生活在自然环境之中，是自然界组成的一个部分；人与自然息息相关，人的一切活动都受制于阴阳五行的法则，并遵循着自然的运动变化规律。

天人相应观在传统康复方法中主要体现在两个方面：适应自然和利用自然以有利于康复。自然界四时更替、昼夜变化、月亮盈亏、子午更迭的变迁，使人体的阴阳气血、脏腑经络生理活动、精神情绪产生相应的规律性变化。传统康复方法学不仅强调天地自然的规律对人体的影响，以及人体对自然变化规律的本能的适应能力，更重要的是人类应当能动地遵循自然运动规律的法则，避免其不利因素，利用其有利因素保持人体健康，促进疾病康复。因此，顺应自然、因时因地制宜成为传统康复方法的重要法则。《素问·四气调神论》专门论述了“春夏养阳，秋冬养阴”的顺时康复规律，指出对慢性阳虚者，当借助春夏自然界阳气升发之际而培扶阳气；对慢性阴虚者，应借秋冬阴气敛藏之际而滋养阴精。这一原则，不但适用于强身防病，也同样适合于疾病的康复医疗。保持正常范围内精神情志的变化是形体功能健全的基本保证，人体内精神情志的变化也受到四时节律的影响。人们要顺从自然界的四时规律，调摄精神，保持体内阴阳气血的稳定平衡，以达到神形功能康复的目的。

传统康复方法学的天人相应观，不仅强调认识自然、适应自然以防病，而且还要掌握自然规律，能动地利用自然的有益因素以促进疾病的康复。几乎所有的中医康复医疗方法都贯穿着顺应自然的康复思想。例如：针灸康复法，古人曾有“凡刺之法，必候日月星辰”之说，认为人体气血在经络中的运行也像日出日落、月圆月缺那样有盛有衰，有一定的时间规律。如果能根据某一时辰中某一经络的气血运行情况，进行取穴针灸，往往能取得意想不到的效果。

地域及气候的差异也直接或间接地影响疾病的康复。因此，对疾病的康复医疗往往要因地制宜，采取不同的康复措施。正如《素问·异法方宜论》所说：“医之治病也，一病而治各不同，皆愈。地势使然也。”在辨别不同的地域环境而实施中医康复医疗的临床实践中，《素问·五常政大论》进一步提出：“西北之气散而寒之，东南之气收而温之，所谓同病异治也”，说明西北地势高天气寒冷，寒凉之剂应该慎用；东南地势低湿，气候温暖，温燥之药不宜过用。

人类生活于自然之中，自然界的事物乃人类生存的必要条件，人类也可以利用这些有益的条件为健康和康复服务。千百年来，传统康复方法一直利用自然万物作为其康复医疗的重要手段，如利用阳光、空气、山水、花草、森林、泥石、声音、颜色、冷热等，并在这方面积累了非常丰富的经验。

（二）人与社会一体观

人与社会一体观，认为人与社会是一个统一的整体。人生活于社会中，是社会的一员，所以复杂的、不断变迁的社会因素会直接或间接地影响人的性格、思想、嗜好和疾病的发生及其康复过程。社会环境的各种因素，包括地位、经济、思想、文化、职业、语言、行为以及家庭、朋友、同事的关系等，都可以影响人的情绪，进而影响脏腑器官的生理功能。有关社会因素导致精神和形体疾病者，古籍中不乏记载。如《王氏医存》记载了因错误教育方法导致小儿之心智残障的案例，载曰："伶俐子弟，授读严师，敏慧童妇，归奉恶姑：诟责日甚，则变为痴呆"。创造良好的社会环境，如社会制度、经济条件、职业性质、家庭关系等，都有益于人类的健康长寿。

作为康复服务对象的功能障碍者不仅存在身体、精神上的障碍，还存在许多心理、职业、经济、教育等社会方面的问题。因此要使功能障碍者全面康复、重返社会生活就不能单靠医学的手段，而应当配合社会康复的力量来解决。所谓的社会康复，指利用有益的社会环境因素，促进功能障碍者身心功能的恢复；另一方面也指增强功能障碍者的身心功能，提高适应社会生活的能力。因此，传统康复方法学除强调提高功能障碍者适应社会生活能力外，更重要的是利用社会的积极因素，为康复医疗服务。

（三）人的形神一体观

中医学将人体视作一个高度复杂而完善的统一体，认为人体由"形"与"神"组成。"形"指形体结构，包括五脏六腑、经络、四肢百骸等组织结构和气、血、津、精等基本营养物质；"神"是机体生命及情感意识的体现，是人体精神、意识、知觉、运动等一切生命活动的最高主宰。

传统康复的形神一体观认为，人体是形与神的统一体，神是形的产物，而形为神的物质基础；反之，形的功能又受制于神，神在协调脏腑、气血、阴阳的变化，维持人体内环境平衡的同时，又能调节组织并使之适应自然界的变化，缓冲由外部因素引起的情志刺激，而维持人体与外部环境间的协调关系。这种脏腑、精、气、神之间的有机联系，形体与精神的结合，形态与功能的辩证统一就是传统中医康复医学形神一体的全面康复观。

传统康复方法并重形神功能，强调二者的统一，但在传统康复医疗的实践中常以养形治形为先。这是因为形体是人体生命存在的基础，人有了形体，才有生命，才有机体生命活动及情感意识的表现，亦即"神"的产生。人的形体一旦产生，就难以避免受各种致病因素的侵袭，导致形体功能的残缺或障碍。因此，要重视形体保养和形体康复的问题。例如《素问·六微旨大论》说："无形无患，此之谓也。"神依附于形而生，形盛则神旺，形弱则神衰。因此养形即所以养神，治形亦即练神。

二、辨证观

辨证，是中医研究疾病、认识疾病的过程，也是传统中医康复医疗过程不可缺少的一个方面。辨，就是辨别；证，是机体在疾病发展过程中的某一阶段的病理概括。证候，是人体内在病理变化的外在表现，是疾病过程中具有时相性特征的整体反应状态。辨证，是指将诊察过程所收集的资料，通过分析与综合，辨清疾病的原因、性质、部位、正邪之间的关系，并概括或判断为某种性质的证的过程。由于功能障碍者多受自然因素、社会因素和个人体质不同的因素等多重影响，所以表现出复杂的综合性病理反应状态，这就造成了同病异证、异病同证、一病多证的差异性。传统康复方法学的辨证观强调通过观察和分析患者的综合证候，寻找引起功能障碍的原因，并针对这些原因采取相应的康复措施，即病治异同的辨证观；另一方面，又充分考虑患者的个体差异性，因人因时因地制宜，采取不同的康复措施，此即异法方宜的辨证思想。

病治异同，包括"同病异治"和"异病同治"两个方面。同一种病，可以因为病变部位、原因、性质、正邪关系和病机的变化不同，分别采取不同的中医康复治疗和训练方法，即为"同病异治"；不同的病证，在其发展过程中，出现了相同的病机变化，此时也可采取相同的康复措施进行治疗和训练，此即"异病同治"。病治异同的辨证观，还强调从相互联系的观点看待疾病的发生和发展，注意疾病的阶段性，遵循“必伏其所主，而先其所因”的治疗原则。

异法方宜，事实上蕴含着把事物的一般性和特殊性结合起来的辨证思想。同一种疾病，由于季节气候、地域方位、生活环境、职业性质、个体体质等不同，治疗和训练方法就应当有所区别。因此，康复医疗过程要同时考虑疾病的共性与特殊性，有针对性地采取康复措施，才能获得最佳的效果。

传统康复医疗是从临床辨证开始的。以糖尿病为例，在临床辨证中应围绕这一内容。如辨病变部位、辨标本、辨本证和并发症等等。

三、功能观

传统康复方法的功能观是建立在中医学恒动观基础之上的。中医恒动观认为，精气是构成生命的物质基础，人的四肢、五官九窍、内脏活动以及精神意识、思维活动，都是以精气为源泉和动力。精气流通是生命活动的基本特征，人体精气有规律地流通畅行，正常地升降出入，生命活动才能得以正常。人体新陈代谢的过程，实际上是精气流通，升降出入的过程。精气流通一旦停止，新陈代谢的生理活动亦即停止，人体的生命活动也就中断。正如《素问·六微旨大论》所说：“出入废则神机化灭，升降息则气立孤危。故非出入，则无以生、长、壮、老、已；非升降，则无以生、长、化、收、藏。”因而康复当注重功能训练，运动形体，促使精气流通，不仅使脏腑组织的生理功能得以协调正常，而且使患者最大限度地恢复适应个人生活、家庭和社会生活以及职业工作的能力。这种注重功能训练，运动形体，促使精气流通，恢复患者的脏腑生理功能，提高患者日常生活、社会生活和职业工作等活动能力的思想，称之为功能观。

历代医学家都十分重视功能训练的康复医疗作用，认为人体在生理情况下，精气应是周流不息的，但在患者康复期，不同程度地存在精气壅滞的情况。通过功能训练，运动形体，使精气流畅，不仅脏腑组织的生理功能得以逐步恢复，而且其日常生活及职业工作的能力也能得到最大限度地恢复。例如，传统体育康复法中的五禽戏、易筋经、八段锦、太极拳等训练方法，实际也包含了日常生活及工作能力训练的一些内容。

功能观要求康复工作者不单着眼于某一器官或组织的具体的生理功能，更重要的是从整体上重视患者日常生活和职业工作能力的恢复。恢复日常生活活动能力主要是指通过多种功能训练恢复日常生活活动所必需的衣、食、住、行及个人卫生等基本动作和技巧。恢复职业劳动能力则主要是指通过功能训练，恢复职业工作所必需的体力、技能、智能及心理等方面的条件。

四、正气为本

正气是人体抵御邪气、修复病理损伤、适应外在环境、调节和维持人体正常生理活动的能力和物质的总称。从生理学的角度看，人体内正气，包括阴精与阳气、脏腑之气、经络之气、形与神等正常的生理活动和物质基础。而邪气则是一切致病因素的总称。中医学认为，正气旺盛是人体阴阳协调、形神统一、脏腑经络功能正常、气血充盛、卫气强固的象征；人体发病也正是从正气虚弱开始的。《素问·刺法论》：“正气存内，邪不可干”和《素问·评热病论》“邪之所凑，其气必虚”即概括了这种发病学观点。在人体发病的过程中，正气是发病的根本，是内因；邪气是发病的条件，是外因。疾病的发生、发展、传变、转归和预后，都取决于正气的强弱。正气强盛，病势由重转轻，朝康复方向转化；反之，病势由轻变重，转向恶化。可见，正气盛衰是疾病能否康复的关键所在。

传统康复医疗的服务对象绝大多数是因为正气不足，正气失调而发病者。例如，残疾诸证，即是由于气血失和，形神功能障碍所致；慢性病，也多是由于病程长、病久伤正而存在以正气不足为主要特点的病理状态;老年病,则大多在肾气衰弱、机体各脏器组织功能自然衰退的过程中发生,因此也都存在着正气不足的问题。

传统康复医疗服务目标旨在恢复人体的正气,调动正气的自然治疗能力和适应能力,以促进功能的康复。在如何养扶正气、恢复正气功能方面,古人积累了丰富的经验。如孙思邈在《千金翼方·养性禁忌第一》中提出保养正气的十个要领:“一曰啬神,二曰爱气,三曰养形,四曰导引,五曰言论,六曰饮食,七曰房室,八曰反俗,九曰医药,十曰禁忌”。传统康复的许多治疗和训练方法,都具有“养”和“治”两个方面的作用,其“养”的一面即是增强体质,保养正气,提高康复能力。例如,药物和食物养正,便是遵循“形不足者,温之以气”和“精不足者,补之以味”的原则,补益脏腑组织的阴阳气血,恢复和改善脏腑组织的生理功能。药物和饮食康复法是养扶正气的主要方法。传统康复方法学强调利用这两种康复方法的同时,再配合气功、针灸、按摩等各种康复方法,以通调经络、调和气血,共同起到保养正气的作用,促使疾病康复。叶天士在《临证指南医案》中说:“只要精气(正气)复得一分,便减一分病象”,因此,重视正气的功能,保养正气,是传统康复医疗的基本原则。

五、治未病

传统康复方法学认为防重于治。早在《黄帝内经》就提出了“治未病”的概念。《素问·四气调神大论》曰:“圣人不治已病治未病,不治已乱治未乱,此之谓也。夫病已成而后药之,乱已成而后治之,譬犹渴而穿井,斗而铸锥,不亦晚乎!”。《灵枢·逆顺》亦云:“上工刺其未生者也,……故曰:上工治未病,不治已病”。《黄帝内经》提出的“治未病”理论,经历代医家的弘扬和发挥,已经成为传统康复方法学功能康复的重要原则。

“治未病”思想,主要体现在未病先防和既病防变两个方面。

“未病先防”,就是在疾病发生之前,采取某些预防措施避免其发生。在这方面,古代医家总结了许多行之有效的方法和经验。如汉代医家华佗根据“流水不腐,户枢不蠹”的道理,创造了“五禽戏”,模仿虎、鹿、熊、猿、鸟五种动物的动作来锻炼身体。此外,人们还用太极拳、八段锦、易筋经等健身方法锻炼身体,增强体质,提高抗病能力。

“既病防变”,就是在得病之后特别是发病之初,针对疾病发展过程中可能出现的病情加重趋势和已经萌芽的先兆症状,及早采取有效措施加以治疗,以阻止或扭转病情的发展和传变,促使疾病朝痊愈方向转化。如《金匮要略》云:“适中经络,未流传脏腑,即医治之。四肢才觉重滞,即导引、吐纳、针灸、膏摩,勿令九窍闭塞。”指在经络开始受邪,尚未深入脏腑之时,即及早治疗;四肢刚刚感觉重着不适,即用导引、吐纳、针灸、膏摩等方法,使机体气血畅行,提高抗病能力,杜绝疾病的进一步发展。

传统康复方法学“治未病”的理论与西方康复“三级预防”的理论不谋而合,具有极其重要的科学价值和实践意义。

六、杂合而治

传统康复方法学从整体观出发,强调整体康复,由此决定了它的康复方法不是单一的,而是综合的康复方法。许多需要进行康复治疗的病证,都是由多因素所致,多系统受累,因而具有多属性的特点。面对这种复杂的康复对象,仅仅用单一的或千篇一律的方法是不可能解决的,只有“杂合而治”,用综合性的康复措施才能取得较好的康复效果。

杂合而治的康复医学观点,在传统康复方法领域中体现在综合和协调地应用医学的、社会的、教育

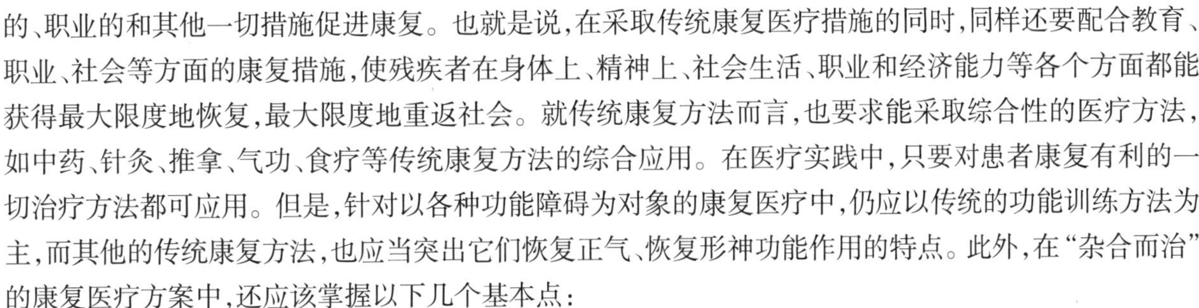

的、职业的和其他一切措施促进康复。也就是说，在采取传统康复医疗措施的同时，同样还要配合教育、职业、社会等方面的康复措施，使残疾者在身体上、精神上、社会生活、职业和经济能力等各个方面都能获得最大限度地恢复，最大限度地重返社会。就传统康复方法而言，也要求能采取综合性的医疗方法，如中药、针灸、推拿、气功、食疗等传统康复方法的综合应用。在医疗实践中，只要对患者康复有利的一切治疗方法都可应用。但是，针对以各种功能障碍为对象的康复医疗中，仍应以传统的功能训练方法为主，而其他的传统康复方法，也应当突出它们恢复正气、恢复形神功能作用的特点。此外，在“杂合而治”的康复医疗方案中，还应该掌握以下几个基本点：

（一）标本结合

即急则治其标，以缓解患者的病痛、抢救生命为目的；缓则治其本，以消除病因、逆转病理状态、恢复患者身心功能为目的。

（二）内治与外治结合

用药物、饮食的内治法和运动、针灸、推拿、熏、洗、熨、擦、敷等外治法，内外结合，各得其宜。

（三）医疗与自疗结合

医疗指由医务人员施行的康复方法；自疗指发挥患者自身潜在的康复力量，配合康复的过程。传统康复方法中多数的方法都是通过养扶正气、发挥人体的自疗能力而达到康复目的；同时，传统康复方法也强调在疾病的康复过程充分发挥患者参加康复的能动性，如练习气功、进行功能训练、安排合理的生活方式等等。只有将医疗与自疗结合起来，才能达到最高水平的康复。医疗与自疗的相结合，是传统康复方法学有别于其他临床各科的最重要特征之一。

（四）治疗与调养相结合

传统康复方法学强调“养”和“治”相结合、“必养必和，待其来复”的康复原则，传统康复医疗的大多数方法也都具有“养”和“治”两个方面的作用。通过调养的方法，可以恢复体内正气，正气来复，则形盛神旺，机体康复。

第四节　传统康复方法在康复服务中的地位与作用

传统康复方法是我国医学的固有特色和优势，是康复医学的重要组成部分。在“健康中国”的大背景下，传统康复方法的应用不断拓展，从致力于恢复功能到注重健康状态的维护提升；从医疗康复扩展到治未病、发展康复预防；从医院康复到社区康复；同时与康复养老、康复护理、健康教育相结合。可以看出，传统康复方法应用前景广阔。

一、传统康复方法的特点和优势

（一）整体康复与辨证康复相结合

整体康复和辨证康复实际上是中医整体观念和辨证论治在传统康复方法学中的具体体现。整体康复是指人体自身的形神相统一，人体康复与自然环境相统一，人体康复与社会环境相统一。传统康复方法的诊疗主张从整体出发，强调天人相应、形神合一、顺应自然、适应社会，即利用综合性治疗的方法达到人体形神功能和社会活动能力的恢复，体现了传统康复方法学“全面康复”的思想。

与中医临床各科强调辨证论治一样，传统康复方法中亦贯穿着辨证康复思想。辨证是决定康复的前提和依据，康复则是根据辨证结果，确定相应的康复原则和方法。在康复治疗中采用因人而异、因证而异的个体化辨证治疗，使康复治疗更有针对性，从而提高疗效。

由此可见，传统康复方法既重整体的协调，又重个体的纠偏。整体康复和辨证康复相结合，是传统康复方法最根本的特色和优势所在。

（二）预防康复与临床康复相结合

传统康复方法在强调临床康复的同时，也重视康复预防。许多康复方法，例如药物、针灸、推拿等，都是旨在通过调养精神和形体，促进身体健康，提高防病及正气自疗的能力。这些方法，不仅能用于功能障碍的预防，也可用功能障碍的临床康复，只是针对障碍的不同阶段有所侧重而已。如中风偏瘫康复中常用的传统运动疗法（八段锦、太极拳等）、针灸推拿康复法等传统康复方法，亦常被用于高血压病、老年人跌倒等病证的预防。所以从某种意义上讲，传统康复方法常贯穿于康复三级预防的全过程。

（三）形体康复和精神康复相结合

形神兼顾亦是传统康复方法的精华之一。形与神，是相互制约、相互为用的统一体。人体错综复杂的一切功能障碍，均可视作是形神失调的结果。其不得康复，不外乎是伤形及神，或伤神及形，或形神皆伤。因此，康复治疗不离形、神二者的调理，以恢复被破坏了的形神关系。这与康复医学所强调的“身心健康、身心康复”是不谋而合的。传统康复方法既有一套所谓“养形”的形体康复方法，又有一套所谓“调神”的精神康复方法，并在临床实践中结合应用，以达到“形与神俱，而尽终其天年”。如慢性阻塞性肺病、心肌梗死等患者大多存在心理障碍，表现为担心丧失生活和工作能力，恐惧死亡等焦虑、抑郁的精神状态，这对形体康复极为不利；而形体的损伤（如心肺功能损害、全身疲乏、衰弱等），又可加重不良的精神状态。故对它的康复治疗，须养形、调神相配合，既针对形体损伤采用药物、针灸、推拿、气功、太极拳等多种养形之术，又针对心理功能障碍而施予说理开导法、色彩疗法、音乐疗法及书画疗法诸调神之法，并力求以形体健康减轻精神负担，又以精神和谐放松促进形体恢复，从而使形体和精神相互协调，渐趋形神俱康。

（四）自然康复与自疗康复相结合

传统康复认为开展康复医疗，不仅要尽量利用自然界赋予的客观条件，而且还要全力调动人体自身的主观积极性。只有主、客观并重，才能保证康复医疗的顺利实施。

除药物治疗以外，传统康复方法提倡自然康复。即通过自然界物理因素的影响，促进人体身心康复的方法，亦称为自然沐浴康复法。自然物理因素很多，包括自然之物与自然环境，如日光、空气、泉水、花

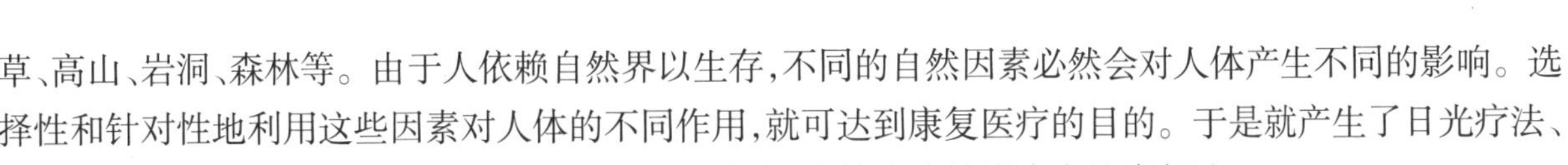

草、高山、岩洞、森林等。由于人依赖自然界以生存，不同的自然因素必然会对人体产生不同的影响。选择性和针对性地利用这些因素对人体的不同作用，就可达到康复医疗的目的。于是就产生了日光疗法、空气疗法、泥土疗法、高山疗法、海水疗法、岩洞疗法、森林疗法等诸多自然康复法。

与此同时，传统康复方法中非常强调自疗康复。康复对象不仅仅是单方面接受医生的康复服务，而且还应在医生的指导下，积极主动地开展自我保健和锻炼，为自己提供康复服务，和医生共同完成康复医疗的全过程。自疗康复的主要内容包括外避虚邪贼风，内重恬淡虚无，注意饮食起居，加强身体锻炼等，这些都需要康复对象自行实施。

（五）简便廉验、得天独厚

传统康复方法采用易懂、易学、易会的实用技术，成本低廉，容易被康复人员、康复对象及其照护者掌握，便于推广应用。既适于三级的康复机构，又可因地制宜，开展社区康复工作。这样可以以较少的人力、物力、财力投入，保障康复对象的基本康复需求，使大多数康复对象享有可及的康复服务。

二、传统康复方法与西方康复方法的联系

传统康复方法与西方康复方法作为康复医学的重要组成部分，两者在性质、内容和任务等方面，都有许多相同之处。二者临床目的是一致的，都在于治愈伤、病同时，最大限度地保存和恢复受伤病影响的功能和能力；二者所采用治疗方法的核心点也是一致的，即功能训练。但传统康复方法与西方康复方法各有特点。

西方康复方法主要以功能解剖学、人体发育学、运动生理学等为理论基础。采用物理治疗、作业治疗、言语治疗为核心的功能训练。同时借助医学工程手段，补偿、矫正和增强功能障碍者残存的功能，发挥其潜在的能力，最大限度地重返社会。

传统康复方法学以中医理论为指导，综合运用传统的康复方法，具有能防、能治、能养的特点，可用之于疾病康复，也能有效地用之于康复预防、健康促进。传统中医康复方法，主要是调动人体自然康复能力，它所采用的药物多来自天然植物。其中许多药物本身就是食物，“药食同源”。如针对患者慢性体虚、气血不足的特点，药食能培补其气血精津，恢复功能，具有能疗疾又不伤正气的特点，可长期服用达到最佳的康复效果。传统康复的其他方法，也多取材于自然、存在于社会之中和人体自身，例如：饮食、气功、传统体育、娱乐、传统心理康复法等。

传统康复方法与西方康复方法的结合，是我国康复医学发展的导向，是康复医学的新模式。在康复医疗的工作中，东西方康复取长补短，相互融合，势必成为未来康复医学发展的主流趋势。

三、传统康复方法与中医养生方法的联系与区别

传统康复方法和中医养生方法在方法学方面有一些共同之处，如均采用针灸推拿、传统体育运动、传统娱乐活动等手段。但两者之间在本质上存在着区别。传统康复方法是以最大限度地功能康复，回归社会为宗旨的一种医疗行为，以老年人、慢性病患者、残疾人等功能障碍人群为主要适用对象。而中医养生方法则是以延缓衰老，健康长寿为宗旨的一种自觉保健活动，主要适用于健康人以及处于亚健康状态的人群。

第五节 中医基础理论相关学说概要

阴阳学说、五行学说与藏象学说是中医学重要的思维方法，也是传统康复方法学重要的理论基础，指导传统康复方法的临床实践。

一、阴阳学说

（一）阴阳学说的基本概念

《类经·阴阳类》云："阴阳者，一分为二也"。阴阳，是对自然界相互关联的某些事物或现象对立双方的属性概括。阴阳学说认为宇宙间任何事物或现象都具有既对立又统一的阴阳两个方面，经常不断地运动和相互作用。

阴阳，既可以标示相互对立的事物或现象，也可以代表同一事物内部或现象相互对立的两个方面。凡是运动的、外在的、上升的、温热的、明亮的、无形的、积极的、兴奋的、功能亢奋的，都属于阳；凡是相对静止的、内在的、下降的、寒冷的、晦暗的、有形的、消极的、抑制的、功能减退的，都属于阴。以医学领域而言，具有推动、温煦、兴奋等作用及相应特征的物质和功能为阳，具有凝聚、滋润、抑制等作用及相应特征的物质和功能为阴。事物阴阳属性归类见表1-5-1。

表1-5-1 事物阴阳属性归类表

属性	空间（方位）					时间	季节	温度	湿度	重量	性状	亮度	事物运动状态				
阳	上	外	左	南	天	昼	春夏	温热	干燥	轻	清	明亮	化气	上升	动	兴奋	亢进
阴	下	内	右	北	地	夜	秋冬	寒凉	湿润	重	浊	晦暗	成形	下降	静	抑制	衰退

（二）阴阳学说的变化规律

阴阳并不是孤立和静止不变的。阴阳对立制约、互根互用、阴阳消长、阴阳转化等是阴阳学说的基本内容。

1. 阴阳对立制约 阴阳双方在一个统一体中的相互斗争、相互排斥和相互制约。有两层含义：一方面指阴阳属性都是对立的、矛盾的，如升与降、上与下、动与静、明与暗、寒与热、虚与实等等。但事物或现象的阴阳属性不是绝对的，而是相对的，必须根据互相比较的条件而定。另一方面则是指阴阳还存在着相互制约的关系。人体正常的生理活动，正是机体阴阳的彼此消长，相互制约，维持动态平衡的结果。如果阴阳之间的动态平衡被打破，则容易产生疾病或功能障碍。

2. 阴阳互根互用

（1）阴阳互根：指一切事物或现象中相互对立着的阴阳双方存在着相互依存、互为根本的关系。任何一方都不能离开另一方而单独存在。以自然界来说，白天为阳、黑夜为阴。如果没有白天，也就无法说明黑夜。

（2）阴阳互用：指一切事物或现象中相互对立着的阴阳双方之间相互滋生、相互促进的关系。如春夏阳气生而渐旺，阴气也随之增长，天气虽热而雨水增多。

3. 阴阳消长 指阴阳双方在对立互根的基础上处于不断地增长和削减的变化中。例如:四季气候变化,从冬至春至夏,由寒逐渐变热,是一个“阴消阳长”的过程;由夏至秋至冬,由热逐渐变寒,又是一个“阳消阴长”的过程。阴阳消长的基本形式有两种:一种是阳消阴长或阴消阳长;另一种是阴阳俱长或阴阳俱消。在正常情况下,阴阳常处于相对平衡的,如果“消长”关系超出一定的限制,不能保持相对的平衡时,便将出现阴阳某一方面的偏盛偏衰,导致疾病的发生。

4. 阴阳转化 指阴阳对立的双方,在一定的条件下,当其发展到一定的阶段,可以各自向其相反方面转化。阴可以转为阳,阳可以转为阴。阴阳消长是一个量变的过程,而阴阳转化是一个质变的过程。临床上常见的各种由实转虚,由虚转实等病证变化,是阴阳转化的例证。

(三)阴阳学说在传统康复方法学中的应用

1. 说明人体的组织结构 人体是一个有机的整体。既是有机联系的,又可以根据其所在部位、功能特点来划分为阴阳两个部分。根据上述之外为阳、内为阴;上为阳,下为阴;背为阳,腹为阴的规律,则人之皮毛在外为阳,脏腑在内为阴;头在上为阳,足在下为阴。

2. 说明人体的生理功能 人体的健康与否,取决于阴阳是否调和。正如《内经》所说:“阴平阳秘,精神乃治”。若保持人体阴阳平衡,那么人体就会健康。

3. 说明人体的病理变化 人体阴阳失去平衡后,就会表现出各种症状。阴阳失调主要表现为阴阳的偏盛偏衰或阴阳互损。阴阳偏胜指阴或阳的一方高于正常水平,处于偏盛、亢奋的病理状态。阴阳偏衰,是指阴或阳一方低于正常水平的病理状态。阴阳互损即阴阳任何一方虚损到一定程度,都会导致另一方的不足。

4. 用于功能障碍的诊断 阴阳是诊断的总纲,可以概括疾病的病位、属性。如发热、口渴、便秘者属阳,畏寒、口不渴、便溏者属阴;表、热、实证属阳,里、寒、虚证属阴。

5. 用于功能障碍的预防与治疗 “调整阴阳,以平为期”是治疗的基本出发点。传统康复常用“寒者热之,热者寒之,实者泻之,虚者补之”的治疗原则,促使失调的阴阳重新恢复到相对平衡。

二、五行学说

(一)五行学说基本的概念

1. 五行的概念 五行指木、火、土、金、水五种物质及其运动变化。

木的特性:具有生长、升发、条达、舒畅等性质或作用的事物或现象归属于木。

火的特性:具有温热、上升、光明等性质或作用的事物或现象归属于火。

土的特性:具有生化、承载、受纳等性质或作用的事物或现象归属于土。

金的特性:具有沉降、肃杀、收敛等性质或作用的事物或现象归属于金。

水的特性:具有滋润、下行、寒凉、闭藏等性质或作用的事物或现象归属于水。

2. 五行学说 在中医学中,五行学说是研究木、火、土、金、水五行的内涵、特性、归类及生克规律,阐释人体生理、病理及其与外在环境的相互联系,指导临床实践的一种独特思维方法。

3. 事物与现象的五行归类 以五行的特性应用分析、归类以及推演络绎的方法来进行事物与现象的五行归类。事物属性五行系统归类见表 1-5-2。

表 1-5-2 事物属性五行系统归类表

自然界						五行	人体						
五味	五色	五化	五气	五方	五季		五脏	五腑	五官	形体	情志	五液	五声
酸	青	生	风	东	春	木	肝	胆	目	筋	怒	泪	呼
苦	赤	长	暑	南	夏	火	心	小肠	舌	脉	喜	汗	笑
甘	黄	化	湿	中	长夏	土	脾	胃	口	肉	思	涎	歌
辛	白	收	燥	西	秋	金	肺	大肠	鼻	皮毛	悲	涕	哭
咸	黑	藏	寒	北	冬	水	肾	膀胱	耳	骨	恐	唾	呻

（二）五行生克制化关系

1. 五行的相生与相克 五行相生是指五行之间存在着有序的递相滋生、助长和促进的关系，也叫母子相生关系，即生我者为母；我生者为子。如土生金，故土是金之母，金是土之子。五行相生的次序是：木生火，火生土，土生金，金生水，水生木，依次滋生，循环无端。

五行相克是指五行间存在着有序的递相克制、制约的关系。任何一行都有“克我”和“我克”两方面的关系。“克我”者，为我“所不胜”；“我克”者，为我“所胜”。如：土克水，故土是水的“所不胜”，水是土的“所胜”。五行相克的顺序是：木克土，土克水，水克火，火克金，金克木。

2. 五行相乘与相侮 相乘、相侮是五行关系中正常的生克制化失调所出现的异常相克情况。

(1)五行相乘：五行相乘指五行中一行对其所胜一行的过度克制。相乘的次序与相克同，即：木乘土，土乘水，水乘火，火乘金，金乘木。

(2)五行相侮：五行相侮是指五行之间的克制次序遭到破坏，出现逆向克制的异常相克现象，又称“反克”。因此，相侮的次序与相克的次序正好相反。即：木侮金，金侮火，火侮水，水侮土，土侮木。

（三）五行学说在传统康复方法学中的应用

1. 说明脏腑的生理功能和相互关系 五行学说将人体各部分归属成木、火、土、金、水五大类，以五行的特性来说明五脏的生理功能及相互关系。

如木具有向上、向外、生长、舒展的特性，肝主疏泄，喜条达舒畅，所以肝属于木。水性润下，有寒润、向下、静藏的特性；而肾主闭藏，有藏精、主水等功能，所以肾属水。肾藏精有助于滋养肝血，即水生木。

2. 说明脏腑间的病理影响 生克、乘侮等变化也用以说明在病理情况下脏腑间的相互影响。某一脏有病既可因生克关系由另一脏传来，也可以通过生克关系传到另一脏。如肝病传心，为母病及子，病传至肾，为子病及母。

3. 指导疾病的诊断、预防与治疗 望诊时常以面部的色泽来辨别脏腑的病证，如青色多属肝风，赤色多属心火，黑色多属肾虚。用药时，也可按五脏与五味的关系加以选择，如酸味入肝，苦味入心，咸味入肾等等。在治疗时除对某脏本身的病变进行处理外，还要考虑到其他脏腑，进行全面调治。《金匮要略》云：“见肝之病，知肝传脾，当先实脾”即是此意；又有所谓“虚则补其母，实则泻其子”，即是根据这种道理而确立的治疗原则。

三、 藏象学说

藏是指藏于人体内的脏腑器官，即内脏。象是指现象、征象。藏象学说是研究人体脏腑的生理功能、

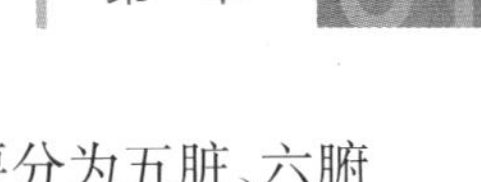

病理变化及其相互关系的学说。脏腑,是人体内脏的总称。按照内脏的功能特点,主要分为五脏、六腑两类。五脏,即心、肝、脾、肺、肾。六腑,即胆、胃、小肠、大肠、膀胱、三焦。奇恒之腑:脑、髓、骨、脉、胆和女子胞。五脏共同的功能特点是化生和贮藏精气,六腑共同的功能特点是受盛和传化水谷。

(一) 五脏

1. 心 心为神之居、血之主,脉之宗;在五行属火,五色主赤(红)色;主要生理功能是主血脉,主神志。心在志为喜,在液为汗,在体合脉,其华在面,开窍于舌。

(1) 心主血脉:包括主血和主脉两个方面。心能推动血液运行于脉管之中,输送全身,发挥濡养全身的作用。

(2)心主神志:即是"心主神明"或称"心藏神"。神是精神活动的总称,包括思维、意识和情志活动等。人的精神意识思维活动,虽可分属于五脏,但主要归属于心主神明的生理功能。如心血不足,血不养心,可以导致心神不安,出现心悸、失眠、多梦等症。

2. 肺 肺为气之主,五色主白色,在五行属金。肺的主要生理功能是主气、司呼吸,主宣发和肃降,通调水道,朝百脉。肺在志为忧,在液为涕,在体合皮,其华在毛,开窍为鼻。

(1) 肺主气、司呼吸:肺主气的功能包括主一身之气和呼吸之气。肺主一身之气是指一身之气都归属于肺,由肺所主。肺主一身之气,还体现于对全身的气机具有调节作用。

(2) 肺主宣发和肃降:宣发是肺气向上、向外运动;肃降是肺气向下、向内运动。

(3) 通调水道:肺的通调水道功能,是指肺的宣发和肃降对体内水液的输布、运行和排泄起着疏通和调节作用。

(4) 肺朝百脉:指全身的血液,都通过经脉而会聚于肺,通过肺的呼吸,进行气体交换,最后再输布到全身。

3. 脾 脾在五行属土,五色主黄色。脾的主要生理功能是主运化,主升清,主统血。脾在志为思,在液为涎,在体合肌肉、主四肢,开窍为口,其华在唇。

(1) 主运化:脾主运化,是指脾具有把水谷(饮食物)化为精微,并将精微物质转输至全身的生理功能。脾的运化功能,可分为运化水谷和运化水液两个方面。运化水谷,即是对饮食物的消化和吸收。运化水液是指对水液的吸收、转输和布散作用。

(2) 主升清:指脾具有将水谷精微等营养物质的吸收和上输于心、肺、头目,通过心肺的作用化生气血,以营养全身。

(3) 主统血:指脾有统摄、控制血液在经脉中运行,防止溢出脉外的功能。脾气健运,气血生化有源,则气固摄血液的功能得以正常发挥,血液不至于溢出脉外而发生出血。

4. 肝 肝为魂之处,血之藏,筋之宗;五色主青色,在五行属木,主动主升。肝的主要生理功能是主疏泄,主藏血。肝在志为怒,在液为泪,在体合筋,其华在爪,开窍在目。

(1) 肝主疏泄:指肝具有疏通、畅达全身气机的功能。肝的疏泄功能,主要表现在调畅气机、促进脾胃的运化、调畅情志三个方面。

(2) 肝主藏血:指肝有贮藏血液、调节血量以及防止出血的功能。如肝不藏血,可以出现吐血、衄血,女性月经量多,甚至发生崩漏等多种出血症。

5. 肾 肾藏有"先天之精",在五行属水,五色主黑色,主骨生髓。肾的主要生理功能是藏精,主生长、发育与生殖,主水,主纳气。肾在志为恐,在液为唾,在体为骨,主骨生髓,其华在发,开窍于耳及二阴。

(1) 肾藏精,主生长、发育与生殖:肾的主要功能是藏精,肾具有贮存、封藏精气的作用。肾所藏的精气包括"先天之精"和"后天之精",两者相辅相成。"先天之精"是禀受于父母的生殖之精;"后天之精"

是机体从饮食物中摄取的营养成分和脏腑生理活动过程中化生的精微物质。肾中精气的主要生理功能是促进机体的生长发育和生殖能力。

(2)肾主水:又称为肾的气化功能。指肾具有主持和调节体内水液的输布和排泄,维持体内水液代谢的平衡的作用。

(3)肾主纳气:指肾有摄纳肺所吸入的清气,保证体内气体的正常交换的功能。人体的呼吸功能,虽为肺所主,但必须依赖于肾的纳气作用。

(二)六腑

六腑是胆、胃、小肠、大肠、膀胱、三焦的总称。共同的生理功能是受盛和传化水谷糟粕,具有通降下行的特点。六腑的生理功能见表 1-5-3。

表 1-5-3 六腑的生理功能

六腑	胆	胃	小肠	大肠	膀胱	三焦
主要生理功能	1. 储存和排泄胆汁 2. 主决断	1. 主受纳、腐熟水谷 2. 主通降,以降为和	1. 主受盛化物 2. 主泌别清浊 3. 小肠主液	1. 主传化糟粕 2. 大肠主津	1. 汇聚水液 2. 贮存和排泄尿液	1. 通行诸气 2. 水液运行之道路

(三)精、气、血、津液

精、气、血、津液是人体脏腑经络、形体官窍生理活动的重要物质基础,是构成和维持人体生命活动的基本物质。它们在生理上相互为用,在病理上相互影响。精、气、血、津液的生理功能见表 1-5-4。

表 1-5-4 精、气、血、津液的生理功能

内容	精	气	血	津液
定义	精是人体生命的本原	气是构成人体各脏腑、经络和维持其生理活动的最基本的物质,是在体内不断运动着的具有很强活力的极精微物质	血是循行于脉中而富有营养的红色液态物质,又称血液,是构成人体和维持人体生命活动的基本物质之一	机体一切正常水液的总称,包括各脏腑形体官窍的内在液体及其正常的分泌物,如胃液、肠液和涕、泪等
生理功能	1. 繁衍生命 2. 濡养作用 3. 化血作用 4. 化气作用 5. 化神作用	1. 推动与调控作用 2. 温煦与凉润作用 3. 防御作用 4. 固摄作用 5. 气化作用	1. 濡养作用 2. 化神作用	1. 滋润濡养 2. 充养血脉 3. 调节机体体温以适应自然环境的气温变化

(陈立典)

第二章 传统康复方法的原则和评定

【学习目的】

通过学习传统康复方法原则、康复评定方法的相关知识，为本教材后续临床常见功能障碍传统康复治疗章节的内容提供传统康复评定的基本知识。

【学习要点】

1. 掌握传统康复方法的治疗原则。
2. 熟悉传统康复方法常用的评定方法。

第一节　传统康复方法的原则

一、以功能为导向

康复医学以功能为中心，又称为“功能医学”或“障碍医学”。它以功能障碍者为服务对象，研究内容围绕着“障碍”，着眼于功能和能力的恢复。传统康复方法是康复医学中重要的组成部分。临床实践中，传统康复方法学应在中医理论指导下，始终以功能为导向，采取包括针灸、推拿、中药内外治法以及传统运动疗法等，最大限度地改善与提升功能水平，提高生存质量，恢复功能障碍者独立生活、学习和工作的能力，使其能在家庭和社会过有意义的生活。

二、注重全面康复

康复的对象不仅是有功能障碍的肢体、器官，更重要的是整个人。因此，全面康复是指综合应用医疗、教育、工程、职业和社会康复等手段，使老年人、慢性病患者、残疾人等运动功能、精神心理、日常生活活动能力等获得最大限度的康复。传统康复有关“全面康复”的含义体现在采用“内外相扶”“药食并举”的调、养、治结合的康复措施上，不仅使功能障碍者形神功能最大限度地恢复、职业归复和正气复原，还达到养生延年的目的。例如，《宋朝事实类苑》载：“仁宗服药，久不视朝。一日，圣体康复，召见执政，坐便殿，促召二府”，《万病回春》曰：“万病得此，可以回生。由是颐养天和，乐享太平之春以永终”，表达了职业活动的能力、社会权利行使能力恢复，健康幸福地安享天年的全面康复思想。

三、进行“循证治疗”

传统康复治疗在临床实践需结合医生或康复治疗师个人经验、患者意愿和来自系统化评价和合成的研究证据，进行“循证治疗”。循证医学的核心思想是医疗决策尽量遵循现有的最好的证据。循证医学的研究结论给广大的康复工作者提供了对临床经验、思维和工作方法再认识的机会，完成了以疾病为中心向以患者为中心的转变。康复医师或治疗师可根据需要解决的若干问题，进行有效的文献检索，并对其进行评价后，通过严谨的判断，找到有力的证据，将最适宜的诊断方法、最安全有效的传统康复的治疗措施和准确的预后估计用于康复的服务中。在这一过程中，需要将个人的临床实践经验与最佳临床证据结合起来，选择和做出最佳的传统康复治疗的决策。

四、各康复方法的协同

传统康复治疗的方法是多种多样的。在应用的过程中并不是简单地将各种传统康复方法进行叠加，而是应该发挥其协同作用，避免无序的应用状态，进行传统康复方法的合理组合和优选。

第二节　传统康复评定

传统康复评定与康复医学领域的评定工作一样，都是为了确定康复目标、制定康复治疗计划而设立的。传统康复评定的内容主要包括望、闻、问、切四诊。通过四诊全面认识各种症状、体征的特点，运用司外揣内、见微知著、以常衡变的思维方法，进行分析、归纳，确定病种、辨别证候，判断患者的残存功能情况、功能障碍的性质和程度及其对各种能力的影响。

临床运用传统评定方法时，并不总是按望、闻、问、切或问、望、闻、切的固定顺序进行，而往往是四诊互用，边评边辨，评与辨交替进行。为使收集到的病情资料全面真实，要求医者四诊并重，诸法参用，整体审察，不可偏执某一种诊法。若单凭某一种诊法，或忽略任何一诊，则易以偏概全，作出错误的评定和判断。

一、望诊

望诊是医者运用视觉对患者的外部情况进行有目的地观察，获取相关的临床资料，进而了解整体功能障碍情况的方法。

望诊被列为四诊之首，并有“望而知之谓之神”之说。“神”不仅是医者诊断水平的描述，同时也是人体生命活动的总的体现。患者的神、色、形、态等外部表现，是临床诊断疾病的重要依据，对判断疾病预后及康复治疗效果亦有重要意义。因此，医者应当充分利用视觉观察，收集各种相关疾病资料。

（一）望诊的方法

望诊首先要熟悉正常的生理状态，以常衡变，同时应局部与整体互参，健康部位与病变部位对比，且

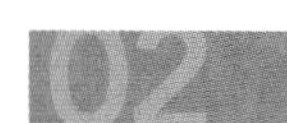

同一观察部位在不同时间的情况也应对比观察。望诊要求医生平心静气，强调“一会即觉”，即在刚一接触患者的短暂时间内获得对患者神的旺衰的真实印象。

（二）望诊的注意事项

1. 望诊应尽量在充足的自然光线下进行，要避开有色光线及室温高低的干扰。

2. 患者应适当休息后充分暴露望诊部位。

3. 医者要专注、聚精会神，但不能死盯着患者不放，同时要尽量在独立的环境中进行，尊重患者的隐私，不当面议论患者的特殊表现。

（三）望诊的内容

1. 望神色 神色指患者的精神和气色。包括对患者进行精神、面部色泽、形体动作姿势等方面的观察。

(1)望神：广义上的神指脏腑功能活动的外在表现，狭义上指精神意识情志活动的状态。望神就是通过观察患者生命活动的整体表现来判断整体功能情况的方法。从整体上望神，须从患者的眼神、色泽、神情、体态等方面仔细观察。

1）望眼神：眼睛是心神的外在反映。《灵枢·大惑论》云：“五脏六腑之精气，皆上注于目而为之精”。两目的功能状态能够反映脏腑精气的盛衰，故为望神的重点。两目神光充沛，有光彩，目光灵活，视物清晰，为有神，是脏腑精气充足的表现，暗示脏腑组织器官的功能可逐渐恢复。目光呆滞，没有光彩，视物模糊，运动不灵，或浮光外露，为无神，是脏腑精气不足或虚衰的表现，表明脏腑组织器官的功能恢复欠佳。

2）望色泽：指周身皮肤的色泽。皮肤色泽的荣润或枯槁，是脏腑精气盛衰的重要外在表现。肤色荣润光泽，是脏腑精气未衰的表现；肤色枯槁暗淡、没有光泽，说明脏腑精气不足。一般说来，新病、轻病患者肤色多光明润泽，表明其病易治，预后较好，称为“善色”；久病、重病肤色多枯槁晦暗，说明其病难治，预后较差，是为“恶色”。

3）望神情：指人的面部表情。面部表情是心神和脏腑精气的外在表现。神情自然、反应灵敏，是心气充足的表现；神情淡漠、反应迟钝，是心神受损的表现。

4）望体态：指人的形体动态，形体的胖瘦、姿势是否异常、动作的自如与否，是人体功能情况的重要体现。

(2)望色：望色指观察患者皮肤的色泽变化，也称作“色诊”，以观察面部皮肤为主。中医以五色命脏，青主肝、赤主心、黄主脾、白主肺、黑主肾。正常人面部皮肤含蓄有光泽，称为常色，是气血充足，脏腑功能正常的体现；疾病状态时，面部皮肤晦暗、某种面色异常显露，是为病色，表明脏腑功能恢复欠佳。

一般情况下，青色主疼痛、寒证、气滞、血瘀、惊风；赤色主热证，也可见戴阳证；黄色主脾虚证、湿证；白色主虚证、寒证、失血证；黑色主肾虚、寒证、水饮证、血瘀证、剧痛。

2. 望形态 望形态主要包括望形体和望姿态两个方面。

(1)望形体：包括形体强弱、形体胖瘦以及体质形态。

1）形体强弱：观察形体的强弱状态，有助于了解脏腑的虚实和气血的盛衰。骨骼粗大，胸廓宽厚，肌肉结实，皮肤润泽，筋强力壮，为体强，说明气血充盛，内脏坚实，抗病力强，有病易治；骨骼细小，胸廓狭窄，肌肉瘦削，皮肤枯槁，筋弱无力，为体弱，说明气血不足，内脏脆弱，抗病力弱，有病难治。

2）形体胖瘦：正常形体应胖瘦适中，各部匀称，过于肥胖或过于消瘦都可能是疾病状态。

3）体质形态：体质是人在生长发育过程中形成的形体结构与机能方面的特殊性，在一定程度上反映了个体气血阴阳的盛衰、禀赋的差异以及对疾病的不同易感性。不同体质的人得病后的转归也有所不同。体形偏于矮胖，肩宽胸厚，头圆颈粗，喜热恶凉之人，其特点是阳较弱而阴偏旺，患病后易于从阴化寒，多寒湿痰浊内停；体形偏于瘦长，肩窄胸平，头长颈细，喜凉恶热之人，其特点是阴较亏而阳偏旺，患病后易于从阳化热，导致阴津耗伤；体形介于上述两者之间，平时无寒热偏嗜，为阴阳和平之人，其特点是阴阳平衡，气血调匀。

(2) 望姿态：指观察患者的动静姿态、体位变化、异常动作以及功能活动情况。患者的动静姿态、体位动作与机体的阴阳盛衰和病性的寒热虚实关系密切。热证、实证、阳证患者，机体功能亢进，多表现为躁动不安；寒证、虚证、阴证患者，机体功能衰减，多表现为喜静懒动。此外，不同疾病常迫使患者采取不同的体位和动作，以减轻疾病痛苦。

3. 望局部 望局部是在把握患者神色形态的基础上，根据需要，对患者的局部进行深入观察，以了解相应脏腑的病变情况和局部障碍情况。由于人体是一个有机整体，全身的病变可反映于相应的局部，局部的病变也可以影响到全身状况，因此观察局部的异常变化，有助于了解整体的功能状况。局部望诊包括望头面、五官、躯体、四肢、二阴、皮肤等。

4. 望舌 望舌是传统康复重要的诊断方法，又称作“舌诊”，属于中医的特色诊法。望舌包括望舌质和舌苔两个方面。

舌质又称舌体，是指舌的本体。舌苔则是舌面上的一层苔状物。临床望舌应结合舌质和舌苔的综合情况进行观察。正常舌象的特征是：舌体柔软灵活，舌色淡红明润，舌苔薄白均匀，苔质干湿适中，即“淡红舌，薄白苔”。

在进行舌诊时，应注意光线是否充足，是否有染苔，有无牙齿异常对舌象造成影响等，以保证判断的正确性。

望舌质主要是观察舌体的颜色和形态。

(1) 舌色：即舌质的颜色。常见的舌色有淡红舌、淡白舌、红舌、绛舌、紫舌。

(2) 舌形：即舌质的形状。常见的舌形有以下几种：

1) 胖、瘦舌：舌体较正常舌体胖大而厚，称作胖大舌；舌体瘦小而薄，称为瘦薄舌。

2) 老、嫩舌：舌体纹理粗糙或皱缩，坚敛而不柔软，舌色较暗者，称为苍老舌；舌体纹理细腻，浮胖娇嫩，舌色浅淡者，称为娇嫩舌。

3) 齿痕舌：舌体边缘有牙齿的痕迹，多因舌体胖大受齿缘压迫形成。

4) 点刺舌：点指舌面突起的红色或紫红色星点，刺指舌乳头高起如刺，两者时常并见，合称点刺舌，多见于舌尖。

5) 裂纹舌：舌面上有明显的裂纹、裂沟，裂沟中无舌苔覆盖。

(3) 舌态：即舌体的动态。在正常情况下，舌体应该转动灵活，伸缩自如。常见的舌态有以下几种：

1) 强硬舌：舌体强硬，屈伸不利，转动不能。

2) 痿软舌：舌体痿软，伸卷无力，不能随意转动。

3) 歪斜舌：伸舌时舌体偏向一侧，多为中风先兆。

4) 颤动舌：舌体不自主颤动。

5) 短缩舌：舌体卷缩不能伸长，常与痿软舌并见，多见于危重证候。

6) 吐弄舌：舌伸于口外，不即回缩者，称作吐舌；舌反复吐而即回，或舌舐口周，掉弄不宁者，称作弄舌。

望舌苔主要观察苔质和苔色两方面。舌苔是舌体上的一层苔状物，中医认为是脾胃之气上蒸而成。正常情况下舌苔薄白均匀，干湿适中，舌面中部和根部稍厚。

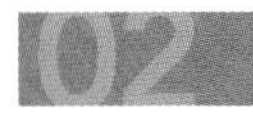

(1)苔质:即舌苔的质地、形态。常见的苔质有以下几种:

1)薄、厚苔:透过舌苔能隐隐见到舌体的属薄苔,见不到舌体的为厚苔。

2)润、燥苔:正常的舌苔润泽有津,不湿不燥,称为润苔。苔面干燥,扪之无津,称燥苔,提示体内津液已伤;苔面水分过多,伸舌欲滴,扪之滑利而湿,称为滑苔,提示水湿内聚。

3)腻、腐苔:舌面上覆盖一层浊而滑腻的苔垢,颗粒细腻致密,刮之难去,称为腻苔;舌面覆盖的苔垢颗粒较大,松软而厚,形如豆渣,刮之易去,称为腐苔。

4)剥落苔:舌苔部分或全部脱落,脱落处光滑无苔而见舌质,称为剥落苔。

5)真、假苔:舌苔紧贴舌面,坚敛着实,刮之难去,为有根苔,属真苔;舌苔不紧贴舌面,如浮涂在舌面之上,刮之即去为无根苔,即假苔。

(2)苔色:即舌苔的颜色。常见的苔色有白苔、黄苔、灰黑苔。

二、闻诊

闻诊是通过听声音和嗅气味来判断功能障碍的方法。

听声音包括听患者的声音、呼吸、语言、咳嗽、呕吐、呃逆、嗳气、太息、喷嚏、呵欠、肠鸣等各种声响。嗅气味包括嗅病体发出的各种异常气味、排出物的气味及病室的气味。

(一)听声音

主要是通过听患者发出的各种声响,以了解功能情况,判断功能障碍。

声音有正常声音和病变声音之分。正常声音虽有个体差异,但至少应具备以下基本要素:发声自然、应答切题、语音清晰。病变声音表现为语声异常或出现不应有的声音,其听诊内容包括言语气息的高低、强弱、清浊、缓急及咳嗽、呕吐、肠鸣等病理变化所发出的异常声响。

一般来说,在疾病状态下,声音洪亮高昂,表明正气尚未损伤,一般病情表浅;声音低微细弱,断续不连贯者,为正气已伤,阳气不足。

1. 发声

(1)音哑与失音:语声嘶哑者为音哑,语而无声为失音。音哑与失音从临床表现上可分为理解障碍、表达障碍及两者皆有。理解障碍,即感觉性失语,是指说话流利通畅,但经常答非所问,不能理解说话者的意思。表达障碍,即运动性失语,是指能理解说话者的意思,但说话不流利或找不到词语来表达自己的意思。混合型失语,是指理解和表达都有障碍。

(2)鼻鼾:是指熟睡或昏迷时鼻喉发出的一种声响,是气道不利而发出的异常呼吸声。若鼻鼾无其他不适多为慢性鼻病,或睡姿不当;神志昏迷,鼾声不绝,多属高热神昏,或中风入脏之危候。

(3)太息:又称"叹气",是指情志抑郁,胸闷不畅时发出的长吁或短叹声,是情志不遂,肝气郁结之象。

2. 呼吸 一般而言,有病而呼吸正常,是形病而气未病;呼吸异常,为形气俱病。呼吸气粗有力,疾出疾入者,多属实证;呼吸微弱,缓出缓入者,多属虚证。

因病而致的异常呼吸有如下表现:

(1)喘:呼吸困难、急迫,张口抬肩,甚至鼻翼扇动,不能平卧为喘。喘有虚实之分,发作急骤,气粗声高,胸中胀满,以呼出为快,为实喘;病势缓慢,喘声低微,短促难续,以深吸为快,动则喘甚,为虚喘。

(2)哮:呼吸急促,喉间有哮鸣音的症状为哮。

喘不兼哮,但哮必兼喘。喘以气息急迫、呼吸困难为主,哮以喉间哮鸣声为特征。

(3)短气:指自觉呼吸短促不相接续,气短不足以息的轻度呼吸困难。

(4)少气:指呼吸微弱而声低,气少不足以息,言语无力的症状。

3. 语言 正常情况下,人的语言应该逻辑清晰,表达清楚。语言异常,主要是心神的病变。常见的病态语言如下:

(1)谵语:是指神志不清,语无伦次,声高有力的症状。

(2)郑声:是指神志不清,语言重复,时断时续,语声低微模糊的症状。

(3)独语:患者自言自语,喃喃不休,见人语止,首尾不续。

(4)狂言:是指精神错乱,语无伦次,狂躁妄言等。

4. 咳嗽 是临床常见的一种证候,系肺气上逆所致。古人将其分为有声无痰谓之咳,有痰无声谓之嗽,有痰有声谓之咳嗽。咳声重浊紧闷,多属实证;咳声轻清低微,多属虚证;咳而气急,呈阵发性、痉挛性发作,咳终有鸡鸣样回响,为“顿咳”。

5. 呕吐、呃逆与嗳气 呕吐,是指食物或痰涎从胃中上涌,由口而出的症状;呃逆,俗称“打嗝”,唐代以前称“哕”,是从咽喉发出的一种不自主的冲击声,声短而频,呃呃作响的症状;嗳气,古称“噫”,指胃中气体上出咽喉所发出的一种声长而缓的症状。三者皆是胃气上逆的表现。

(二) 嗅气味

主要是通过嗅觉闻患者的体臭以及排泄物的气味来判断功能障碍。

口气臭秽,多属胃热,或消化不良,或口中不洁;口气酸臭,多属食积胃肠;口气腐臭,多是内有溃腐脓疡;口气臭秽难闻,牙龈腐烂者,为牙疳。

各种排泄物,包括二便、痰液、脓液、带下等。气味酸腐臭秽者多属实热证,气味偏淡或微有腥臭者多属虚寒证。

三、问诊

问诊是通过对患者或其家属、照顾者进行有目的的询问,以获得病史的方法。

(一) 问诊的意义

问诊是传统康复评定的重要方法,在四诊中占有重要的地位。通过询问症状和体征的有无及其特点,可以使医生迅速了解病情及患者存在的功能缺陷,针对性地选用理化检查,进行鉴别诊断与排除,从而对疾病和功能障碍有初步认识。

(二) 问诊的方法

问诊内容主要包括一般情况、主诉、现病史、功能史、既往史、个人史、过敏史、社会史、职业史及家族史等。询问时应根据就诊对象,如初诊或复诊、门诊或住院等实际情况,既全面又不失针对性地进行询问。在询问的同时,医生应分析获得的病情资料,做到边问边辨,边辨边问。

(三) 问诊的注意事项

为能及时、准确、全面地获得有关疾病和功能缺陷的临床资料,问诊应注意下列事项:环境要安静适宜、态度要严肃和蔼、不用医学术语询问、不可暗示套问患者、重视主诉的询问。

（四）问诊的内容

1. 一般情况 包括姓名、性别、年龄、婚否、民族、职业、籍贯、工作单位、现住址等。询问一般情况，一是为了便于与患者或家属进行联系和随访，二是可使医生获得疾病和功能障碍的有关资料，为制定康复治疗计划提供一定的依据。

2. 主诉 是患者通过语言表达的目前最主要的问题及其持续时间，常是以症状为表现的损伤，也可能是残疾或残障的前期表现，预示着某种或者某一组疾病。问主诉要问深问透，问准问清，要将主诉所述的症状或损伤的部位、性质、程度、时间等情况询问清楚。

3. 现病史 是指患者从起病到此次就诊时疾病的发生、发展及诊治的经过。现病史是病史的主体部分，具体包括以下四个方面。

(1) 发病情况：主要包括发病的时间；发病的原因或诱因；最初的症状及其性质、部位，当时曾作何处理等。通过询问患者的发病情况，对辨别疾病的病因、病位、病性有重要的作用。

(2) 病变过程：了解患者的病变过程，一般可按疾病或功能障碍发生的时间顺序进行询问。如何时病情或功能障碍好转或加重，何时出现新的病情或功能障碍等。通过询问病变过程，可以了解疾病邪正斗争情况，以及疾病或功能障碍的发展趋势。

(3) 诊治经过：了解既往诊断和康复治疗的情况，如曾作过哪些检查及检查结果，作过何种诊断及诊断依据，经过哪些治疗及治疗效果等，可作为当前诊断与治疗的参考。

(4) 现在症状：症状是在疾病状态下，患者的异常感觉。问现在症状是询问患者就诊时的痛苦和不适，以及与病情相关的全身情况。

1) 问寒热：指询问患者有无怕冷或发热的感觉。“寒”指患者自觉怕冷的感觉，有恶风、恶寒和畏寒之分。“恶风”是指患者遇风觉冷，避风缓解；“恶寒”是指患者怕冷，虽加衣被或近火取暖仍不能缓解；“畏寒”是指患者怕冷，但加衣被或近火取暖可以缓解。“热”指发热，包括患者体温升高，或体温正常而患者自觉全身或局部（如手足心）发热。寒与热是辨别病邪性质和机体阴阳盛衰的重要依据。临床上常见的寒热症状有恶寒发热、但寒不热、但热不寒、寒热往来四种类型。

恶寒发热，指患者恶寒与发热同时出现；但寒不热，指患者只有怕冷的感觉，不觉发热；但热不寒，指患者只觉发热，不怕冷的症状；寒热往来，是指恶寒与发热交替发作的症状。

2) 问汗：汗为心液，是阳气蒸化津液而成。在体力活动、进食辛辣、气候炎热、衣被过厚、情绪激动时出汗属生理现象。当汗出而无汗，不当汗出而多汗，或仅见身体某一局部汗出，则属病理现象。询问汗出的情况，首先应注意有汗或无汗，进而再了解汗出的时间、多少、部位及主要兼症。

3) 问疼痛：疼痛有虚实之分。实者多因感受外邪、气滞血瘀、痰浊凝滞，或食积、虫积、结石等阻滞经脉，气血不畅所致，即“不通则痛”。虚者多因阳气亏虚、精血不足，脏腑经脉失养所致，即“不荣则痛”。问疼痛，应注意询问疼痛的部位、性质、程度、时间及喜恶等。

一般而言，新病疼痛，多疼痛剧烈，持续不解，疼痛拒按，多属实证；久病疼痛，疼痛较轻，时痛时止，疼痛喜按，多属虚证。

4) 问头身胸腹：指问头身胸腹除疼痛之外的其他不适或异常。主要包括头晕、胸闷、心悸、胁胀、脘痞、腹胀、身重、麻木、阳痿、遗精，以及恶心、神疲、乏力、气坠、心烦、胆怯、身痒等症。

5) 问耳目：肾开窍于耳，手足少阳经脉分布于耳，肝开窍于目，五脏六腑精气皆上注于目。问耳目不仅可以了解耳目局部有无病变，而且根据耳目的异常变化还可以了解肝、胆、肾等有关脏腑的病变情况。了解机体阴阳气血的盛衰，心神是否健旺安宁等。

6) 问睡眠：睡眠异常主要有失眠和嗜睡。

失眠指患者经常不易入睡，或睡后易醒，难以复睡，或时时惊醒，甚至彻夜不眠的症状。虚证见于营血亏虚，或阴虚火旺，心神失养，或心胆气虚，心神不安。实证见于火邪、痰热内扰心神，或食积胃脘所致。

嗜睡指患者精神疲倦，睡意很浓，经常不自主地入睡的症状。多因阳虚阴盛或痰湿内盛所致。嗜睡伴轻度意识障碍，叫醒后不能正确回答问题，多因邪闭心神所致，是昏睡、昏迷的前期表现。

7）问饮食口味：主要是询问口渴与饮水、食欲与食量及口中气味等情况，可提示津液的盈亏、脾胃功能正常与否及疾病的寒热虚实性质。

8）问二便：询问大小便的情况，可以直接了解消化功能和水液盈亏与代谢情况，判断疾病的寒热虚实属性。问二便应注意询问二便的性状、颜色、气味、时间、便量、排便次数、排便感觉及兼症等。

9）问经带：月经是发育成熟女子有规律的周期性胞宫腔出血。问月经主要询问月经的周期，行经天数，月经的色、质、量以及有无闭经或行经腹痛等情况。

正常情况下，女子阴道内有少量无色、无臭的分泌物，谓之带下。问带下，应注意询问带下量的多少，色、质和气味等情况。

4. 功能史 功能史是康复病史的核心内容。通过了解功能史，可以区分疾病所导致功能障碍的状况和类型，并确定其残存的能力。功能史主要体现在日常生活活动能力方面，日常生活活动一般包括交流、进食、修饰、洗澡、用厕、穿衣、床上活动、转移和行动等内容。在询问障碍史中应特别注意下面几个问题：①障碍部位与引起障碍的伤病部位不一定相同；②障碍发生的时间及其演变过程对判别预后有极其重要的意义；③障碍对患者日常生活活动的影响程度如何，也是询问障碍史中的主要内容。这些资料，对于制订相应的康复治疗训练计划有重要的意义。

5. 既往史 主要指患者过去的疾病、外伤和健康状况。某些过去的疾病可持续影响到目前的功能状况。对这些疾病的识别能使康复医师更好地评定发病前的基础功能水平。

6. 个人史 个人史包括患者一向的性格、心态和行为表现，患者的生活方式、饮食习惯、烟酒嗜好等。有关个人史的资料，既能提供有价值的医学资料，又能提供与发生障碍有关的心理资料和参与社会生活能力的资料，为制订全面康复计划提供依据。

7. 过敏史 过敏史是指患者以往有无对药物、食物或其他物品过敏的经历。过敏史对判断本次发病的原因、指导治疗和护理都有重要的意义。

8. 社会史 社会史包括患者的家庭和家居情况。主要了解患者的婚姻史和婚姻状况，家庭经济状况，患者在家中所承担的角色和责任，住宅地理位置，社区及家居障碍物设施，与社区其他成员的关系情况等。

9. 职业史 了解患者的教育文化背景和就业工作史，有助于治疗师针对性的制订治疗方案，使用相应的训练技巧。

10. 家族史 通过询问家族史可了解家族中的遗传性疾病，测定患者家庭成员的健康状况，这些对制订患者出院后的进一步康复计划是非常重要的。

四、切诊

切诊是通过用手触摸的方式获得病情资料的一种诊查方法，包括脉诊和按诊两部分的内容。

（一）脉诊

脉诊，又称切脉，是医者运用指端的触觉，在患者特定部位的动脉进行触、摸、按、压，体验动脉应指的形象，了解疾病或健康情况的诊察方法。

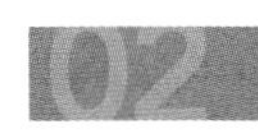

目前临床普遍使用的是“独取寸口法”，就是切按患者腕后表浅的桡动脉，通常以腕后高骨（桡骨茎突）为标记，其内侧部位为关，关前（腕侧）为寸，关后（肘侧）为尺。临床诊脉时应先根据高骨定关位，然后以关为中心，确定寸和尺。

1. 脉诊的意义 脉象是手指感觉脉搏跳动的形象，或称为脉动应指的形象。脉象的产生，与心脏的搏动，心气的盛衰，脉管的通利和气血的盈亏及各脏腑的协调作用直接相关。人体的血脉内连脏腑，外达体表，联络全身，运行气血，周流不休，因此，脉象是全身脏腑功能、气血、阴阳信息的综合反映。诊察脉象可以辨别病证的部位、判断病证的性质、分辨邪正的盛衰、推断病证的进退。

2. 脉诊的方法

(1)时间：诊脉时间以清晨为最佳，原因是患者刚起床，尚未活动、进食，脉搏受到的影响和干扰较少。临床不拘泥于清晨，但要求医者和患者都应心平气和，且诊脉时间要求每侧脉搏跳动不少于 50 次，每手应不少于 1 分钟，两手以 3 分钟左右为宜。必要时(如脉律不齐者)可适当延长脉诊时间，避免漏诊。

(2)体位：诊脉时，患者可取坐位、仰卧位或半卧位。坐位时，患者坐在医生的侧面；仰卧位或半卧位时，医生立于病床的两侧。无论哪一种体位，都要求患者前臂自然向前平展，与心脏近于同一水平位，直腕仰掌，手指自然放松，在腕关节下面垫一松软的脉枕，使气血通畅，寸口部位充分伸展。

临床上双手脉都要诊候，先左先右无特殊意义。将脉枕放于患者腕关节下时，患者腕横纹应位于脉枕宽度的四分之一处，前四分之一，后四分之三。

(3)指法：指法，是指医生诊脉的具体操作方法。

1)选指：医生诊脉应选用左手或右手的示指、中指和无名指三个手指指目，手指指端平齐，手指略呈弓形倾斜，与患者体表呈 45° 角为宜。指目是指头和指腹交界棱起之处。

2)布指：医生诊脉时先以中指定关，即用中指按在掌后高骨内侧动脉处，再用示指按在关前定寸，用无名指按在关后定尺。诊脉时应根据患者手臂长短及医生手指粗细，适当布指，使疏密得当。小儿寸口甚短，一般多用“一指（拇指或示指）定关法”，不必细分寸、关、尺三部。

3)运指：指医生布指之后，运用指力的轻重、挪移及布指变化以体察脉象。常用的指法有举、按、寻、总按和单诊等。

举法：用手指轻轻按在寸口脉搏跳动部位的皮肤上，又称为“轻取”。

按法：用重指力按到筋骨以体察脉象，又称为“沉取”。

寻法：用中等力度，不轻不重，按至肌肉，左右推寻，又称为“中取”。

总按：即三指同时用大小相等的力度诊脉的方法。

单诊：用一个手指诊察一部脉象的方法。

临床具体运用时，医生应根据患者肌肉肥瘦及坚脆，变化三指举按的力度，一般三指均匀用力，亦可用力不一，总按和单诊配合，全面捕获脉象信息。

3. 脉诊的注意事项 诊脉时要求医生安神定志，集中注意力认真体察脉象；患者若急走远行或情绪激动时，应休息片刻，待平静后方可诊脉；诊脉时注意保持正确体位，不要佩戴手表或其他首饰，以避免压迫脉管。

4. 脉象要素 脉象是手指感觉到的脉搏跳动的形象，主要依靠手指的感觉辨识。可以从脉位、脉率、脉力、脉宽、脉长、脉律、脉紧张度、脉流利度八个方面分析归纳。

脉位：指脉动显现部位的深浅。

脉率：指脉搏跳动的频率，即单位时间内脉搏跳动的次数。

脉力：脉搏跳动应指力量的强弱。

脉宽：脉动应指的径向范围大小，即指下感觉脉管搏动的粗细。

脉长：脉动应指的轴向范围长短。

脉律：脉动节律的整齐度。

脉流利度：脉搏来势的流利程度，主要体现在脉搏是否圆滑流畅。

脉紧张度：脉管的紧急或弛缓程度。

5. 正常脉象 正常脉象是指正常人在生理条件下出现的脉象，又称为平脉。正常脉象反映机体脏腑功能正常，气血和调，是健康的象征。

正常脉象的主要特点是，不快不慢，不浮不沉，不大不小，三部有脉，和缓有力。表现为 70 ~ 80 次/分，节律一致，以中等力度诊脉最明显，脉宽粗细适中，沉取不绝，流利有力，随生理活动、气候、季节和环境等不同而有相应变化。

（二）按诊

按诊，是医者用手直接触摸、按压或叩击患者某些体表部位，以了解病情，推断病证的一种诊察方法。按诊是切诊的重要内容之一。

1. 按诊的方法 按诊时，可应用触、摸、按、叩四种手法。根据按诊的目的和检查部位的不同，采用不同的手法。触，是以手指掌面或手背轻轻接触患者局部皮肤，了解肌肤的凉热、润燥情况。摸，是以指掌稍用力寻抚局部，探明局部的感觉以及胀、疼痛等情况。按，即按压或推寻，了解局部有无压痛或肿块等。叩法，即击法或叩击，是用手叩击患者身体某部位以了解病情的一种方法。

2. 按诊的内容

（1）按肌肤：通过触摸某些部位的皮肤，了解其寒热、润燥、肿胀、疼痛、疮疡等情况。

（2）按手足：通过触摸手足部位的寒热程度，辨别病证寒热虚实。

（3）按胸腹：根据病情需要，有目的地触摸、按压或叩击胸前区、胁肋和腹部，以了解局部及内脏变化。

（4）按腧穴：通过按压经络循行路线或腧穴部位上以探寻异常征象。

（陶 静）

第三章 经络腧穴

【学习目的】

通过本章节的学习，系统掌握经络和腧穴的概念，经络组成、命名，腧穴的分类、命名和定位，腧穴的作用及主治规律，腧穴的选择及配伍。系统学习十二经脉及奇经八脉的腧穴及主治，常用经外奇穴的主治，为临床应用经络腧穴理论指导康复治疗奠定了理论基础。

掌握腧穴的定位、作用及主治规律，腧穴的选择及配伍，十二经脉及奇经八脉的腧穴及主治。熟悉特定穴、经络和腧穴的概念，经络的组成；了解经络腧穴的分类及命名。

第一节 经络总论

一、经络的概念

经络是经脉和络脉的总称，直行主干为经，网状分支为络。经络是运行气血、联系脏腑、体表及全身各部的通道，是人体功能的调控系统。经络学说即阐述人体经络的循行分布、生理功能、病理变化及其与脏腑的相互关系，是针灸学科的理论基石，也是中医基础理论指导下传统康复的重要理论组成部分，对中医各科的临床实践有重要的指导意义。

二、经络的组成

经络系统包括十二经脉、奇经八脉、十二经别、十五络脉、十二经筋和十二皮部。

（一）十二经脉

十二经脉是经络系统的主干，“内属于腑脏，外络于支节”，将人体内外联系成一个有机的整体。十二经脉按其流注次序分别为手太阴肺经、手阳明大肠经、足阳明胃经、足太阴脾经、手少阴心经、手太阳小肠经、足太阳膀胱经、足少阴肾经、手厥阴心包经、手少阳三焦经、足少阳胆经和足厥阴肝经。十二经脉是经络系统的主体，又被称为“十二正经”。《灵枢·经脉》又指出“经脉者，所以决生死，处百病，调虚实，不可不通”，高度概括了经脉系统在生理、病理、疾病防治及康养方面的重要性。

（二）奇经八脉

奇经八脉，是具有特殊分布和作用的经脉，统率、联络其余经络，调节气血之盛衰。奇经八脉，包括督脉、任脉、冲脉、带脉、阳跷脉和阴跷脉、阳维脉和阴维脉。既不直属脏腑，又无表里配合关系，“别行其道”,对其余经络起到统率、联络和调节气血盛衰的作用。

（三）十二经别

十二经别,是从十二经脉另行分出,深入体腔,以加强表里相合关系的支脉,又称“别行之正经”。十二经别一般多从四肢肘膝上下的正经分出,分布于胸腹腔和头部,其间有“离、合、入、出”的循行特点。十二经别不但加强了表里经的联系,并且加强了经脉与脏腑之间的联系,也加强了十二经别与头部的联系。

（四）十五络脉

十二经脉在四肢部各分出一络,再加上躯干前的任脉络、躯干后的督脉络及躯干侧的脾之大络,共十五条,称“十五络脉”。此外,按照络脉的形状、大小、深浅等的不同又有不同的分类和名称,如“浮络”为浮行于浅表部位的络脉,“孙络”是络脉中最细小的分支,“血络”则指细小的血管。十二络脉加强了表里经之间的联系,沟通经气,补充了十二经脉循行的不足;而位于腹部、背部络脉则沟通全身经气,共同发挥灌渗气血、营养周身和贯通营卫的功能。

（五）十二经筋

十二经筋,是指与十二经脉相应的筋肉部分,其分布范围与十二经脉大体一致。经筋各起于四肢末端,结聚于骨骼和关节部,有的进入胸腹腔,但不像经脉那样属络脏腑。十二经筋有刚柔之分,其主要作用为约束骨骼关节,活利关节,维持人体正常的体位姿势和运动功能。如痹证、转筋等经筋病的诊治和康复,多从经筋入手。

（六）十二皮部

十二皮部,是指与十二经脉相应的皮肤部分,位于皮肤 - 经脉 - 络脉 - 脏腑的最外部分,属十二经脉及其络脉的散布部位。这是十二经脉功能活动于体表的反应部位,也是络脉之气散布之所在。十二皮部手足上下相合成为六经皮部,并有其名。三阳以太阳为关,阳明为阖(害),少阳为枢;三阴以太阴为关,厥阴为害,少阴为枢。其名称对六经辨证也有重要意义。

三、经络的命名

十二经脉的名称是根据脏腑、手足、阴阳这三者来确定的。

脏腑:脏腑为本,经脉是脏腑的枝叶。十二经脉分别属于十二个脏腑,并以所属脏腑的名称命名。如属于肺脏的经脉称为肺经,属于胃腑的经脉称为胃经,以此类推。

手足:是根据经脉循行分布于上肢或下肢来命名的。外部循行路线分布于上肢的称为手经,分布于下肢的称为足经。膈肌以上的脏及相表里的腑,其经脉循行于上肢称为手经。手六经包括手太阴肺经、手厥阴心包经、手少阴心经、手阳明大肠经、手少阳三焦经、手太阳小肠经;膈肌以下的脏及相表里的腑,其经脉循行于下肢称为足经。足六经有足太阴脾经、足厥阴肝经、足少阴肾经、足阳明胃经、足少阳胆经、足太阳膀胱经。

阴阳:脏属阴,腑属阳;内属阴,外属阳。凡属于脏,且循行于四肢内侧、躯干内部的经脉名阴经;凡属于腑,且循行于四肢外侧、躯干浅表的经脉名阳经。

根据《素问·阴阳离合论》《素问·至真要大论》《素问·天元纪大论》等篇的论述,三阴、三阳的命名

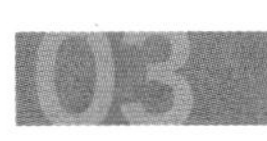

与阴阳之气的多少、经络气化功能密切相关，并与开、阖、枢等理论有关。根据阴阳气的多少，三阴三阳之间组成对应的表里相合关系，太阴对阳明，少阴对太阳及厥阴对少阳。三阴三阳的名称用于经脉、经别、经筋、络脉等命名。

第二节　腧穴总论

腧穴是人体脏腑经络之气血灌注于体表的特殊部位，既是疾病反应之处，又是针灸推拿施术之处。腧，又称“俞”，通“输”，有运输、输注之意；穴，是孔隙、凹陷处。腧穴是对穴位的总称，也叫做“孔穴”“穴道”“腧穴”。

《灵枢·九针十二原》载之为“神气之所游行出入也，非皮肉筋骨也。”说明腧穴并不是孤立于体表的点，而是与深部组织器官有着密切联系、互相疏通的特殊部位。从内通向外，反应病痛；从外通向内，接受刺激，防治疾病。由于疏通是双向的，因此腧穴既是疾病的反应点，又是治疗的刺激点。

一、腧穴的分类和命名

（一）腧穴的分类：腧穴分为阿是穴、奇穴和经穴三类。

1. 阿是穴　阿是穴，一种不定穴，又称“天应穴”，以压痛或其他反应点作为刺灸的部位，即“以痛为腧”。这类穴无具体名称和固定位置，多位于病证附近，也可远离病变处。病痛产生、影响病痛所在和病痛施治所在是构成阿是穴的三个基本条件。

随着医学实践经验的积累，部分阿是穴的主治作用逐渐明确，体表的施术部位也相继确定，于是便产生了奇穴。在奇穴的基础上，进一步与经络联系，分别归属于十四经，是为经穴。

2. 奇穴　奇穴又统称为“经外奇穴”，未归入十四经穴，但为有具体位置和名称的经验效穴，这类腧穴对某些病证有特殊疗效，如四缝穴治疗小儿疳积，颈百劳穴治疗颈项疼痛等。

3. 经穴　经穴指分布于十二经脉和任督二脉上的腧穴，归属于十四经的穴位，简称“经穴”。经穴具有固定的名称和位置，分布于十四经脉循行路径上，有明确的主治病证，是腧穴的主要组成。在《黄帝内经》中载穴有约 160 穴；《明堂孔穴针灸治要》载 349 穴；北宋王惟一编写《铜人腧穴针灸图经》穴数达 354 个；明代针灸大成载有 359 穴；至清代李学川《针灸逢源》增加了中枢、急脉 2 个穴，经穴数达 361 个，这个数沿袭至二十一世纪初。2006 年颁布的《中华人民共和国国家标准经穴部位》，将印堂穴归于督脉，于是经穴数为 362 个。

（二）腧穴的命名

古人对腧穴的命名，常采用取类比象的方法，取义十分广泛，可谓上察天文，下达地理，中通人事，远取诸物，近取诸身，结合腧穴的分布、作用、主治等赋予相应的名称。《素问·阴阳应象大论》：“气穴所发，各有其名”。

1. 根据天象地理命名

(1) 日月星辰类：如日月、天枢、太白、上星等。

(2)山谷丘陵类:如承山、大陵、商丘、合谷、梁丘等。

(3)沟河水流类:如后溪、尺泽、支沟、太渊、中渚、太溪等。

(4)交通要冲类:如气冲、中冲、内关、水道等。

2. 根据人事物象命名

(1)用建筑处所:如玉堂、内廷、气户、巨阙、地仓、天井等。

(2)人事活动:如百会、归来、人迎等。

(3)动植物名称:如伏兔、犊鼻、丝竹空、鹤顶等。

(4)根据解剖部位命名:如腕骨、大椎、乳中、天突、耳门等。

(5)根据脏腑功能命名:如心俞、膈俞、大肠俞、睛明、神门等。

二、腧穴的作用及主治规律

(一)腧穴的作用

腧穴不仅是气血输注的部位,也是邪气所犯的处所,又是针灸治疗疾病的刺激点。腧穴治疗疾病的关键就是接受适当的刺激以通其经脉,调其气血,使阴阳归于平衡,脏腑趋于和调,从而达到祛除病邪的目的。针灸推拿治疗的原理,就是通过刺激局部的腧穴,发挥经络的调整和传导作用,给脏腑甚至于机体以整体影响,腧穴的治疗作用可以从以下三个方面加以论述:

1. 近治作用 “腧穴所在,主治所在”,指腧穴治疗其所在部位及邻近脏腑、组织、器官的病证。如偏头痛,取悬颅、颔厌;面目水肿,取水沟、前顶;耳聋气闭,取听会、翳风;如上肢病可取肩髎、曲池、合谷;下肢可取环跳、委中等;取肺俞、风门、天突等穴治疗肺部疾患;取心俞、巨阙、章门等治疗心脾胸胁疾患;取中脘、天枢、大肠俞等穴治疗胃肠疾患。

2. 远治作用 “经脉所过,主治所及”,指某些腧穴不仅能治局部病证,还能治本经经过所到达的远离部位的脏腑、组织、器官的病证。如合谷治疗头面部病证、委中治疗腰背部病证等,其他如上病下取、下病上取、中病旁取,左右交叉及前后对刺等,同样是基于此原理。

3. 特殊作用 腧穴的特殊治疗作用主要指腧穴的相对特异性和双重的良性调整作用。所谓的腧穴的双重良性调整作用,即在机体不同状态下,同一腧穴体现出两种相反的治疗作用,如泄泻时针刺天枢能止泻,便秘时针刺天枢可通便;如百会穴,在清气下陷时可以升提清气,在肝阳上亢时可以平肝潜阳;内关可使心动过缓者加快心跳,心动过速者减缓心率。相对特异性,指经穴比非经穴、本经穴比他经穴、本经特定穴比非特定穴在治疗作用上具有相对的特异性。

(二)腧穴的主治规律

1. 分经主治规律 分经主治,是指某一经脉所属的经穴均可治疗该经循行部位及其相应脏腑的病证。古代医家在论述针灸治疗时,往往只选取有关经脉而不列举具体穴名,即所谓“定经不定穴。”如《灵枢·杂病》记载:“齿痛,不恶清饮,取足阳明;恶清饮,取手阳明。”实践证明,同一经脉的不同经穴,可以治疗本经相同病证。如手太阴肺经的尺泽、孔最、列缺、鱼际,均可治疗咳嗽、气喘等肺系疾患,也说明腧穴有分经主治规律。根据腧穴的分经主治规律,后世医家在针灸治疗上有“宁失其穴,勿失其经”之说。

2. 分部主治规律 主要腧穴有脏腑俞募穴和任督脉上的交会穴,“脏腑腹背,气相通应”,这是分部主治规律,体现了经脉纵行分经的基础上又有横行分部的关系。头身部从上而下分为头、胸、上下腹,与背腰部前后对应,是四海和气街所在部位,胸和上下腹,又属三焦的分布。这是十二经脉的“结”和

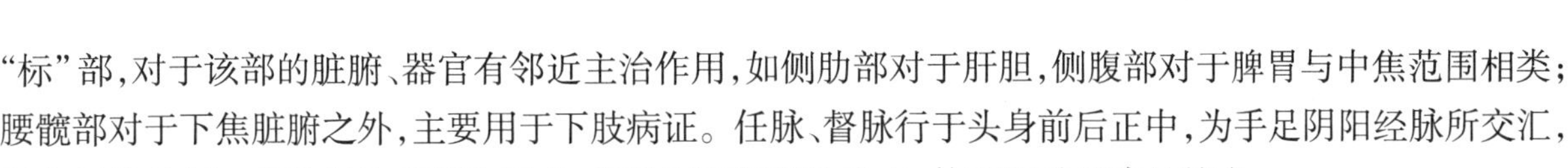

"标"部,对于该部的脏腑、器官有邻近主治作用,如侧肋部对于肝胆,侧腹部对于脾胃与中焦范围相类;腰髋部对于下焦脏腑之外,主要用于下肢病证。任脉、督脉行于头身前后正中,为手足阴阳经脉所交汇,是各经的总纲。督脉以头项部为重点,任脉以下腹部为重点,体现阴升阳降的特点。

三、特定穴

(一)特定穴的定义

特定穴是指在十四经具有特殊治疗作用,并有特定称号的腧穴,包括在四肢肘、膝以下的五输穴、原穴、络穴、郄穴、八脉交会穴、下合穴;在胸腹、背腰部的背俞穴、募穴;在四肢躯干的八会穴以及全身经脉的交会穴。特定穴在十四经中不仅在数量上占有相当的比例,其主治规律强,应用范围广,有着极其重要的临床意义。

(二)特定穴的分类和特点

1. 郄穴 郄穴是各经经气所深聚的地方,十二经脉各有一个郄穴,奇经八脉中的阴跷脉、阳跷脉、阴维脉、阳维脉也各有一个郄穴,合而为十六郄穴。大部分都分布在四肢肘膝关节以下。

2. 下合穴 六腑之气下合于足三阳经的腧穴,称为"下合穴",又称"六腑下合穴"。它是根据《灵枢·邪气脏腑病形》中"合治内府"的理论而提出来的。下合穴共有六个,其中胃、胆、膀胱的下合穴位于本经,大肠、小肠的下合穴同位于胃经,三焦的下合穴位于膀胱经。

3. 八会穴 八会穴是指脏、腑、气、血、筋、脉、骨、髓等精气所会聚的腧穴,共八个,分散在躯干部和四肢部,与其所属的脏器组织的生理功能密切相关。

4. 八脉交会穴 奇经八脉与十二正经脉气相通的八个腧穴,称为八脉交会穴。均分布在肘膝以下。

5. 交会穴 交会穴是指两经或数经相交会合的腧穴。其中主要的一经即腧穴所归属的一经称为本经,相交会的经称为他经。交会穴的分布多在头面、躯干部位。

四、腧穴的定位方法

(一)骨度分寸定位法

骨度分寸法,古称"骨度法",是指主要以骨节为标志,将两骨节之间的长度折量为一定的分寸,用以确定腧穴位置的方法。即以骨节为主要标志测量周身各部的大小长短,并依其尺寸按比例折算为定穴标准,都应以患者的本身身材为依据。常用的骨度分寸见表 3-2-1 和图 3-2-1。

表 3-2-1 常用骨度折量分寸表

部位	起止点	折量寸	度量法	说明
头面部	前发际正中至后发际正中	12	直寸	用于确定头部经穴的纵向距离
	眉间(印堂)至前发际正中	3	直寸	用于确定前或后发际及其头部经穴的纵向距离
	第 7 颈椎棘突下(大椎)至后发际正中	3	直寸	
	眉间(印堂)至后发际正中第 7 颈椎棘突下(大椎)	18	直寸	
	前两额发角(头维)之间	9	横寸	用于确定头前部经穴的横向距离
	耳后两乳突(完骨)之间	9	横寸	用于确定头后部经穴的横向距离

续表

部位	起止点	折量寸	度量法	说明
胸腹胁部	胸骨上窝（天突）至胸剑联合中点（歧骨）	9	直寸	用于确定胸部经穴的纵向距离
	胸剑联合中点（歧骨）至脐中	8	直寸	用于确定上腹部经穴的纵向距离
	脐中至耻骨联合上缘（曲骨）	5	直寸	用于确定下腹部经穴的纵向距离
	两乳头之间	8	横寸	用于确定胸腹部经穴的横向距离
	腋窝顶点至第 11 肋游离端（章门）	12	直寸	用于确定胁肋部经穴的纵向距离
背腰部	肩胛骨内缘（近脊柱侧点）至后正中线	3	横寸	用于确定背腰部经穴的横向距离
	肩峰缘至后正中线	8	横寸	用于确定肩背部经穴的横向距离
上肢部	腋前、后纹头至肘横纹（平肘尖）	9	直寸	用于确定上臂部经穴的纵向距离
	肘横纹（平肘尖）至腕掌（背）侧横纹	12	直寸	用于确定前臂部经穴的纵向距离
下肢部	耻骨联合上缘至股骨内上髁上缘	18	直寸	用于确定下肢内侧足三阴经穴的纵向距离
	胫骨内侧髁下方至内踝尖	13	直寸	
	股骨大转子至腘横纹	19	直寸	用于确定下肢外后侧足三阳经穴的纵向距离（臀沟至腘横纹相当于 14 寸）
	腘横纹至外踝尖	16	直寸	

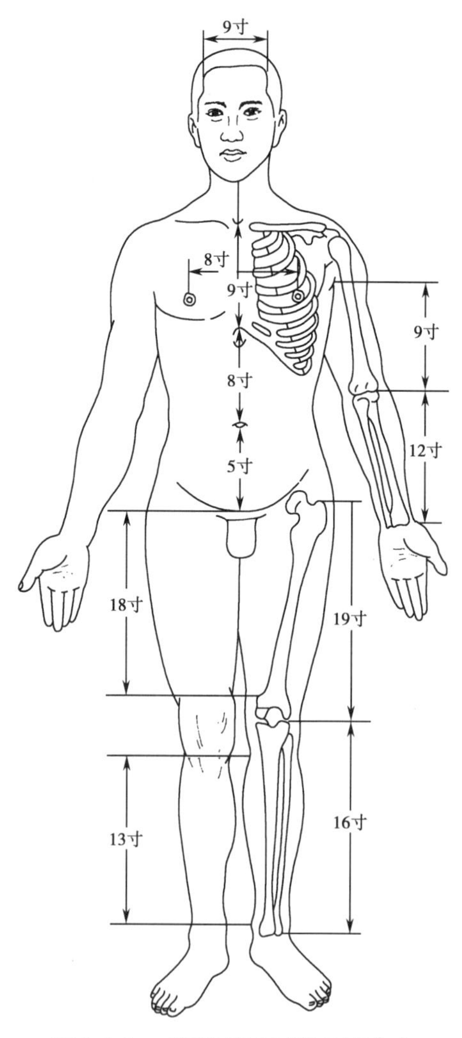

图 3-2-1 正面胸腹上下肢骨度分寸

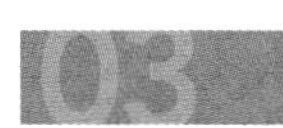

（二）体表解剖标志定位法

体表解剖标志定位法，是以人体解剖学的各种体表标志为依据来确定腧穴位置的方法，又称自然标志定位法。体表解剖标志定位法可分为固定的标志和活动的标志两种。

1. 固定的标志 指各部位由骨节、肌肉所形成的突起、凹陷及五官轮廓、发际、指（趾）甲、乳头、肚脐等，是在自然姿势下可见的标志，以这些标志确定腧穴的位置。如脐中为神阙，脐上 2 寸为下脘，脐下 2 寸为石门。

2. 活动的标志 指各部的关节、肌肉、肌腱、皮肤随着活动而出现的空隙、凹陷、皱纹、尖端等，是在活动姿势下才会出现的标志，据此亦可确定腧穴的位置。如定位曲池需弯曲手臂，肘横纹外侧段中点处。

（三）手指同身寸定位法

1. 中指同身寸 以患者中指中节屈曲时，手指内侧两端横纹头之间的距离看作一寸，如图 3-2-2。

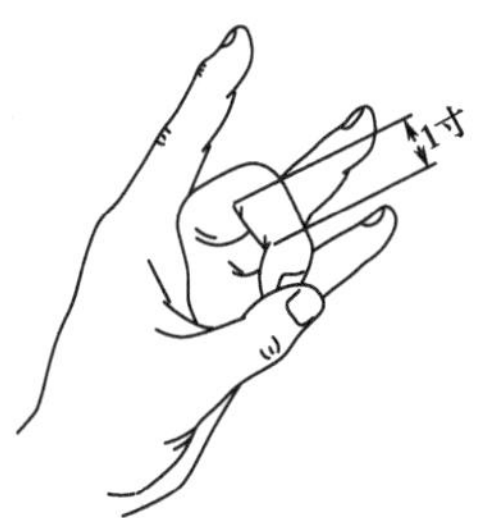

图 3-2-2 中指同身寸

2. 拇指同身寸 以拇指指间关节的宽度作为一寸，如图 3-2-3。

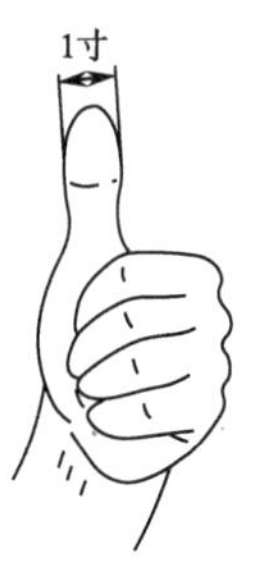

图 3-2-3 拇指同身寸

3. 横指同身寸 以中指中节横纹处为标准，将示指、中指、无名指、小指四指并拢，四指的宽度为三寸，又名“一夫法”，如图 3-2-4。

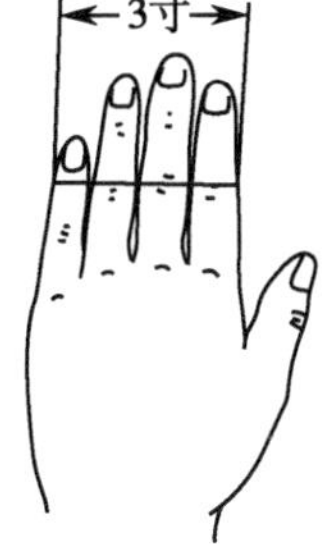

图 3-2-4 横指同身寸

五、腧穴的选择与配伍

1. **选穴原则**

(1)近部选穴:指选取病痛所在部位或接近病变部位选穴的方法,体现了腧穴的近治作用。如眼病选睛明,鼻病选迎香,耳病取听宫。

(2)远部选穴:指选取距离病痛部位较远,在病变部位所属和相关的经络上的选穴方法,体现了“经络所过,主治所及”的治疗规律。如胃痛选足阳明胃经的足三里,腰背痛选足太阳膀胱经的委中。

(3)辨证对症选穴

1)辨证选穴:指根据疾病的证候特点,分析病因病机而辨证选穴的方法。如发热、多汗、盗汗、昏迷等呈全身症状的病证,应采用辨证选穴,如肾阴不足导致的虚热选肾俞、太溪;心肾不交导致的失眠应选心俞、肾俞。病变部位明显的疾病,应按照治病求本的原则辨证选穴。

2)对症选穴:指根据疾病的特殊症状而选取穴位点原则,是腧穴的特殊治疗作用。如哮喘选定喘穴,腰痛选腰痛点,落枕选外劳宫。

2. **配穴方法** 配穴是在选穴原则的指导下,选取两个或两个以上、主治相同或相近,具有协同作用的腧穴加以配伍应用的方法。其目的是加强腧穴的治病作用,配穴是否得当,直接影响治疗效果。常用的配穴方法主要包括本经配穴、表里经配穴、同名经配穴、上下配穴、前后配穴和左右配穴等方法。

(1)本经配穴法:当某一脏腑、经络发生病变时,选取该脏腑、经络的腧穴相配。如肺病咳嗽选本经的中府、尺泽、列缺;耳鸣、耳聋选本经的翳风、耳门、中渚。

(2)表里经配穴法:当某一脏腑经脉发生疾病时,选取与该经脉相为表里的经脉腧穴配伍。如肺病咳嗽可选肺经的尺泽和大肠经的曲池。原络配穴是表里配穴的代表,是以病变经脉的原穴与其表里经脉的络穴相配,如肺病咳嗽伴泄泻可选肺经的太渊与大肠经的偏历。

(3)同名经配穴法:将手足同名经的腧穴相配伍的方法。如落枕取手太阳的后溪与足太阳的昆仑相配。

(4)上下配穴法:将腰部以上或上肢腧穴与腰部以下或下肢腧穴相配伍运用的方法。如胃脘痛可取内关与下部的足三里相配。

(5)前后配穴法:将人体前部和后部的腧穴相配伍运用的方法。如肺部疾患前取中府,后取肺俞。

(6)左右配穴法:将人体左侧和右侧的腧穴相配伍运用的方法,以加强腧穴的协同作用。如胃痛可选取双侧的足三里、梁丘。

除上述常用配伍方法外,还有子母补泻配穴法,是指根据五输穴与五行相配的关系,以五行相生相克理论为原则,在五输穴范围内,将选穴与补泻结合起来的配伍的方法,选穴原则与配伍方法的综合运用为临床治疗提供了重要的思路。

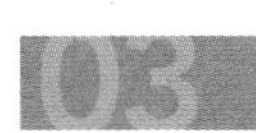

第三节　手太阴肺经腧穴和主治

（一）经脉循行

图 3-3-1。

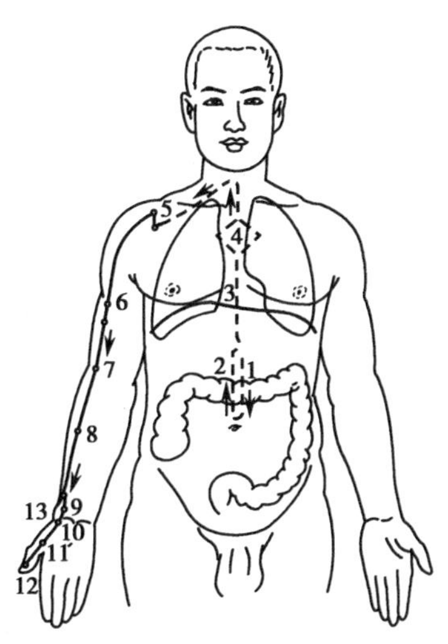

图 3-3-1　手太阴肺经经脉循行示意图

1. 起始于中焦，向下联络大肠；2. 折回沿着胃上口（贲门）；3. 穿过膈肌，属于肺；4. 从肺系（气管、喉咙部）；5. 横向走行到腋下；6. 向下沿着上臂内侧前缘走行；7. 下行肘关节中；8. 经过前臂内侧桡骨边缘；9. 进入桡动脉搏动处；10. 上向大鱼际部；11. 沿边际；12. 出大指的末端；13. 肺经支脉：从腕后分出，走向示指桡侧，出示指末端

（二）常用腧穴

1. 胸部

【定位】（图 3-3-2）

腧穴	定位
中府 LU1	在胸部，横平第 1 肋间隙，锁骨下窝外侧，前正中线旁开 6 寸
云门 LU2	在胸部，锁骨下窝凹陷中，肩胛骨喙突内缘，前正中线旁开 6 寸

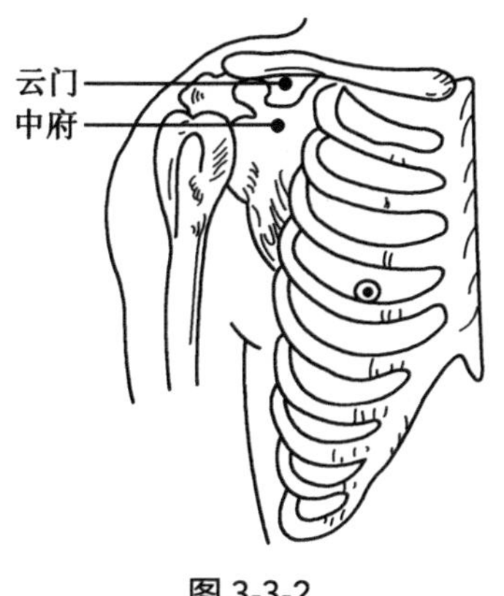

图 3-3-2

【主治】

腧穴	特定穴属性	主治概要	特殊治疗
中府 LU1 云门 LU2	肺募穴，手、足太阴之会	1. 肺系疾患：咳嗽，支气管炎，支气管扩张，哮喘 2. 经脉循行部位疾患：肩臂痛，肘臂外侧痛	肺炎

2. 上肢部

【定位】（图 3-3-3）

腧穴	定位
尺泽 LU5	在肘区，肘横纹上，肱二头肌肌腱桡侧缘凹陷中
孔最 LU6	在前臂前区，腕掌侧远端横纹上 7 寸处，尺泽与太渊连线上
列缺 LU7	在前臂，腕掌横纹远端横纹上 1.5 寸，拇短伸肌腱与拇长展肌腱之间，拇长展肌腱沟的凹陷中
太渊 LU9	在腕前区，桡骨茎突与舟状骨之间，拇长展肌腱尺侧凹陷中
鱼际 LU10	在手外侧，第 1 掌骨桡侧中点赤白肉际处
少商 LU11	在手指，拇指末节桡侧，指甲根角侧上方 0.1 寸

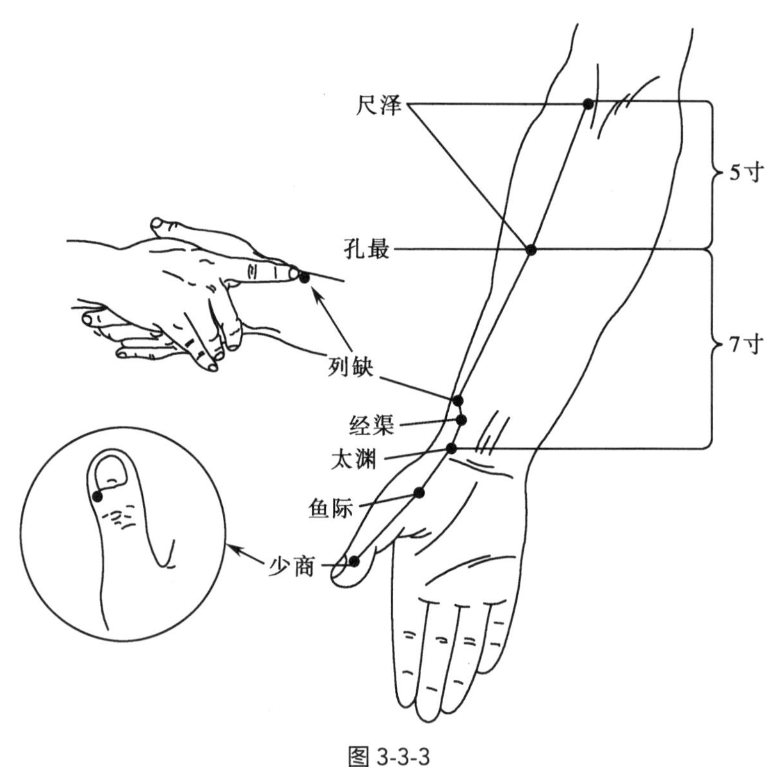

图 3-3-3

【主治】

腧穴	特定穴属性	主治概要	特殊治疗
尺泽 LU5	合穴	1. 肺系疾患：咳嗽，气喘，胸部胀满，咯血，支气管炎，流行性感冒 2. 头面五官疾患：偏头痛，面神经痉挛，面神经麻痹，咽喉炎，齿痛，扁桃体炎，失音 3. 胃肠疾患：腹胀，腹痛，呕吐 4. 经脉循行部位疾患：肩周炎，网球肘，腕管综合征，肩臂部疼痛、活动受限，腕关节、指间关节及周围软组织损伤，手指麻木	急性腹痛吐泻
孔最 LU6	郄穴		痔血，热病无汗
列缺 LU7	络穴，八脉交会穴（通任脉）		高血压，心绞痛
太渊 LU9	输穴，原穴，脉会		无脉证
鱼际 LU10	荥穴		小儿疳积
少商 LU11	井穴		中风昏迷，小儿惊风，中暑，昏迷，精神失常，狂躁

第四节　手阳明大肠经腧穴和主治

（一）经脉循行

图 3-4-1。

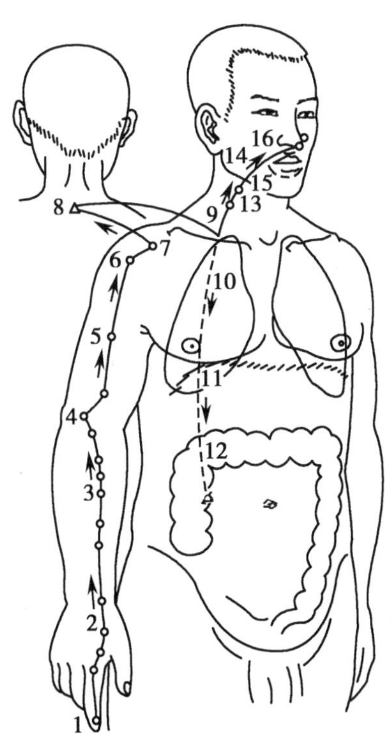

图 3-4-1　手阳明大肠经经脉循行示意图

1. 起始于示指桡侧末端，沿着示指桡侧缘上行；2. 走行于第 1、2 掌骨之间，进入拇长伸肌腱和拇短伸肌腱之间；3. 沿着前臂桡侧；4. 进入肘横纹外侧；5. 经过上臂外侧前边；6. 上肩；7. 出肩峰部前边；8. 交会于第 7 颈椎棘突下；9. 向前下进入锁骨上窝；10. 散络于肺；11. 通过膈肌；12. 属于大肠；13. 颈部支脉，从锁骨上窝上行，经颈部；14. 通过面颊；15. 进入下齿中，出来挟口旁；16. 交会于人中，左支向右行，右支向左行，向上挟鼻孔旁

（二）常用腧穴

1. 上肢部

【定位】（图 3-4-2 ~ 图 3-4-5）

腧穴	定位
商阳 LI1	在手指，示指末节桡侧，指甲根角侧上方 0.1 寸
三间 LI3	在手背，第 2 掌指关节桡侧近端凹陷中
合谷 LI4	在手背，侧腕对掌，自然半握拳，第 1、2 掌骨间，第 2 掌骨桡侧缘中点处
阳溪 LI5	在腕区，侧腕对掌，伸前臂，腕背侧远端横纹桡侧，桡骨茎突远端，拇指上翘时，拇短伸肌腱与拇长伸肌腱之间的凹陷中
偏历 LI6	在前臂，腕背侧远端横纹上 3 寸，阳溪与曲池连线上
温溜 LI7	在前臂，腕背侧远端横纹上 5 寸，阳溪与曲池连线上
下廉 LI8	在前臂，肘横纹下 4 寸，阳溪与曲池连线上
上廉 LI9	在前臂，肘横纹下 3 寸，阳溪与曲池连线上
手三里 LI10	在前臂，肘横纹下 2 寸，阳溪与曲池连线上
曲池 LI11	在肘区，侧腕，屈肘，肘横纹外侧端，尺泽与肱骨外上髁连线的中点处
手五里 LI13	在臂部，肘横纹上 3 寸，曲池与肩髃连线上
臂臑 LI14	在臂部，曲池上 7 寸，三角肌止点处
肩髃 LI15	在三角肌区，肩峰外侧缘前端与肱骨大结节两骨间凹陷中
巨骨 LI16	在肩胛区，锁骨肩峰端与肩胛冈之间凹陷中

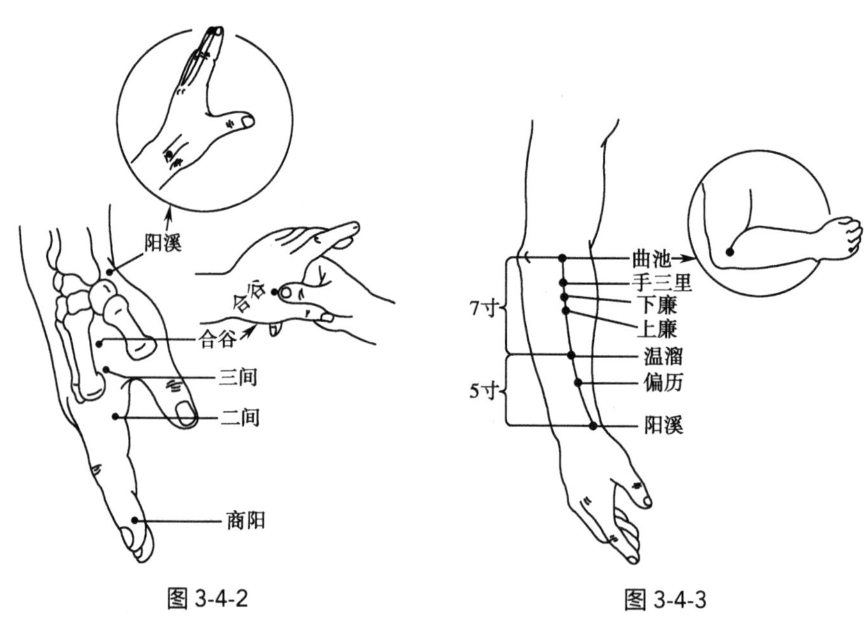

图 3-4-2　　图 3-4-3

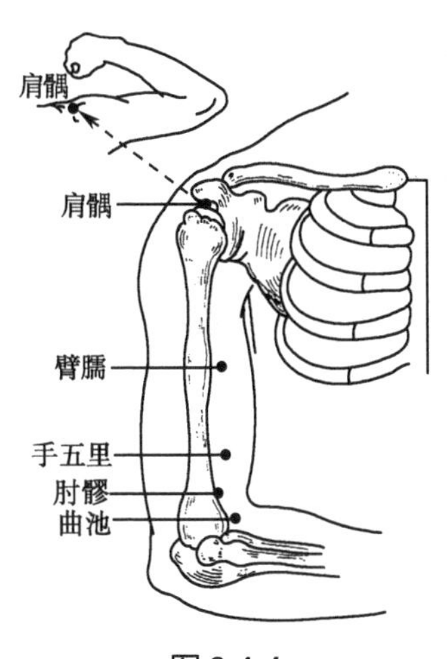

图 3-4-4

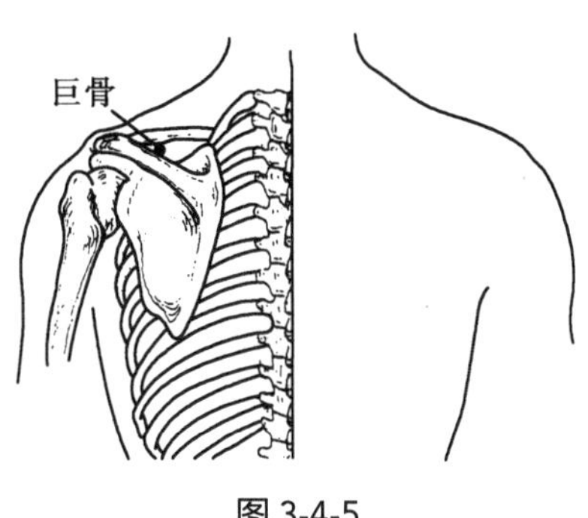

图 3-4-5

【主治】

腧穴	特定穴属性	主治概要	特殊治疗
商阳 LI1	井穴	1. 头面五官疾患：急性结膜炎，视疲劳，牙痛，扁桃体炎，咽喉炎，面神经炎，三叉神经痛，耳聋，耳鸣 2. 肺系疾患：咳嗽，哮喘 3. 胃肠疾患：神经性呕吐，胃炎，肠炎，便秘 4. 经脉循行部位疾患：面肌痉挛，鼻炎，上肢肌肉无力，肩周炎，网球肘，肘臂酸痛，肩肘腕关节麻木，桡骨茎突部狭窄性腱鞘炎	发热，中风昏迷
三间 LI3	输穴		身热，中风后遗症
合谷 LI4	原穴		失音，难产，闭经，中风后遗症
阳溪 LI5	经穴		癫痫
偏历 LI6	络穴		尿路感染
温溜 LI7	郄穴		抑郁症，狂躁症
下廉 LI8			
上廉 LI9			
手三里 LI10			
曲池 LI11	合穴		风疹，瘾疹，痢疾，月经不调
手五里 LI13			胆囊炎，胃炎
臂臑 LI14			瘰疬
肩髃 LI15	手阳明、阳跷交会穴		瘾疹
巨骨 LI16	手阳明、阳跷交会穴		类风湿关节炎，癫痫

2. 面部

【定位】(图 3-4-6)

腧穴	定位
迎香 LI20	在面部，鼻翼外缘中点旁，鼻唇沟中

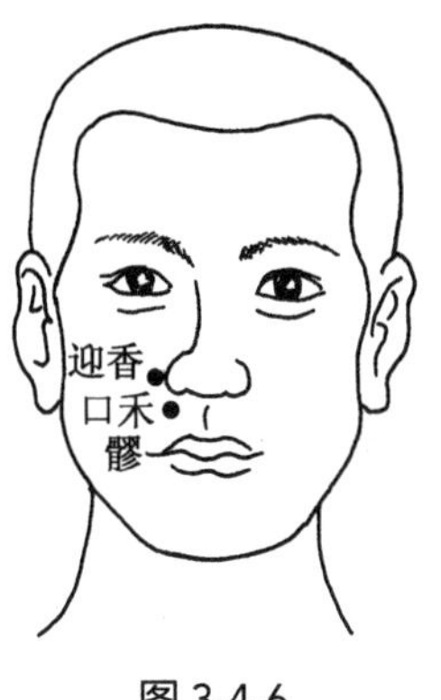

图 3-4-6

【主治】

腧穴	特定穴属性	主治概要	特殊治疗
迎香 LI20	手、足阳明交会穴	头面五官疾患：面肌痉挛，视疲劳，慢性鼻炎	胆道蛔虫症

第五节　足阳明胃经腧穴和主治

(一) 经脉循行

图 3-5-1。

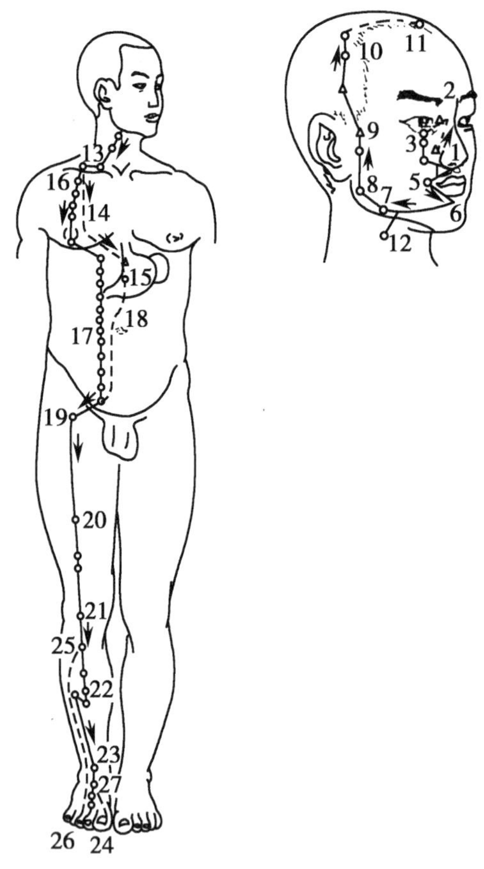

图 3-5-1　足阳明胃经经脉循行示意图

1. 起于鼻翼旁，挟鼻上行；2. 左右侧交会于鼻根部，与旁侧足太阳膀胱经相会；3. 向下沿着鼻外侧；4. 进入上齿龈内；5. 环绕口唇；6. 向下在颏唇沟承浆穴处左右相交；7. 退回向后沿着下颌骨后下缘到大迎穴处；8. 沿下颌角上行过耳前；9. 经过上关穴(足少阳胆经)；10. 继续向上走行；11. 沿着发际到达前额；12. 面部支脉：从大迎穴起，向下经过人迎穴；13. 沿着喉咙，进入锁骨上窝部；14. 向下通过膈肌；15. 属于胃，联络脾；16. 缺盆部直行的支脉：从缺盆向下经乳头；17. 再向下挟脐旁，进入少腹两侧腹股沟动脉处；18. 胃下口部支脉：起始于幽门部；19. 沿着腹内向下与气冲会合，下行至髋关节前；20. 直接抵达到股四头肌隆起处；21. 下行至膝关节髌骨中；22. 沿着胫骨外侧前缘；23. 向下经足背；24. 进入第 2 足趾外侧端；25. 胫部支脉：从膝下 3 寸处分出；26. 向下进入足中趾外侧；27. 足背部支脉：从足背上分出，进入足大趾内侧端

（二）常用腧穴

1. 头部

【定位】（图 3-5-2，图 3-5-3）

腧穴	定位
承泣 ST1	在面部，眼球与眶下缘之间，瞳孔直下
四白 ST2	在面部，眶下孔处
地仓 ST4	在面部，口角旁开 0.4 寸，上直对瞳孔
大迎 ST5	在面部，下颌角前下 1.3 寸，咬肌附着部的前缘凹陷中，面动脉搏动处
颊车 ST6	在面部，下颌角前上方一横指（中指）处，当咀嚼时咬肌隆起，按之凹陷处
下关 ST7	在耳前方，颧弓下缘中央与下颌切迹之间凹陷中，闭口取穴
头维 ST8	在头部，额角发际直上 0.5 寸，头正中线旁开 4.5 寸

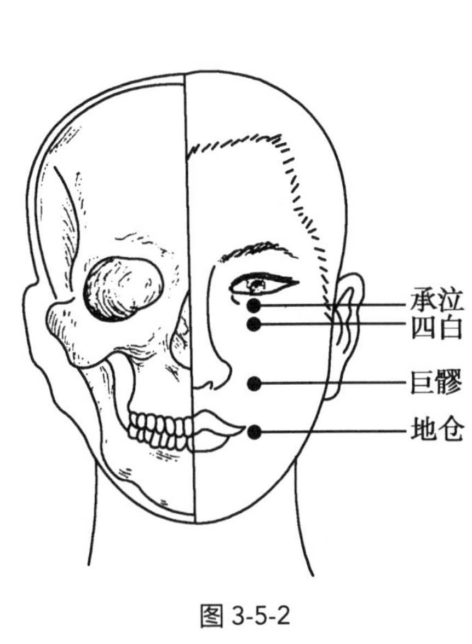

图 3-5-2

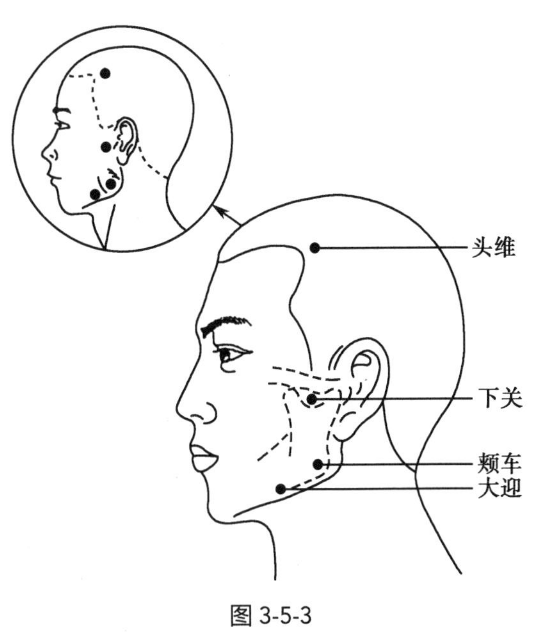

图 3-5-3

【主治】

腧穴	特定穴属性	主治概要	特殊治疗
承泣 ST1	足阳明、阳跷、任脉交会穴	1. 头面五官疾患：急慢性结膜炎，角膜炎，视神经炎，视神经萎缩，视网膜色素变性，近视，面神经麻痹，面肌痉挛，夜盲症 2. 经脉循行部位疾患：颞颌关节功能紊乱综合征，下颌关节炎	
四白 ST2			胆道蛔虫症
地仓 ST4			牙痛，口眼㖞斜，流涎
大迎 ST5			腮腺炎
颊车 ST6			
下关 ST7	足阳明、少阳交会穴		耳鸣，耳聋
头维 ST8	足阳明、少阳、阳维交会穴		精神分裂症，高血压

2. 躯干部

【定位】(图 3-5-4,图 3-5-5)

腧穴	定位
乳中 ST17	在胸部,乳头中央,距前正中线 4 寸
乳根 ST18	在胸部,第 5 肋间隙,前正中线旁开 4 寸
不容 ST19	在上腹部,脐中上 6 寸,前正中线旁开 2 寸
梁门 ST21	在上腹部,脐中上 4 寸,前正中线旁开 2 寸
天枢 ST25	在腹部,横平脐中,前正中线旁开 2 寸
水道 ST28	在下腹部,脐中下 3 寸,前正中线旁开 2 寸
归来 ST29	在下腹部,脐中下 4 寸,前正中线旁开 2 寸
气冲 ST30	在腹股沟区,耻骨联合上缘,脐中下 5 寸,前正中线旁开 2 寸,动脉搏动处

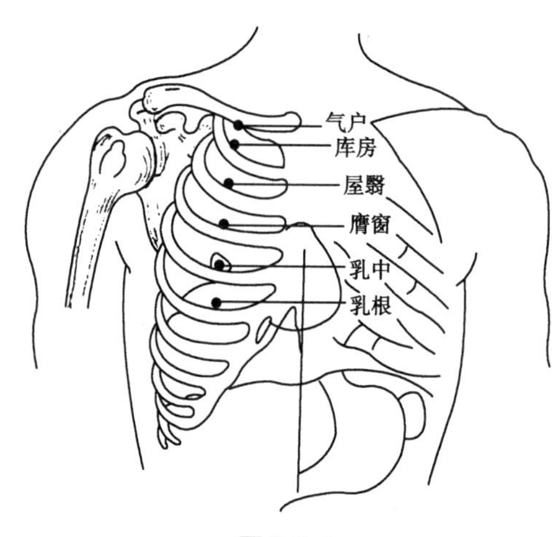

图 3-5-4

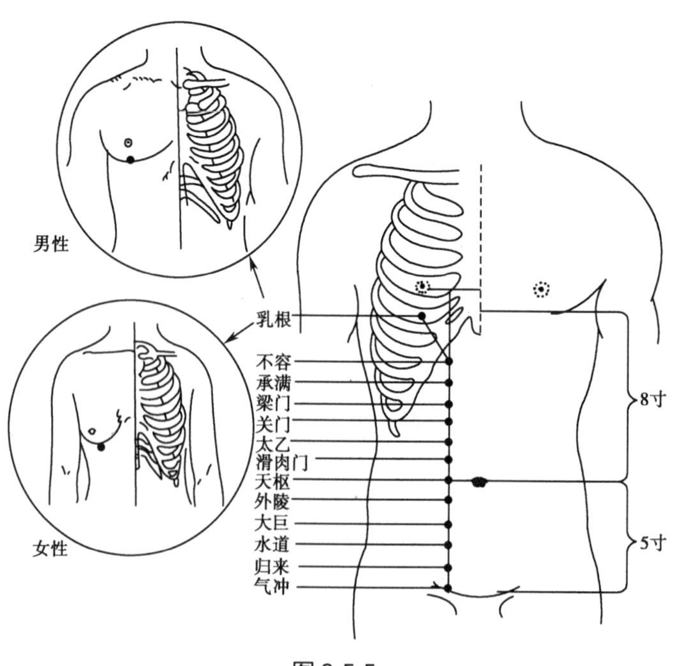

图 3-5-5

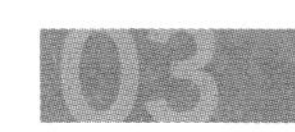

【主治】

腧穴	特定穴属性	主治概要	特殊治疗
乳中 ST17		1. 胃肠疾患：胃炎，胃下垂，胃或十二指肠溃疡，肠炎 2. 妇科疾患：乳腺炎，乳腺增生，卵巢炎，子宫内膜炎，盆腔炎，附件炎，痛经 3. 男科疾患：前列腺炎，睾丸炎，阴茎肿痛，阳痿，遗精，早泄，不育	只作为胸部取穴标志，不做针灸治疗
乳根 ST18			
不容 ST19			
梁门 ST21			
天枢 ST25	大肠募穴		痢疾，阑尾炎，肠道易激综合征
水道 ST28			肾炎，尿道炎
归来 ST29			闭经
气冲 ST30			不孕，外阴肿痛

3. 下肢部

【定位】（图 3-5-6 ～图 3-5-8）

腧穴	定位
髀关 ST31	在股前区，股直肌近端、缝匠肌与阔筋膜张肌 3 条肌肉之间凹陷中
伏兔 ST32	在股前区，髌底上 6 寸，髂前上棘与髌底外侧端的连线上
阴市 ST33	在股前区，髌底上 3 寸，股直肌肌腱外侧缘
梁丘 ST34	在股前区，髌底上 2 寸，股外侧肌与股直肌肌腱之间
犊鼻 ST35	在膝前区，髌韧带外侧凹陷中
足三里 ST36	在小腿外侧，犊鼻下 3 寸，距胫骨前缘 1 横指（中指）处
上巨虚 ST37	在小腿外侧，犊鼻下 6 寸，距胫骨前缘 1 横指（中指）处
条口 ST38	在小腿外侧，犊鼻下 8 寸，距胫骨前缘 1 横指（中指）处
下巨虚 ST39	在小腿外侧，犊鼻下 9 寸，距胫骨前缘 1 横指（中指）处
丰隆 ST40	在小腿外侧，外踝尖上 8 寸，胫骨前肌的外缘，距胫骨前缘 2 横指（中指）处
解溪 ST41	在踝区，踝关节前面中央凹陷处，踇长伸肌腱与趾长伸肌腱之间
冲阳 ST42	在足背最高处，第 2 跖骨基底部与中间楔状骨关节处，足背动脉搏动处
内庭 ST44	在足背，第 2、3 趾间，趾蹼缘后方赤白肉际处
厉兑 ST45	在足趾，第 2 趾末节外侧，趾甲根角侧后方 0.1 寸

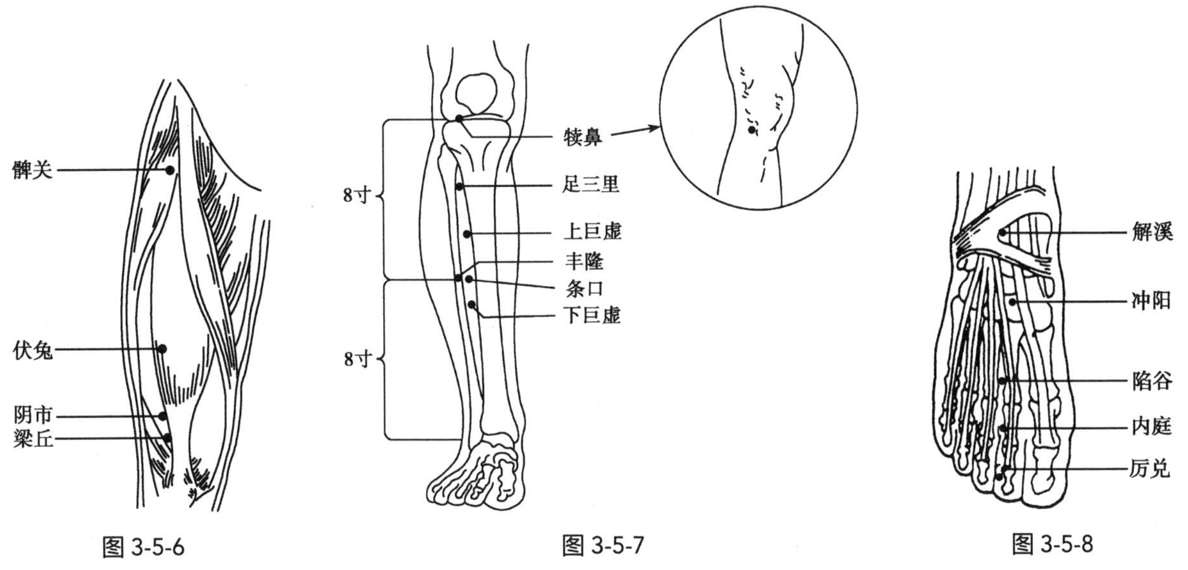

图 3-5-6　　图 3-5-7　　图 3-5-8

【主治】

腧穴	特定穴属性	主治概要	特殊治疗
髀关 ST31		1. 胃肠疾患:消化不良,胃炎,急性胃痛,胃痉挛,胃肠绞痛,便秘,急慢性肠炎 2. 经脉循行部位疾患:腰胯疼痛,坐骨神经痛,下肢瘫痪,膝关节及周围软组织损伤,股内外肌痉挛,踝关节扭伤 3. 神志疾患:失眠,头痛,癫痫 4. 头面五官疾患:牙痛,面神经麻痹,扁桃体炎	
伏兔 ST32			
阴市 ST33			
梁丘 ST34	郄穴		乳腺炎
犊鼻 ST35			
足三里 ST36	合穴、胃下合穴		冠心病,高血压
上巨虚 ST37	大肠下合穴		细菌性痢疾,阑尾炎
条口 ST38			多发性神经炎
下巨虚 ST39	小肠下合穴		睾丸炎,尿路感染
丰隆 ST40	络穴		癔症
解溪 ST41	经穴		高血压,足下垂
冲阳 ST42	原穴		高血压
内庭 ST44	荥穴		足背肿痛
厉兑 ST45	井穴		精神分裂症

第六节　足太阴脾经腧穴和主治

(一) 经脉循行

图 3-6-1。

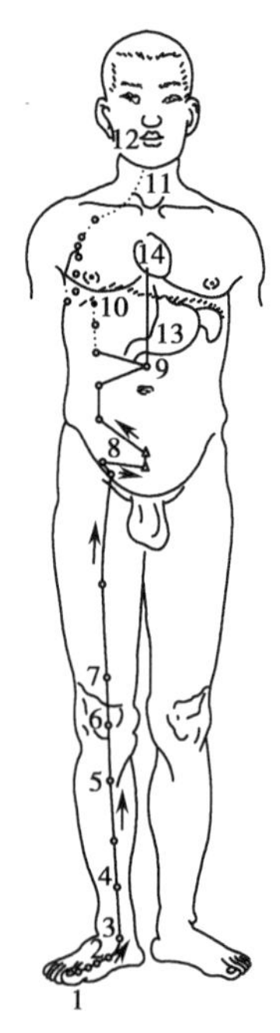

图 3-6-1　足太阴脾经经脉循行示意图

1. 起于足大趾末端,沿着大趾内侧赤白肉际处;2. 经过第 1 跖骨小头后;3. 向上沿着内踝前边;4. 经过腓肠肌;5. 沿胫骨后,交出足厥阴肝经之前;6. 经膝内侧;7. 向上膝股内侧前边;8. 进入腹腔;9. 属于脾,联络胃;10. 通过膈肌;11. 挟食管旁;12. 直达喉咙及舌根,散布舌下;13. 脾经支脉:从胃部分出,向上经过膈肌;14. 流注于心中

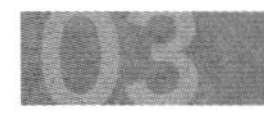

(二)常用腧穴

1. 下肢部

【定位】(图 3-6-2 ~图 3-6-4)

腧穴	定位
隐白 SP1	在足趾,大趾末节内侧,指甲根角侧后方 0.1 寸
大都 SP2	在足趾,第 1 跖趾关节远端赤白肉际凹陷中
太白 SP3	在跖区,第 1 跖趾关节近端赤白肉际凹陷中
公孙 SP4	在跖区,第 1 跖骨底的前下缘赤白肉际处
商丘 SP5	在踝区,内踝前下方,舟骨粗隆与内踝尖连线中点凹陷中
三阴交 SP6	在小腿内侧,内踝尖上 3 寸,胫骨内侧缘后际
地机 SP8	在小腿内侧,阴陵泉下 3 寸,胫骨内侧缘后际
阴陵泉 SP9	在小腿内侧,胫骨内侧髁下缘与胫骨内侧缘之间的凹陷中
血海 SP10	在股前区,髌底内侧端上 2 寸,股内侧肌隆起处

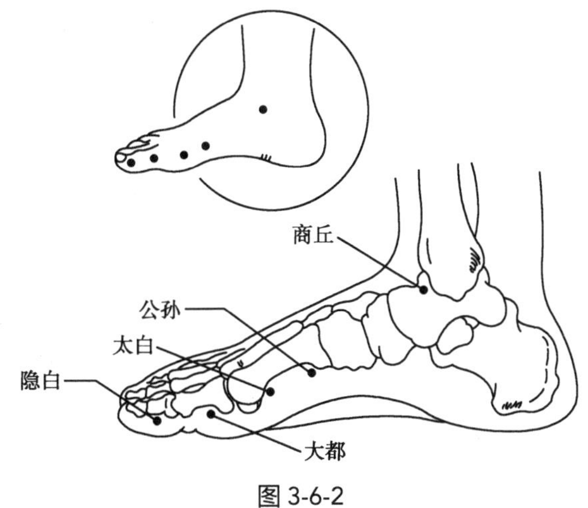

图 3-6-2

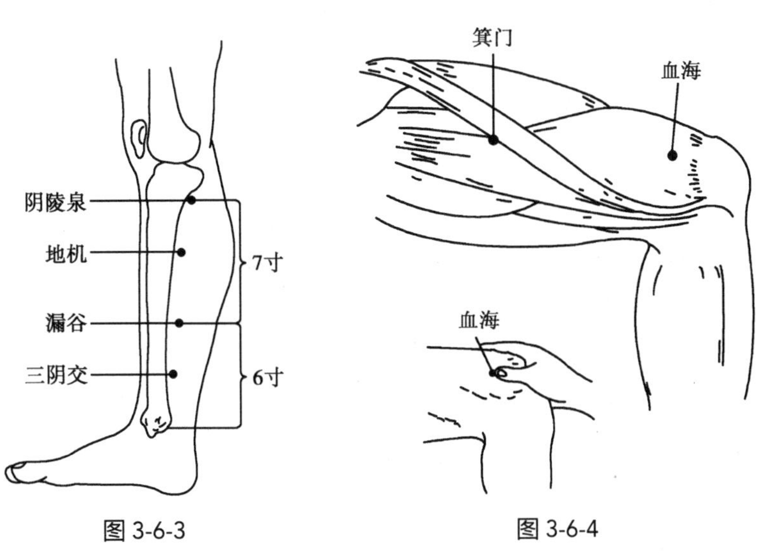

图 3-6-3　图 3-6-4

【主治】

腧穴	特定穴属性	主治概要	特殊治疗
隐白 SP1	井穴	1. 胃肠疾患：胃痛，呕吐，肠炎，消化道出血，便秘 2. 经脉循行部位疾患：关节痛，足痛，腓肠肌痉挛，踝关节及周围软组织损伤，下肢肌肉萎缩 3. 妇科疾患：月经不调，闭经，痛经，白带异常，不孕，难产 4. 男科疾患：不育，遗精，阳痿 5. 神志疾患：失眠，癫狂，谵语	晕厥，休克，惊风
大都 SP2	荥穴		心绞痛，心烦，高血压
太白 SP3	输穴，原穴		痢疾
公孙 SP4	络穴，八脉交会穴，通冲脉		抑郁
商丘 SP5	经穴		痔疮
三阴交 SP6	足太阴、少阴、厥阴经交会穴		小儿舞蹈病
地机 SP8	郄穴		
阴陵泉 SP9	合穴		尿失禁，尿潴留
血海 SP10			贫血，湿疹，瘾疹，丹毒

2. 躯干部

【定位】（图 3-6-5，图 3-6-6）

腧穴	定位
大横 SP15	在腹部，脐中旁开 4 寸
胸乡 SP19	在胸部，第 3 肋间隙，前正中线旁开 6 寸
大包 SP21	在胸外侧区，腋中线上，第 6 肋间隙

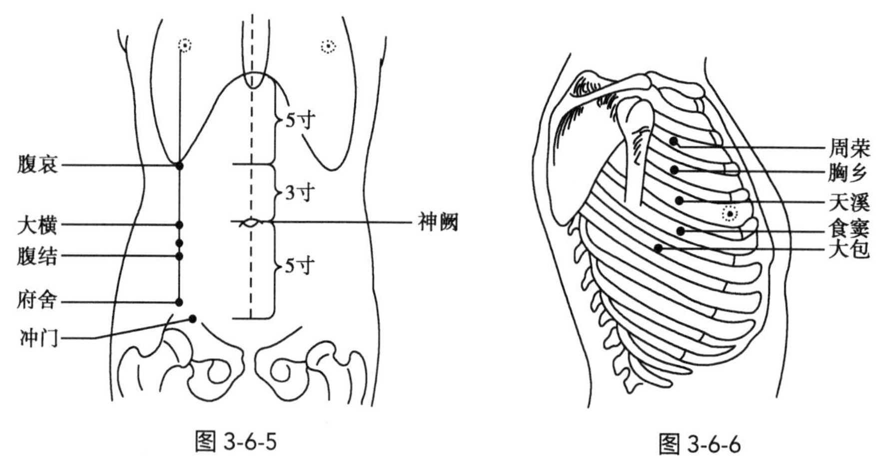

图 3-6-5　　图 3-6-6

【主治】

腧穴	特定穴属性	主治概要	特殊治疗
大横 SP15	足太阴、阴维脉交会穴	1. 胃肠疾患：腹痛，便秘，泄泻	疝气
胸乡 SP19		2. 肺系疾患：支气管炎，肺炎，哮喘	
大包 SP21	脾之大络	3. 经脉循行部位疾患：胸胁胀痛，肋间神经痛	全身疼痛，四肢无力

第七节　手少阴心经腧穴和主治

（一）经脉循行

图 3-7-1。

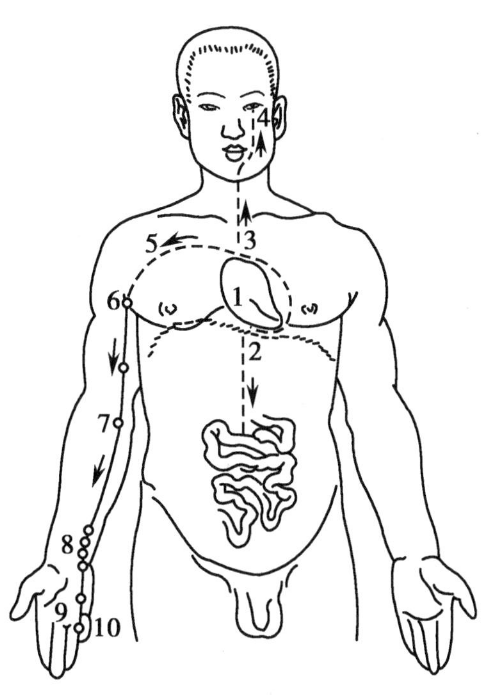

图 3-7-1　手少阴心经经脉循行示意图

1. 起始于心中，循行出于心系；2. 下行过膈，络于小肠；3. 心经的支脉，从心系上行于咽部；4. 联系于目及周围组织；5. 心经的直行主干，再次从心及周围组织上行至肺，向下出于腋下；6. 向下沿上臂内侧后缘，循行于手太阴经、手厥阴经之后；7. 向下行至肘内，沿前臂内侧后缘；8. 到掌后豌豆骨部；9. 进入掌内后缘；10. 沿小指桡侧出于末端

（二）常用腧穴

【定位】（图 3-7-2，图 3-7-3）

腧穴	定位	
极泉 HT1	腋窝顶点，腋动脉搏动处	
少海 HT3	屈肘，肘横纹内侧端与肱骨内上髁连线中点	
灵道 HT4	前臂掌侧，尺侧腕屈肌腱桡侧缘，腕横纹上	1.5 寸
通里 HT5		1 寸
阴郄 HT6		0.5 寸
神门 HT7	腕前区，腕掌侧远端横纹尺侧端，尺侧腕屈肌腱桡侧凹陷处	
少府 HT8	手掌面，横平第 5 掌指关节近端，第 4、5 掌骨之间	
少冲 HT9	手小指末节桡侧，指甲根角侧上方 0.1 寸	

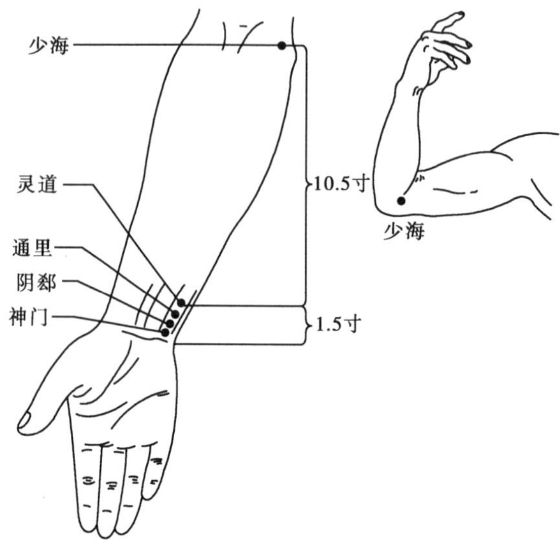

图 3-7-2

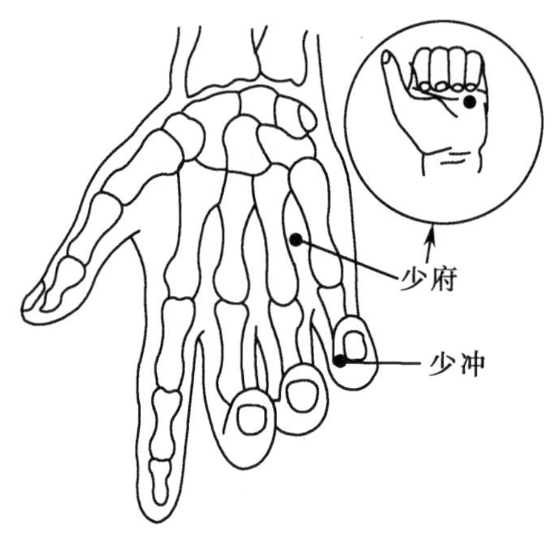

图 3-7-3

【主治】

腧穴	特定穴属性	主治概要	特殊治疗
极泉 HT1		1. 心血管疾患:心绞痛,心悸,心烦 2. 神志疾患:癔症,癫狂,痫症 3. 运动障碍:肩关节周围炎,肘臂冷痛 4. 经脉循行部位疾患:淋巴结核,失音,咽部异物感	瘰疬
青灵 HT2			
少海 HT3	合穴		网球肘
灵道 HT4	经穴		冠心病
通里 HT5	络穴		呃逆
阴郄 HT6	郄穴		骨蒸盗汗,吐血,衄血
神门 HT7	输穴,原穴		更年期综合征
少府 HT8	荥穴		中风手指挛急,遗尿
少冲 HT9	井穴		乳腺炎,中风昏迷,目赤,热病

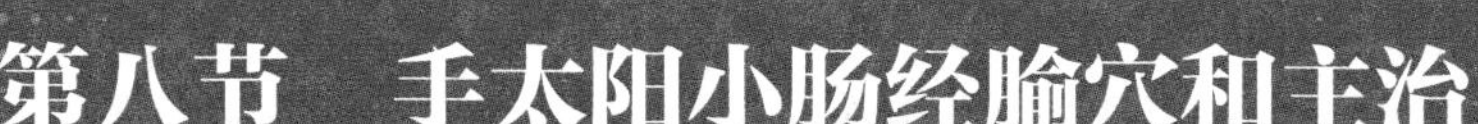

第八节　手太阳小肠经腧穴和主治

（一）经脉循行

图 3-8-1。

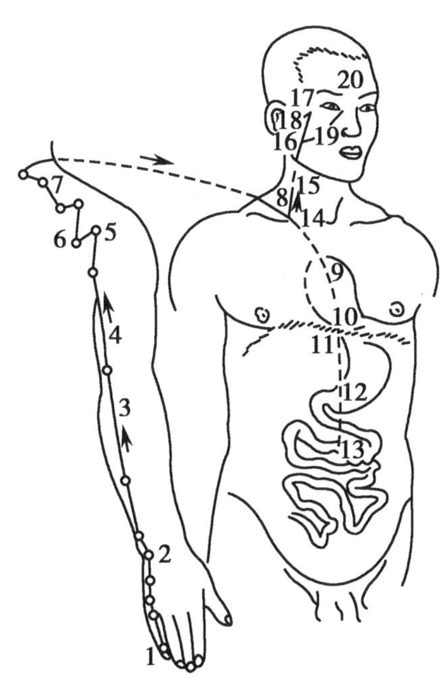

图 3-8-1　手太阳小肠经经脉循行示意图

1. 起始于小指外侧末端；2. 沿手掌尺侧，向上行至腕部，出尺骨小头部；3. 向上直行沿尺骨下边，出于肘内侧当肱骨内上髁和尺骨鹰嘴之间；4. 向上沿臂外后侧；5. 出肩关节部；6. 绕肩胛；7. 交会肩上；8. 进入缺盆；9. 络于心；10. 沿食管；11. 通过膈肌；12. 到胃；13. 属于小肠；14. 颈部支脉：从缺盆上行；15. 沿颈旁；16 向上行于面颊；17. 到外眼角；18. 弯向后，进入耳中；19. 面颊部支脉：从面颊部分出，向上行至颧骨；20. 经鼻旁至内眼角

（二）常用腧穴

1. 上肢部

【定位】(图 3-8-2，图 3-8-3)

腧穴	定位
少泽 SI1	在手指，小指末节尺侧，指甲根角侧上方 0.1 寸
前谷 SI2	在手指，微握拳，第 5 掌指关节尺侧远端赤白肉际凹陷处
后溪 SI3	在手内侧，第 5 掌指关节尺侧近端赤白肉际凹陷中
腕骨 SI4	在腕区，第 5 掌骨基底与钩骨之间的赤白肉际凹陷处
阳谷 SI5	在腕后区，尺骨茎突与三角骨之间的凹陷中
养老 SI6	在前臂后区，腕背横纹上 1 寸，尺骨头桡侧凹陷中
支正 SI7	在前臂后区，腕背侧远端横纹上 5 寸，尺骨尺侧与尺侧腕屈肌之间
小海 SI8	在肘后区，微屈肘，尺骨鹰嘴与肱骨内上髁之间凹陷处

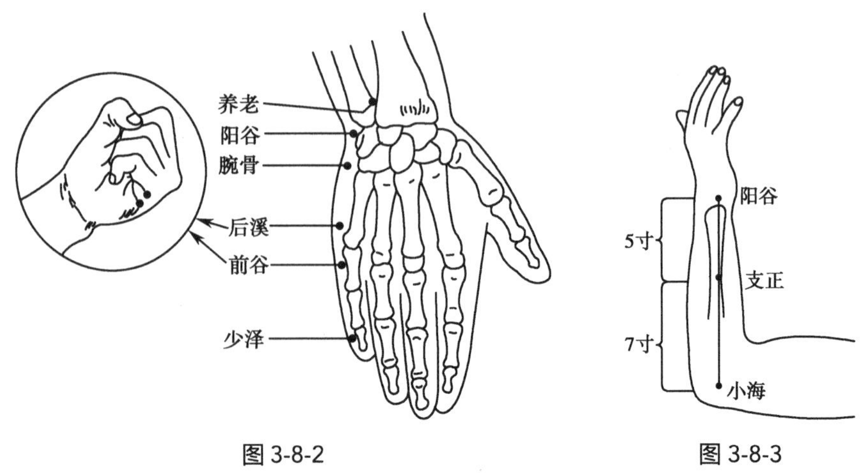

图 3-8-2　　图 3-8-3

【主治】

腧穴	特定穴属性	主治概要	特殊治疗
少泽 SI1	井穴	1. 头面五官疾患：头痛，耳鸣，耳聋，白内障 2. 运动功能障碍：颈椎病，肩周炎，肩臂部神经痛，腕关节痛 3. 其他：癫痫，精神分裂症，乳腺增生，尿路感染，慢性肾炎	乳腺增生，产后缺乳，中风昏迷，热病
前谷 SI2	荥穴		突发性耳聋、耳鸣，发热
后溪 SI3	输穴，八脉交会穴(通督脉)		急性腰扭伤，颈椎病
腕骨 SI4	原穴		肝炎，胆囊炎
阳谷 SI5	经穴		神经性头痛、耳聋、耳鸣
养老 SI6	郄穴		目视不明，落枕
支正 SI7	络穴		尿崩症，糖尿病
小海 SI8	合穴		精神分裂症

2. 肩部

【定位】(图 3-8-4)

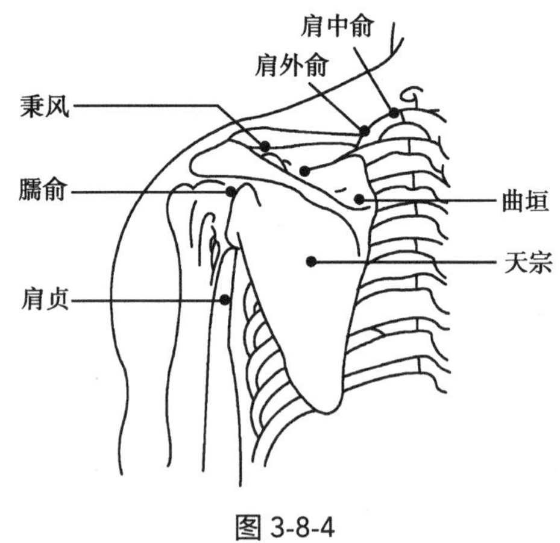

图 3-8-4

腧穴	定位
肩贞 SI9	在肩胛区，肩关节后下方，臂内收时，腋后纹头之上 1 寸
臑俞 SI10	在肩胛区，腋后纹头直上，肩胛冈下缘凹陷中
天宗 SI11	在肩胛区，肩胛冈中点与肩胛骨下角连线的上 1/3 与下 2/3 交点凹陷中
秉风 SI12	在肩胛区，肩胛冈中点上方冈上窝中央，天宗直上，举臂有凹陷处

【主治】

腧穴	特定穴属性	主治概要	特殊治疗
肩贞 SI9		1. 运动功能障碍:肩周炎,上肢瘫痪 2. 肺系疾病:慢性支气管炎,哮喘 3. 其他:颈、腋淋巴结结核	上肢瘫痪
臑俞 SI10	手足太阳、阳维、阳跷之会		上肢麻痹
天宗 SI11			气喘,乳痈
秉风 SI12	手三阳、足少阳之会		冈上肌腱炎

3. 头面部

【定位】(图 3-8-5)

腧穴	定位
颧髎 SI18	在面部,颧骨下缘,眼外角直下的凹陷中
听宫 SI19	在面部,耳屏前,下颌骨髁状突的后缘,张口呈凹陷处

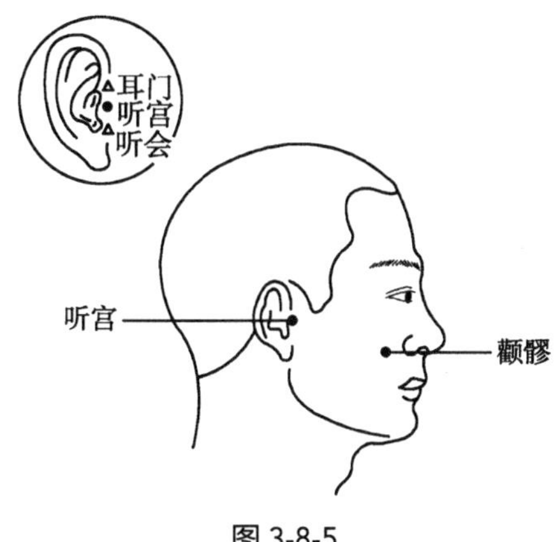

图 3-8-5

【主治】

腧穴	特定穴属性	主治概要	特殊治疗
颧髎 SI18	手少阳、太阳之会	1. 头面五官疾患:面神经麻痹,牙龈炎 2. 其他:三叉神经痛	面肌痉挛
听宫 SI19	手足少阳、手太阳之会		耳鸣,耳聋,癫痫

第九节　足太阳膀胱经腧穴和主治

(一) 经脉循行

图 3-9-1。

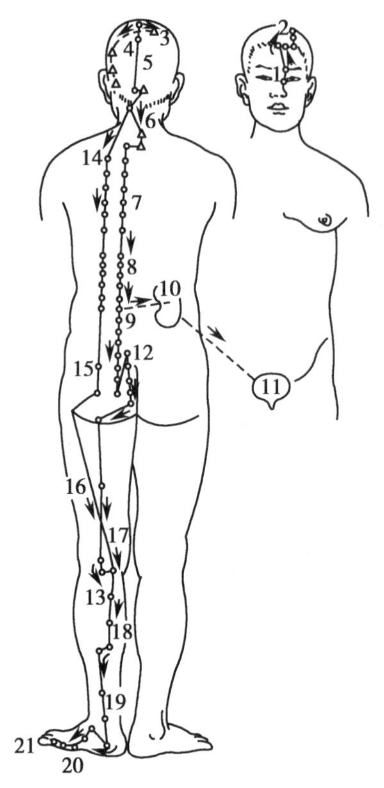

图 3-9-1 足太阳膀胱经经脉循行示意图

1. 起于眼内角；2. 上行额部；3. 交汇于头顶；4. 其支者，从头顶分出至耳上方。5. 其直者，从头顶入内络于脑；6. 回出项部分开下行；7. 一支沿肩胛内侧，夹脊旁；8. 到达腰中；9. 进入脊旁筋肉；10. 络肾；11. 属膀胱；12. 其支者，从腰中分出，夹脊旁，通过臀部；13. 进入腘窝中；14. 其支者，从肩胛内侧分别下行，通过肩胛，夹脊旁；15. 经过髋关节部；16. 沿大腿外侧后边下行；17. 会合于腘窝中；18. 由此向下通过腓肠肌部；19. 出外踝之后；20. 沿第五跖骨粗隆；21. 至小趾外侧

（二）常用腧穴

1. 头部

【定位】（图 3-9-2，图 3-9-3）

腧穴	定位
睛明 BL1	在面部，内眼角内上方眶内侧壁凹陷中
攒竹 BL2	在面部，眉头凹陷中，眶上切迹处
天柱 BL10	在颈后区，横平第 2 颈椎棘突上际，斜方肌外缘之后发际凹陷中，约当后发际正中旁开 1.3 寸

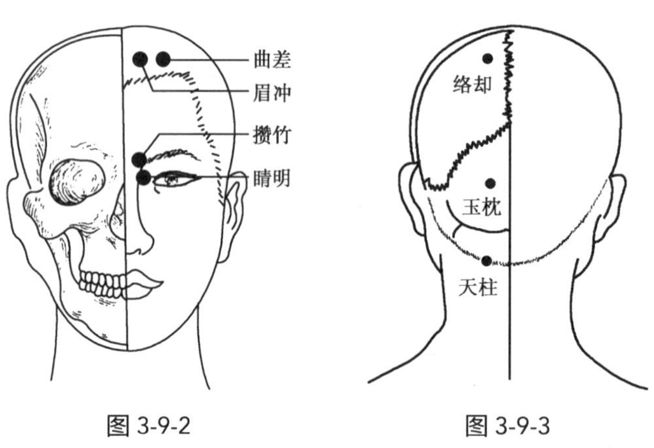

图 3-9-2 图 3-9-3

【主治】

腧穴	特定穴属性	主治概要	特殊治疗
睛明 BL1	手足太阳、足阳明、阴阳跷脉之会	1. 头面五官疾患：头痛，面痛，面瘫，眉棱骨痛 2. 局部病症：项强，肩背痛	眼病，急性腰扭伤
攒竹 BL2			腰痛，呃逆，眼睑下垂
天柱 BL10			眩晕

2. 躯干部

【定位】（图 3-9-4，图 3-9-5）

腧穴	定位
大杼 BL11	在脊柱区，第 1 胸椎棘突下，后正中线旁开 1.5 寸
风门 BL12	在脊柱区，第 2 胸椎棘突下，后正中线旁开 1.5 寸
肺俞 BL13	在脊柱区，第 3 胸椎棘突下，后正中线旁开 1.5 寸
厥阴俞 BL14	在脊柱区，第 4 胸椎棘突下，后正中线旁开 1.5 寸
心俞 BL15	在脊柱区，第 5 胸椎棘突下，后正中线旁开 1.5 寸
膈俞 BL17	在脊柱区，第 7 胸椎棘突下，后正中线旁开 1.5 寸
肝俞 BL18	在脊柱区，第 9 胸椎棘突下，后正中线旁开 1.5 寸
胆俞 BL19	在脊柱区，第 10 胸椎棘突下，后正中线旁开 1.5 寸
脾俞 BL20	在脊柱区，第 11 胸椎棘突下，后正中线旁开 1.5 寸
胃俞 BL21	在脊柱区，第 12 胸椎棘突下，后正中线旁开 1.5 寸
三焦俞 BL22	在脊柱区，第 1 腰椎棘突下，后正中线旁开 1.5 寸
肾俞 BL23	在脊柱区，第 2 腰椎棘突下，后正中线旁开 1.5 寸
大肠俞 BL25	在脊柱区，第 4 腰椎棘突下，后正中线旁开 1.5 寸
小肠俞 BL27	在骶区，横平第 1 骶后孔，骶正中嵴旁开 1.5 寸
膀胱俞 BL28	在骶区，横平第 2 骶后孔，骶正中嵴旁开 1.5 寸
八髎 BL31 ~ 34	在骶区，当髂后上棘内下方，适对第 1 ~ 4 骶后孔处，自上而下分别为上髎、次髎、中髎、下髎
志室 BL52	在腰区，第 2 腰椎棘突下，后正中线旁开 3 寸
秩边 BL54	在骶区，横平第 4 骶后孔，骶正中嵴旁开 3 寸

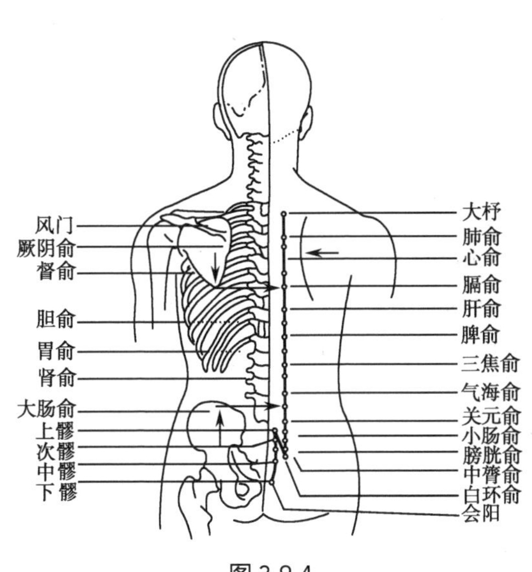

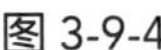
图 3-9-4

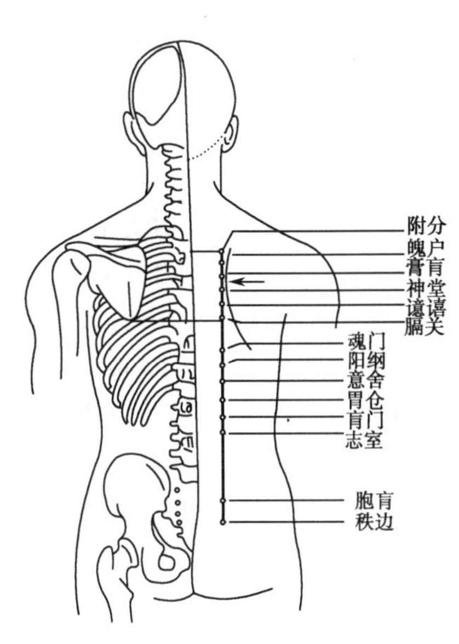

图 3-9-5

【主治】

腧穴	特定穴属性	主治概要	特殊治疗
大杼 BL11	骨会,手足太阳之会	1. 肺系疾患:感冒,发烧,肺炎,哮喘,咳嗽,肺结核 2. 心血管疾患:冠心病,心绞痛 3. 胃肠疾患:急慢性胃炎,呕吐,便血,膈肌痉挛,肠鸣音亢进,痢疾,呕吐,便血 4. 肝胆疾患:黄疸,胆囊炎,急、慢性肝炎 5. 泌尿生殖系统疾患:肾炎,尿路结石,尿路感染,前列腺炎,遗精,遗尿,阳痿 6. 妇科疾患:月经不调,盆腔炎,子宫内膜炎,子宫脱垂,痛经 7. 躯体疼痛:颈椎病,胸背痛,腰骶痛,肋间神经痛,坐骨神经痛,骶髂关节炎	脊柱炎
风门 BL12	督脉与足太阳之交会穴		头痛,项强
肺俞 BL13	背俞穴		皮肤瘙痒,瘾疹,盗汗
厥阴俞 BL14	背俞穴		
心俞 BL15	背俞穴		失眠,癫痫
膈俞 BL17	血会		膈肌痉挛,瘾疹,皮肤瘙痒
肝俞 BL18	背俞穴		夜盲症,干眼症,近视 角弓反张,转筋
胆俞 BL9	背俞穴		
脾俞 BL20	背俞穴		紫癜
胃俞 BL21	背俞穴		失眠
三焦俞 BL22	背俞穴		水肿,小便不利
肾俞 BL23	背俞穴		耳聋,耳鸣,头晕
大肠俞 BL25	背俞穴		痔疮,阑尾炎,荨麻疹
小肠俞 BL27	背俞穴		
膀胱俞 BL28	背俞穴		
八髎 BL31 ~ 34			
志室 BL52			过敏
秩边 BL54			

3. 下肢部

【定位】(图 3-9-6,图 3-9-7)

腧穴	定位
承扶 BL36	在大腿后侧,臀下横纹的中点
委中 BL40	在膝后区,腘横纹中点,股二头肌腱与半腱肌的中间
承山 BL57	小腿后侧,腓肠肌两肌腹与肌腱交角处
飞扬 BL58	在小腿后区,昆仑直上 7 寸,腓肠肌外下缘与跟腱移行处
跗阳 BL59	在小腿后侧,昆仑直上 3 寸,腓骨与跟腱之间
昆仑 BL60	在踝区,外踝尖与跟腱之间的凹陷中
申脉 BL62	在踝区,外踝尖直下,外踝下缘与跟骨之间凹陷中
金门 BL63	在足背,外踝前缘直下,第 5 跖骨粗隆后方,骰骨下缘凹陷中
京骨 BL64	在跖区,第 5 跖骨粗隆前下方,赤白肉际处
足通谷 BL66	在跖区,第 5 跖趾关节的远端,赤白肉际处
至阴 BL67	在足趾,小趾末节外侧,趾甲根角侧后方 0.1 寸(指寸)

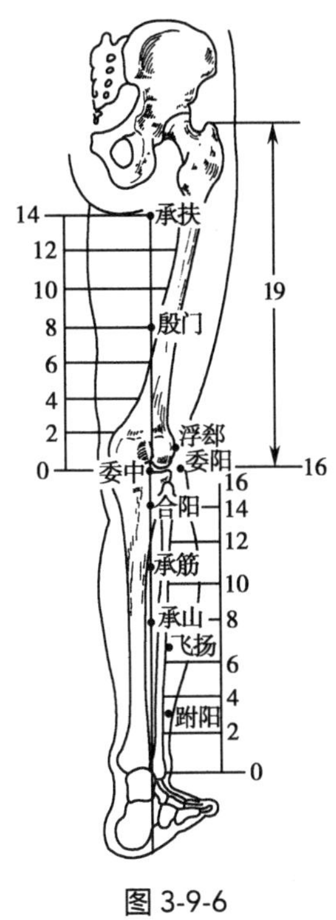

图 3-9-6

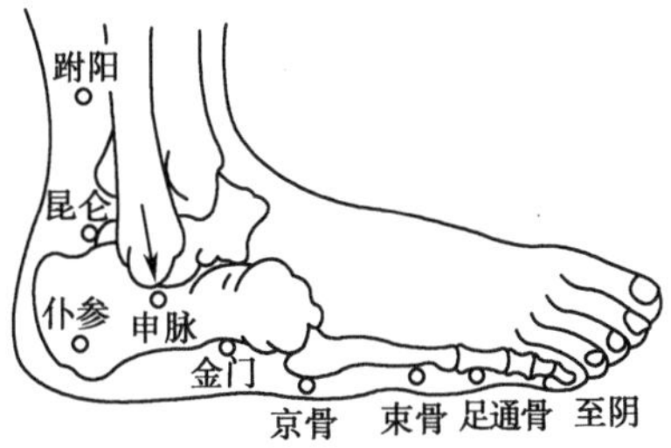

图 3-9-7

【主治】

腧穴	特定穴属性	主治概要	特殊治疗
承扶 BL36		1. 胃肠疾患：急性胃肠炎，便秘，肠痉挛，肠炎 2. 头面五官疾患：头痛，鼻炎，眼睑下垂 3. 神志疾患：癫狂病，失眠 4. 躯体疼痛：颈椎病，腰椎间盘突出症，急性腰扭伤，坐骨神经痛，急性踝关节扭伤	小儿麻痹，下肢瘫痪
委中 BL40	合穴，膀胱下合穴		荨麻疹，牛皮癣，毛囊炎，丹毒
承山 BL57			
飞扬 BL58	络穴		
跗阳 BL59	阳跷郄穴		
昆仑 BL60	经穴		胎盘滞留，胎位不正，难产，落枕
申脉 BL62	八脉交会穴（通阳跷脉）		
金门 BL63	郄穴		
京骨 BL64	原穴		
足通谷 BL66	荥穴		
至阴 BL67	井穴		胎位不正，难产，胎盘滞留

第十节　足少阴肾经腧穴和主治

（一）经脉循行

图 3-10-1。

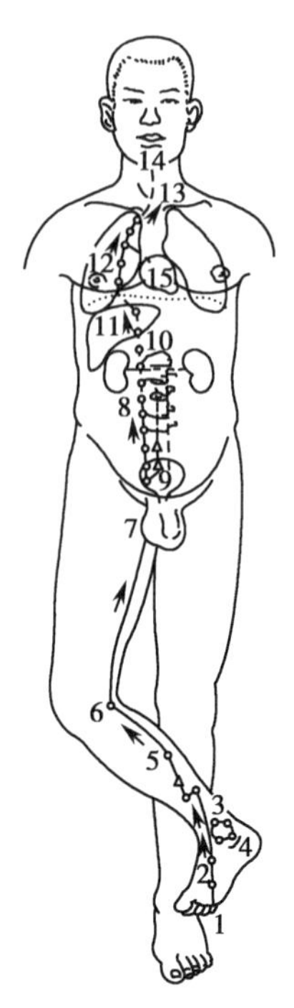

图 3-10-1　足少阴肾经经脉循行示意图

1. 起于足小趾之下，斜行走向足心；2. 出于舟骨粗隆下；3. 沿内踝之后；4. 分支进入足跟中；5. 向上沿小腿部内；6. 出腘窝内侧；7. 上大腿内后侧；8. 通过脊柱；9. 属于肾，络于膀胱；10. 上行主干，从肾向上；11. 通过肝、膈；12. 进入肺中；13. 沿着喉咙；14. 挟舌根旁；15. 其支脉，从肺出来，络于心，流注于胸中，接手厥阴心包经

（二）常用腧穴

下肢部

【定位】（图 3-10-2 ～图 3-10-4）

腧穴	定位
涌泉 KI1	在足底，屈足卷趾时足心最凹陷中
然谷 KI2	在足内侧，足舟骨粗隆下方，赤白肉际处
太溪 KI3	在踝区，内踝尖与跟腱之间的凹陷中
照海 KI6	在踝区，内踝尖下 1 寸，内踝下缘边际凹陷中
复溜 KI7	在小腿内侧，内踝尖上 2 寸，跟腱的前缘
交信 KI8	在小腿内侧，内踝尖上 2 寸，胫骨内侧缘后际凹陷中
筑宾 KI9	在小腿内侧，太溪直上 5 寸，腓肠肌肌腹内下方
阴谷 KI10	在膝后区，腘横纹上，半腱肌肌腱外侧缘
俞府 KI27	在胸部，锁骨下缘，前正中线旁开 2 寸

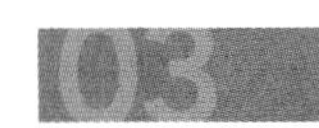

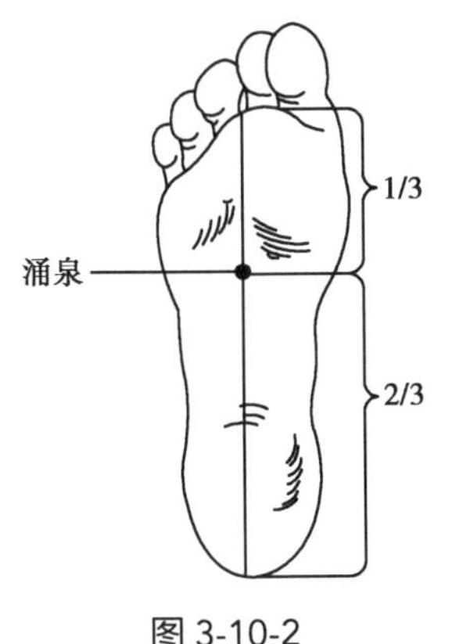

图 3-10-2

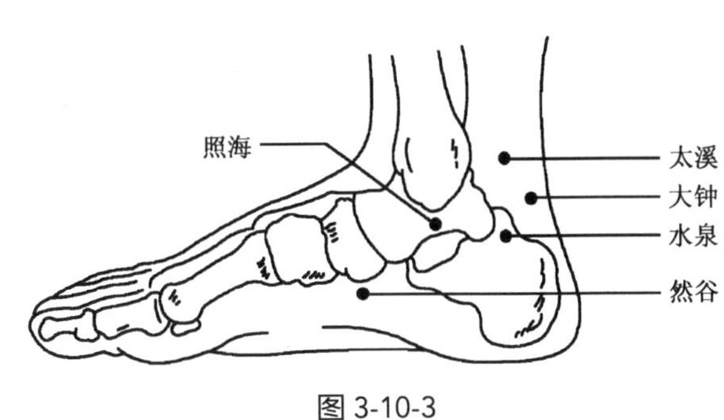

图 3-10-3

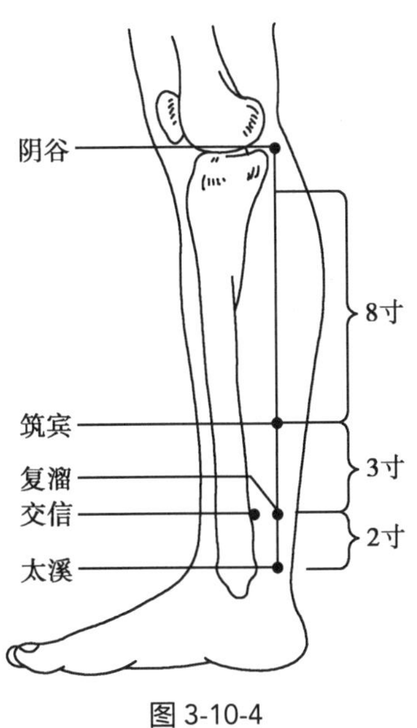

图 3-10-4

【主治】

腧穴	特定穴属性	主治概要	特殊治疗
涌泉 KI1	井穴	1. 泌尿生殖系统疾患：遗精，阳痿，小便频数 2. 神志疾患：头痛，目眩，耳聋，耳鸣，痫症，失眠，癫狂，痴呆 3. 经脉循行部位疾患：膝股痛，小腿部疼痛，足跟痛	奔豚气
然谷 KI2	荥穴		小儿脐风，口噤
太溪 KI3	输穴，原穴		消渴，小便频数，便秘
照海 KI6	八脉交会穴（通阴跷脉）		失眠，癫痫
复溜 KI7	经穴		水肿，汗证
交信 KI8	阴跷脉郄穴		疝气
筑宾 KI9	阴维脉郄穴		呕吐涎沫，吐舌
阴谷 KI10	合穴		癫狂
俞府 KI27			疝气

第十一节 手厥阴心包经腧穴和主治

（一）经脉循行

图 3-11-1。

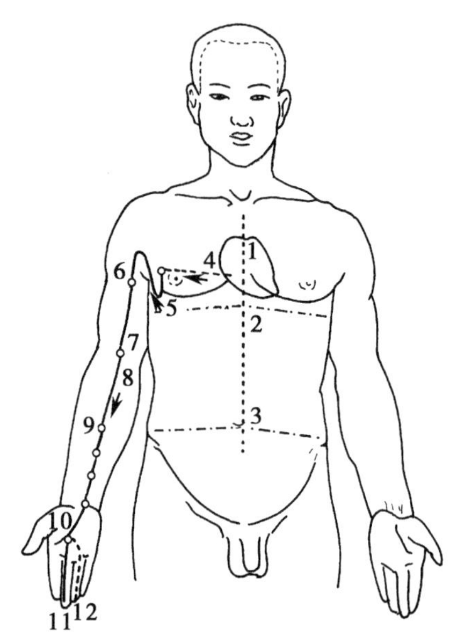

图 3-11-1 手厥阴心包经经脉循行示意图

1. 从胸中开始，浅出属于心包；2. 通过膈肌；3. 经过胸部、上腹和下腹，络于三焦。4. 分支，沿胸内出胁部；5. 当腋下 3 寸处向上到腋下；6. 沿上臂内侧，走在手太阴与手少阴之间；7. 进入肘中；8. 下向前臂；9. 在桡侧腕屈肌腱与掌长肌腱之间走行；10. 进入掌中；11. 沿中指桡侧出于末端；12. 从掌中分出，沿无名指出于末端，接手少阳三焦经

（二）常用腧穴

【定位】（图 3-11-2，图 3-11-3）

腧穴	定位
曲泽 PC3	在肘横纹中，当肱二头肌腱的尺侧缘凹陷中
郄门 PC4	在前臂前区，腕掌侧远端横纹上 5 寸，掌长肌腱与桡侧腕屈肌腱之间
间使 PC5	在前臂前区，腕掌侧远端横纹上 3 寸，掌长肌腱与桡侧腕屈肌腱之间
内关 PC6	在前臂前区，腕掌侧远端横纹上 2 寸，掌长肌腱与桡侧腕屈肌腱之间
大陵 PC7	在腕前区，腕掌侧远端横纹中，掌长肌腱与桡侧腕屈肌腱之间
劳宫 PC8	在掌区，横平第 3 掌指关节近端，第 2、3 掌骨之间偏于第三掌骨
中冲 PC9	在手指，中指末端最高点

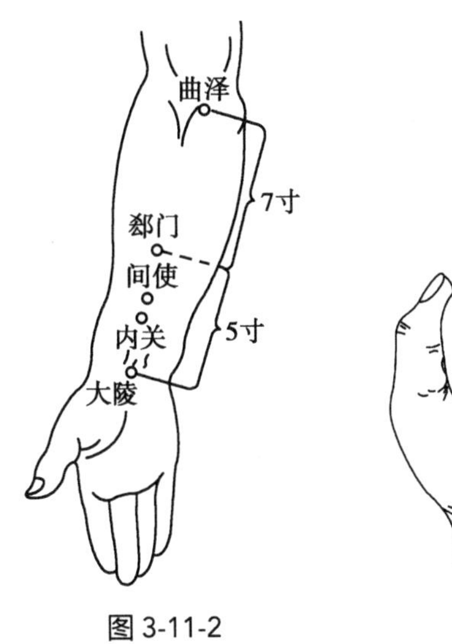

图 3-11-2

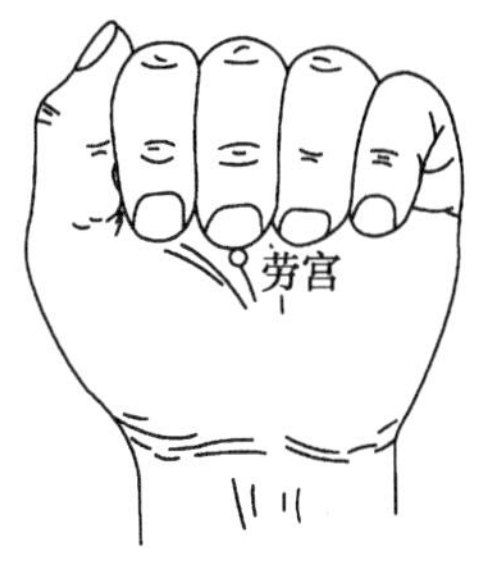

图 3-11-3

【主治】

腧穴	特定穴属性	主治概要	特殊治疗
曲泽 PC3	合穴	1. 心血管疾患：心绞痛、冠心病、心悸 2. 胃肠疾患：胃肠功能紊乱 3. 经脉循行部位疾患：上肢运动功能障碍，废用性肌萎缩，肌力减退，挛缩疼痛，手部肌肉痉挛	胃痛、呕血、呕吐等热性胃疾
郄门 PC4	郄穴		咯血、呕血、衄血等热性出血证
间使 PC5	经穴		热病，疟疾
内关 PC6	络穴；八脉交会穴（通阴维脉）		
大陵 PC7	输穴；原穴		
劳宫 PC8	荥穴		口疮，口臭
中冲 PC9	井穴		昏迷，中暑

第十二节　手少阳三焦经腧穴和主治

（一）经脉循行

图 3-12-1。

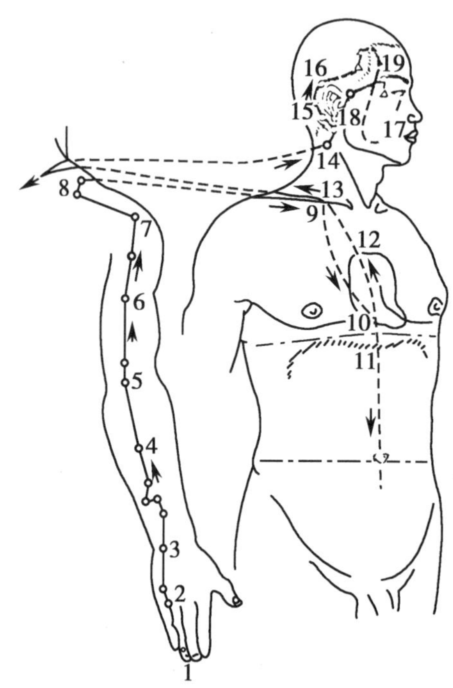

图 3-12-1 手少阳三焦经经脉循行示意图

1. 起于无名指末端；2. 上行小指与无名指之间；3. 沿着手背；4. 出于前臂伸侧尺、桡骨间；5. 向上通过肘尖；6. 沿上臂外侧；7. 向上通过肩部；8. 交出足少阳经的后面；9. 进入锁骨上窝；10. 分布于纵隔中，散络于心包；11. 通过膈肌，广泛遍属上、中、下三焦；12. 其支脉，从纵隔中上行；13. 出锁骨上窝；14. 向后上项；15. 联系耳后；16. 直上出耳上角；17. 弯向下至面颊，到达眼睛下方；18. 其支脉，从耳后进入耳中，出走耳前，经过上关穴，交面颊；19. 至外眼角接足少阳胆经

（二）常用腧穴

1. 上肢部

【定位】（图 3-12-2 ~图 3-12-4）

腧穴	定位
关冲 TE1	在手指，第 4 指末节尺侧，指甲根角侧上方 0.1 寸
中渚 TE3	在手背，第 4、5 掌骨间，第 4 掌指关节近端凹陷中
阳池 TE4	在腕后区，腕背侧远端横纹上，指伸肌腱的尺侧缘凹陷中
外关 TE5	在前臂后区，腕背侧远端横纹上 2 寸，尺骨与桡骨间隙中点
支沟 TE6	在前臂后区，腕背侧远端横纹上 3 寸，尺骨与桡骨间隙中点
会宗 TE7	在前臂后区，腕背侧远端横纹上 3 寸，尺骨的桡侧缘
天井 TE10	在肘后区，肘尖上 1 寸凹陷中
清冷渊 TE11	在臂后区，肘尖与肩峰连线上，肘尖上 2 寸
肩髎 TE14	在三角肌区，肩峰角与肱骨大结节两骨间凹陷中

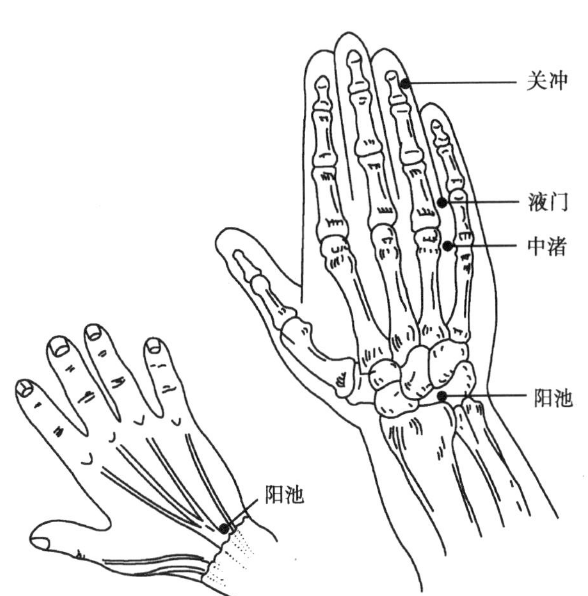

图 3-12-2

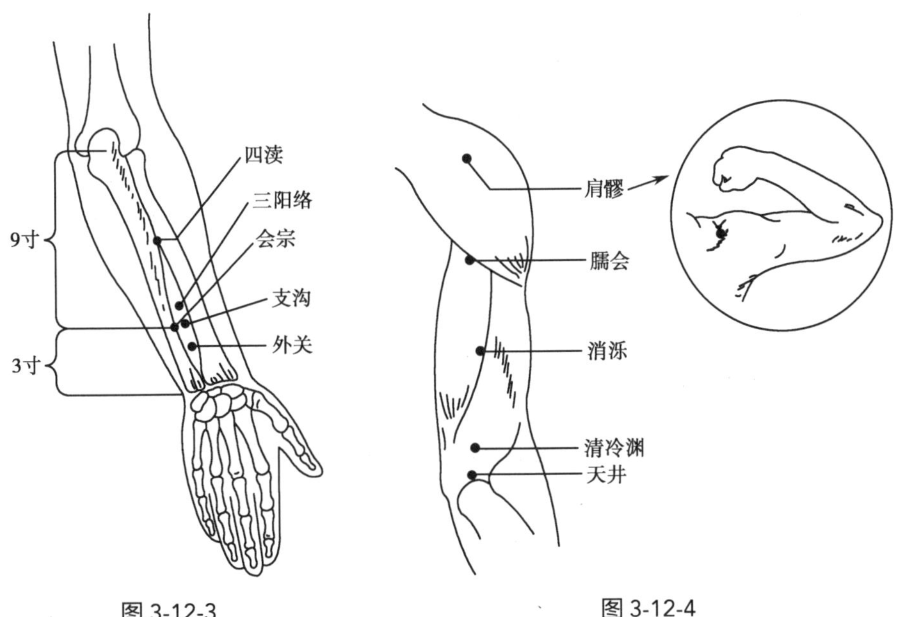

图 3-12-3

图 3-12-4

【主治】

腧穴	特定穴属性	主治概要	特殊治疗
关冲 TE1	井穴	1. 头面五官疾患：头痛，眶周肿痛，耳聋，咽喉肿痛 2. 胃肠疾患：恶心，呕吐，腹胀，便秘等 3. 神志疾患：偏头痛，癫痫 4. 经脉循行部位疾患：上肢运动功能障碍，肌肉挛缩，肌力减退，肌萎缩	热病，中暑
中渚 TE3	输穴		热病
阳池 TE4	原穴		消渴，口干
外关 TE5	络穴；八脉交会穴（通阳维脉）		瘰疬
支沟 TE6	经穴		便秘
会宗 TE7	郄穴		耳聋
天井 TE10	合穴		耳聋
清冷渊 TE11			
肩髎 TE14			

2. 头面部

【定位】(图 3-12-5 ~图 3-12-7)

腧穴	定位
翳风 TE17	在颈部,耳垂后方,乳突下端前方凹陷中
角孙 TE20	在头部,耳尖正对发际处
耳门 TE21	在耳区,耳屏上切迹与下颌骨髁状突之间的凹陷中
丝竹空 TE23	在面部,眉梢凹陷中

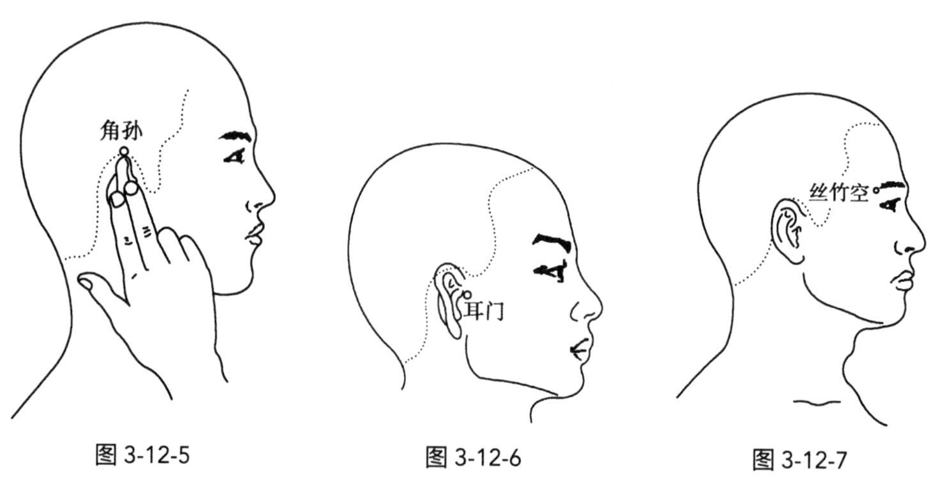

图 3-12-5　　图 3-12-6　　图 3-12-7

【主治】

腧穴	特定穴属性	主治概要	特殊治疗
翳风 TE17		1. 头面五官疾患:口眼歪斜,面瘫,颊肿,面痛,视神经萎缩,耳鸣 2. 神志疾患:偏头痛,癫痫,面瘫	瘰疬
角孙 TE20			
耳门 TE21			
丝竹空 TE23			癫痫

第十三节　足少阳胆经腧穴和主治

(一) 经脉循行

图 3-13-1。

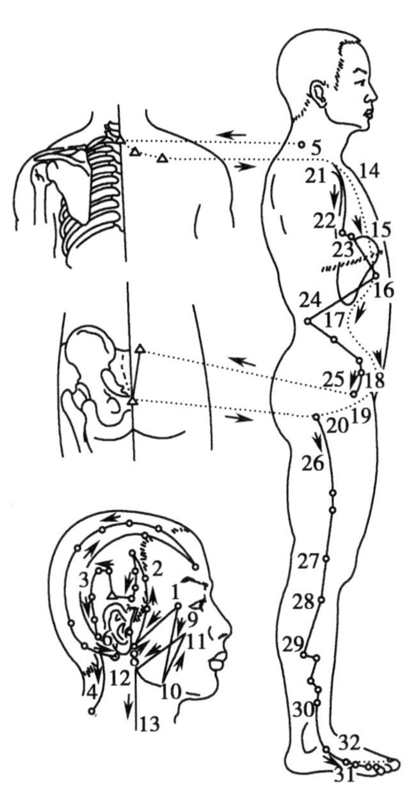

图 3-13-1　足少阳胆经经脉循行示意图

1. 起于外眼角；2. 上抵额角；3. 下耳后；4. 沿颈旁行手少阳三焦经之前，至肩上交出手少阳经之后；5. 入锁骨上窝；6. 其支者，从耳后入耳中；7. 走耳前；8. 至外眼角后方；9. 其支者，从外眼角分出；10. 向下到达面动脉搏动处；11. 合于手少阳经抵于目眶下；12. 下行经颊车穴；13. 下颈合锁骨上窝；14. 向下进入胸中，通过横膈；15. 络肝；16. 属胆；17. 沿着胸胁内；18. 出于少腹两侧腹股沟动脉部；19. 经过外阴部毛际；20. 横行进入髋关节部；21. 其直者，从锁骨上窝；22. 下腋；23. 沿侧胸部；24. 过季肋；25. 下合会于髋关节部；26. 沿大腿外侧下行；27. 出于膝外侧；28. 下行经腓骨小头之前；29. 直下到达腓骨下段；30. 下出外踝之前，沿足背部；31. 进入足第 4 趾外侧端；32. 其支者，从足背分出，沿第 1、2 跖骨之间，出于大趾端，穿过趾甲，回到趾甲后的毫毛部，与足厥阴肝经相接

（二）常用腧穴

1. 头部

【定位】（图 3-13-2 ～图 3-13-6）

腧穴	定位
瞳子髎 GB1	在面部，眼外角外侧 0.5 寸凹陷中
听会 GB2	在面部，耳屏间切际与下颌骨髁状突之间的凹陷中
上关 GB3	在面部，颧弓上缘中央凹陷中，张口取穴
率谷 GB8	在头部，耳尖直上入发际 1.5 寸
完谷 GB12	在头部，前发际上 0.5 寸，头正中线旁开 3 寸
阳白 GB14	在头部，瞳孔直上，眉上 1 寸
风池 GB20	在颈后区，枕骨之下，胸锁乳突肌上端与斜方肌上端之间的凹陷中

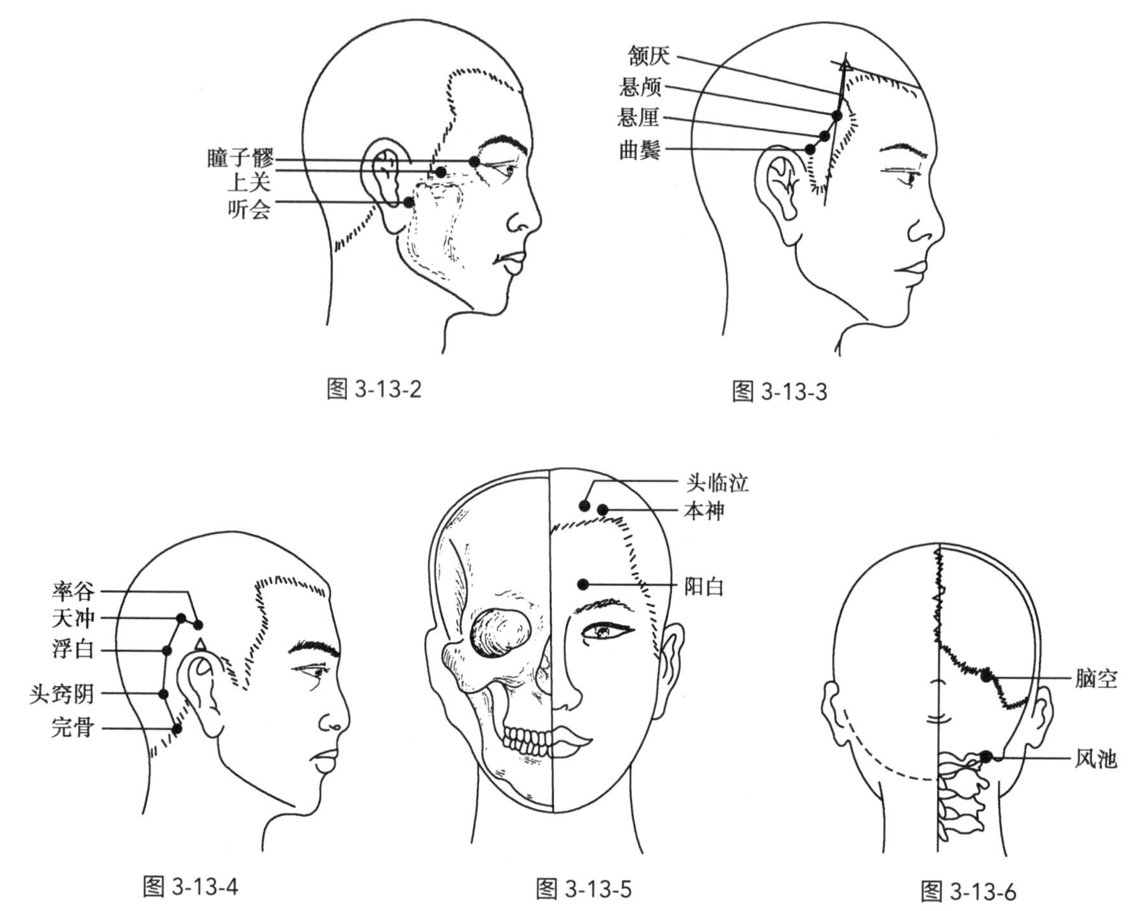

图 3-13-2　图 3-13-3

图 3-13-4　图 3-13-5　图 3-13-6

【主治】

腧穴	特定穴属性	主治概要	特殊治疗
瞳子髎 GB1	手太阳、手足少阳之会	1. 头面五官疾患：偏正头痛，齿痛，耳鸣，颈项强痛，耳后痛 2. 神志疾患：精神分裂症，抑郁症，精神失常	
听会 GB2			
上关 GB3	足少阳、足阳明之会		
率谷 GB8	足少阳、足太阳之会		小儿急、慢惊风
完谷 GB12	足少阳、足太阳之会		癫痫
阳白 GB14	足少阳、阳维之会		
风池 GB20	足少阳、阳维之会		中风、癫痫、眩晕

2. 躯干部

【定位】(图 3-13-7，图 3-13-8)

腧穴	定位
肩井 GB21	在肩胛区，第七颈椎棘突与肩峰最外侧点连线的中点
日月 GB24	在胸部，第七肋间隙中，前正中线旁开 4 寸

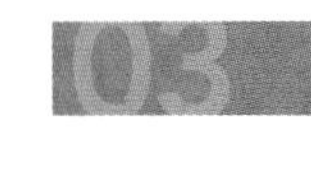

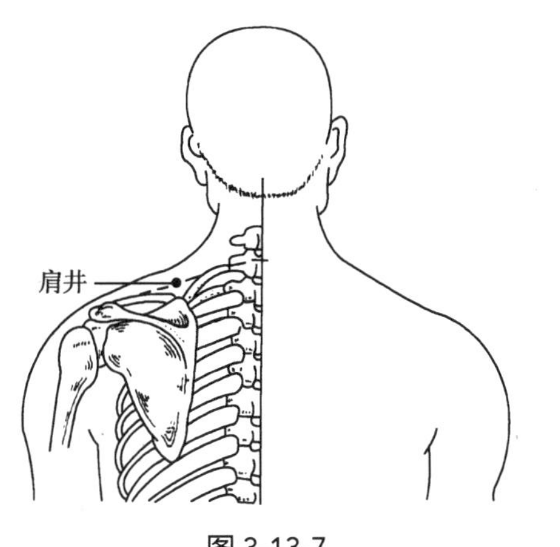

图 3-13-7

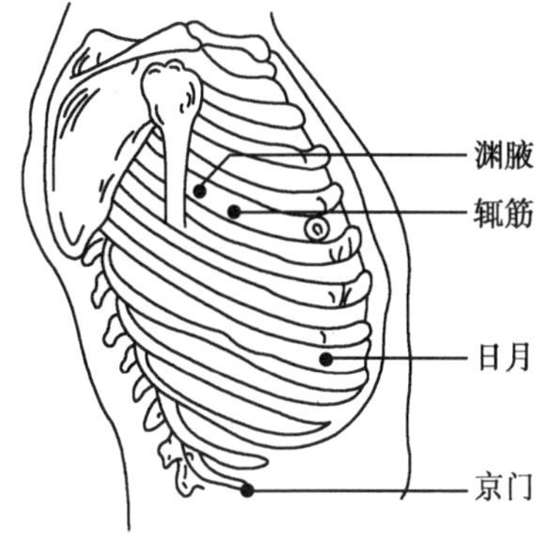

图 3-13-8

【主治】

<table>
<tr><th>腧穴</th><th>特定穴属性</th><th>主治概要</th><th>特殊治疗</th></tr>
<tr><td>肩井 GB21</td><td>手足少阳、阳维之会</td><td rowspan="2">1. 胃肠疾患：胃痛，急慢性肝炎，胆囊炎，胃溃疡，黄疸，胃脘痛
2. 经脉循行部位疾患：肩周炎，落枕，颈项强痛，颈肩综合征</td><td rowspan="2">难产、乳痈、乳汁不下、乳癖等妇产科及乳房疾患</td></tr>
<tr><td>日月 GB24</td><td>胆之募穴，足少阳、足太阴之会</td></tr>
</table>

3. 下肢部

【定位】（图 3-13-9 ~ 图 3-13-13）

腧穴	定位
环跳 GB30	在臀区，股骨大转子最凸点与骶管裂孔连线的外 1/3 与内 2/3 交点处
风市 GB31	在股部，直立垂手，掌心贴于大腿时，中指尖所指凹陷中，髂胫束后缘
膝阳关 GB33	在膝部，股骨外上髁后上缘，股二头肌腱与髂胫束之间的凹陷中
阳陵泉 GB34	在小腿外侧，腓骨头前下方凹陷中
阳交 GB35	在小腿外侧，外踝尖上 7 寸，腓骨的后缘
外丘 GB36	在小腿外侧，外踝尖上 7 寸，腓骨的前缘
光明 GB37	在小腿外侧，外踝尖上 5 寸，腓骨的前缘
悬钟 GB39	在小腿外侧，外踝尖上 3 寸，腓骨的前缘
丘墟 GB40	在踝区，外踝的前下方，趾长伸肌腱的外侧凹陷中
足临泣 GB41	在足背，第 4、5 跖骨底结合部的前方，第 5 趾长伸肌腱外侧凹陷中
足窍阴 GB44	在足趾，第 4 趾末节外侧，趾甲根角侧后方 0.1 寸

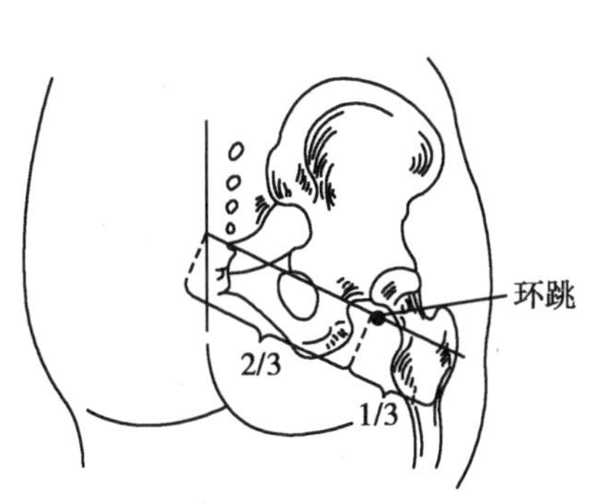

图 3-13-9

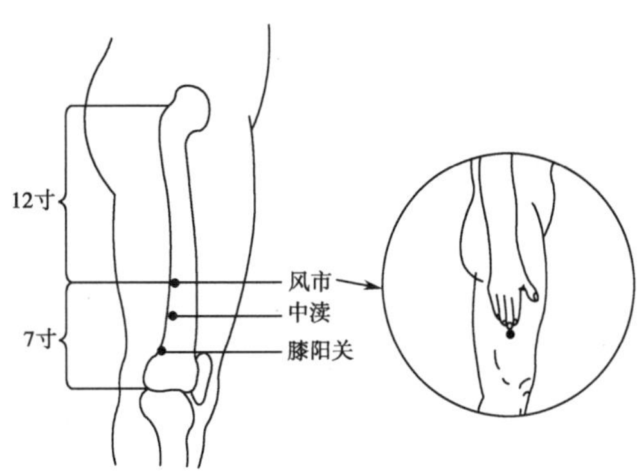

图 3-13-10

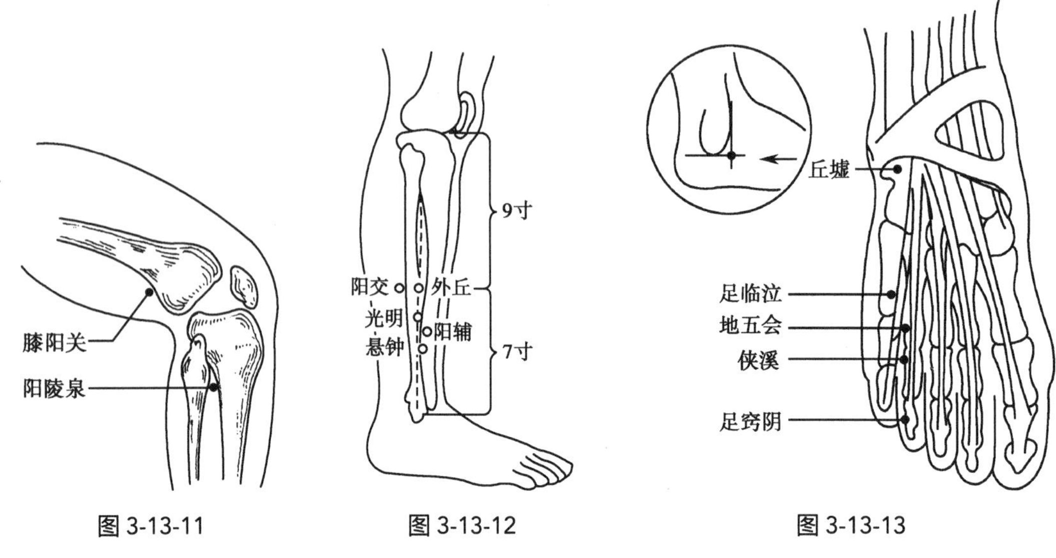

图 3-13-11　　图 3-13-12　　图 3-13-13

【主治】

腧穴	特定穴属性	主治概要	特殊治疗
环跳 GB30	足少阳、足太阳之会	1. 头面五官疾患：偏头痛，目外眦痛，头痛，目赤肿痛，耳鸣耳聋，咽喉肿痛 2. 经脉循行部位疾患：腰腿痛，膝关节炎，坐骨神经痛，下肢麻木，下肢废用性肌萎缩、肌力减退、挛缩 3. 胃肠疾患：胆囊炎 4. 心血管疾患：高血压，中风 5. 神志疾患：痴呆，精神分裂症，小儿惊风，惊狂，癫痫	风疹
风市 GB31			遍身瘙痒
膝阳关 GB33			
阳陵泉 GB34	合穴；胆下合穴；筋会		
阳交 GB35	阳维脉之郄穴		
外丘 GB36	原穴		
光明 GB37	络穴		胸乳胀痛
悬钟 GB39	髓会		
丘墟 GB40	原穴		目赤肿痛，目翳
足临泣 GB41	输穴，八脉交会穴（通带脉）		月经不调，乳痈
足窍阴 GB44	井穴		

第十四节　足厥阴肝经腧穴和主治

（一）经脉循行

图 3-14-1。

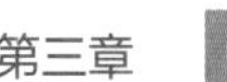

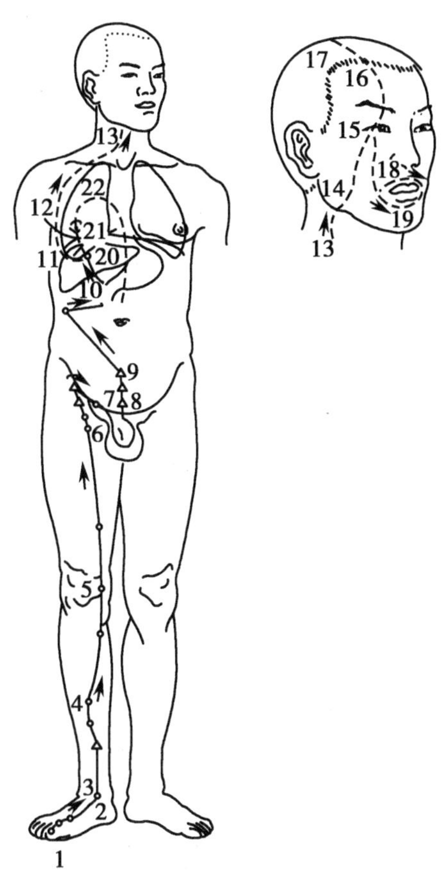

图 3-14-1　足厥阴肝经经脉循行示意图

1. 起于足大跗趾背的毫毛部；2. 沿足背（第 1、2 跖趾关节之间）上行；3. 经过内踝前 1 寸；4. 上行至小腿内侧面至内踝上 8 寸交出足太阴经的后面；5. 上行膝盖内侧；6. 沿着大腿内侧；7. 进入阴毛中；8. 环绕阴部；9. 上达小腹；10. 挟胃旁，属于肝，络于胆；11. 上行通过横膈；12. 分布于胁肋部；13. 沿着喉咙之后；14. 向上进入鼻咽部；15. 连接于目系（眼球连系于脑的部位）；16. 前行出于前额；17. 与督脉交会于巅顶；18. "目系"的支脉：从目系下行于颊面；19. 环绕唇内；20. 肝部的支脉，从肝分出；21. 通过横膈；22. 上行注入肺部，与手太阴肺经相连

（二）常用腧穴

1. 下肢部

【定位】（图 3-14-2 ~ 图 3-14-4）

腧穴	定位
大敦 LR1	在足大趾末节外侧，距趾甲根角 0.1 寸
行间 LR2	在足背，第 1、2 趾间，指蹼缘的后方赤白肉际处
太冲 LR3	在足背，第 1、2 跖骨间隙，跖趾关节前方凹陷中，或触及动脉搏动
中封 LR4	在足踝部，内踝前胫骨前肌肌腱的内侧缘凹陷中
蠡沟 LR5	在小腿部内侧面，内踝尖上 5 寸，胫骨内侧面的中央
曲泉 LR8	在膝部，屈膝，当腘横纹内侧端，股骨内上髁的后缘，半腱肌、半膜肌止端的前缘凹陷处

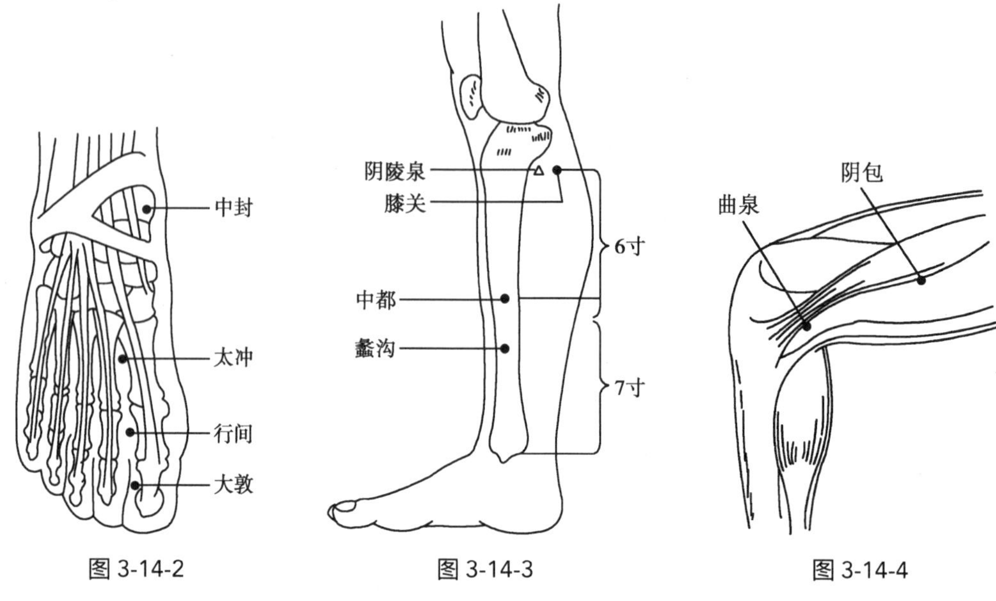

图 3-14-2　图 3-14-3　图 3-14-4

【主治】

腧穴	特定穴属性	主治概要	特殊治疗
大敦 LR1	井穴	1. 肝胆系疾患:黄疸,疝气,少腹痛,小便不利,胁肋疼痛 2. 前阴部疾患:阴缩,内外阴痛,阴挺,睾丸肿痛 3. 妇科疾患:月经不调,痛经,闭经,崩漏,带下病 4. 神志疾患:癫痫,小儿惊风 5. 经脉循行部位疾患:下肢痿痹,足背痛	尿血
行间 LR2	荥穴		中风,青盲,口㖞
太冲 LR3	输穴,原穴		足跗肿痛
中封 LR4	经穴		
蠡沟 LR5	络穴		
曲泉 LR8	合穴		产后腹痛

2. 躯干部

【定位】(图 3-14-5)

腧穴	定位
章门 LR13	在侧腹部,在第 11 肋游离端的下方
期门 LR14	在胸部,第 6 肋间隙,前正中线旁开 4 寸

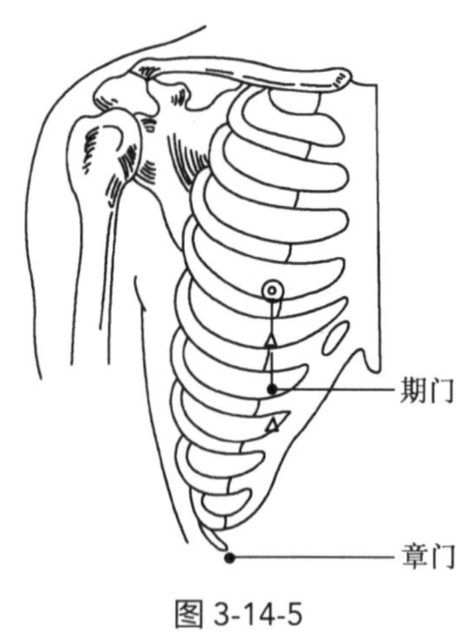

图 3-14-5

【主治】

腧穴	特定穴属性	主治概要	特殊治疗
章门 LR13	脾募穴，脏会，足厥阴、足少阳交会穴	1. 肝胆系疾患：黄疸，疝气，少腹痛，小便不利，胁肋疼痛 2. 经脉循行部位疾患：腰脊痛	痞块，肠鸣，呕吐
期门 LR14	肝募穴，足厥阴、足太阴、阴维脉之交会穴		奔豚气，乳痈

第十五节　奇经八脉腧穴和主治

一、任脉及其常用腧穴

（一）经脉循行

图 3-15-1。

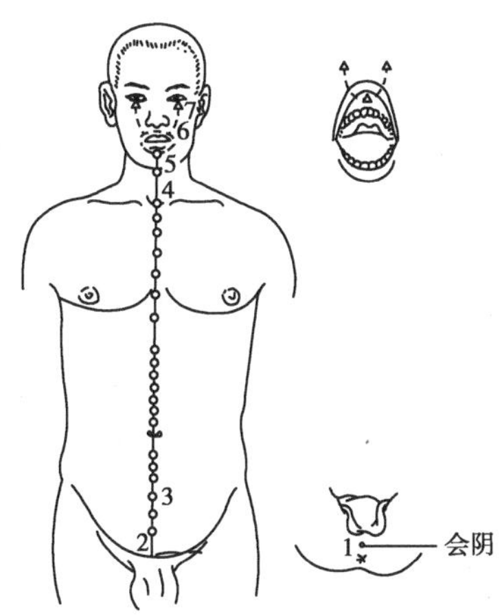

图 3-15-1　任脉循行示意图

1. 起于中极之下；2. 以上阴毛部；3. 沿腹内上行，经过关元穴；4. 行至咽喉部；5. 上行环绕口唇；6. 经过面部；7. 至目眶下

（二）常用腧穴

1. 躯干部

【定位】（图 3-15-2，图 3-15-3）

腧穴	定位
中极 CV3	下腹部，前正中线上，脐下 4 寸
关元 CV4	下腹部，前正中线上，脐下 3 寸
气海 CV6	下腹部，前正中线上，脐下 1.5 寸
神阙 CV8	脐中部，脐中央处
中脘 CV12	上腹部，前正中线上，脐上 4 寸
鸠尾 CV15	在胸部，前正中线剑突下，即脐上 7 寸
膻中 CV17	在胸部，前正中线上，平第 4 肋间，两乳头连线的中点

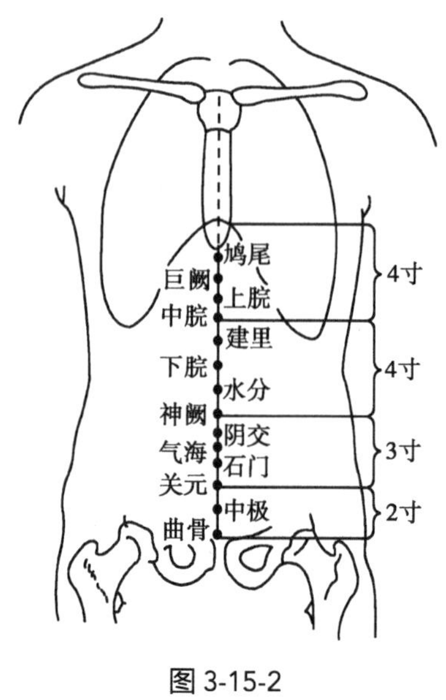

图 3-15-2

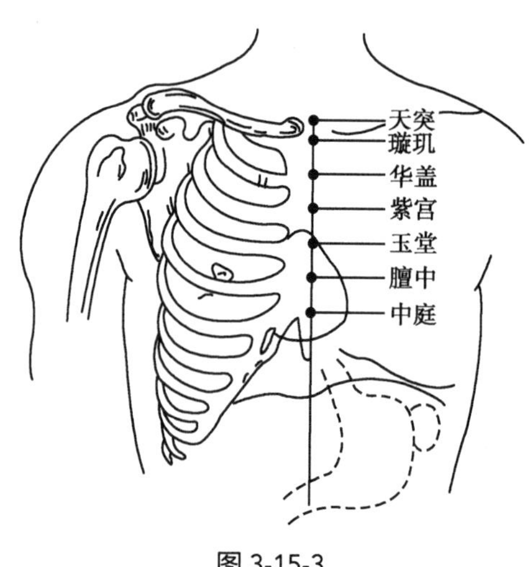

图 3-15-3

【主治】

腧穴	特定穴属性	主治概要	特殊治疗
中极 CV3	膀胱募穴,任脉、足三阴之会	1. 泌尿生殖系统疾患:小便不利,遗尿,癃闭,水肿,月经不调,带下,痛经,遗精,阳痿,疝气 2. 胃肠疾患:腹痛,泄泻,呕吐,呃逆,痢疾 3. 胸肺疾患:心痛,心悸 4. 神志疾患:癫狂,风痫,惊风	产后恶露不尽,胞衣不下,保健作用
关元 CV4	小肠募穴,任脉,足三阴之会		虚体羸瘦,中风脱证
气海 CV6			虚体羸瘦,中风脱证
神阙 CV8			尸厥,遍身汗出,荨麻疹
中脘 CV12	胃募穴,腑会,手太阳、少阳、任脉、足阳明之会		失眠
鸠尾 CV15	络穴		呃逆
膻中 CV17	气会,心包募穴,足太阴、少阴、手太阳、少阳、任脉之交会穴		乳少,乳痈,乳癖

2. 颈项部

【定位】(图 3-15-4)

腧穴	定位
天突 CV22	仰靠坐位,在颈前区,前正中线上,胸骨上窝中央
廉泉 CV23	仰靠坐位,在颈前区,喉结上方,舌骨体上缘的中点处
承浆 CV24	仰靠坐位,在面部,颏唇沟的正中凹陷处

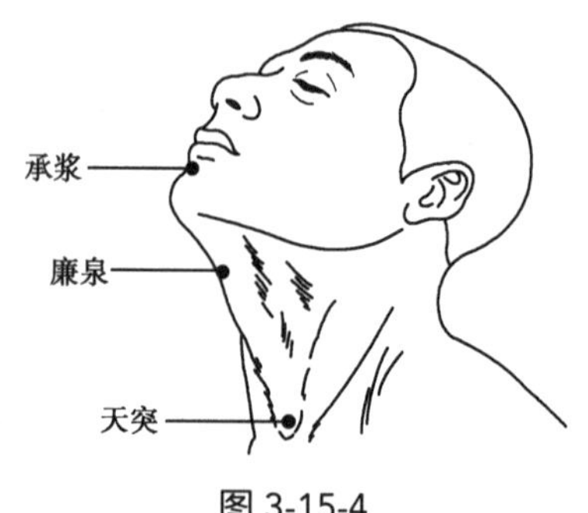

图 3-15-4

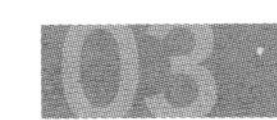

【主治】

腧穴	特定穴属性	主治概要	特殊治疗
天突 CV22	阴维、任脉之会	1. 胸肺疾患:胸痛,咳喘,心悸	梅核气
廉泉 CV23	阴维、任脉之会	2. 神志疾患:癫狂,风痫,惊风	舌下肿痛,口舌生疮,中风失语,喉痹,消渴
承浆 CV24	任脉、足阳明之会	3. 口咽部疾患:咽喉肿痛,暴喑,瘿气,聋哑	口眼㖞斜,遗尿,消渴

二、督脉及其常用腧穴

(一) 经脉循行

图 3-15-5。

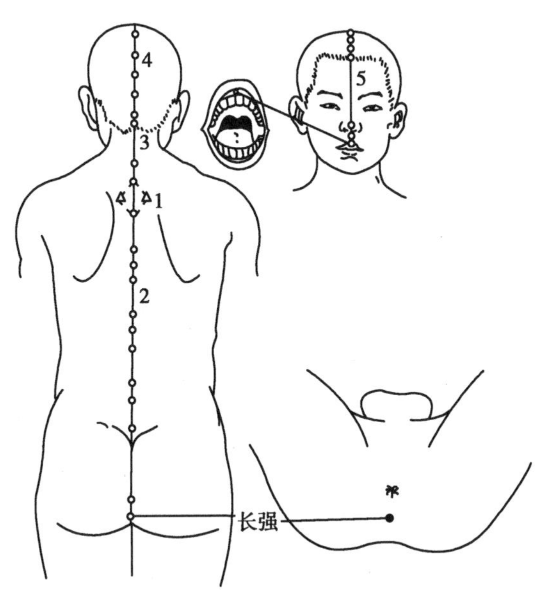

图 3-15-5 督脉循行示意图

1. 起于小腹内;2. 后行至脊柱内部;3. 上达风府,入脑;4. 上行巅顶;5. 沿前额下行至鼻柱

(二) 常用腧穴

1. 躯干部

【定位】(图 3-15-6)

腧穴	定位
长强 GV1	在会阴部,尾骨下方,尾骨端与肛门连线的中点处
腰俞 GV2	在骶部,后正中线上,正对骶管裂孔处
腰阳关 GV3	在脊柱区,后正中线上,第 4 腰椎棘突下凹陷处
命门 GV4	在脊柱区,后正中线上,第 2 腰椎棘突下凹陷处

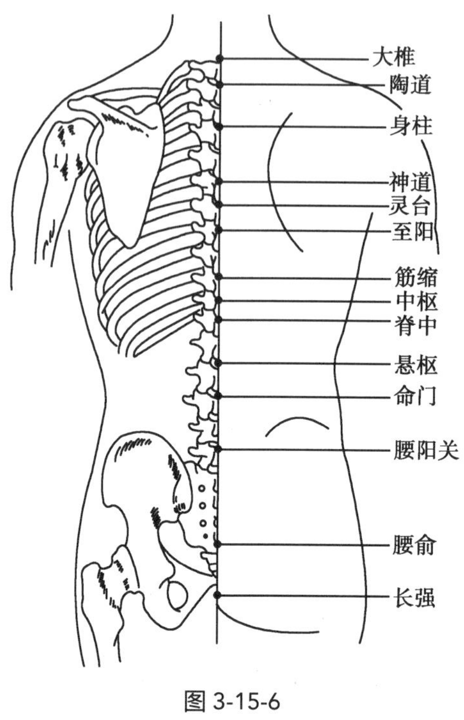

图 3-15-6

【主治】

腧穴	特定穴属性	主治概要	特殊治疗
长强 GV1	络穴，督脉、足少阴、少阳之会	1. 神志疾患：癫狂，痫病 2. 肛肠疾患：痔疮，脱肛，便秘，泄泻 3. 经脉循行部位疾患：腰脊疼痛，下肢痿痹，尾骶骨疼痛	
腰俞 GV2			
腰阳关 GV3			月经不调，遗精，便血
命门 GV4			胎屡堕，泄泻，尿频

2. 头部

【定位】(图 3-15-7)

腧穴	定位
大椎 GV14	在脊柱区，后正中线上，第 7 颈椎棘突下凹陷中
哑门 GV15	在颈后区，后正中线上，第 2 颈椎棘突上凹陷中
风府 GV16	在颈后区，枕外隆凸直下，两侧斜方肌之间凹陷中
百会 GV20	在头部，前发际正中直上 5 寸，两耳尖连线的中点处
神庭 GV24	在头部，前发际正中直上 1 寸
水沟 GV26	在面部，人中沟的上 1/3 与中 1/3 交点处
印堂 GV29	在头部，当两眉毛内侧端中间的凹陷中

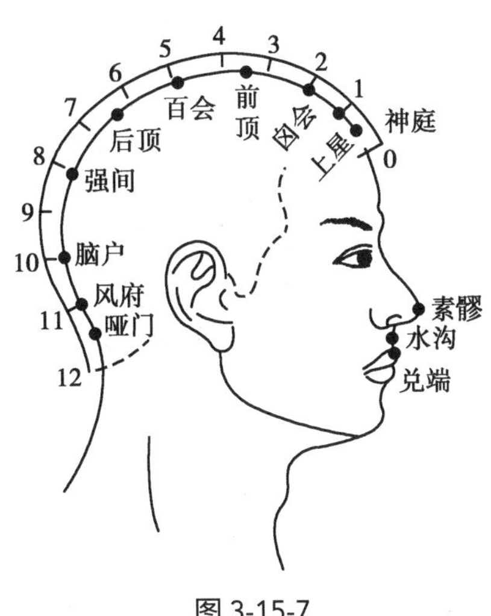

图 3-15-7

【主治】

腧穴	特定穴属性	主治概要	特殊治疗
大椎 GV14	手足三阳，督脉之会	1. 神志疾患：癫狂痫病，小儿惊风 2. 胃肠疾患：疟疾 3. 头面五官疾病：失音，咽喉肿痛，舌强不语，中风失语，目痛，鼻出血 4. 经脉循行部位疾患：肩颈背痛，脊项强急，角弓反张	骨蒸潮热，风疹，痤疮
哑门 GV15	督脉、阳维之会		暴喑
风府 GV16	督脉、阳维之会		中风
百会 GV20	督脉、足太阳之会		健忘，脱肛，泄泻
神庭 GV24	督脉、足太阳、足阳明之会		失眠，鼻渊
水沟 GV26	督脉、手足阳明之会		昏迷，头晕，消渴，闪挫腰痛
印堂 GV29			

第十六节　常用经外奇穴

1. 头部

【定位】（图 3-16-1 ~图 3-16-5）

腧穴	定位
四神聪 EX-HN1	在头部，百会前后左右各 1 寸，共 4 穴
鱼腰 EX-H4	在面上额部，瞳孔直上，眉毛中
太阳 EX-HN5	在头部，眉梢与目外眦之间，先后约一横指的凹陷中
金津 EX-HN12	在口腔内，舌下系带静脉上，左侧取穴
玉液 EX-HN13	在口腔内，舌下系带静脉上，右侧取穴

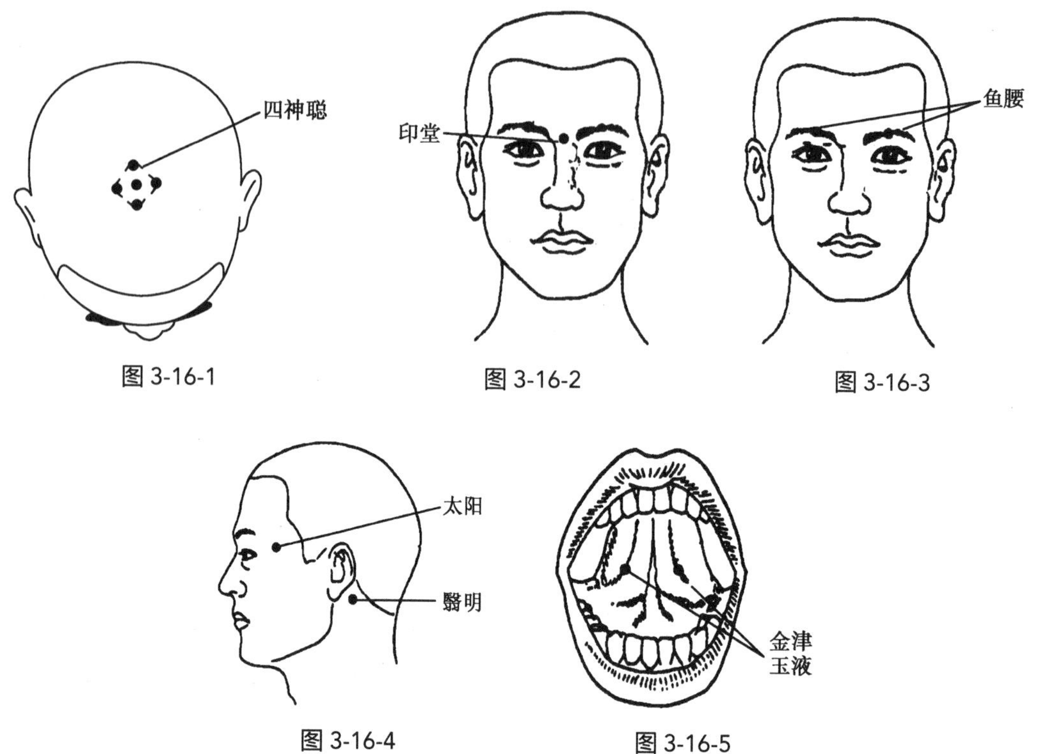

图 3-16-1　图 3-16-2　图 3-16-3

图 3-16-4　图 3-16-5

【主治】

腧穴	主治
四神聪 EX-HN1	神志疾患:大脑发育不全,脑积水,神经性头痛,神经官能症,癫痫,脑卒中后遗症,脑膜炎后遗症,阿尔茨海默病,精神分裂症,癔症
鱼腰 EX-HN4	1. 眼科疾患:眶上神经痛,急性结膜炎,角膜炎,眼肌痉挛,白内障,眼睑下垂,视网膜出血 2. 面神经麻痹
太阳 EX-HN5	1. 头面五官疾患:面神经瘫痪,面肌痉挛,偏头痛,血管神经性头痛,三叉神经痛,急性结膜炎,视神经萎缩,视网膜出血,牙痛 2. 神志疾患:小儿惊风,精神分裂,癔症 3. 心血管疾患:高血压
金津 EX-HN12 玉液 EX-HN13	1. 头面五官疾患:口腔溃疡,口腔炎,舌炎,舌肌麻痹痉挛,脑卒中后失语,痉挛性失语,急性扁桃体炎 2. 其他:糖尿病

2. 颈项部

【定位】(图 3-16-6,图 3-16-7)

腧穴	定位
翳明 EX-HN14	在颈部,翳风后 1 寸
颈百劳 EX-HN15	在颈部,第 7 颈椎棘突直上 2 寸,后正中线旁开 1 寸
安眠	在翳风穴与风池穴连线的中点

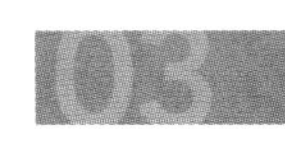

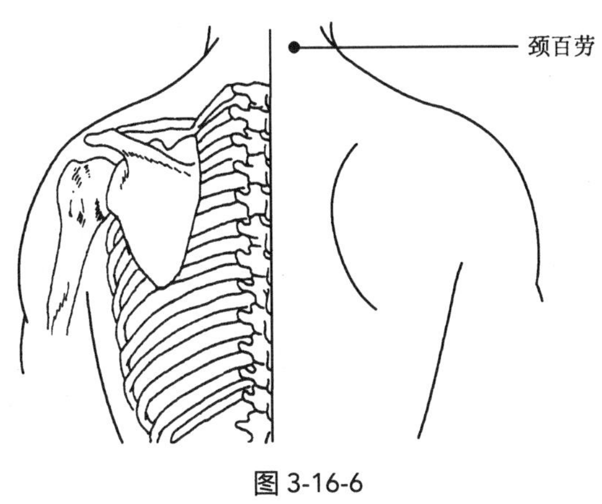

图 3-16-6

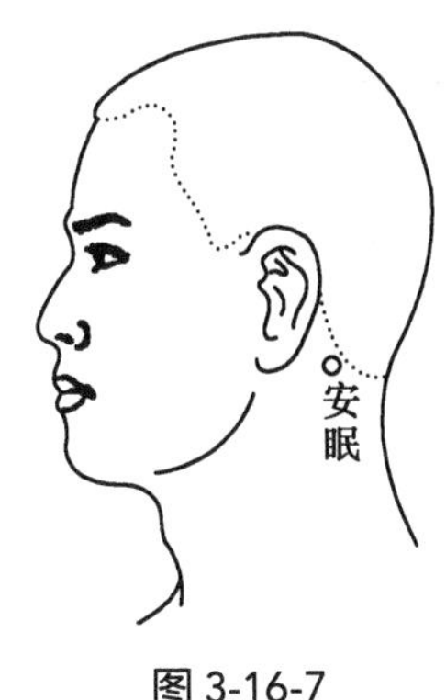

图 3-16-7

【主治】

腧穴	主治
翳明 EX-HN14	1. 头面五官疾患:远视,近视,早期白内障,青光眼,视神经萎缩,视网膜色素变性,中心性视网膜炎,夜盲症,色盲,眼部出血等 2. 神志疾患:失眠
颈百劳 EX-HN15	1. 颈项局部疾患:颈椎病,枕神经炎 2. 肺系疾患:慢性支气管炎,肺结核,百日咳
安眠	1. 各种原因导致的失眠 2. 神志疾患:精神病,癔症 3. 心血管系统疾患:高血压

3. 躯干部

【定位】(图 3-16-8 ~图 3-16-10)

腧穴	定位
定喘 EX-B1	在脊柱区,横平第 7 颈椎棘突下,后正中线旁开 0.5 寸
肩前	在肩部,正坐垂臂,当腋前皱襞顶端与肩髃穴连线的中点
夹脊 EX-B2	在脊柱区,第 1 胸椎 ~ 第 5 腰椎棘突下两侧,后正中线旁开 0.5 寸,一侧 17 穴
腰眼 EX-B7	在腰区,横平第 4 腰椎棘突下,后正中线旁开约 3.5 寸凹陷中

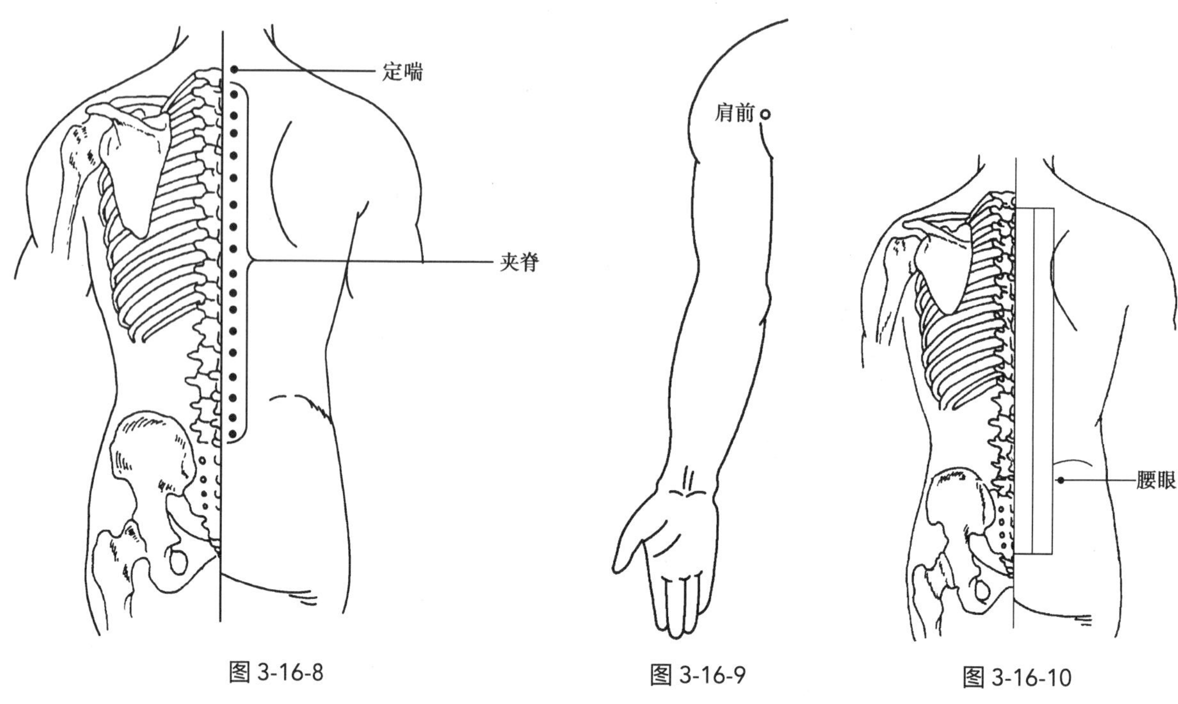

图 3-16-8　图 3-16-9　图 3-16-10

【主治】

腧穴	主治
定喘 EX-B1	1. 肺系疾患：支气管哮喘，慢性支气管炎，肺结核，咳嗽 2. 其他：肩背痛，落枕等
肩前	上肢运动功能障碍：肩臂痛、臂上举受限
夹脊 EX-B2	1. 上胸部穴治疗肺系疾患，心血管疾患：慢性支气管炎，支气管哮喘，肺气肿，肺结核，高血压，肢端感觉异常症，红斑性肢痛症 2. 下胸部穴治疗胃肠疾患：慢性胃炎，慢性消化不良，小儿慢性营养不良，慢性胆囊炎，肠易激综合征等 3. 腰部穴治疗腰、泌尿生殖系统及下肢疾患：腰痛，腰肌劳损，腰椎间盘突出症；月经不调，原发性痛经，白带异常，子宫肌瘤，不孕症；男性性功能障碍，肾下垂，小便失禁，坐骨神经痛，下肢多发性神经炎等 4. 神志疾患：脑卒中后遗症，脑瘫，自主神经功能紊乱，感染性多发性神经根炎 5. 骨科疾患：胸椎小关节紊乱症，脊柱增生症，颈椎病，佝偻病，强直性脊髓炎 6. 其他：颈部多发性疖肿，单纯性肥胖，更年期综合征
腰眼 EX-B7	1. 腰部疾患：腰部软组织损伤，急、慢性腰痛，腰椎骨质增生，腰椎间盘突出症 2. 肺系疾患：支气管，肺结核 3. 泌尿生殖系统疾患：尿路感染，睾丸炎，肾下垂，月经不调，痛经，白带异常 4. 其他：糖尿病

4. 上肢部

【定位】(图 3-16-11 ～图 3-16-15)

腧穴	定位
二白 EX-UE2	在前臂掌侧，腕横纹上 4 寸，桡侧腕屈肌腱的两侧，一侧 2 穴
腰痛点 EX-UE7	在手背，第 2、3 掌骨间及第 4、5 掌骨间，腕背侧远端横纹与掌指关节的中点处，一手 2 穴
外劳宫 EX-UE8	在手背，第 2、3 掌骨间，掌指关节后 0.5 寸凹陷中
八邪 EX-UE9	在手背，第 1 ～ 5 指间，指蹼缘后方赤白肉际处，左右共 8 穴

续表

腧穴	定位
四缝 EX-UE10	在手指，第 2 ~ 5 指掌面的近侧指间关节横纹的中央，一手 4 穴
十宣 EX-UE11	在手指，十指尖端，距指甲游离缘 0.1 寸，左右共 10 穴

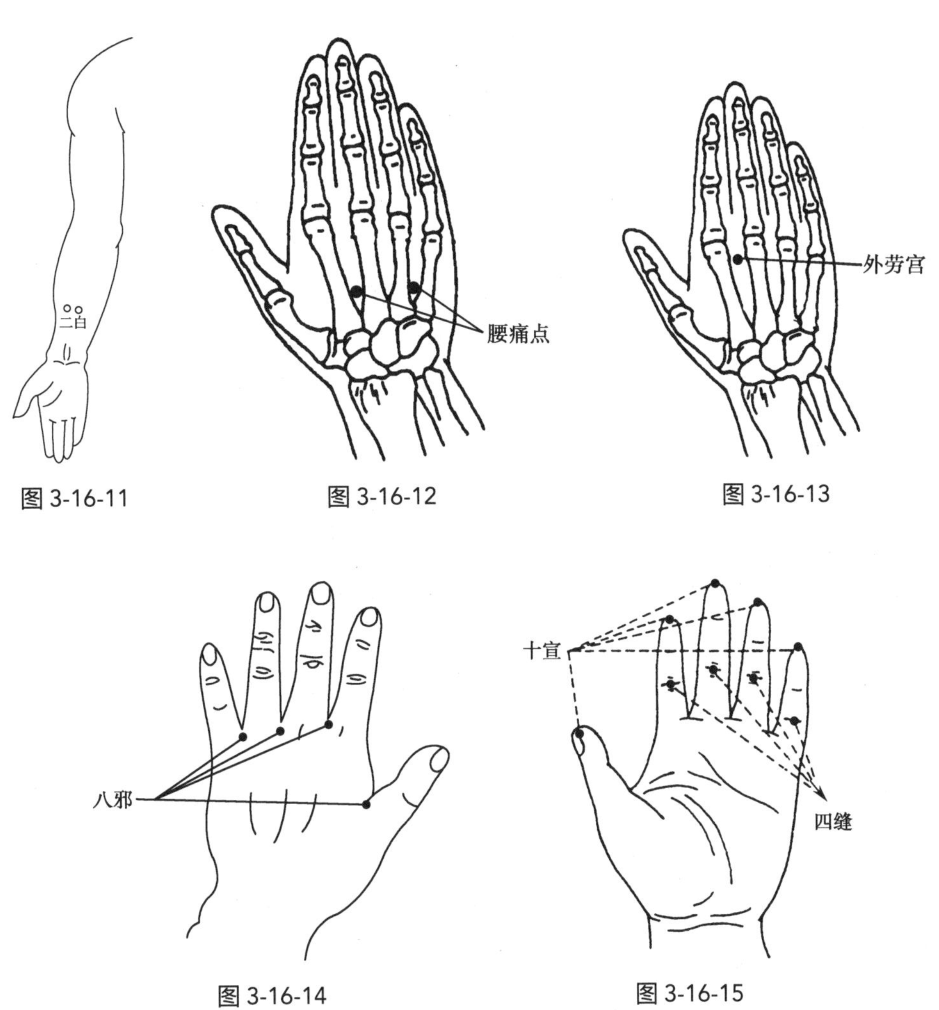

图 3-16-11　图 3-16-12　图 3-16-13

图 3-16-14　图 3-16-15

【主治】

腧穴	主治
二白 EX-UE2	1. 局部疾患：前臂痛 2. 外科疾患：痔疮，直肠脱垂
腰痛点 EX-UE7	1. 腰部运动功能障碍：急性腰扭伤 2. 其他：手背红肿疼痛，头痛
外劳宫 EX-UE8	1. 局部疾患：五指不能屈伸，指掌麻木，手背红肿 2. 儿科疾患：小儿消化不良，新生儿破伤风 3. 其他：落枕，颈椎综合征
八邪 EX-UE9	1. 头面五官疾患：头痛，牙痛，咽痛，眼痛，项痛 2. 局部疾患：手背肿痛，五指麻木，手癣 3. 其他：毒蛇咬伤，疟疾
四缝 EX-UE10	1. 小儿疾患：疳积，小儿腹泻，百日咳 2. 其他：手指关节炎，肠道蛔虫症等

续表

腧穴	主治
十宣 EX-UE11	1. 危急重症：休克，昏迷，中暑，小儿惊厥，卒中，癫狂发作 2. 其他：指端麻木，咽喉肿痛

5. 下肢部

【定位】（图 3-16-16）

腧穴	定位
鹤顶 EX-LE2	在膝前区，髌底中点的上方凹陷中
膝眼 EX-LE5	屈膝，在髌韧带两侧凹陷处，在内侧的称为内膝眼。在外侧的称为外膝眼
胆囊 EX-LE6	在小腿外侧，腓骨小头直下 2 寸
阑尾 EX-LE7	在小腿外侧，髌韧带外侧凹陷下 5 寸，胫骨前嵴外一横指
八风 EX-LE10	在足背，第 1 ~ 5 趾间，趾蹼缘后方赤白肉际处，左右共 8 穴

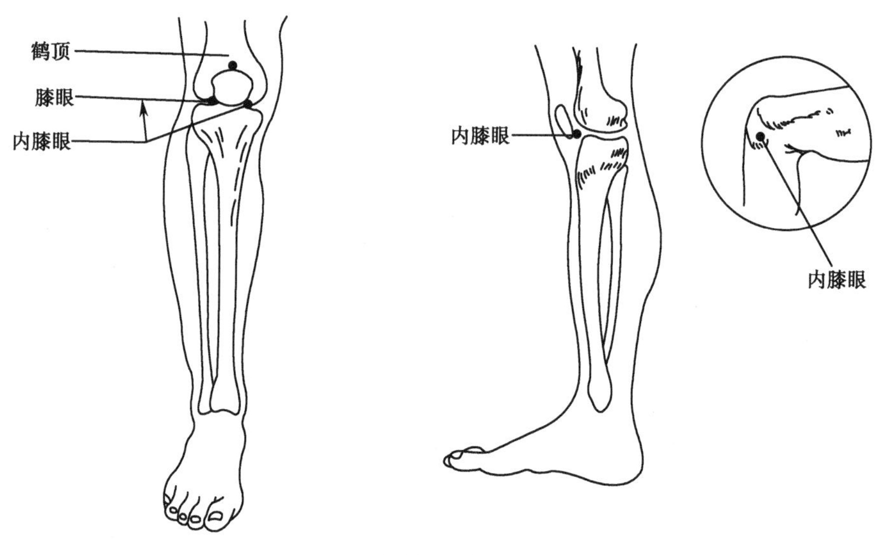

图 3-16-16

【主治】

腧穴	主治
鹤顶 EX-LE2	下肢运动功能障碍：下肢废用性肌萎缩、肌力减退，挛缩，膝关节炎，膝肿痛
膝眼 EX-LE5	下肢运动功能障碍：膝关节痛，膝关节炎，膝关节及周围软组织损伤，下肢废用性肌萎缩、肌力减退、挛缩
胆囊 EX-LE6	1. 胃肠疾患：急、慢性胆囊炎，胆石症，胆绞痛 2. 局部疾患：下肢瘫痪
阑尾 EX-LE7	1. 胃肠疾患：急、慢性阑尾炎，急、慢性胃炎，消化不良 2. 局部疾患：下肢瘫痪
八风 EX-LE10	足部软组织损伤，中风偏瘫，丹毒，末梢神经炎，蛇咬伤等

（金荣疆　李文迅）

第四章 针灸疗法

【学习目的】

通过本章节的学习，系统掌握毫针刺法、灸法、刮痧与拔罐法等技术的基本操作规范、适应证与禁忌证，学习针灸疗法在临床常见功能障碍应用的基本内容，为临床病症中医康复治疗提供理论基础。

【学习要点】

掌握毫针刺法、灸法、刮痧与拔罐法的基本操作规范，熟悉针灸疗法的理论基础，了解针灸疗法的研究进展。

第一节　针灸疗法简介

一、概述

针灸疗法是运用刺法和灸法刺激人体的一定部位或腧穴，以达到增强肌力、改善关节活动度、减轻疼痛等作用，从而改善功能障碍，提高日常生活能力。

刺法，古称“砭刺”，由砭石刺病发展而来，后来又称“针法”，指使用不同的针具，借助一定的手法或方式刺激机体的腧穴或一定部位，以改善功能障碍的方法。灸法，古称“灸焫”，又称“艾灸”。广义的灸法既是指采用艾绒、艾条等置于体表进行熏熨的方法，又可包括一些非火源的外治疗法。

二、针灸疗法治疗作用

（一）止痛

针灸可以促进由大脑皮质、尾状核、下丘脑和小脑等处分泌的内啡肽，产生镇痛效应。针刺局部腧穴可以使局部内环境发生某种改变，有利于解除引起该疼痛的刺激源，起到止痛作用。

（二）维持和改善运动器官的功能

针灸可以促使经络通畅，改善局部血液循环，增加骨骼肌肉系统的血液供应，维持正常的关节活动范围，改善和提高平衡协调能力。

（三）提高神经系统的调节能力

针灸可以调节神经系统的兴奋性，提高神经系统的反应性和灵活性，改善神经系统对各脏器的协调能力。

（四）增强心肺系统功能

针灸可以调节气血运行，改善血液循环，增加局部血流量，使机体组织的含氧量和能量代谢得到改善，促进心肺的新陈代谢。

三、针灸疗法在康复医学中的应用

针灸疗法包括针法和灸法，针法包括毫针刺法、头针、耳针、电针、三棱针、皮内针等。临床康复中通过应用针灸疗法，维持和调节机体运动器官功能，增强心肺系统功能，促进代偿功能的形成与发展，改善机体的功能障碍，从而提高患者的日常生活活动能力。

（一）肢体运动功能障碍

中枢神经损伤、周围神经损伤及骨关节疾病等均可造成运动功能障碍。主要表现为肌力降低、肌张力障碍、关节活动度异常等。毫针刺法是常用的治疗方法，临床应用时需根据不同部位病变情况，合理配合其他针法、灸法。中枢性运动功能障碍一般以头皮针为主，辅以肢体腧穴进行针刺，同时参考现代康复理论。

（二）疼痛

疼痛是最为常见的临床症状，也是临床多种疾患的共同表现之一。针灸疗法是公认治疗疼痛的方法之一，效果明显且没有副作用。治疗的范围包括创伤后疼痛、自主神经功能障碍引起的疼痛、慢性疼痛性疾病、神经痛、癌性疼痛、内脏性疼痛等。

（三）言语功能障碍

言语障碍是由脑部受损伤后引起的语言和作为语言基础的认知过程的障碍。言语障碍可粗略分为理解与表达两个方面。因为交流可通过语言或者文字进行，所以受到影响的能力主要为语言表达、语言理解、阅读及书写等方面。言语功能障碍康复中，除常规的针刺治疗外，还需配合康复训练。

（四）吞咽功能障碍

吞咽功能障碍的康复目的是提高患者的吞咽功能，改善身体的营养状况；增加进食的安全性，减少食物误咽、误吸入肺的机会，减少吸入性肺炎等并发症的发生；减轻因不能经口进食而产生的心理恐惧与抑郁。传统康复方法中，主要采用毫针、电针刺激颈项部腧穴，改变局部供血，加速吞咽反射弧的修复和重建。

（五）认知功能障碍

认知功能障碍是大脑信息处理的功能在生理方面和生化方面受到限制，大脑受损时，会出现严重的学习、记忆障碍，同时伴有失语、失用、失认或行为异常等。认知功能障碍的康复多采用头针，头为诸阳之会，阴经亦通过十二经别合于头部，故头部为经络的汇聚之处，头针既能刺激头部经络，又能刺激大脑

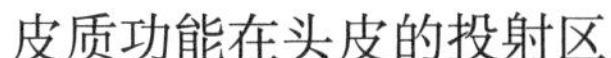
皮质功能在头皮的投射区。

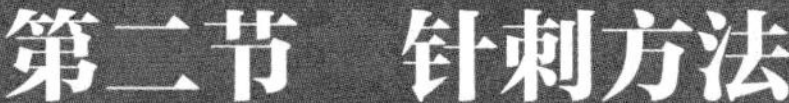

第二节　针刺方法

一、概述

针刺方法是指使用不同的针具，通过一定的手法或方式刺激机体的一定部位或腧穴，以降低功能障碍、防治疾病的方法。主要包括毫针刺法、电针法、头针疗法和其他针法（如耳针法、三棱针法、皮肤针法、皮内针法等）。

二、毫针刺法

（一）毫针的结构、规格、选择和检查

1. 毫针的结构　毫针是由金属制成的，目前以不锈钢材质最常用。不锈钢制作的毫针具有较高的强度和韧性，针体挺直滑利，耐热、防锈，而且不易被化学物品腐蚀，临床应用较为广泛。

毫针分为针尖、针身、针根、针柄、针尾 5 个部分（图 4-2-1）。针尖亦称针芒，是针身的尖端部分；针身亦称针体，是针尖至针柄间的主体部分；针根是针身与针柄连接的部分；针柄是从针根至针尾的部分，由金属丝缠绕呈螺旋状；针尾是针柄的末端部分。

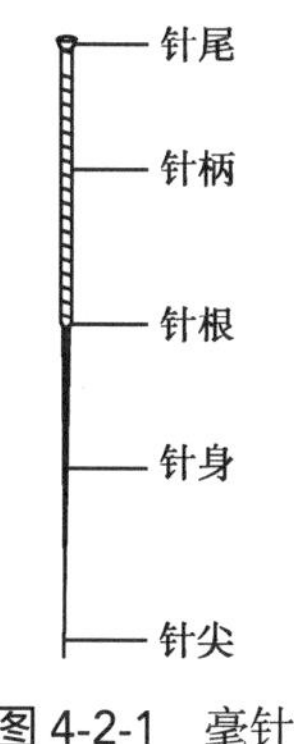

图 4-2-1　毫针

2. 毫针的规格　毫针主要以针身的长度和直径来确定不同规格的，详见表 4-2-1 和表 4-2-2。临床一般以 25 ~ 75mm（1 ~ 3 寸）长、0.32 ~ 0.38mm（28 ~ 30 号）粗细者最为常用。

表 4-2-1　毫针的长短规格

旧规格（英寸）	0.5	1	1.5	2	3	4	5	6
新规格（mm）	13	25	40	50	75	100	125	150

表 4-2-2　毫针的粗细规格

号数	24	26	28	30	32	34	36
直径（mm）	0.45	0.40	0.35	0.30	0.25	0.22	0.20

3. 毫针的选择和检查　毫针质量的优劣，主要指针的“质”和“形”，质指制针材料的优劣，形指针的形状、造型。优质的毫针，针尖要端正不偏，光洁度高，尖中带圆，圆而不顿，形如“松针”，锐利适度，进针阻力小，如针尖长而有芒者针刺时容易引起疼痛，如针尖太钝者针刺时不易进针；针身要光滑挺直，

坚韧而富有弹性；针根处不可有剥蚀伤痕；针柄的金属丝缠绕要牢固不松脱，针柄长短、粗细适中，便于捏持施术。临床需根据患者的体质、体型、年龄、病情和腧穴部位等情况，选用不同规格的毫针。

毫针在使用前，必须经过严格检查。如有损坏或不符合要求者，应及时剔除。一般检查应注意以下几点：

(1)检查针尖：检查针尖有无钩曲。用押手持消毒的棉球裹住针身的下端，刺手挟持针柄，将针尖在棉球中反复提插，退出时针尖上有棉絮者，表示针尖有钩曲。

(2)检查针身：检查针身是否有斑剥、锈蚀或弯曲现象。

(3)检查针根：检查针根是否牢固、是否有剥蚀损伤。

(4)检查针柄：检查针柄是否松动。

(二) 毫针针刺前的准备

1. 体位的选择

(1)选择体位的重要性：选择正确的体位，对于准确取穴、操作方便、持久留针和防止针刺意外，都有重要的意义。

(2)临床常用的体位：

1)仰卧位：适用身体前部的腧穴，包括头、面、胸、腹部腧穴和部分上、下肢腧穴(图 4-2-2)。仰卧位舒适自然，全身放松，不易疲劳，易于持久，为临床最佳体位。对初次针刺，精神紧张、体虚病重者尤为适宜。

2)俯卧位：适用于身体后部的腧穴，包括头、项、脊背、腰骶部腧穴和部分上、下肢腧穴(图 4-2-3)。

3)侧卧位：适用于身体侧面腧穴和部分上、下肢腧穴(图 4-2-4)。

4)仰靠坐位：适用于前头、颜面、颈前、上胸部以及肩部的腧穴(图 4-2-5)。

5)俯伏坐位：适用于头顶、后头、项背、肩部的腧穴(图 4-2-6)。

6)侧伏坐位：适用于侧头、面颊、颈侧、耳部的腧穴(图 4-2-7)。

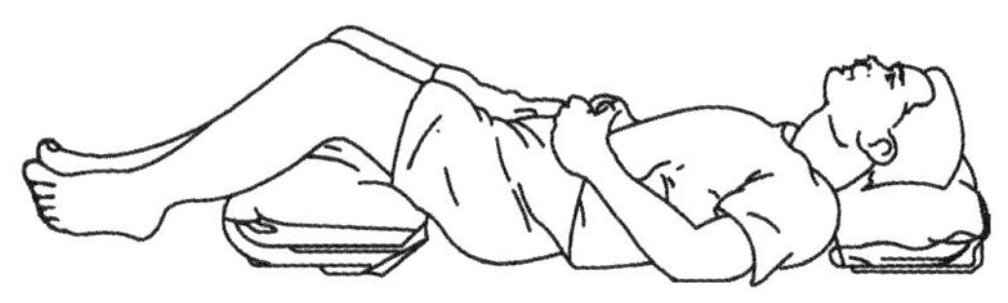

图 4-2-2 仰卧位

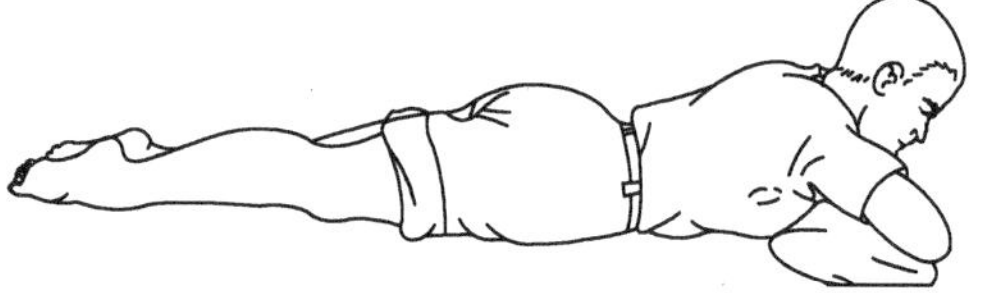

图 4-2-3 俯卧位

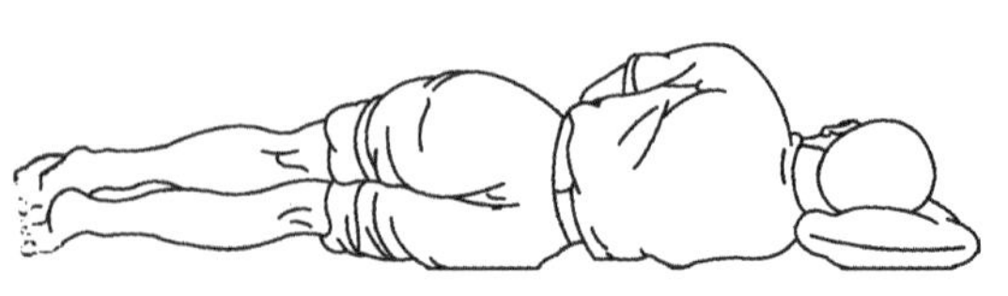

图 4-2-4 侧卧位

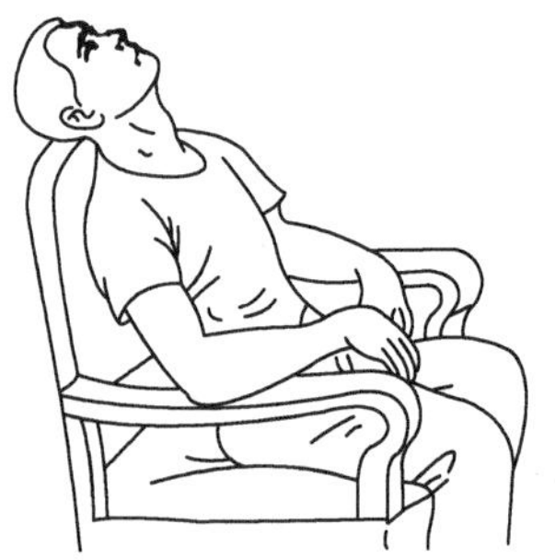

图 4-2-5 仰靠坐位

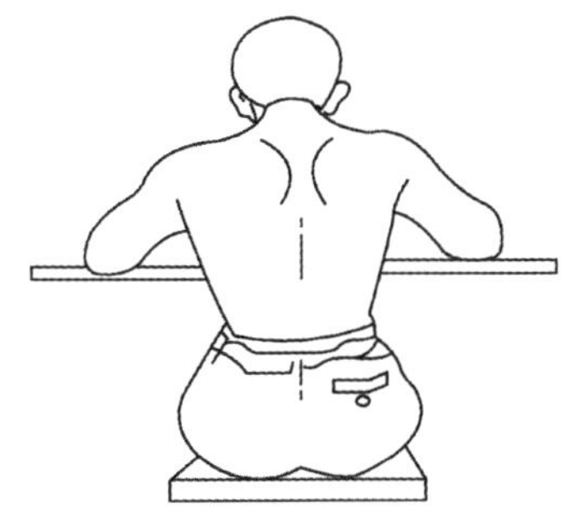
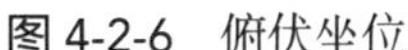
图 4-2-6　俯伏坐位

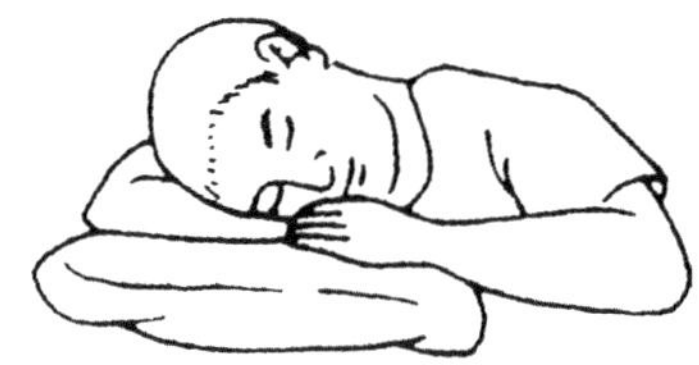
图 4-2-7　侧伏坐位

2. 定穴与揣穴　针刺前医者需对腧穴进行准确定位，这是针灸获得疗效的基础。腧穴的定位，称"定穴"。定穴主要根据"骨度分寸""自然标志"等方法确定穴位。医者以手指在穴位处揣、摸、按、循，找出指感强烈的穴位，称"揣穴"。临床上定穴与揣穴相辅相成，不可分割。

3. 消毒　针刺治疗要有严格的无菌观念，切实做好消毒工作。如果不消毒或消毒不严，容易造成交叉感染，引起局部红肿、化脓，甚至出现全身症状，严重者导致传染性疾病的感染。消毒包括针具器械、医者手、患者施术部位及治疗室用具的消毒。

(1) 治疗室内消毒：包括治疗台上的床垫、枕巾、毛毯、垫席、床单等物品，要定期换洗晾晒。治疗室内保持空气流通，卫生洁净，并定期使用专用消毒灯照射。

(2) 针刺部位消毒：在针刺部位的皮肤上用 75% 乙醇棉球由中心向周围擦拭；或先擦拭 2% 碘酊，再用 75% 乙醇脱碘。穴位皮肤消毒后，切忌接触污物，避免重新污染。

(3) 医者手指消毒：施术前先用肥皂水洗手，待干后再用 75% 乙醇棉球擦拭。施术过程中尽量避免手指接触针身，必要接触时需用消毒棉球作间隔物，以确保针身无菌。

(4) 针具器械消毒：随着医学的发展，现临床已普遍应用一次性无菌针具。在一次性无菌针具普及之前，其他的针具在使用前都必须经过严格消毒，包括煮沸消毒、药液浸泡消毒、高压蒸汽消毒等。

（三）毫针操作技术

1. 持针法

(1) 刺手与押手：刺手，即持针施术的手，多为右手，其作用是掌握针具，实施操作。押手，即按压在穴位旁或辅助进针的手，多为左手，其作用是固定穴位皮肤，加持针身协助刺手进针，帮助毫针准确刺入穴位。临床操作时，刺手与押手必须密切配合，才能使进针与行针顺利，减少疼痛，提高疗效。

(2) 持针姿势：医者持针应保持毫针端直坚挺，持针方法分为两指持针法，三指持针法，四指持针法及双手持针法。

1) 两指持针法：用拇指、示指末节指腹捏住针柄，适用于短小的针具（图 4-2-8）。

2) 三指持针法：用拇指、示指、中指末节指腹捏拿针柄，拇指在内，示指、中指在外，三指协同，以保持较长针具的端直坚挺状态，临床较为常用（图 4-2-9）。

3) 四指持针法：用拇、示、中指捏持针柄，以无名指抵住针身，此法可避免针身弯曲，适用于长针（图 4-2-10）。

4) 双手持针法：用刺手拇、示、中三指持针柄，押手拇、示两指握固针体末端，稍留出针尖 1 ～ 2 分。双手配合持针，可防止针身弯曲，减少进针疼痛，适于长针（图 4-2-11）。

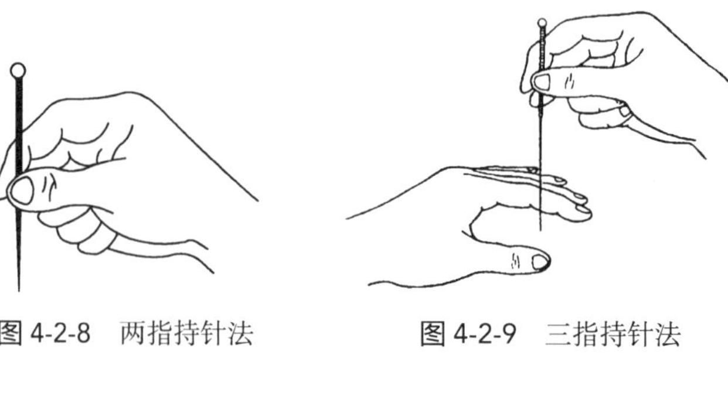

图 4-2-8 两指持针法　　图 4-2-9 三指持针法

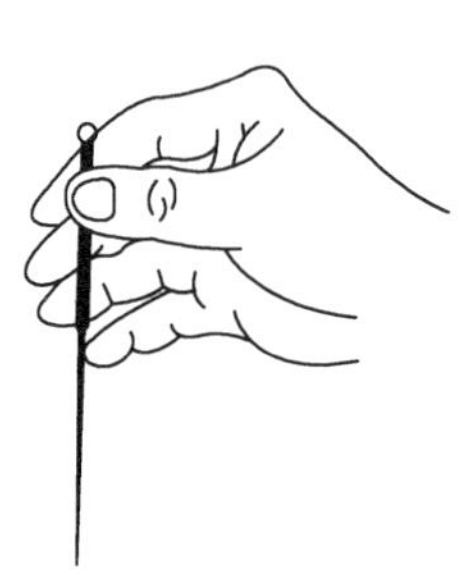

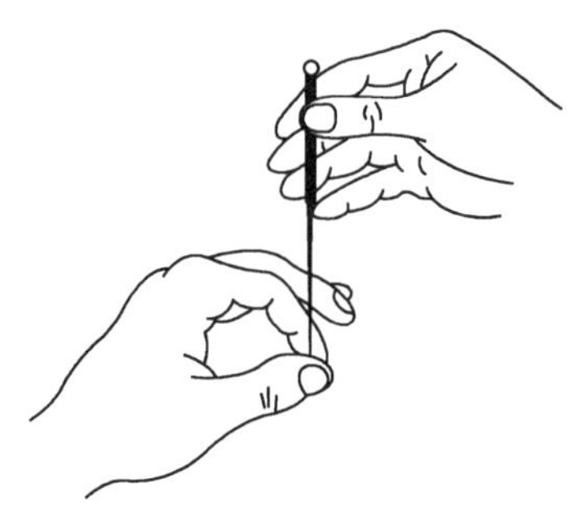

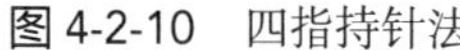

图 4-2-10 四指持针法　　图 4-2-11 双手持针法

2. 进针法 进针法指将毫针刺入腧穴的方法。又称下针法、入针法、内针法。临床上常用进针方法有以下几种：

(1)双手进针法

1)指切进针法：又称爪切进针法。押手拇指或示指指端切按在穴位皮肤上，刺手持针，将针尖紧靠押手切按腧穴手指指甲缘(面)刺入腧穴。适用于短针的进针，临床较为常用(图 4-2-12)。

2)夹持进针法：押手拇、示指持消毒棉球捏住针身下段，刺手拇、示、中指夹持针柄，将针尖固定在所刺腧穴部位的皮肤表面，双手同时用力，将毫针刺入腧穴。适用于长针的进针，临床较为常用(图 4-2-13)。

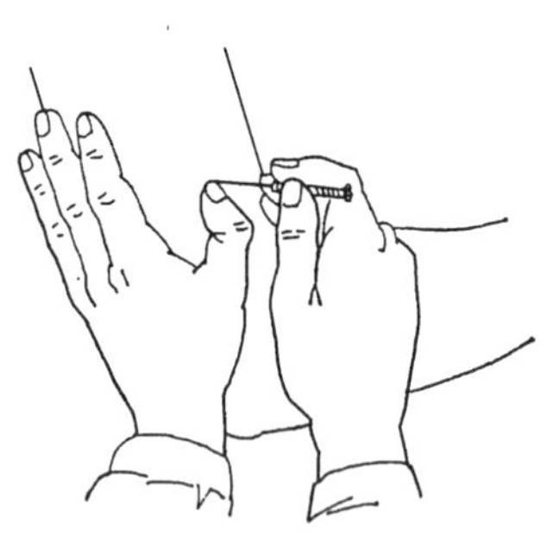

图 4-2-12 指切进针法

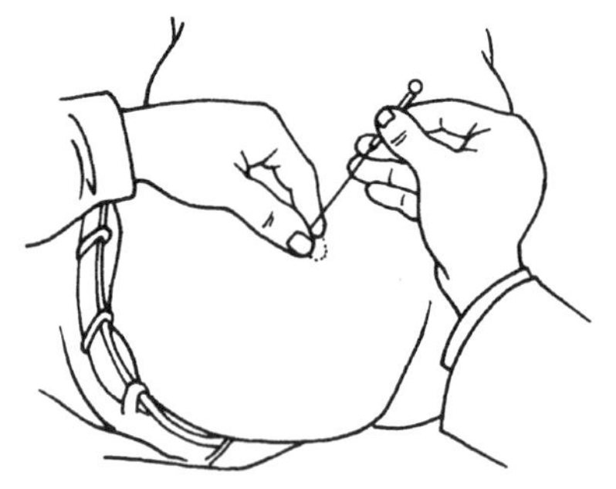

图 4-2-13 夹持进针法

3)舒张进针法：押手拇、示指或示、中指将所刺腧穴部位的皮肤向两侧撑开，使之绷紧，刺手持针从二指中间刺入皮下。适用于皮肤松弛部位，如腹部的腧穴进针(图 4-2-14)。

4)提捏进针法：押手拇、示二指将所刺腧穴部位的皮肤捏起，刺手持针从捏起的皮肤上端刺入。适用于皮肉浅薄部位，特别是面部的腧穴进针(图 4-2-15)。

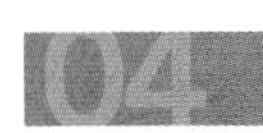

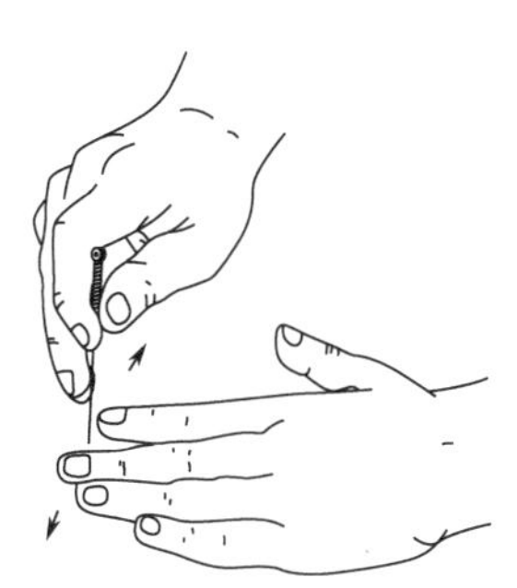

图 4-2-14　舒张进针法

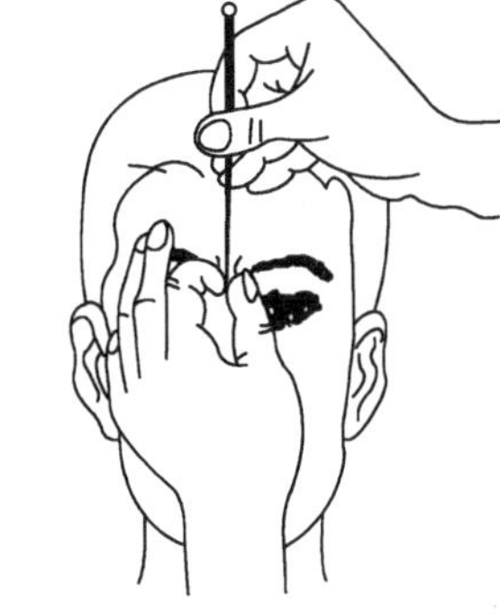

图 4-2-15　提捏进针法

(2) 单手进针法：刺手拇、示指持针，中指指端紧靠穴位，中指指腹抵住针身中下段，当拇、示指向下用力按压时，中指随之屈曲，将针刺入皮下。适用于较短的毫针进针（图 4-2-16）。

(3) 套管进针法：用押手将比所用毫针短 3 分左右的针管（金属或塑料制）紧压在穴位上，将平柄针或管柄针置入管内，进针时用刺手示指拍击针尾或用中指弹击针尾，将针刺入皮下，然后将套管抽出，再将针刺入穴内。此法进针快而不痛（图 4-2-17）。

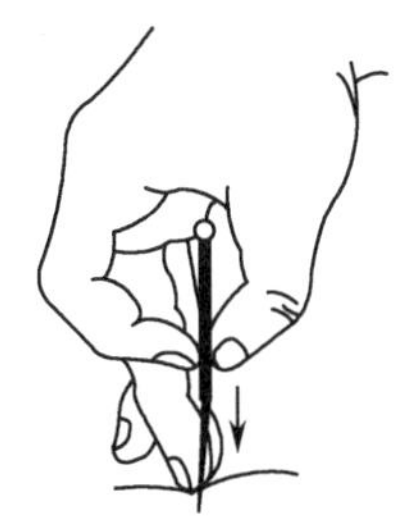

图 4-2-16　单手进针法

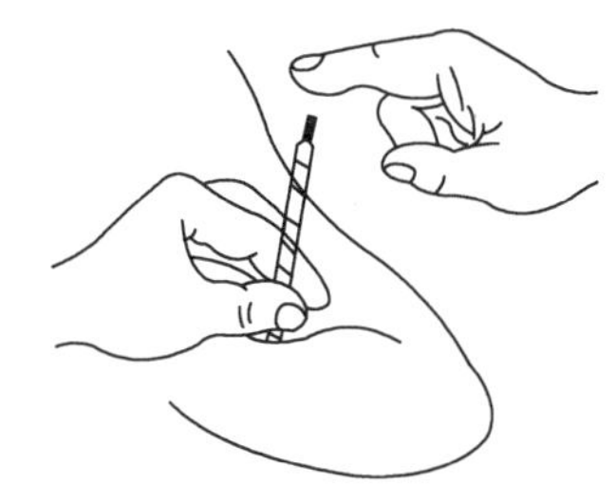

图 4-2-17　套管进针法

(4) 速刺法：除上述进针方法外，还可采用以下两种方法：

1) 插入速刺法：用刺手拇、示指捏住针体下端，留出针尖 2 ~ 3 分，抵在穴位上，然后利用腕力和指力快速将针刺入皮肤。

2) 弹入速刺法：用押手持针体，留出针尖 2 ~ 3 分，对准穴位；刺手拇指在前、示（中）指在后，呈待发弩状对准针尾弹击，使针急速刺入皮下。此法适用于短针。

3. 针刺的角度、方向和深度　掌握正确的针刺角度、方向和深度，有助于获得针感、施行补泻、提高疗效、防止针刺意外发生。针刺取穴的准确与否，不仅是指皮肤表面的位置，还要与正确的角度、方向和深度等因素相结合。对于同一穴位，针刺的角度、方向、深度不同，到达的组织结构、产生的针刺感应和治疗的效果亦不同。临床上针刺的角度、方向和深度应根据患者的体质、针刺部位、病情和针刺手法等灵活运用。

(1) 针刺角度：针刺的角度指进针时针身与皮肤表面所形成的夹角。进针时针刺角度根据腧穴所在的部位特点和治疗要求，一般分为直刺、斜刺和平刺（图 4-2-18）。

1) 直刺：针身与皮肤表面呈 90° 角左右，垂直刺入腧穴。浅刺与深刺均可，适用于人体大多数腧穴。

2) 斜刺：针身与皮肤表面呈 45° 角左右，倾斜刺入腧穴。适用于内有重要脏器、不宜深刺或肌肉浅薄处的腧穴。

3) 平刺：又称横刺、沿皮刺，针身与皮肤表面呈 15° 角左右，横向刺入腧穴。适用于胸背、头面及皮

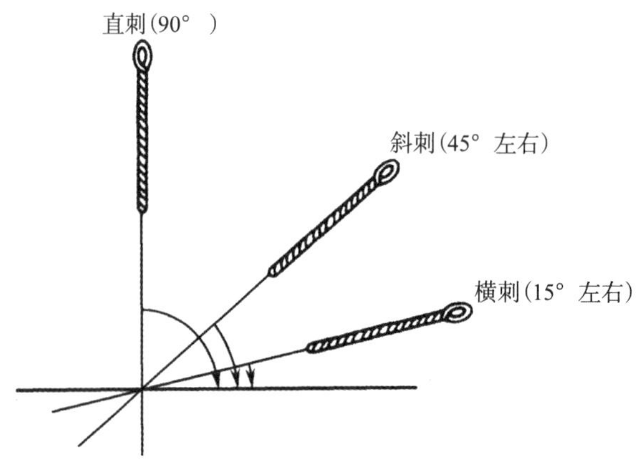

图 4-2-18 针刺角度

肉浅薄处的腧穴。

(2)针刺方向:针刺方向指针尖所朝的方向,简称针向。一般依照经脉循行的方向、腧穴部位的特点和治疗的需要而定。针刺角度与针刺方向有密切的关系,但二者不是同一概念。针刺角度以腧穴所在部位的解剖特点为基准,针刺方向则是根据不同病证治疗的需要而定。针刺入腧穴后,根据针感强弱及其传导方向等情况,调整针刺方向,激发经络之气,达到补泻目的。

(3)针刺深度:针刺深度指针身刺入腧穴的深浅度。针刺的深度以针刺安全且取得针感为原则,在临床应用时,要根据患者的病情、年龄、体质、腧穴所在部位以及不同时令而灵活掌握。

4. 行针手法 进针后为获得针感、调控针感所采取的操作方法称为行针,又称运针。包括基本手法和辅助手法两类。

(1)基本手法:行针的基本手法包括捻转法和提插法,临床应用时既可单独运用,又可配合应用。

1)提插法:将针刺入腧穴一定深度后,施以上提下插动作的操作方法称之为提插法。要求提插幅度一致,频率快慢一致,用力大小一致,忌时大时小,并保持针身垂直。临床应用时,提插幅度的大小、层次的变化、频率的快慢和操作时间的长短,应根据患者的体质、病情、腧穴部位、针刺目的等情况灵活掌握(图 4-2-19)。

2)捻转法:将针刺入腧穴一定深度后,施以向前向后反复捻转动作的操作手法称之为捻转法。要求捻转角度一致,频率快慢一致,用力大小均匀,要均匀自然,有连续性。捻转时,切忌单向连续捻转,否则针体容易被肌纤维缠绕,使患者产生疼痛,并导致滞针(图 4-2-20)。

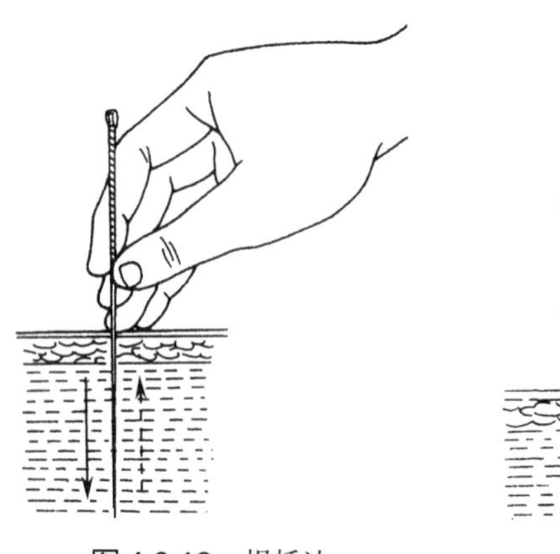

图 4-2-19 提插法

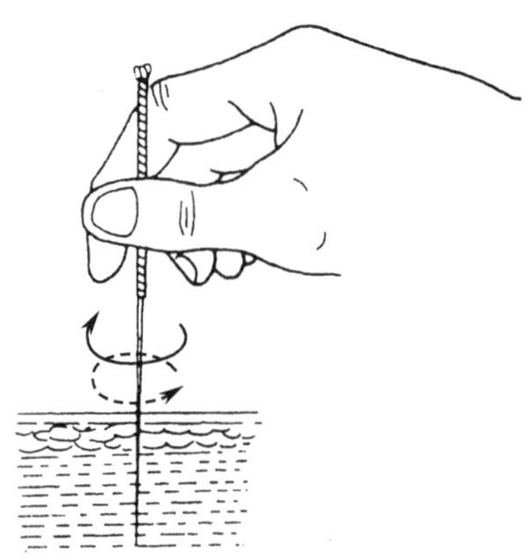

图 4-2-20 捻转法

(2)辅助手法:辅助手法是对基本手法的补充,目的是促进得气,加强与调控针感。

1)循法:用指腹顺着经脉循行路径,在腧穴的上下轻柔地循按或叩打。此法能够推动气血运行,激发经气,促使针后易于得气,使针感沿经脉行经路线扩散或传导、消除紧张情绪、解除滞针(图 4-2-21)。

2)刮法:针刺入一定深度后,以拇指指腹抵住针尾,用示指指甲自下而上频频刮动针柄;或以示指指腹抵住针尾,用拇指指甲自下而上频频刮动针柄;也可以用拇指、中指轻握针根,以示指自上而下频频刮动针柄。本法在针刺不得气时用之可激发经气,如已得气者可以加强针刺感应的传导和扩散(图 4-2-22)。

3)弹法:留针过程中,用手指轻弹针尾或针柄,使针体微微振动。作用是催促气至、助气运行、加强针感(图 4-2-23)。

4)摇法:针刺入一定深度后,手持针柄,将针轻轻摇动。临床上分为深层直立针身而摇和浅层卧倒针身而摇两种。直立针身而摇,可加强针感;卧倒针身而摇,可促使针感传导(图 4-2-24)。

5)飞法:拇、示指持针柄细细捻搓数次,然后张开两指,一搓一放,反复数次,状如飞鸟展翅。作用是催气、行气、增强针感(图 4-2-25)。

6)震颤法:针刺入一定深度后,用小幅度、快频率地捻转、提插手法,使针身轻微震颤。作用是催气、守气、增强针感(图 4-2-26)。

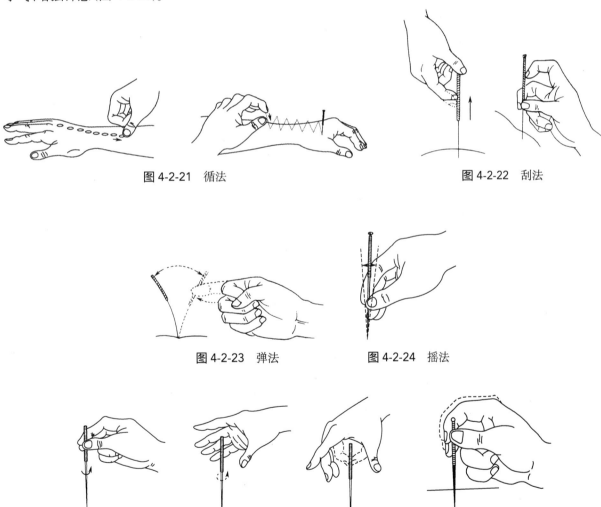

图 4-2-21 循法

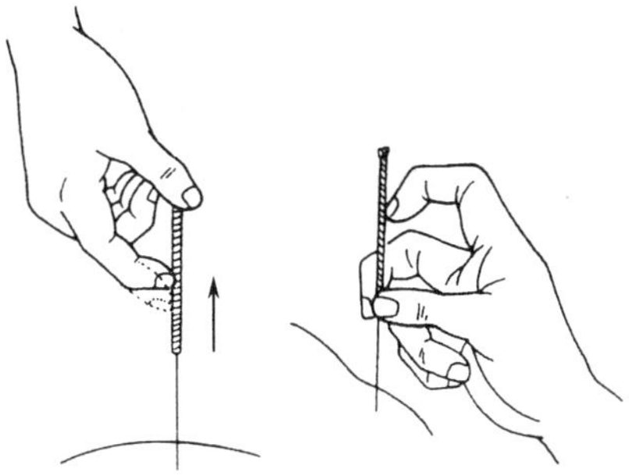

图 4-2-22 刮法

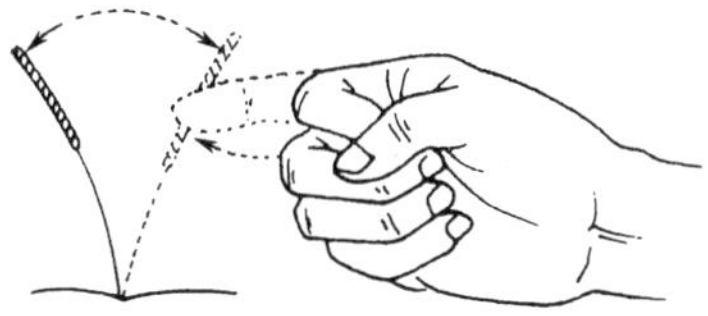

图 4-2-23 弹法

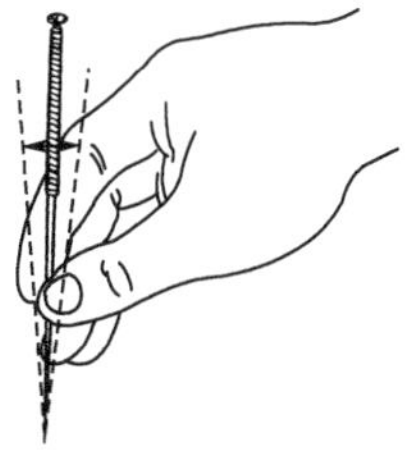

图 4-2-24 摇法

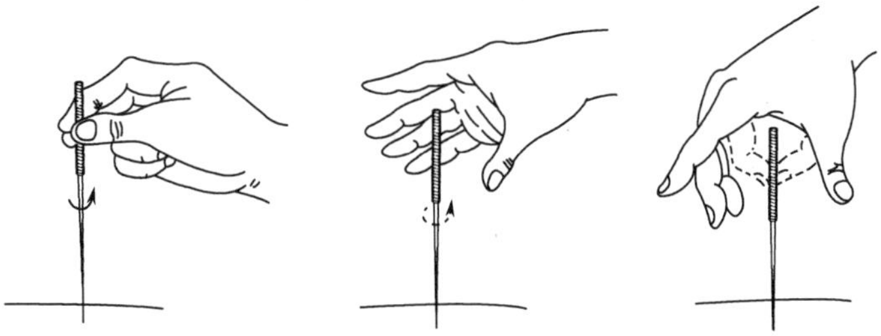

图 4-2-25 飞法

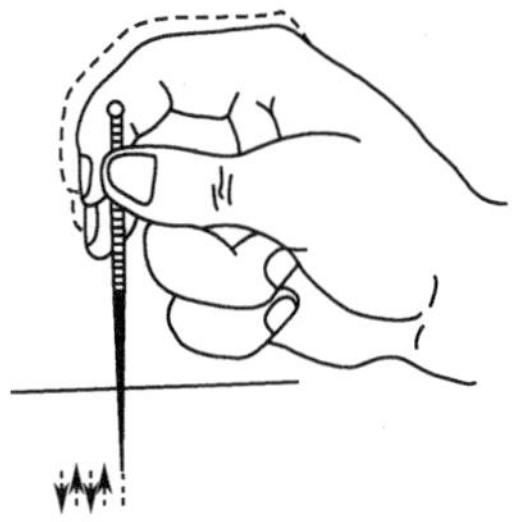

图 4-2-26 震颤法

5. 针刺得气 得气指毫针刺入腧穴后，通过提插、捻转手法行针，使针刺部位产生的经气感应。古代文献称"气至"，现在多称"针感"。针刺得气与否，应从患者对针刺的感觉和反应与医者手指下的感觉两个方面来判断。当针刺得气时，患者自觉针刺部位出现酸、麻、胀、重等反应，有时出现凉、热、触电感、抽动、蚁行感、不自主地肢体活动等感觉。医者感觉针下可由未得气时轻松、虚滑的感觉慢慢转变为沉紧、涩滞的感觉，医者亦能感到所刺肌肉的跳跃、抽动。

(1)得气的意义：得气是产生治疗作用的关键，是判断患者经气盛衰、取穴准确、疾病预后、针治效果的依据，也是针刺过程中进一步实施手法的基础。

1)得气的迟速与疾病预后的关系：若针刺得气迅速，多为正气充沛、经气旺盛的表现，机体反应敏捷，故取效快，疾病易愈；若针刺得气迟或不得气，多为正气虚损，经气衰弱的表现，机体反应迟缓，故取效缓慢，疾病缠绵不愈。

2)得气与补泻手法的关系：得气是补泻的基础和前提，补泻手法要在针刺得气的基础上进行。当针下感觉紧涩而疾速时，表示邪气来至，要采用泻法祛邪；当针下感觉徐缓而舒和时，表示正气来至，要采用补法扶正。

(2)影响得气的因素：毫针刺中腧穴后，不得气或气至不够理想时，需分析原因，并针对有关影响得气的因素，采取相应方法，促使得气。影响得气的因素主要包括医者、患者和环境因素三个方面。医者取穴不准、针刺深浅失宜、操作手法不当、用心失专等，均可影响得气的产生。患者体质虚弱，针刺反应不灵敏等，则不易得气。气候寒冷、阴雨潮湿时，针刺得气较慢或不易得气。

6. 针刺补泻 针刺补泻，是以补虚泻实为目的两类不同针刺方法。补法，指能够鼓舞正气，使机体低下的功能状态恢复正常的针刺方法；泻法，指能够疏泄邪气，使机体亢盛的功能状态恢复正常的针刺方法。

(1)单式补泻手法

1)捻转补泻法：针下得气后，拇指向前时用力重，向后时用力轻(轻轻退回)即为补法；拇指向后时用力重，向前时用力轻即为泻法(图 4-2-27)。

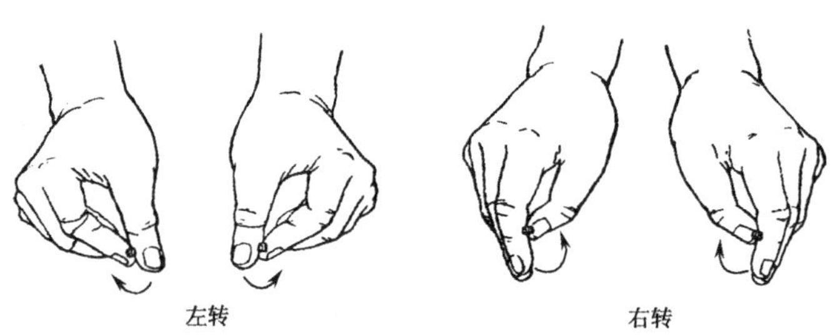

图 4-2-27 捻转补泻法

2)提插补泻法：针下得气后，下插时用力大、速度快，上提时用力小、速度慢，以下插为主为补法；上提时用力大、速度快，下插时用力小、速度慢，以上提为主为泻法(图 4-2-28)。

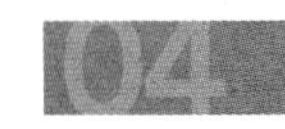

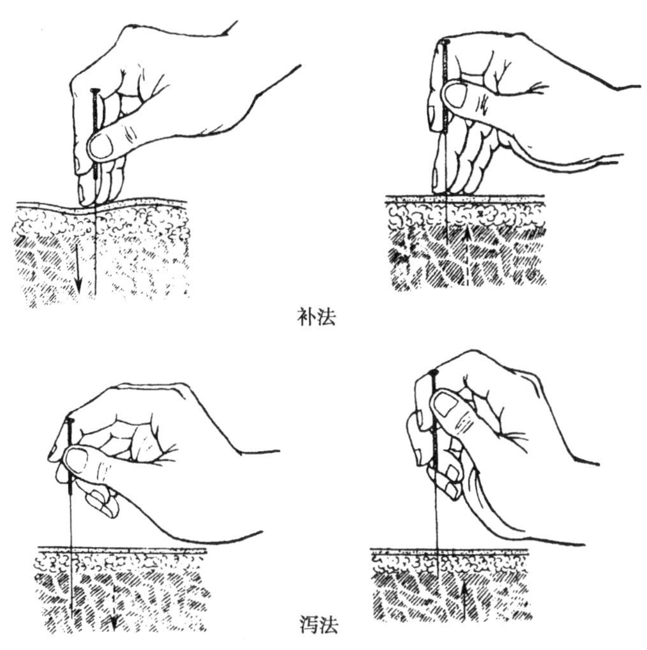

图 4-2-28　提插补泻法

3)徐疾补泻法:缓慢地进针,快速地出针即为补法。快速进针,缓慢出针即为泻法(图 4-2-29)。

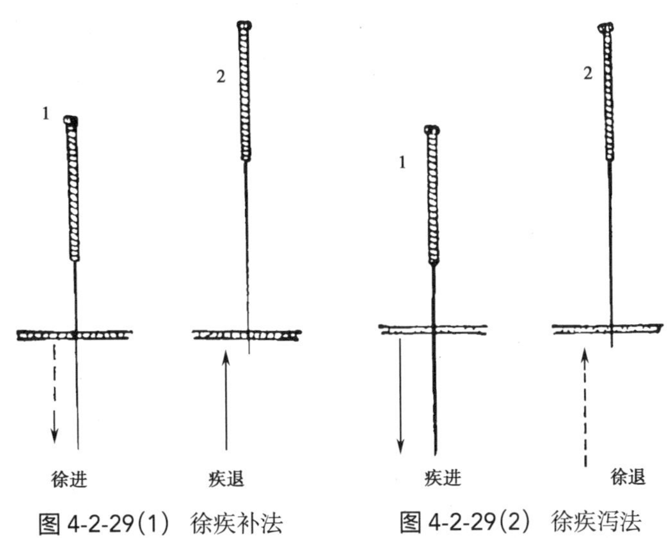

图 4-2-29(1)　徐疾补法　　图 4-2-29(2)　徐疾泻法

4)呼吸补泻法:呼气时进针,吸气时出针即为补法。吸气时进针,呼气时出针即为泻法。

5)开阖补泻法:出针后迅速按闭针孔为补法;出针时摇大针孔,并在出针后不按闭针孔为泻法。

6)平补平泻法:指针刺入腧穴一定深度得气后,缓慢均匀地提插、捻转即可出针。其目的是针刺得气、促进阴阳平衡、调和经气,并无补泻的意义,主要适用于临床虚实不明显的病证,对针刺敏感难于接受较强针感的患者。

(2)复式补泻手法

1)烧山火:操作顺序由浅而深地分层进入,三进一退,以针下产生热感为疗效标准。将腧穴的可刺深度分为浅、中、深三层(天、人、地三部),先浅后深,每层各做重插轻提,连续重复九次,然后退回至浅层,称为一度。一般不超过三度。针下有热感时,可将针下插至地部守气,留针 10 ~ 15 分钟,待针下松弛时,随患者吸气将针快速拔出(图 4-2-30)。

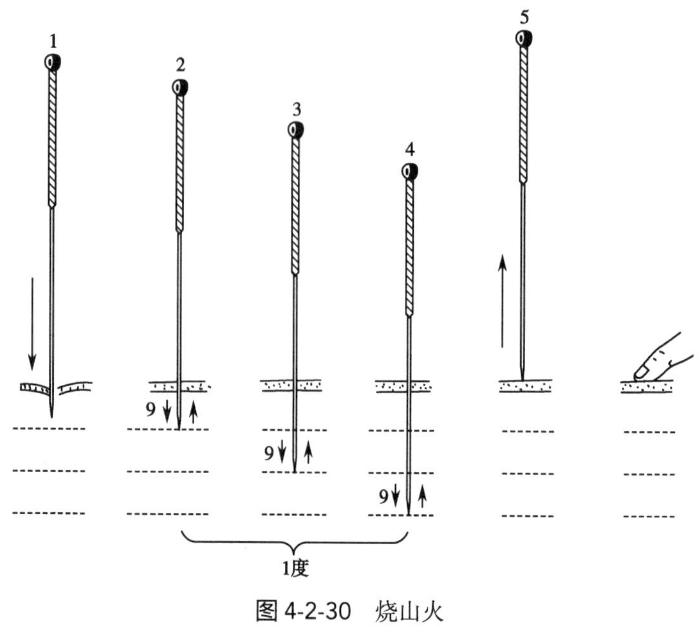

图 4-2-30　烧山火

①临床应用:适用于顽麻冷痹,脾肾阳虚、沉寒痛结等所致的虚寒证,如中风脱证、痿证、寒湿痹证、腹痛、腹泻等。

②注意事项:热感是在针刺得气的基础上产生的,烧山火的基础针感为酸胀感,其中以酸感为重者最佳。烧山火手法适用于肌肉丰厚处的穴位,四肢末梢或肌肉浅薄处、或有重要脏器、血管、肌腱等部位的腧穴不宜采用此手法。烧山火手法每次操作刺激量需大,但操作时间不宜过长。

2)透天凉:操作顺序由深而浅地分层退出,三退一进,以针下产生凉感为疗效标准。将腧穴的可刺深度分为浅、中、深三层(天、人、地三部),针刺入后直插深层,按深、中、浅的顺序,在每一层中轻插重提,反复六次,然后插至深层,称为一度,共行 2 ~ 3 度。针下产生凉感时,可将针上提至天部守气,留针 10 ~ 15 分钟。(图 4-2-31)。

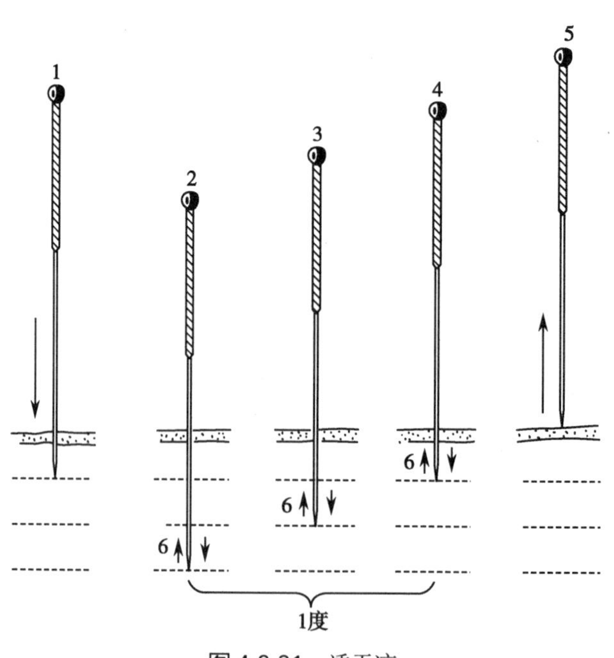

图 4-2-31　透天凉

①临床应用：适用于热痹实热火邪，痰热内盛所致的中风闭证、癫狂、热痹、痈肿、咽喉肿痛、高热等实热证。

②注意事项：凉感是在针下得气的基础上产生的，透天凉的基础针感为麻感，但麻感为不适宜的针感。该手法多用于肌肉丰厚处的穴位，四肢末梢或肌肉浅薄处、有重要脏器、血管、肌腱部位的腧穴则不宜采用此手法。

(3) 针刺补泻效果的决定因素

1) 机体所处的功能状态：当人体功能处于不同的病理状态时，针刺可以产生不同的调整作用，达到或补或泻的不同效果。如果机体处于虚惫状态而呈虚证时，针刺可以起到扶正补虚的作用；如果机体处于邪盛状态而呈实证时，针刺可以起到祛邪泻实的作用。

2) 腧穴的特异性：腧穴的主治功能，不仅具有普遍性，而且具有相对特异性。如关元、气海、命门、足三里等腧穴，均能鼓舞人体正气，具有强壮作用，适用于虚证。而人中、委中、十二井、十宣等穴，均能疏泄病邪，具有祛邪泻实作用，适用于实证。施行针刺补泻时，应当结合腧穴作用的相对特异性，才能收到更好的针刺补泻效果。

3) 针具及手法等因素：针刺补泻的效果与使用针具的规格，刺入的角度、深度，行针时的手法等因素密切相关。一般情况下，毫针规格大者刺激量较大，进针时直刺、深刺者刺激量较大，行针时提插幅度大、捻转角度大、频率快者，刺激量较大；反之，刺激量较小。

7. 留针与出针

(1) 留针法：当毫针刺入腧穴，行针得气并施以补泻手法，将针留置在腧穴内一段时间后，再予以出针的方法称为留针。通过留针，可以加强针刺感应并延长刺激作用，还可以起到候气与调气的目的。一般留针 20 ~ 30 分钟，留针期间不实施任何针刺手法称为静留针法，留针期间施行气、守气或补泻等手法称为动留针法。留针方式及时间长短应根据患者体质、病情、腧穴位置而灵活使用。留针期间，应时刻注意患者的面色和表情，防止晕针、弯针、折针等意外的发生。

(2) 出针法：又称起针、退针，是毫针操作过程的最后一步，预示针刺结束，是在施行针刺手法并达到预定针刺目的和治疗要求后，即可出针。

一般是以押手持消毒干棉球轻轻按压于针刺部位，刺手持针作轻微的小幅度捻转，并随势将针缓缓提至皮下（不可单手猛拔），静留片刻，然后出针。临床包括双手出针法、单手出针法、快速出针法。

出针后应用无菌干棉球按压针孔片刻，防止出血、血肿等情况。尤其眼部腧穴，需按压 5 分钟左右。如有滞针者，需及时进行正确处理，不可强行出针。

三、电针法

电针法是将电针仪输出的脉冲电流，通过毫针作用于人体经络腧穴，以治疗疾病的一种方法。电针法是在针刺得气的基础上结合脉冲电刺激，综合发挥作用以提高治疗效果，而且可以代替人力进行捻针，能较为客观地控制刺激量。目前临床应用十分广泛。

（一）电针仪器

电针仪的种类很多，其基本结构由电源电路、方波发生器电路、控制电路、脉冲主振电路和输出电路五部分组成（图 4-2-32）。早期用的是蜂鸣式电针仪，自 20 世纪 60 年代后期被晶体管电针仪所代替。目前，临床中最为常用的是调制脉冲式电针仪，一般是交直流电源两用的，且不受电源限制，具有省电、体积小、携带方便、安全、耐震、无噪音、性能稳定、易调节、刺激量大等特点，能输出三种不同的波形，即：

连续波(波形规律,连续不变)、断续波(呈周期性间断的连续波)、疏密波(电脉冲的频率周而复始地由慢变快)。

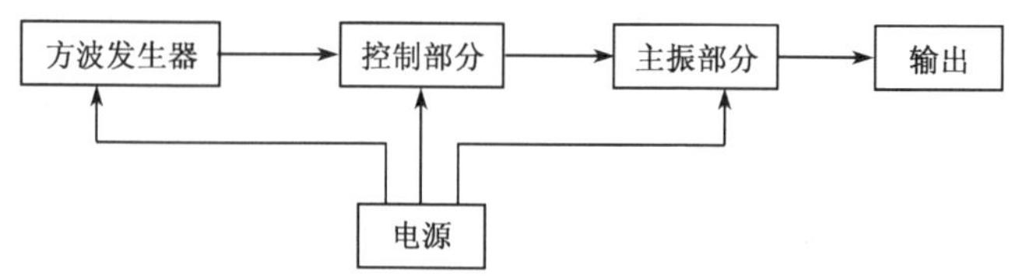

图 4-2-32　G6805 型电针仪原理方框图

(二) 操作方法

1. 使用方法　以 G6805 型电针仪为例,电针治疗仪在使用前先把各部位旋钮都逆时针旋转至零位,即处于关闭状态,该仪器有 5 个并排旋钮,每只旋钮有调节强度与相应输出插孔相对应。治疗时,每路输出的电流刺激量可以根据临床需要及患者耐受性进行调节。将电针仪上每对输出电极分别与两根毫针相连,然后打开电源开关,选好波型后慢慢调节至所需输出电流量。一般将同一对输出电极连接在身体的同侧,在胸、背部的腧穴上使用电针时,不可将两个电极跨接在身体两侧,避免电流回路通过心脏。通电时应逐渐加大电流强度,以免给患者造成突然的刺激。

电针的穴位配方和毫针法相同,但一般要求成对取穴,因为单穴不能形成电流回路,达不到电刺激的目的。如仅需选取 1 穴时,可把电针仪的输出电极,一根接在毫针上,另一根用(盐)水浸湿的纱布裹上,做无关电极,湿纱布可放置在同侧经络的皮肤上。一般持续通电 15 ~ 20 分钟,使患者出现酸、胀、热等感觉,或出现局部肌肉作节律性收缩。如做较长时间的电针治疗,患者往往会产生电适应现象,即感觉刺激强度逐渐变小,此时可适当加大输出电流量,或间歇通电(暂时断电 1 ~ 2 分钟后再行通电)。

不同疾病的疗程不尽相同,一般 5 ~ 10 天为 1 个疗程,通常每日或隔日治疗 1 次,急症患者每天可治疗 2 次。2 个疗程中间可间隔 3 ~ 5 天。

治疗完毕,先将输出电位器调到“0”,然后关闭电源,以避免电源关闭时产生突然增强的电刺激,再撤去导线。

2. 电针选穴　电针选穴的方法除了按照经络辨证、脏腑辨证取穴外,通常还可沿神经干走行和肌肉神经运动点选穴。例如:

有面神经分布的腧穴:听会、翳风。

有三叉神经分布的腧穴:下关、阳白、四白、夹承浆。

有臂丛神经分布的腧穴:颈夹脊 6 ~ 7、天鼎。

有尺神经分布的腧穴:青灵,小海。

有桡神经分布的腧穴:手五里、曲池。

有正中神经分布的腧穴:曲泽、郄门、内关。

有坐骨神经分布的腧穴:环跳、殷门。

有胫神经分布的腧穴:委中。

有腓总神经分布的腧穴:阳陵泉。

有股神经分布的腧穴:冲门。

有腰神经分布的腧穴:气海俞。

有骶神经分布的腧穴:八髎。

3. 电针刺激参数选择　电针仪输出的是脉冲电,脉冲电是指在极短时间内出现的电压或电流的突

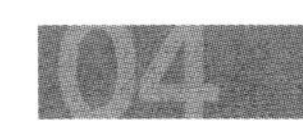

然变化，即电容的突然变化形成了电的脉冲，又称之为双向尖脉冲。常见的调制脉冲波形为疏密波、断续波，不受调制的基本脉冲波型为连续波。

电针刺激参数主要包括波形、波幅、波宽、频率等。电针的刺激量对于临床治疗具有指导意义。

（1）波形：一般的脉冲波具有方形波、尖峰波、三角波和锯齿波（图 4-2-33），而单个脉冲波以不同方式组合形成连续波、疏密波、断续波和锯齿波等（图 4-2-34）。

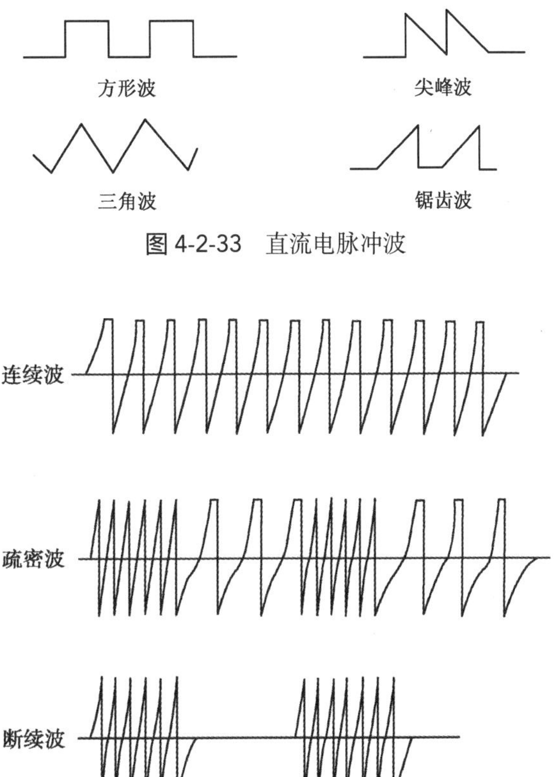

图 4-2-33　直流电脉冲波

图 4-2-34　连续波、疏密波、断续波

1）连续波：亦称可调波，是单个脉冲采用不同方式组合形成。频率每秒钟几十次至几百次不等。频率快的称密波（或高频连续波），一般频率高于 30Hz，50 ~ 100 次 / 秒；频率慢的称疏波（或低频连续波），一般频率低于 30Hz，2 ~ 5 次 / 秒。可用频率旋钮任意选择疏、密波形。高频连续波易产生抑制反应，主要用于止痛、镇静、缓解肌肉和血管痉挛等，也可用于针刺麻醉。低频连续波，兴奋作用较为明显，刺激作用强，可提高肌肉、韧带张力等。常用于治疗痿证和各种肌肉关节、韧带、肌腱的损伤等。

2）疏密波：是疏波、密波自动交替出现的一种波形，疏、密波交替持续的时间各约 1.5 秒，能克服单一波形易产生电适应的缺点。动力作用较大，治疗时兴奋效应占主要优势。能够促进代谢，改善血液循环，增强组织营养，消除炎性水肿。常用于止血、扭挫伤、关节周围炎、坐骨神经痛、面瘫、肌无力等。

3）断续波：是有节律地时断、时续自动出现的一种组合波形。断时在 1.5 秒内无脉冲电输出；续时是密波连续工作 1.5 秒。断续波形不易产生电适应，且因其动力作用颇强，能提高肌肉组织的兴奋性，所以对横纹肌有良好的刺激收缩作用。常用于治疗痿证、瘫痪等。

4）锯齿波：是电脉冲波幅按锯齿样自动改变的起伏波。每分钟 16 ~ 20 次，或 20 ~ 25 次，因其频率接近人体呼吸频率，故可刺激膈神经，做人工电动呼吸，配合抢救呼吸衰竭等。

（2）波幅：波幅一般指脉冲电压或电流的最大值与最小值之间的差，也指它们从一种状态变化到另外一种状态的跳变幅度值。电针的刺激强度主要取决于波幅的高低,如电压从 0 ~ 30V 进行反复的突然跳变,则脉冲的幅度为 30V,临床治疗时通常不超过 20V。若以电流表示,通常不超过 2mA,多在 1mA 以下。也有以电压和电流乘积表示的。临床中刺激的强度主要根据个人的整体情况而定。

(3)波宽:波宽是指脉冲的持续时间。脉冲宽度也与刺激强度相关,宽度越大则表示给患者的刺激量越大。电针仪一般采用适合人体的输出脉冲宽度,约为 0.4 毫秒左右。

(4)频率指每秒钟内出现的脉冲个数,其单位用赫兹(Hz),脉冲的频率不同,治疗作用也不同。

(三)注意事项

1. 电针仪器在使用前须检查性能是否完好,如输出电流时断时续,须注意导线接触是否良好,应检查修理后再用。

2. 电针刺激量较大时,需防止晕针。体质虚弱、精神紧张者,尤应注意电流不宜过大。

3. 心脏病患者,应避免电流回路通过心脏。安装心脏起搏器者,应禁止使用电针。在接近延髓、脊髓部位使用电针时,电流量宜小,切勿通电太强,以免发生意外。

4. 年老、体弱、怀孕、醉酒、饥饿、过饱、过劳等,不宜应用电针。

四、头皮针

头皮针又称头针,指在头皮部特定的部位进行针刺以防治疾病的方法,其理论基础主要是传统脏腑经络理论和大脑皮层功能定位在头皮的投影理论。本书主要介绍头皮针国际标准化方案,以国际通用的头皮针标准线作为刺激部位,其刺激部位的确定是以头上分区,区上定经,经上选穴为原则,采用腧穴透刺的方法进行针刺。

(一)国际通用标准头穴线的定位和主治

国际标准头穴线按颅骨的解剖分为额区、顶区、颞区、枕区 4 个区,共 14 条标准线(左侧、右侧、中央共 25 条)(图 4-2-35 ~图 4-2-39)。

1. 额区(图 4-2-35)

(1)额中线

部位:属督脉,在额部正中发际内,自发际上 5 分处即神庭穴起,向下刺 1 寸。

主治:①神昏,嗜睡,失眠,健忘;②头痛,目赤,咽痛,鼻塞。

(2)额旁 1 线

部位:属足太阳膀胱经,在额中线外侧,直对目内眦,自发际上 5 分处即眉冲穴向下刺 1 寸。

主治:①咳嗽,气喘;②心悸,怔忡,胸痹。

(3)额旁 2 线

部位:属足少阳胆经,在额旁 1 线的外侧,直对瞳孔,自发际上 5 分处即头临泣穴向下 1 寸。

主治:①胃痛,痞满,腹胀,腹泻;②胁痛。

(4)额旁 3 线

部位:位于额旁 2 线的外侧,直对眼外角,自发际上 5 分处即头维穴内侧 0.75 寸向下刺 1 寸。

主治:①遗精,阳痿;②癃闭,小便频数。

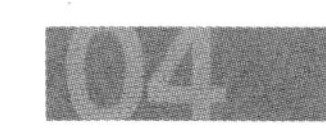

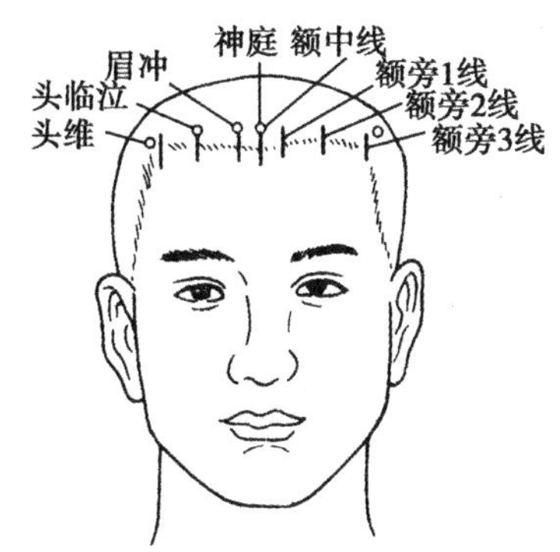

图 4-2-35 《头针穴名国际标准化方案》额区

2. 顶区

(1) 顶中线(图 4-2-36)

部位:属督脉,在头顶部,位于前后正中线上,自百会穴至前顶穴之间的连线。

主治:①下肢痿痹;②脱肛,阴挺,遗尿,小便频数;③头痛,眩晕。

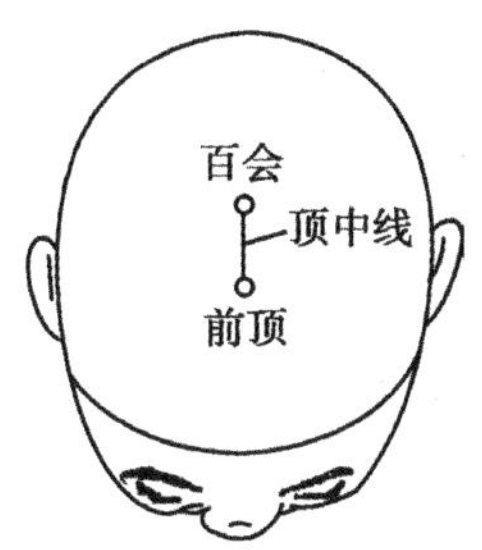

图 4-2-36 《头针穴名国际标准化方案》顶区(1)

(2) 顶颞前斜线(图 4-2-37)

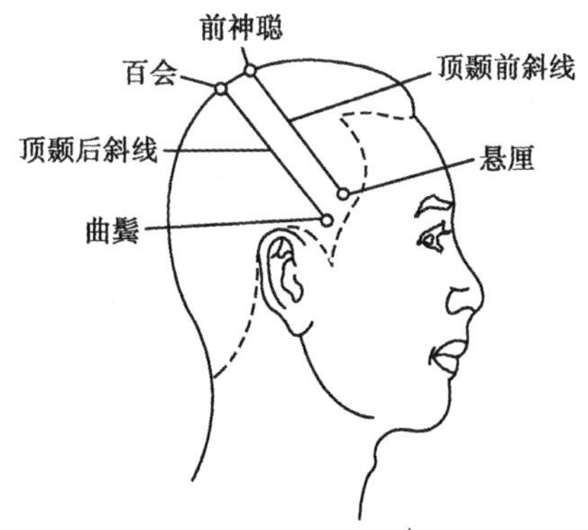

图 4-2-37 《头针穴名国际标准化方案》顶区(2)

部位:在头侧面,自头顶到头颞部,自前神聪穴至悬厘穴的连线。该线贯穿督脉、足太阳膀胱经和足少阳胆经。

主治:对侧中枢性运动功能障碍,如瘫痪等。可将该线分五等份,上 1/5 治疗对侧下肢瘫痪;中 2/5 治疗对侧上肢瘫痪;下 2/5 治疗对侧中枢性面神经炎、运动性失语、流涎等症。

(3)顶颞后斜线(见图 4-2-37)

部位:在头侧面,自头顶到头颞部,位于顶颞前斜线后 1.5 寸,自百会穴至曲鬓穴的连线。该线贯穿督脉、足太阳膀胱经和足少阳胆经。

主治:对侧中枢性感觉功能障碍,如疼痛、麻木、瘙痒等。可将该线分五等份,上 1/5 治疗对侧下肢感觉异常;中 2/5 治疗对侧上肢感觉异常;下 2/5 治疗对侧头面部感觉异常等症。

(4)顶旁 1 线(图 4-2-38)

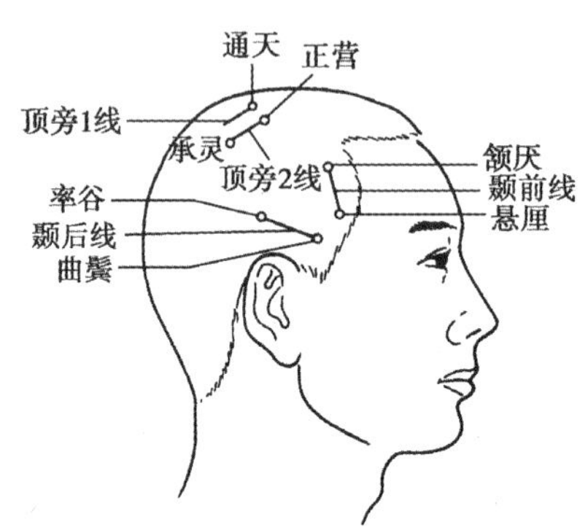

图 4-2-38 《头针穴名国际标准化方案》顶区与颞区

部位:属足太阳膀胱经,位于头顶部,顶中线(督脉)外侧 1.5 寸处,自承光穴沿经向后刺 1.5 寸,承光至通天穴的连线。

主治:腰腿足病证,如下肢瘫痪、麻木、疼痛等,临床常与顶中线、顶颞前、后斜线上 1/5 配合应用。

(5)顶旁 2 线(见图 4-2-38)

部位:属足少阳胆经,在头顶部,顶旁 1 线外侧 0.75 寸。自正营穴至承灵穴的连线。

主治:肩臂手病证,如上肢瘫痪、麻木、疼痛,临床常与顶中线、顶颞前、后斜线中 2/5 配合应用。

3. 颞区(见图 4-2-38)

(1)颞前线

部位:属足少阳胆经,在头颞部,自颔厌穴至悬厘穴的连线。

主治:运动性失语、偏头痛、周围性面瘫及口腔病等。

(2)颞后线

部位:属足少阳胆经,在头颞部,自率谷穴至曲鬓穴的连线。

主治:①头痛,眩晕;②耳聋,耳鸣。

4. 枕区(图 4-2-39)

(1)枕上正中线

部位:属督脉,在头枕部,在枕外粗隆上方正中的垂直线,自强间穴至脑户穴的连线。

主治:①颈项强痛,腰脊强痛;②眼病。

(2)枕上旁线

部位:属足太阳经,在头枕部,与枕上正中线平行,与之相距 0.5 寸的直线。

主治:同枕上正中线。

(3)枕下旁线

部位:属足太阳膀胱经,在头枕部,在枕外粗隆下方两侧 2 寸长的垂直线,即玉枕穴至天柱穴的连线。

主治:后头痛,小脑疾病引起的平衡障碍。

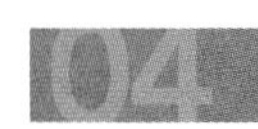

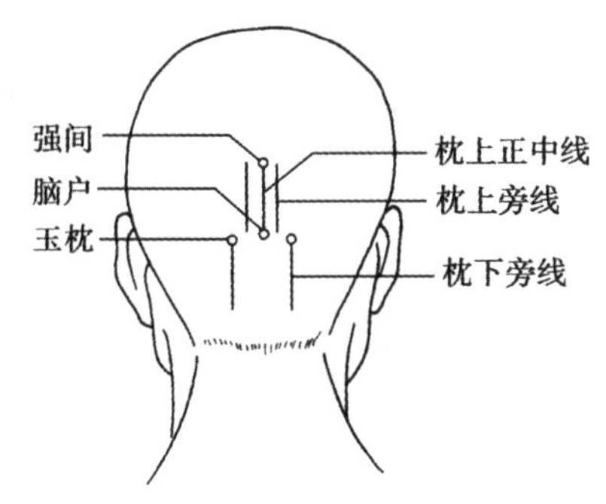

图 4-2-39 《头针穴名国际标准化方案》枕区

（二）操作方法

1. 进针法 患者多取坐位或卧位，一般选用 28 ～ 30 号 1.5 ～ 2 寸的毫针，局部进行常规消毒，用挟持进针法或单手进针法，针体与头皮呈 15° ～ 30° 左右夹角快速刺入皮下，将针推入帽状腱膜下。医者可采用捻转、提插、徐疾等手法激发经气，达到有效刺激量。对头皮坚硬者，推针时可稍作捻转，以助针身的推进。

2. 针刺手法

（1）快速捻转手法：针进入帽状腱膜下后，将示指或中指呈半屈曲状，用示指或中指第一节桡侧面和拇指第一节的掌侧面捏住针柄，利用示指或中指掌指关节的伸屈运动，快速捻转针柄。其特点在于速度快、频率高，易激发针感，能在较短时间内达到有效刺激量。

（2）抽添手法

1）抽提法：针进入帽状腱膜下层，针身平卧，用刺手拇、示指紧捏针柄，押手按压进针点处以固定头皮，用爆发力将毫针迅速向外抽提三次，然后缓慢退回原处。以紧提慢按为主，为泻法。

2）进插法：针进入帽状腱膜下层，针身平卧，以右手拇、示指紧捏针柄，左手按压进针点处以固定头皮，用爆发力将毫针迅速向内进插三次，然后缓慢退回原处。以紧按慢提为主，为补法。

3. 留针与出针 头针的留针和出针，基本上与毫针刺法是一致的。但头针常采用长时间动留针法。出针时，要及时按压针孔，以防出血。

（三）适应范围

1. 中枢神经系统疾病功能障碍 为头针皮疗法的主要适应证，包括脑血管疾病，小儿脑瘫等。

2. 疼痛和感觉障碍 可用于头痛、三叉神经痛、颈项痛、腰背痛、胆绞痛等各种急、慢性疼痛。还可用于肢体麻木等感觉障碍和各种皮肤病所致的瘙痒症状等。

3. 精神障碍 可用于精神分裂症、抑郁症、癔症等。

4. 皮质、内脏功能失调所致疾病 可用于高血压病、冠心病、慢性阻塞性肺疾病、溃疡病、男子性功能障碍及妇女月经不调等。

（四）注意事项

1. 囟门和骨缝尚未闭合的婴儿及孕妇不宜采用头针治疗。

2. 头颅手术部位，头皮严重感染、溃疡和创伤处不宜针刺，可在其对侧取相应头穴进行针刺。

3. 头皮进针时要迅速，注意避开发囊、瘢痕。行针时要注意针下感觉，有阻力感或局部疼痛时，要及时调整针刺方向与深度，要保证针体刺入帽状腱膜下层。

4. 留针时不要碰撞针柄，以免发生弯针和疼痛。如局部有疼痛、瘙痒、沉重感，而无法忍受时，可将针向外提使异常感消失。

5. 有脑出血病史者，需在治疗前检查血压和全身情况，再进行适当针刺，针刺手法不可过重。

五、 其他针法

包括三棱针法、耳针、皮肤针法、皮内针法等。

（一）三棱针法

三棱针刺法是用三棱针点刺腧穴或血络，放出少量血液，或挤出少量液体，或挑断皮下白色纤维组织，以防治疾病的一种方法。放出适量血液以治疗疾病的方法属刺络法或刺血法，又称放血疗法。

1. **针具** 三棱针是由不锈钢制成的，针长约 6.5cm，针身呈三棱形，尖端三面有刃，针尖锋利，有大号及小号两种，针柄呈圆柱形（图 4-2-40）。

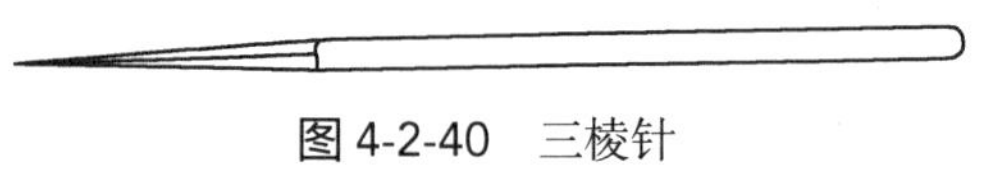

图 4-2-40 三棱针

针具使用前须高压消毒，或用 70% ~ 75% 乙醇浸泡 20 ~ 30 分钟，用一次性无菌针具更好。须对施术三棱针进行检查，是否有锈痕或钩曲，如有要剔除。

2. **操作方法**

(1) 持针方法：以刺手持针，用拇示两指捏持针柄，中指指腹紧靠针身的侧面，露出针尖 2 ~ 3mm，以控制针刺深度（图 4-2-41）。

(2) 针刺方法：三棱针的操作方法分为点刺法、刺络法、散刺法和挑刺法四种。

1) 点刺法：是点刺腧穴放出少量血液或挤出少量液体的方法（图 4-2-42）。

针刺前先推、按、揉、挤被刺腧穴，使血液积聚于针刺部位，经常规消毒后，押手拇、食、中三指夹紧被刺部位或穴位，刺手持针，对准穴位迅速刺入 2 ~ 3mm，随即将针退出，反复轻轻挤压针孔周围，使其出血数滴，或挤出少许液体，然后用无菌棉球或棉签按压针孔。此法多用于手指或足趾末端和头面穴位，如十宣、十二井或头面部的太阳、印堂、攒竹、上星等。

2) 刺络法：点刺随病显现的静脉出血的方法，分为深刺和浅刺两种。

①浅刺：点刺浅表小静脉出血的方法。严格消毒后，刺手持针垂直点刺，快进快出，动作要求稳、准、快，使之少量出血，此法多用于有小静脉随病显现的部位，如额部、颞部、耳背、下肢后面、足背等部位。

②深刺：点刺较深、较大静脉，放出一定量血液的方法，又称泻血法。先使用止血带结扎针刺部位的上端（近心端），使之相应的静脉充分暴露，局部严格消毒后，押手按压在被刺部位的下端，刺手持三棱针

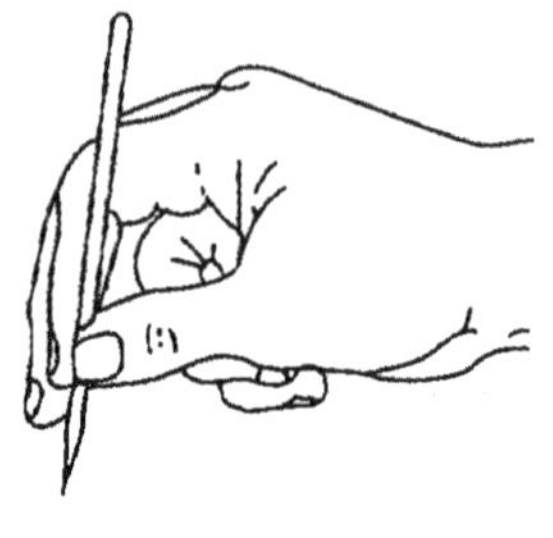

图 4-2-41 三菱针持针式

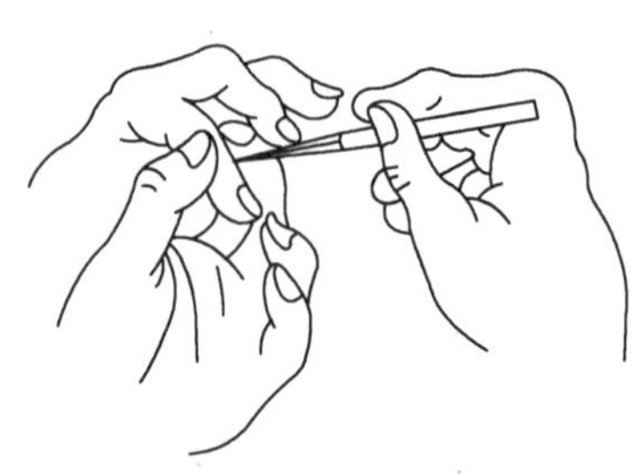

图 4-2-42 点刺穴位

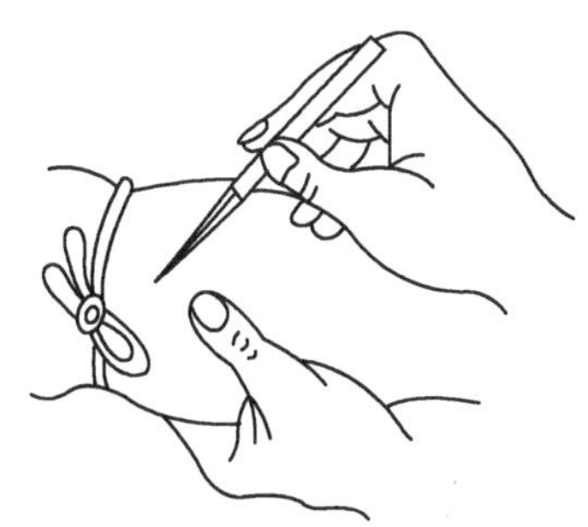

图 4-2-43　点刺血络

对准静脉向心斜刺，迅速出针，待血液自然流出后，松开止血带。也可以轻按静脉上端，以助排瘀。待出血停止后，使用无菌干棉球按压针孔，并以 75% 乙醇棉球清理创口周围的血液。临床多用于肘窝、腘窝部的静脉（图 4-2-43）。本法出血量较大，一次治疗出血可达几十毫升，若出血量不足，可加用拔罐。

(3) 散刺法：又称豹纹刺。是在病变局部及其周围进行多针点刺以治疗疾病的一种方法。局部严格消毒后，根据病变部位大小，由外向内呈环行向中心点刺 10 ~ 20 针，可配合拔罐法使用，促使瘀血、肿胀、脓液得以排出。此法常用于局部瘀血、血肿或水肿、顽癣等（图 4-2-44）。

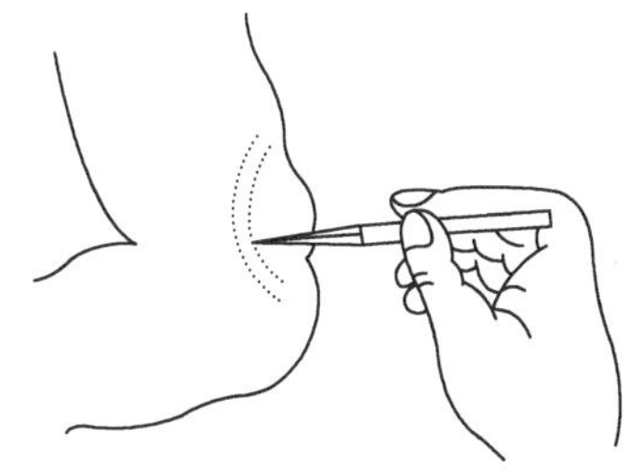

图 4-2-44　散刺法

(4) 挑刺法：用三棱针挑断腧穴或疾病阳性反应点处的皮肤或皮下纤维组织，使之出血或流出黏液，以治疗疾病的方法。局部消毒后，押手捏起施术部位皮肤，刺手持针先横刺进入皮肤，挑破皮肤 0.2 ~ 0.3cm，再将针刺入皮下，将针身倾斜并轻轻地提高针尖，挑断部分纤维组织，挤出少量血液或少量黏液，然后使用无菌敷料覆盖创口并以胶布固定。对于一些畏惧疼痛者，可先用 2% 利多卡因局部麻醉后再挑刺。

3. 适应范围　三棱针法具有开窍醒神、祛瘀泻热、消肿止痛等作用，其适应范围较为广泛，多用于实证、热证、瘀血、疼痛等，如中风闭证，高热、中暑、丹毒、扭挫伤及各种痛证，指（趾）麻木等感觉障碍均可应用。

4. 注意事项

(1) 使患者体位舒适，谨防晕针。

(2) 点刺时手法宜轻、稳、准、快，切不可用力过猛，防止刺入过深，创伤过大，损害其他组织。一般不宜出血过多，切勿伤及动脉。

(3) 大病体弱、贫血、孕妇、有出血性疾病或凝血机制障碍者不宜使用。

(4) 皮肤有溃疡、感染、瘢痕、肿瘤处不宜使用此法。重度下肢静脉曲张处禁用本法。

（二）耳针

耳针，是指用短毫针或艾灸及药物敷贴等方法，通过对耳郭腧穴的刺激以诊治全身疾病的一种方法。耳部是整个人体的缩影，古代医学典籍就有“耳脉”，耳与脏腑经络的生理、病理关系，及其借耳诊治疾病的理论和方法等相关记载。耳针是目前临床应用最为广泛的微针刺法。

1. 耳郭的表面结构　耳郭可分为耳郭正面、耳郭背面和耳根三部分。

(1) 耳郭正面图（图 4-2-45）

1) 耳垂：耳郭最下部的无软骨的皮垂。

2) 耳轮：耳郭边缘向前卷曲的游离部分。

3) 耳轮脚：耳郭深入到耳腔内的横行突起部分。

4) 耳轮结节：耳轮外上方稍肥厚的小结节。

5) 耳轮尾：耳轮前下移行于耳垂的部分。

6) 对耳轮：在耳轮内侧，与耳轮相对的隆起部。呈“Y”字形隆起部，其上方有两分叉，向上分叉的一支称对耳轮上脚；向下分叉的一支称对耳轮下脚；对耳轮下部呈上下走向的主体部分称对耳轮体。

7) 三角窝：对耳轮上、下脚构成的三角形凹窝。

8) 耳舟：耳轮与对耳轮之间的凹沟。

9）耳屏：耳郭前面的瓣状突起，又称耳珠。

10）对耳屏：耳垂上部，对耳轮下方与耳屏相对的隆起部。

11）屏上切迹：耳屏上缘与耳轮脚之间的凹陷。

12）屏间切迹：耳屏与对耳屏之间的凹陷。

13）轮屏切迹：对耳轮与对耳屏之间的凹陷。

14）耳甲：部分耳轮和对耳轮、对耳屏、耳屏及外耳道口之间的凹陷。由耳甲艇和耳甲腔构成。

15）耳甲腔：耳轮脚以下的耳甲部分。

16）耳甲艇：耳轮脚以上的耳甲部分。

17）外耳道口：在耳甲腔内，为耳屏所遮盖处。

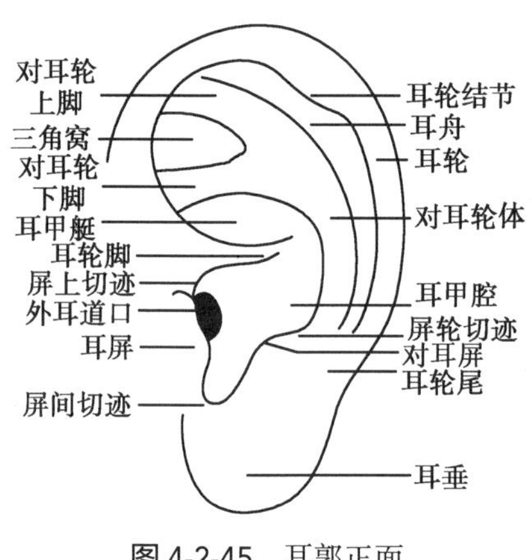

图 4-2-45　耳郭正面

（2）耳郭背面（图 4-2-46）

1）耳轮背面：因耳轮向前卷曲，此面多向前方，又称耳轮外侧面。

2）耳舟后隆起：耳舟背面。

3）对耳轮后沟：同对耳轮相对应的背面凹沟处。

4）三角窝后隆起：三角窝的背面隆起处。

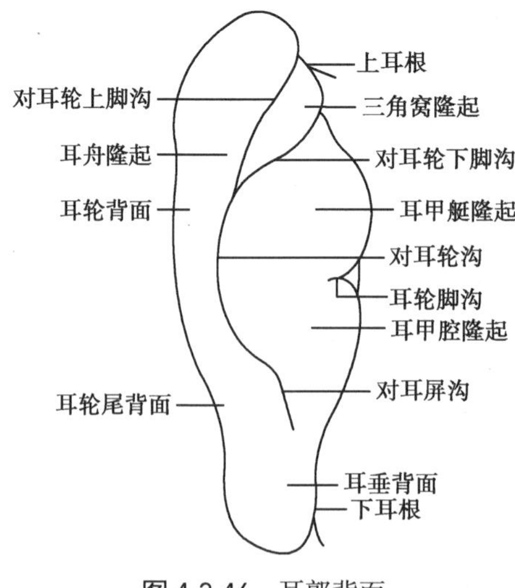

图 4-2-46　耳郭背面

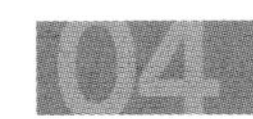

(3) 耳根

1) 上耳根：耳郭与头部相连的最上部。

2) 下耳根：耳郭与头部相连的最下部。

2. 耳穴的分布 耳穴的分布，特别是在耳郭前面，有一定的规律性，其分布特点犹如一个头部朝下臀部朝上倒置的胎儿。其中与头面部相应的耳穴分布在对耳屏与耳垂；与上肢相对应的耳穴分布在耳舟；与躯干和下肢相对应的耳穴在对耳轮体和对耳轮上、下脚；与腹腔相对应的耳穴多集中在耳甲艇；与胸腔相对应的耳穴分布在耳甲腔；与消化道相对应的耳穴多在耳轮脚周围；与耳鼻咽喉相对应的耳穴多在耳屏四周。

3. 耳穴的定位（图 4-2-47）和主治

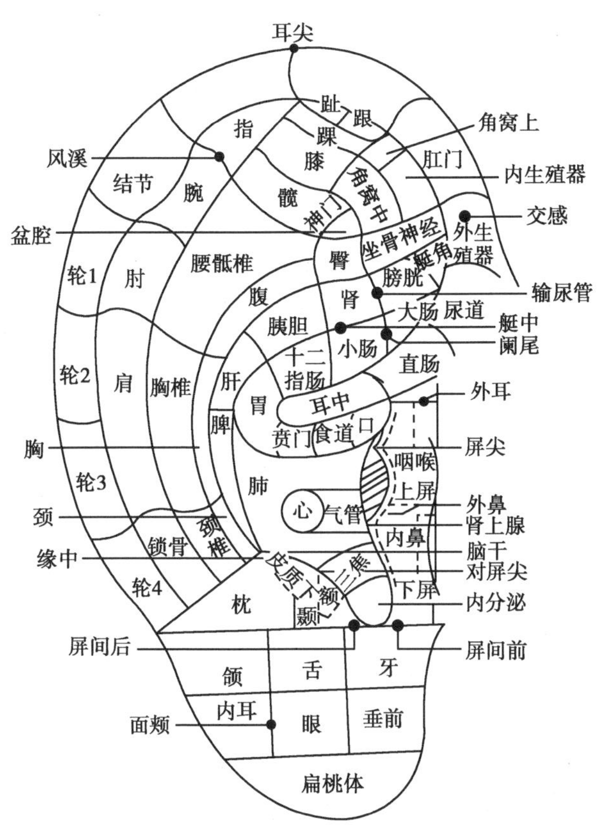

图 4-2-47 耳穴定位示意图（正面）

(1) 耳轮穴位：

1) 耳中：即耳轮脚。主治：①呃逆；②小儿遗尿；③皮肤瘙痒、荨麻疹。

2) 直肠：在耳轮棘前上方的耳轮处。主治：①便秘、腹泻、脱肛、痔疮等；②尿急、尿痛。

3) 尿道：在直肠上方的耳轮处。主治：尿频、尿急、尿痛、尿潴留等泌尿系统病。

4) 外生殖器：在耳轮上，与对耳轮下脚上缘相平处。主治：①睾丸炎、附睾炎等男科病症；②阴道炎、外阴瘙痒症等妇科病症。

5) 肛门：三角窝前方的耳轮处。主治：①痔疮；②肛裂。

6) 耳尖：将耳郭向前对折，在上部尖端处取之。主治：①发热；②高血压；③急性结膜炎、睑腺炎；④痛证；⑤失眠；⑥风疹。

7) 结节：耳轮结节处。主治：①头晕；②头痛；③高血压等。

8）轮 1：在耳轮结节下方的耳轮处。主治：①扁桃体炎；②上呼吸道感染；③发热等。

9）轮 2：在轮 1 区下方的耳轮处。主治：①扁桃体炎；②上呼吸道感染；③发热等。

10）轮 3：在轮 2 区下方的耳轮处。主治：①扁桃体炎；②上呼吸道感染；③发热等。

11）轮 4：在轮 3 区下方的耳轮处。主治：①扁桃体炎；②上呼吸道感染；③发热等。

（2）耳舟穴位

1）指：在耳轮结节上方的耳舟部。主治：①指甲沟炎；②手指疼痛与麻木。

2）腕：在平耳轮结节突起处的耳舟部。主治：腕部疼痛。

3）风溪：耳舟上，在耳舟上五分之二与下五分之三的交界处，即耳轮结节前方。主治：①荨麻疹；②过敏性鼻炎；③哮喘。

4）肘：在腕部的下方处。主治：①肩关节周围炎；②肩部疼痛。

5）肩：与屏上切迹同一水平线的耳舟部。主治：①肩关节周围炎；②胆石症。

6）锁骨：在轮屏切迹同水平的耳舟部、偏耳轮尾处。主治：肩关节周围炎。

（3）对耳轮穴位

1）跟：在对耳轮上脚前上部。主治：足跟痛。

2）趾：在对耳轮上脚的外上角。主治：①趾甲沟炎；②足趾部疼痛麻木。

3）踝：在趾、跟区的下方。主治：①踝关节扭伤；②踝关节炎。

4）膝：对耳轮上脚的中 1/3 处。主治：膝关节肿痛。

5）髋：对耳轮上脚后 1/3 处。主治：①髋关节疼痛及腰骶部疼痛；②坐骨神经痛。

6）坐骨神经：对耳轮下脚的前 2/3 处。主治：①坐骨神经痛；②下肢瘫痪。

7）交感：对耳轮下脚的末端与耳轮内缘交界处。主治：①胃肠痉挛；②心绞痛、胆绞痛等痛症；③输尿管结石；④自主神经功能紊乱。

8）臀：在对耳轮下脚后 1/3 处。主治：①坐骨神经痛；②臀部疼痛。

9）腹：在对耳轮体部上 2/5 处。主治：①腹腔疾病；②消化系统疾病；③急性腰扭伤；④痛经、产后宫缩痛等妇科痛症。

10）腰骶椎：在腹区后方。主治：腰骶部疼痛。

11）胸：在对耳轮体部前部中 2/5 处。主治：胸、胁部病症。

12）胸椎：在胸区后方。主治：①胸胁痛；②乳腺炎、产后泌乳不足等乳房疾患。

13）颈：在对耳轮体前下部 1/5 处。主治：①落枕及颈部扭伤；②瘿气。

14）颈椎：在对耳轮体部将轮屏切迹至对耳轮上、下脚分叉处分为五等份，下 1/5 为本穴。主治：颈椎病、落枕等颈部病症。

（4）三角窝穴位

1）角窝上：三角窝前上 1/3 的上部。主治：高血压。

2）内生殖器：三角窝前1/3的下部。主治：①痛经、月经不调、白带过多、功能性子宫出血等妇科病症；②遗精、早泄等男科疾患。

3）角窝中：在三角窝中 1/3 处。主治：①肝炎；②哮喘、咳嗽等肺系病症。

4）神门：在三角窝后 1/3 的上部，即对耳轮上、下脚分叉处稍上方。主治：①痛症；②高血压；③戒断综合征；④失眠、多梦、烦躁等心系病症。

5）盆腔：在三角窝后 1/3 处。主治：①盆腔炎、附件炎等妇科病症；②腰痛。

（5）耳屏穴位

1）上屏：在耳屏外侧面上 1/2 处。主治：①咽炎；②单纯性肥胖。

2)下屏:在耳屏外侧面下 1/2 处。主治:①鼻炎;②单纯性肥胖。

3)外耳:屏上切迹前方近耳轮部。主治:①外耳道炎;②中耳炎;③耳鸣等。

4)屏尖:耳屏上部隆起的尖端。主治:①腮腺炎、咽炎、结膜炎等;②痛症。

5)外鼻:在耳屏外侧中央。主治:①鼻疖;②鼻部痤疮;③鼻炎。

6)肾上腺:耳屏游离缘下部隆起的尖端。主治:①低血压;②哮喘;③风湿性关节炎;④链霉素中毒性眩晕;⑤休克。

7)咽喉:耳屏内侧面上 1/2 处。主治:①咽喉炎;②扁桃体炎。

8)内鼻:耳屏内侧面下 1/2 处。主治:①鼻炎、鼻窦炎;②鼻出血。

9)屏间前:在屏间切迹前方,耳屏最下部。主治:眼病。

(6)对耳屏穴位

1)额:在对耳屏外侧面的前下方。主治:①头痛、头昏;②失眠多梦。

2)屏间后:在屏间切迹后方,对耳屏前下部。主治:额窦炎。

3)颞:对耳屏外侧面的中部。主治:偏头痛。

4)枕:在对耳屏外侧面的后方。主治:①头痛、眩晕等头部病症;②癫痫、神经官能症等。

5)皮质下:对耳屏内侧面。主治:①神经衰弱;②假性近视;③高血压病;④腹泻;⑤痛症;⑥冠心病。

6)对屏尖:对耳屏尖端。主治:①哮喘;②皮肤瘙痒;③腮腺炎、睾丸炎等。

7)缘中:在对耳屏游离缘上,对屏尖与轮屏切迹的中点。主治:①遗尿;②内耳眩晕病;③功能性子宫出血。

8)脑干:在轮屏切迹处。主治:①头痛;②眩晕。

(7)耳甲穴位

1)口:耳轮脚下方前 1/3 处。主治:①戒断综合征;②胆石症、胆囊炎等胆系病症;③口腔炎、牙周炎等口腔病症。

2)食道:在耳轮脚下方后 2/3 处。主治:①食管炎;②食管痉挛。

3)贲门:在耳轮脚下方后 1/3 处。主治:①贲门痉挛;②神经性呕吐。

4)胃:耳轮脚消失处。主治:①胃炎、消化性溃疡、胃痉挛等胃腑病症;②失眠。

5)十二指肠:耳轮脚上方后 1/3 处。主治:①消化性溃疡;②腹泻、腹痛。

6)小肠:在耳轮脚上方中 1/3 处。主治:①消化不良、腹痛;②心律不齐。

7)大肠:耳轮脚上方前 1/3 处。主治:①腹泻;②便秘等。

8)阑尾:在大肠与小肠之间。主治:①单纯性阑尾炎;②腹泻、腹痛等。

9)艇角:在对耳轮下角下方前部。主治:前列腺炎、尿道炎等泌尿系统病症。

10)膀胱:在对耳轮下脚的下方中部,大肠穴直上方。主治:①膀胱炎、遗尿、尿潴留等泌尿系病症;②坐骨神经痛等。

11)肾:在对耳轮下脚的下缘,即对耳轮上、下脚分叉处下方。主治:①腰痛;②耳鸣;③眼病;④遗精、阳痿、早泄等男科病症;⑤不孕、月经不调等妇科病症;

12)输尿管:肾与膀胱区之间。主治:输尿管结石绞痛。

13)胰胆:在耳甲艇的后上部,肝肾二穴之间。主治:①急性胰腺炎;②胆囊炎、胆石症、胆道蛔虫等胆腑病症。

14)肝:耳甲艇的后下部,胃和十二指肠后方。主治:①胁痛;②单纯性青光眼;③高血压;④月经不调、围绝经期综合征等妇科病症。

15)艇中:在小肠区与肾区之间。主治:①腮腺炎;②腹痛、腹胀等。

16）脾：肝区的下方，紧靠对耳轮体。主治：①血证；②白带过多；③内耳眩晕病；④水肿；⑤痿证；⑥腹胀、腹泻等。

17）肺：耳甲腔心、气管周围处。主治：①皮肤病；②便秘；③戒烟；④咳喘、胸闷。

18）心：在耳甲腔中心最凹陷处。主治：①心绞痛；②无脉症；③神经官能症、癔症等。

19）气管：在口与心区之间。主治：①咳喘；②急慢性咽炎。

20）三焦：在外耳道口后下方，肺与内分泌区之间。主治：①便秘；②水肿；③糖尿病；④耳鸣、耳聋。

21）内分泌：耳甲腔的前下方，在屏间切迹内。主治：痛经、月经不调、更年期综合征等妇科病症。

（8）耳垂穴位

1）牙：在耳垂正面前上部。主治：①低血压；②牙痛、牙周炎等牙疾。

2）舌：在耳垂正面中上部。主治：①舌炎；②口腔炎。

3）颌：在耳垂正面后上部。主治：①牙痛；②颞颌关节功能紊乱。

4）垂前：在耳垂正面前中部。主治：①神经衰弱；②牙痛。

5）眼：在耳垂正面中央部。主治：①急性结膜炎；②睑腺炎；③假性近视。

6）内耳：在耳垂正面后中部。主治：①耳鸣、耳聋；②内耳眩晕病。

7）面颊：在耳垂正面，眼区与内耳区之间。主治：①周围性面瘫；②三叉神经痛。

8）扁桃体：在耳垂正面下部。主治：①扁桃体炎；②咽炎。

（9）耳背穴位（图4-2-48）

1）耳背心：在耳背上部。主治：①心悸；②失眠、多梦。

2）耳背肺：在耳背中内部。主治：①咳嗽；②皮肤瘙痒。

3）耳背脾：在耳背中央部。主治：①胃痛；②消化不良；③腹胀、腹泻。

4）耳背肝：在耳背中外部。主治：①胁痛；②胆石症、胆囊炎等胆系病症。

5）耳背肾：在耳背下部。主治：①头痛、眩晕；②神经衰弱。

6）耳背沟：又称降压沟，在对耳轮沟及对耳轮上、下脚沟处。主治：①高血压；②皮肤瘙痒。

（10）耳根穴位（图4-2-48）

1）上耳根：在耳根最上方。主治：①鼻出血；②哮喘。

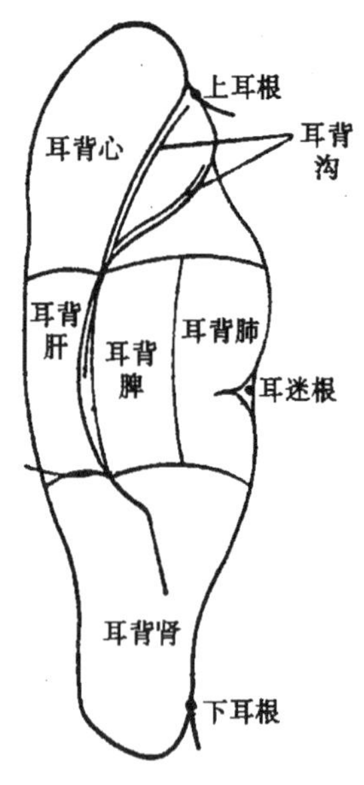

图4-2-48　耳穴定位示意图（背面）

2）下耳根：在耳根最下方。主治：①低血压；②下肢瘫痪。

3）耳迷根：耳背与乳突交界的根部，耳轮脚对应处，即耳轮脚后沟的耳根处。主治：①心律失常；②胆石症、胆道蛔虫等胆系病症。

4. 耳针的操作方法

(1）选穴原则

1）相应部位和反应点取穴：即根据病变所在，在耳郭对应的部位取穴配方，临床应用较广泛。如胃病选胃区；肩痛选肩区等；妇女经带病取盆腔区；膝关节痛选膝区等。也可在耳部寻找阳性反应点，进行针刺。

2）脏腑经络辨证取穴：根据中医脏腑、经络学说选穴组成处方，如肾开窍于耳，耳病选肾穴；心藏神，失眠选心穴；肺主皮毛，故可取肺穴治疗皮肤病；肝开窍于目，目疾选肝穴等。

3）经验取穴：根据临床实践经验选用有效耳穴。如目赤肿痛选用耳尖穴；神门是止痛要穴；枕区是止晕要穴等。

4）按西医理论取穴：根据西医学的生理病理知识对症选穴。如神经系统疾病选脑干；神经衰弱、消化道溃疡取皮质下穴；妇科病、生殖系统病选内分泌。

以上方法可单独使用，亦可多种方法配合使用，力求少而精，一般每次应用2 ~ 3穴即可，多用同侧，亦可取对侧或双侧。

(2）操作程序

1）选穴：确定疾病诊断后，应根据耳穴的选穴原则，在耳郭上寻找阳性反应点，并做好标记，作为施治的刺激点。

2)消毒：在针刺前，要进行严格消毒。除了针具与医者手指须消毒外，耳穴皮肤应先用2%碘酊消毒，再使用 75% 乙醇消毒并脱碘，或用 0.5% ~ 1% 碘附严格消毒。

3）刺激方法：耳穴的刺激方法较多，临床应根据患者、病情、穴位、时令等具体情况灵活选用。

①毫针刺法：一般选用 28 ~ 30 号粗细的 0.5 ~ 1 寸短柄毫针。进针时以押手固定耳郭，刺手拇示二指持进针，进针深度通常以刺穿软骨而不穿透对面皮肤为原则。刺激强度根据患者的病情、耐受度及体质综合确定。大部分患者针刺后，局部有疼痛或热胀感；小部分人有酸、重甚至有特殊之凉、麻、热等感觉沿经络走行放射传导，一般有这些感觉者疗效较好。留针时间一般 20 ~ 30 分钟，疼痛性疾病、慢性病留针时间可适当延长。出针时以押手托住耳背，刺手出针，用消毒干棉球压迫针孔。每日或隔日 1 次。

②压籽法：压籽法又称压丸法，是一种简便安全的耳穴刺激法，所用材料如王不留行籽、六神丸、喉症丸、绿豆、小米等表面光滑，大小和硬度适宜，易于获取的丸状物。临床多用王不留行。耳穴贴敷压籽法适用于耳针治疗的各种病证，对于老人、儿童、惧痛的患者及患有慢性病需长期进行耳穴刺激的患者更为适宜。

选定穴位后，先以 75% 乙醇拭净耳郭皮肤，用消毒干棉球擦净后，将材料黏附在 0.6cm × 0.6cm 大小的胶布中央，用镊子夹住胶布，贴敷于耳穴上，适当按压使耳郭发热、胀痛。每日自行按压 3 ~ 5 次，每次按压 30 ~ 60 秒左右。每周换贴 1 ~ 2 次，双耳交替贴敷。

③电针法：耳穴毫针针刺获得针感后，连接电针，具体操作参照电针法，通电时间10 ~ 20分钟为宜。临床上常应用于一些神经系统疾病、内脏痉挛、哮喘等，还可应用于耳针麻醉。

④埋针法：是将皮内针埋于耳穴的治疗疾病的方法，多用揿针型皮内针，此法适用于一些慢性疾病和疼痛性疾病，或因故不能每天接受治疗的患者，因其刺激时间长，也可用于巩固某些疾病治疗后的疗效。具体操作方法见皮内针法。

⑤灸法：用温热作用刺激耳郭部穴位以治疗疾病的方法。可采用艾条灸、灯心草灸等方法。艾条灸可温灸整个耳郭或较为集中的部分耳穴。灯心草灸是民间沿用已久的简便灸法，是将蘸有麻油的灯心草一端点燃，燃着后对准耳穴迅速点灸，每次灸1～2穴，两耳交替。具有疏风解表、行气化痰、清神止搐等作用。适用于痄腮、目赤肿痛、缠腰火丹等。

施灸时要避免烫伤，以免造成继发感染而导致耳软骨膜炎；如出现小水泡时，可任其自然吸收；复灸时，应及时更换耳穴；精神紧张、严重心脏病患者、孕妇等均应慎用。

⑥按摩法：在耳郭不同部位进行按压、提捏、点掐以防治疾病的方法。耳郭按摩法，临床常用于多种疾病的辅助治疗和养生保健。包括全耳按摩法、手摩耳轮法和提捏耳垂法。a. 全耳按摩法，先将双手掌心预先摩擦发热，然后依次按摩耳郭腹背两侧至全耳耳郭充血发热为止；b. 手摩耳轮法，两手握空拳，以拇示指沿着外耳轮上下往复按摩至耳轮充血发热为止；c. 提捏耳垂法，用两手拇、示指由轻到重提捏耳垂3～5分钟。耳郭穴位按摩法，适用于耳针法的各种适应证。医生可用压力棒点压或揉按耳穴，也可掐按耳穴即将拇指对准耳穴，示指对准耳穴相对应的耳背侧，拇、示两指同时掐按耳穴。

5. 适应范围 耳穴适应病证十分广泛，涉及各种功能障碍性疾病，其中以痛证效果最佳。

(1)各种疼痛性疾病：如头痛、偏头痛、三叉神经痛、坐骨神经痛、痛经、扭伤、挫伤、落枕等痛证以及各种外科手术后产生的伤口痛等。

(2)各种炎症、变态反应性疾病、功能紊乱、结缔组织病及各种慢性疾病：如慢性荨麻疹、过敏性鼻炎、风湿性关节炎、高血压、支气管哮喘、单纯性甲状腺肿、甲状腺功能亢进等。

(3)其他情况：如考场综合征、戒毒、戒烟、戒酒、催乳、催产、美容等。

(4)用于手术麻醉：耳针麻醉是一种比较安全有效的麻醉方法。

6. 注意事项

(1)注意无菌操作。如针孔发红，患者自觉耳部胀痛，可能有轻度感染，应及时用2%碘附涂擦，并口服抗生素，以预防化脓性耳软骨炎的发生。

(2)对年老体弱者，针刺前应适当休息，治疗时手法要轻，刺激量不宜过大，以防意外。空腹、疲劳者针刺时容易发生晕针，应注意预防并及时处理。

(3)局部皮肤破溃、孕妇及器质性病变患者慎用或禁用耳针治疗。

（三）皮肤针法

皮肤针法是多针浅刺人体体表一定部位（皮部）的一种治疗方法，是由古代"半刺""浮刺""毛刺"等刺法发展而来。运用皮肤针叩刺皮部可激发经络功能、调节脏腑气血，达到内病外治的目的。

1. 针具 皮肤针由针头和针柄两部分组成，分软柄和硬柄两种类型，针柄长度一般为15～19cm，针头呈小锤形，一端附有莲蓬状的针盘，针盘下散嵌着不锈钢短针。根据针的数目不同分为梅花针（五支针）、七星针（七支针）、罗汉针（十八支针）。皮肤针针尖不可太锐，呈松针形，全束针尖必须平齐，无偏斜、钩曲、锈蚀和缺损。

2. 操作方法

(1)持针式：硬柄和软柄两种皮肤针持针方式有所不同。

硬柄皮肤针的持针方式以刺手拇指、中指挟持针柄，示指放于针柄中段上面，无名指和小指将针柄固定在小鱼际处。软柄皮肤针持针方式是将针柄末端固定在掌心，刺手拇指在针柄上方，示指在其下方，其余手指呈握拳状握住针柄（图4-2-49）。

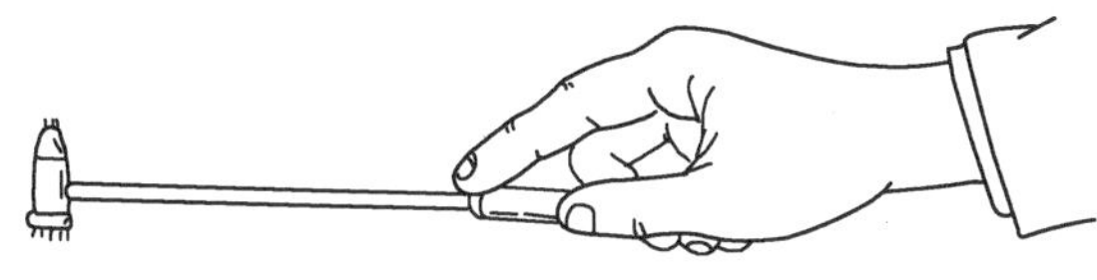

图 4-2-49 皮肤针持针式

(2) 叩刺方法：叩刺前将针具（如一次性针具则无需消毒）、镊子及皮肤进行无菌消毒。叩刺时使针尖对准叩刺部位，运用手腕力量，将针尖迅速垂直叩打在皮肤表面上，并立即弹起，反复进行该操作。避免斜刺、压刺、慢刺、拖刺。

3. 刺激强度 根据患者病情轻重、体质强弱、年龄大小、叩刺部位的不同，有弱、中、强三种强度。

(1) 弱刺激：较轻力度叩刺，针尖接触皮肤时间较短，以局部皮肤略见潮红，患者无疼痛感为度。适用于老年人、久病体弱者、孕妇、儿童以及头面五官肌肉浅薄处。

(2) 中刺激：叩刺的力度介于弱、强刺激之间，以局部皮肤潮红，但无渗血，患者稍觉疼痛为度，除头面五官等肌肉浅薄处外，其余部位均可选用。

(3) 强刺激：用较重力度叩刺，针尖接触皮肤时间稍长，以局部皮肤可见隐隐出血，患者有疼痛感为度，适用于年壮体强者，以及肩、背、腰、臀、四肢等肌肉丰厚处。

4. 叩刺部位 皮肤针常见的叩刺部位有局部、循经、穴位叩刺 3 种。

(1) 局部叩刺：即在病变局部进行叩刺。如头面五官疾病、四肢关节病变、局部扭伤、顽癣等，均可在局部进行叩刺。

(2) 循经叩刺：即沿着与疾病相关的经脉循行进行叩刺。常用于项、背、腰骶部的督脉和足太阳膀胱经，或者是四肢肘膝关节以下三阴三阳经的循经叩刺。

(3) 穴位叩刺：即在与疾病相关的腧穴上进行叩刺。主要是根据疾病的不同及腧穴的主治作用，选择适当的腧穴予以叩刺，临床常用各种特定穴、夹脊穴、阿是穴和阳性反应点等。

5. 适应范围 临床各种疾病及功能障碍均可应用叩刺法，如神经性皮炎、斑秃、近视、视神经萎缩、急性扁桃体炎、感冒、咳嗽、慢性肠胃病、便秘、头痛、腰痛、痛经等。

6. 注意事项

(1) 施术前应仔细检查针具，如有钩曲、不齐或缺损等情况，应及时修理或更换。

(2) 操作时针尖须垂直向下，用力均匀，避免斜刺或钩挑。若因手法过重而出血者，需用消毒干棉球止血并擦拭干净，保持皮肤表面清洁，以防感染。

(3) 局部皮肤如有创伤、溃疡、瘢痕形成，不宜使用本法治疗。

（四）皮内针法

皮内针刺法又称“埋针法”，是以特制的小型针具刺入并固定于腧穴所在的皮内或皮下，留置一定的时间，用以防治疾病的方法。与古代“静以久留”的用意相近，通过长时间的留针，给皮肤以弱而长久的刺激，以调整经络脏腑功能。

1. 针具 皮内针是以不锈钢丝制成，分颗粒型和揿钉型两种。

(1) 颗粒型（麦粒型）：针身长 0.5 ~ 1cm，针身直径 0.28mm，针柄形似麦粒或呈环形，针身与针柄成一直线（图 4-2-50）。

(2) 揿钉型（图钉型）：针身长 0.2 ~ 0.3cm，针身直径 0.28mm，针柄呈环形，针身与针柄呈垂直状（图 4-2-51）。

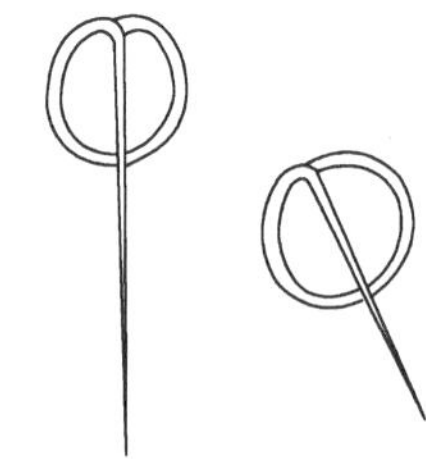

图 4-2-50 颗粒型（麦粒型）皮内针

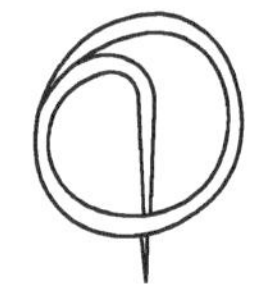

图 4-2-51 揿钉型（图钉型）皮内针

2. 操作方法 两种皮内针的针刺方法有所不同，由于皮内针要在皮内留置时间较长，选取的穴位应以不妨碍人体正常的活动为原则。

（1）揿钉型皮内针：选用一次性针具，镊子、施术部位无菌消毒，然后用镊子夹持针柄，将针尖对准腧穴垂直刺入，使针柄平附于皮肤表面上，再用方块胶布贴在针柄上固定，本法多用于面部、耳部的腧穴埋针。还可将针柄粘在预先剪好的小方块胶布上，使用时将胶布连针直接刺入腧穴。

（2）颗粒型皮内针法：选用一次性针具，镊子、施术部位无菌消毒，然后以押手拇、示指将腧穴所在皮肤撑开固定，刺手将皮内针平行刺入皮下，针刺方向与经脉循行方向保持垂直，使环状针柄平整留在皮肤上。针刺入皮内后，将小块胶布粘贴在针柄和相应皮肤表面之间，然后再将一块大的胶布覆盖在针上，保持针身固定在皮内，以防因活动而致针具移动或丢失。本法多用于体穴。

皮内针留针时间，一般为 3 ～ 5 日，最长可达 1 周。若天气炎热，应缩短留针时间，以 1 ～ 2 日为好，以防感染。在留针期间，可每天按压数次，以加强刺激，提高疗效。

3. 适应范围 皮内针法常用于慢性顽固性疾病，以及反复发作的疼痛等，如：三叉神经痛、偏头痛、面肌痉挛、眼睑跳动、胃脘痛、胆绞痛、关节痛、扭挫伤以及高血压、神经衰弱、支气管哮喘、月经不调、痛经、遗尿等。

4. 注意事项

（1）埋针要选择较好固定和不妨碍肢体活动的腧穴。关节附近不宜埋针，因活动时会疼痛。胸腹部因可随呼吸活动，亦不宜埋针。

（2）埋针后，如患者感觉疼痛或妨碍肢体活动时，应将针取出，选择合适腧穴重埋。

（3）埋针期间，针处不可着水，以防感染。如发现埋针处感染应及时处理。

（4）溃疡、炎症、不明原因导致的肿块处，禁忌埋针。

六、针刺异常情况的处理和预防

针刺治疗虽然相对安全，但如果操作不慎，疏忽大意，致使针刺手法不当，或对人体解剖部位缺乏全面的了解，在临床上也会出现一些异常情况。一旦发生，应及时妥善处理，否则将会给患者带来不必要的痛苦，甚至危及生命。常见情况大致分为以下几种：

（一）晕针

晕针是在针刺过程中患者发生的晕厥现象。

症状：患者突然出现心慌多汗，精神疲倦，头晕目眩，面色苍白，恶心欲吐，血压下降，四肢发冷，脉象沉细，或神志昏迷，仆倒在地，唇甲青紫，二便失禁，脉微细欲绝。

原因：患者体质虚弱，精神紧张，疲劳，饥饿，大汗、大泻、大出血之后，体位不当，或医者在针刺时手法过重，而致针刺时或留针过程中发生此现象。

处理:立即停止针刺,将针全部起出。使患者平卧,头部略低,注意保暖,轻者仰卧片刻,给饮温开水或糖水后,即可恢复。重者在上述处理基础上,刺人中、素髎、内关、足三里,灸百会、关元、气海等穴,即可恢复正常。如果仍不省人事,呼吸细微,脉细弱者,可考虑配合其他治疗或采用急救措施。

预防:①对于精神过度紧张,应提前沟通,消除患者顾虑;②选择舒适持久的体位,最好采用卧位;医者手法宜轻,选穴宜精;③若患者饥饿、疲劳、大渴时,应令其进食、休息、饮水后再予针刺;④医者在针刺治疗过程中,要精神专一,随时观察患者的神色,询问患者的感觉;⑤一旦出现面色苍白、汗出或自述恶心、头晕等不适的晕针先兆,应及早采取处理措施,防患于未然。

(二) 弯针

弯针是指进针时或将针刺入腧穴后,针身在体内形成弯曲的现象。

现象:进针时或针刺入腧穴后,针身弯曲,针柄改变了进针或刺入留针时的方向和角度,提插、捻转及出针均感困难,且患者感到疼痛。

原因:①患者在针刺时改变体位;②因针柄受到某种外力压迫、碰击等;③医者进针手法不娴熟,用力过猛或进针过速以致针尖碰到坚硬的组织器官,均可造成弯针。

处理:①出现弯针后,即不得再行提插、捻转等手法;②如由患者改变体位所致,应嘱患者慢慢恢复原来体位,局部肌肉放松后,再将针缓缓拔出;③如针柄轻微弯曲,应缓慢将针起出,如弯曲角度过大时,应顺着弯曲方向将针拔出;④切忌强行拔针,以免将针体折断,留在体内。

预防:①医者进针手法要熟练,指力要均匀,应避免进针过速、过猛;②在留针过程中,嘱患者舒适体位,不要随意变更体位;③注意保护针刺部位,针柄不得受外物触碰和挤压。

(三) 滞针

滞针是指在行针时或留针后医者感觉针下涩滞,捻转、提插及出针均感困难而患者感觉疼痛的现象。

现象:针在体内,捻转不动,提插、出针均感困难,如勉强捻转、提插、出针时,则患者痛不可忍。

原因:①行针手法不当,向单一方向捻转太过,以致肌肉纤维组织缠绕针体而成滞针;②患者精神紧张,当针刺入腧穴后,患者局部肌肉强烈收缩所致;③留针时间过长,有时也可出现滞针。

处理:①如果行针不当,或单向捻针太过而致者,可向相反方向将针捻回,并用刮柄、弹柄法,使缠绕的肌纤维回释;②如患者精神紧张,局部肌肉过度收缩时,可稍延长留针时间,或于滞针腧穴周围进行循按或叩弹针柄,或在附近再施一针,以宣散气血、缓解肌肉的紧张,即可消除滞针。

预防:①对精神紧张者,应先做好思想工作,消除患者的顾虑;②注意行针的手法轻柔和避免单向捻转,如用搓法时,应注意与提插法的配合,则可避免肌纤维缠绕针身。

(四) 断针

断针又称折针,是指针体折断在人体腧穴内。

现象:行针时或出针后发现针身折断,其断端部分针身尚露于皮肤表面外,或断端全部没入皮肤之下。

原因:①针具质量不佳,针身或针根有损伤剥蚀,进针前未予仔细检查;②针刺时将针身全部刺入腧穴,行针时强力提插、捻转,以致肌肉猛烈收缩;③留针时患者随意变更体位,或弯针、滞针未能进行及时正确处理等,均可造成断针。

处理:①医者态度必须从容镇静,嘱患者切勿变动原有体位,以防断针向肌肉深部陷入;②若断端部分针身显露于体外时，可用手指或镊子将针拔出；③若断端与皮肤相平或稍向体内凹陷者，可用押手拇、示二指垂直向下挤压针孔两侧，使断针暴露体外，刺手持镊子将针拔出；④若断针完全深入皮下或肌肉深层时，应在X线下定位，采取手术方法取出。

预防：①针刺前应认真检查针具，尤其是针跟部分应认真刮拭；②凡是电针仪连接过的毫针，容易出现断针情况，医者应密切观察，发现问题及时处理；③避免行针手法过于强烈；④行针或留针时，嘱患者不要随意变换更体位；⑤针刺时应留出部分针身在体外，以便于断针时将针取出；⑥进针、行针过程中，如发现弯针时，应立即出针，切不可强行刺入或行针；⑦对于滞针等情况亦应及时正确地处理，不可强行拔针。

（五）血肿

血肿是指针刺部位出现皮下出血而引起的肿胀疼痛。

现象：出针后，针刺部位肿痛，继则皮肤呈现青紫色。

原因：针尖弯曲带钩，使皮肉受损，或因刺伤血管所致。

处理：如果微量的皮下出血造成局部小块青紫时，一般不需处理，可自行消退。如局部肿胀疼痛较剧，青紫面积较大且影响到功能活动时，可先冷敷止血，再热敷或在局部轻轻揉按，以促使局部瘀血消散吸收。

预防：认真仔细检查针具，熟悉人体解剖部位，避开血管针刺，出针后立即用消毒干棉球按压针孔。

（六）创伤性气胸

创伤性气胸是指针刺时刺伤肺脏，使空气进入胸腔，而导致气胸。

症状：患者突感胸闷、胸痛、气短、心悸，严重者出现呼吸困难、心跳加速、发绀、冷汗、烦躁、恐惧，甚至出现血压下降等休克现象。体检时，肋间隙增宽，胸廓饱满，叩诊呈鼓音，听诊患侧呼吸音减弱或消失，气管向健侧移位。X线胸透可见肺组织被压缩现象。

原因：①针刺胸部、背部、腋胁和锁骨附近的腧穴过深；②因体位改变或外力撞击使刺在胸部、背部、腋胁和锁骨附近的针身移动，刺入了胸腔和肺组织，气体积聚于胸腔而导致气胸。

处理：一旦发生气胸，应立即将针起出。同时让患者采取半卧位休息，不要过多移动。嘱患者保持安静，切勿恐惧而翻转身体。烦躁不安时可给予镇静剂。医者要密切观察患者病情变化，随时对症处理。如给予镇咳类药物，有感染时应视情况选用相应抗生素，防止因咳嗽而扩大创伤。胸痛剧烈患者，可给予相应的止痛剂。漏气量少者，一般可自行吸收。对严重气胸的病例需及时抢救，如胸腔穿刺抽气减压、少量慢速输氧、抗休克等。

预防：①嘱患者选择舒适持久的体位；②医者做针刺治疗时要精神集中，随时观察患者神色；③针刺时根据患者体形胖瘦，掌握进针深度，施以提插手法的幅度不宜过大；④胸背部腧穴应采用平刺或斜刺手法，留针时间不宜过长。

（七）刺伤内脏

症状：刺伤心脏时，轻者可出现强烈刺痛，重者出现剧烈撕裂痛，引起心外射血，即刻出现休克等危重情况。刺伤肝、脾时，可引起内出血，肝区或脾区疼痛，有的可向背部放射。如出血不止，腹腔聚血过多，会导致腹痛、腹肌紧张，并有压痛及反跳痛等急腹症症状。刺伤肾脏时，可出现腰痛、肾区叩击痛、血尿，严重时导致血压下降、休克。刺伤胆囊、膀胱、胃、肠等空腔脏器时，可出现疼痛、腹膜刺激征或急腹症等症状。

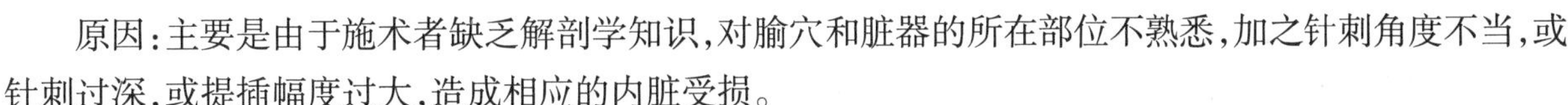

原因：主要是由于施术者缺乏解剖学知识，对腧穴和脏器的所在部位不熟悉，加之针刺角度不当，或针刺过深，或提插幅度过大，造成相应的内脏受损。

处理：损伤轻的患者卧床休息一段时间，一般能自愈。如损伤较重，或仍有出血倾向者，应密切观察病情变化，监测生命体征尤其是注意血压变化，同时加用止血药，或局部作冷敷止血处理。若出现休克，立即进行输血等急救处理。

预防：医者必须熟练掌握解剖学知识，明确腧穴下的脏器组织。针刺胸腹、腰背部的腧穴时，应严格控制针刺深度、角度，行针幅度不宜过大。

（八）刺伤脑脊髓

症状：如误伤延髓时，可引起头痛、恶心、呕吐、抽搐、呼吸困难、休克和神志昏迷等诸多症状。如刺伤脊髓，可出现触电样感觉并向四肢放射，甚至引起暂时性肢体瘫痪，严重时可危及生命。

原因：脑、脊髓是中枢神经系统的重要组成部分，督脉腧穴和华佗夹脊穴等重要腧穴的深层解剖层次即为脑干和脊髓，如风府、哑门、大椎、风池等穴，如果针刺过深，或针刺方向、角度不当，均可直接伤及脑和脊髓，造成严重的后果。

处理：当出现上述症状时，应立即起针。轻者安静休息一段时间后，可自行恢复。重者则应配合相关科室及时进行抢救。

预防：凡是针刺脑和脊髓对应的重要腧穴时，必须严格掌握针刺深度、方向和角度。如针刺风府、哑门穴时，针尖方向不可上斜，不可刺入过深，只宜使用捻转手法，避免使用提插手法。

第三节　灸法

一、概述

灸法是指用艾绒、或以艾绒为主要成分制成的灸材或其他燃烧材料，点燃后悬置或放置在腧穴或病变部位，进行烧灼、温熨，借灸火的热力以及药物的作用，通过经络的传导，调整脏腑、阴阳、气血，达到治病、防病和保健目的，从而改善功能障碍的一种中医外治方法。

（一）灸用的材料

施灸用的材料叫灸材或灸料，灸材以艾绒为主，故灸法多称艾灸。艾属菊科多年生草本植物，我国各地均有生长，古时以蕲州产者为佳，故有“蕲艾”之称。艾叶中纤维质较多，水分较少，气味芳香，辛温味苦，同时还有许多可燃的有机物，故艾叶是理想的灸疗原料。《名医别录》载：“艾味苦，微温，无毒，主灸百病。”选用干燥的艾叶，捣制后除去杂质，即可制成纯净细软的艾绒，晒干贮藏，以备应用。

（二）灸法的作用

1. 滑利关节，改善痉挛　当皮肤受到灸法温热效应刺激时，可影响局部自主神经纤维和躯体神经纤维的传导速度，引起复杂的脊髓相应节段和全身反应，从而降低肌张力，改善痉挛。灸法还能使人体气机调畅，使结缔组织弹性和塑性增加，软化瘢痕，松解粘连，改善关节活动度，促使关节功能恢复。

2. 温经活血，通络止痛 《素问·异法方宜论》记载："脏寒生满病，其治宜灸焫"。《灵枢·刺节真邪》记载："脉中之血，凝而留止，弗之火调，弗能取之"。在艾灸温热效应的刺激下，血液循环改善，周围神经的疼痛阈值增高，有利于减轻因肌肉紧张、关节挛缩而致的疼痛，尤适于肌肉骨骼系统病变患者的康复，从而起到较好的通络止痛作用。对于长期卧床患者的压疮，艾灸有很好的活血生肌作用。

3. 调节脏腑，扶正保健 《扁鹊心书·须识扶阳》说："人于无病时，常灸关元、气海、命门、中脘，虽未得长生，亦可保百年寿也"，说明艾灸可以激发人体的正气，调节脏腑功能，增强抗病的能力，而且有一定的防病保健作用。尤适于慢性病、老年病患者的康复。

二、操作方法

灸法的种类很多，一般分为艾灸和其他灸法。其中艾灸又分为艾炷灸、艾条灸、温针灸和温灸器灸。常用操作方法如下：

（一）艾灸

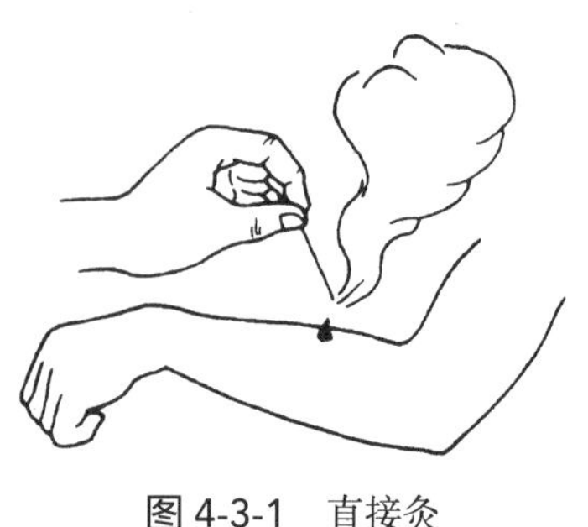

图 4-3-1　直接灸

1. 艾炷灸 艾炷，指用手工或器具将艾绒制作成小圆锥形。每燃1个艾炷，称灸1壮。把艾炷放在穴位上施灸，称为艾炷灸。根据艾炷与皮肤之间是否垫隔药物，又分为直接灸和间接灸两大类。

（1）直接灸：指将艾炷直接放在穴位皮肤上施灸的方法，又称明灸、着肤灸。根据灸后对皮肤刺激程度不同，即有无烧伤化脓，又分为化脓灸和非化脓灸（图 4-3-1）。

1）化脓灸：用麦粒大、黄豆大或枣核大的艾炷放在穴位上施灸，局部组织经烫伤后，产生无菌性化脓现象，称为化脓灸。这种化脓现象称为灸疮，因灸疮愈合、结痂脱落后会形成瘢痕，故此种灸法又称为瘢痕灸。《针灸资生经》中说："凡着艾得灸疮，所患即瘥，若不发，其病不愈"。说明在古代化脓灸法，强调要形成"灸疮"，认为能否形成灸疮、灸疮是否透发是取得疗效的关键。化脓灸对于某些慢性、顽固性病症确有较好疗效。目前临床上，多用此法对儿童发育障碍和老年体质虚弱者进行施治。

操作时要求体位平正、舒适。待体位摆妥后，再在上面正确点穴。然后，在施灸的穴位处涂以少量的葱、蒜汁或凡士林，以增强黏附和刺激作用。把按要求制作好的艾炷（除单纯采用细艾绒外，也可在艾绒中加一些芳香性药末，如丁香、肉桂等，有利于热力的渗透）放好后，用线香点燃。每灸完一壮，以纱布蘸冷开水抹净所灸穴位，复按前法再灸，一般可灸 7 ～ 9 壮。

施灸中，当患者感到灼痛时，可在施灸穴位周围用手指轻轻拍打，以减轻痛感。灸治完毕后，应将局部擦拭干净，然后在施灸穴位上敷贴玉红膏，可 1 ～ 2 日换一次。5 ～ 7 日后，施灸处逐渐出现无菌性化脓反应，如分泌物多，膏药亦应勤换，约经 30 ～ 40 日，灸疮结痂脱落，局部留有瘢痕。

在灸疮形成后，局部应注意清洁，避免感染，以免并发其他炎症。正常的无菌性化脓，其脓液稀薄、色淡；而感染性化脓，则脓液黏稠、呈黄绿色。同时，应多食一些营养较丰富的食物，促使灸疮的正常透发，有利于提高疗效。

2）非化脓灸：施灸时仅产生温热或烧灼感，灸后一般不起水泡，或起泡后也不致形成无菌性化脓现象，称为非化脓灸。因灸后不形成瘢痕，故又称非瘢痕灸。

操作时，先将施灸部位涂少量凡士林，增强黏附性。然后将艾炷放于穴位上，点燃。艾火未烧及皮肤但患者有灼痛感时，即用镊子夹去，更换艾炷再灸，连灸3～7壮，以局部皮肤出现红晕而不起泡为度。因艾炷灼痛时间短，不留瘢痕，易被患者接受。

（2）间接灸：在艾炷与皮肤之间垫隔适当的物品后施灸的方法，称为间接灸，又称间隔灸、隔物灸。因衬隔物的不同，可分为多种灸法，以所间隔的药物直接命名。此法火力温和，具有艾灸和药物的双重作用，患者易于接受，为临床常用（图4-3-2）。

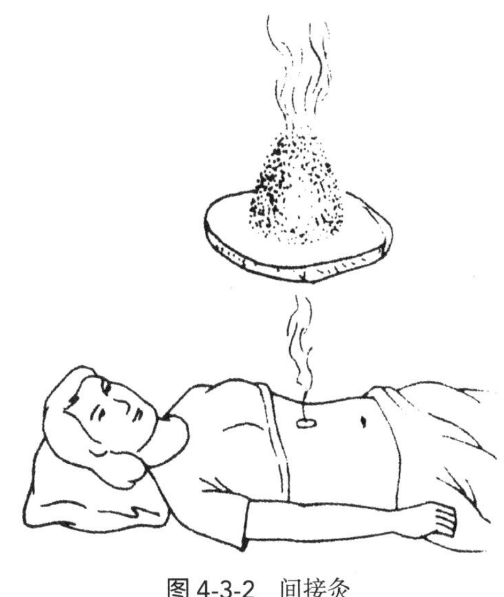

图4-3-2 间接灸

1）隔姜灸：一般多选用大、中艾炷。操作时，先将鲜生姜切成直径大约2～3cm、厚约0.4～0.6cm的薄片，中心用针穿刺数孔，然后置于应灸的穴位或患处，再将艾炷放在姜片上点燃施灸。当患者感到灼痛时，可将姜片稍许上提，离开皮肤片刻，旋即放下再行灸治，反复进行，至局部皮肤潮红为止。一般灸5～10壮。生姜味辛，性微温，具有解表、散寒、温中、利尿的作用。此法多用于治疗卒中后二便障碍、痉挛等。

2）隔蒜灸：一般多选用中艾炷。操作时，先将独头蒜横切成厚约0.3～0.5cm的薄片（无独头蒜时，用大蒜瓣纵切成片亦可），中间用针穿刺数孔，置于穴位或肿块上（如未溃破化脓的脓头处），放艾炷灸之。每灸2～4壮，换去蒜片，每穴一次可灸5～7壮。因大蒜液对皮肤有刺激性，灸后容易起泡，故应注意防护。大蒜味辛，性温，有拔毒、消肿、散结、止痛之功。本法多用于治疗脊髓损伤后神经源性膀胱、神经源性直肠、烧伤后的瘢痕粘连等。

3）隔盐灸：又称神阙灸，本法只适于脐部。一般多选用中艾炷。操作时，令患者仰卧屈膝，以纯白干燥食盐填平脐孔，再放上姜片和艾炷施灸。如患者脐部凸出，可用湿面条围脐如井口，再填盐于脐中，如上法施灸。加放姜片的目的是隔开食盐和艾炷的火源，以免食盐遇火起爆，导致烫伤；如患者有灼痛时，可将姜片提起，避免烫伤。此法具有回阳、救逆、固脱的作用，可用于脑卒中（中风）脱证见四肢厥冷、虚脱、二便失禁等。

4）隔附子（饼）灸：一般多选用大艾炷。操作时，将附子用水浸透后，切成0.3～0.5cm厚的附子片，针扎数孔放于施灸部位；也可将附子切细研末，以黄酒调和作成厚约0.4cm、大小适中的附子饼，中间扎数孔，置施灸部位。以大艾炷施灸，饼干更换，直至皮肤出现红晕为度。由于附子辛温火热，有温阳的作用，故用来治疗各种卒中（中风）辨证属阳虚者、压疮久溃不敛及肩手综合征等证。

除上述间接灸的方法外，还有隔豉饼灸、隔椒饼灸、隔葱灸、隔黄土灸、隔巴豆灸等。

知识链接

治疗虚劳顽痹的间接灸——铺灸

铺灸，即长蛇灸，又称蒜泥铺灸，是我国浙江等地区民间的传统灸疗方法。其法先取大蒜500g，去皮捣成蒜泥。患者取俯卧位，沿脊柱正中，从督脉的大椎穴至腰俞穴之间，铺蒜泥一层，厚约2.5cm，宽约6cm，周围用棉皮纸封固，然后用中艾炷在大椎穴及腰俞穴点火施灸，不计壮数，直至患者觉口中有蒜味时停灸；可灸全段或分段；灸后，以温开水渗湿棉皮纸周围，移去蒜泥。因蒜泥和火热的刺激，脊部正中多起水泡，局部应注意防护。本法民间用于治疗虚劳顽痹等证，强直性脊柱炎等患者可依法灸之。

2. 艾条灸法 艾条灸法即将艾绒制作成艾条进行施灸的方法，有悬起灸和实按灸之别。

(1)悬起灸：悬起灸是指将点燃的艾条直接悬于施灸部位上，与之保持一定的距离，使热力较为温和地作用于施灸部位的一种施灸方法。其操作方式有温和灸、雀啄灸和回旋灸三种。

1)温和灸：点燃艾条一端，距穴位皮肤 2 ~ 3cm 熏烤，每穴灸 10 ~ 15 分钟，使局部有温热感而无灼痛为宜。对昏厥或局部知觉减退的患者及小儿，施术者应将示、中两指置于施灸部位两侧以测知局部受热程度，随时调节施灸距离，掌握施灸时间，防止烫伤。此法临床应用广泛，可用于一切适于灸法治疗的疾病(图 4-3-3)。

2)雀啄灸：点燃艾条一端，对准施灸部位的皮肤，并不固定在一定的距离，而是如鸟雀啄食一样，一上一下地移动来施灸。可用于昏厥急救，如卒中急性期(中风脱证)等(图 4-3-4)。

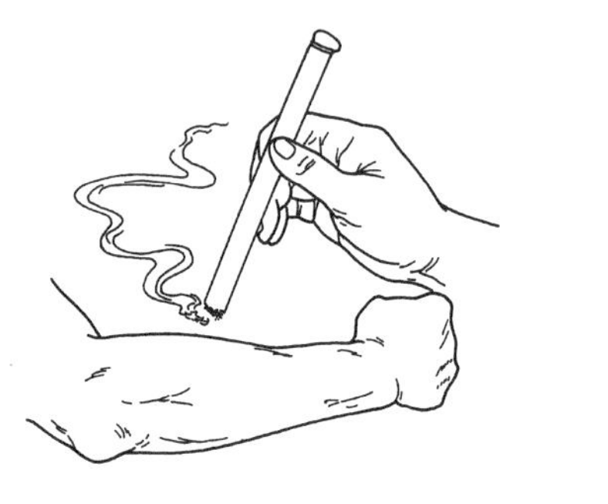

图 4-3-3 温和灸

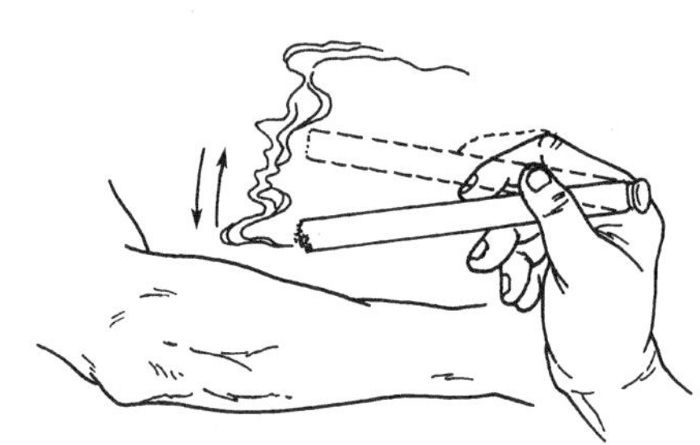

图 4-3-4 雀啄灸

3)回旋灸：点燃艾条一端，与施灸皮肤虽保持一定的距离，但位置不固定，而是均匀地向左右方向移动或反复地旋转施灸。用于肩手综合征、面神经炎、施灸范围较大的骨性关节炎、损伤、麻木等(图 4-3-5)。

(2)实按灸：在施灸部位垫上数层布或纸，点燃药艾条一端后，趁热按到施术部位，使热力透达到深部，此种灸法称为实按灸。由于用途不同，艾绒里掺入的药物处方各异，又分为太乙针灸、雷火针灸等(图 4-3-6)。

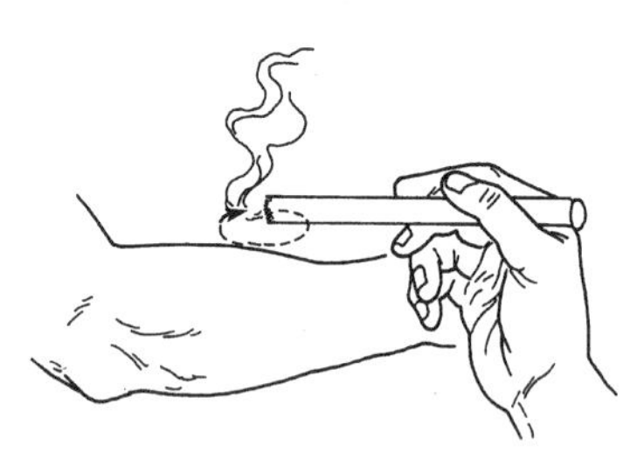

图 4-3-5 回旋灸

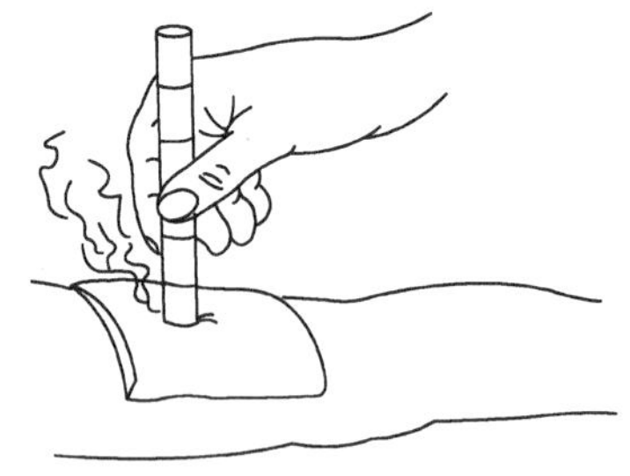

图 4-3-6 实按灸

1)太乙针灸：又称太乙神针。操作时，用乙醇点燃特制药条一端，以粗布数层包裹，趁热按熨于腧穴或患部，冷却后点燃再熨，每穴灸 5 ~ 7 次。亦可先在施灸部位铺上 6 ~ 7 层棉纸或布，将艾火直接按其上，稍留 1 ~ 2 秒，若火熄灭，再点再灸，如此 5 ~ 7 次。此法适用于类风湿性关节炎、痉挛性瘫痪和虚寒性腰腿痛。

2)雷火针灸：又称雷火神针。首见于《本草纲目》卷六，是太乙针灸的前身。本法除艾绒中掺入的药物处方不同外，其操作方法、适应证与太乙针相同。

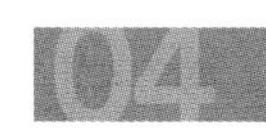

3. **温针灸** 温针灸是针刺与艾灸结合应用的一种治疗方法。是在针刺得气后留针至适当深度，在针柄上装上约2cm长的艾段，或在针尾处搓捏少许艾绒，点燃施灸。待艾燃尽后出针。此法适用于既需留针又适宜用艾灸的病证（图4-3-7）。

4. **温灸器灸** 温灸器灸是将艾绒放入特制的温灸器内，点燃后施灸的方法。

(1)器具：特制的金属灸器，又名"灸疗器"，式样很多，结构大致相同。底部及筒壁有数十个小孔，筒壁安有长柄，上部有盖，可随时取下。内部有一小筒，用于装置艾绒和药物（图4-3-8）。

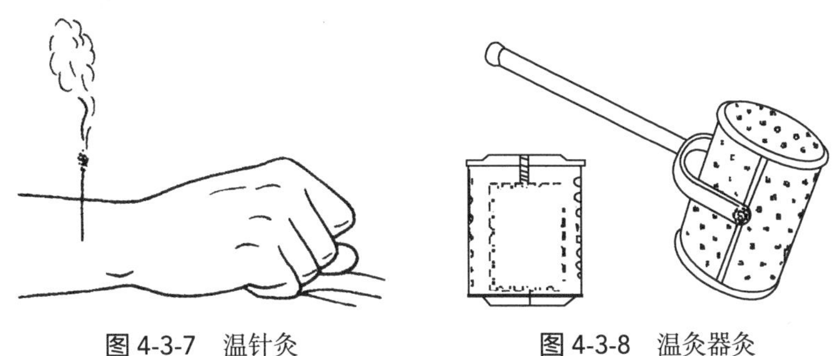

图4-3-7 温针灸　　图4-3-8 温灸器灸

(2)操作方法：施灸前，先将艾绒放入温灸器的小筒内燃着，然后，用手持柄将温灸器置于拟灸的穴位，或患病部位上来回熨烫，直到局部皮肤发红为止。注意防止烫伤。本法多适用于妇人、小儿惧怕灸治者。

（二）其他灸法

其他灸法主要包括灯火灸和天灸。天灸又分为白芥子灸、蒜泥灸等。

灯火灸是用灯心草蘸油点燃后在施术部位焠烫的方法，又称灯草焠、打灯火、爆灯火，是民间沿用已久的简便疗法。

操作时，取长约10 ~ 15cm灯心草一根，蘸麻油少许（约浸入3 ~ 4cm）点燃，快速对准穴位点灸，当听到"叭"的一声爆裂声时，迅速提起，如无此声，当即重复一次。以灸后皮肤微黄（偶起小泡）为恰到好处。本法有疏风解表、清热解毒、行气化痰之功，主要用于治疗小儿惊风、痄腮等症。小儿惊风可点灸囟门、百会、印堂、涌泉；痄腮可点灸角孙、风池。《幼幼集成》对这种灸法评价甚高，认为是"幼科第一捷法"。

天灸，是采用对皮肤有刺激性的药物敷贴于穴位或患处，使局部皮肤自然充血、潮红或起泡的治疗方法。因其不用艾火而局部皮肤有类似艾灸的反应，并且作用也非常相似，故名为天灸，又称自灸、敷灸、药物灸、发泡灸和穴位敷贴疗法。天灸既具有穴位刺激的作用，又可通过特定药物在特定部位的吸收，发挥一定的药理作用。近年来，这种治疗方法被广泛重视，现在兴起的经皮给药也是在此基础上发展起来的。文献所载天灸法较多，如毛茛灸、斑蝥灸、旱莲灸、蒜泥灸、白芥子灸等。

知识链接

冬病夏治之穴位敷贴

冬病夏治是我国传统中医药疗法中的特色疗法，它是根据《素问·四气调神大论》中"春夏养阳"、《素问·六节脏象论》中"长夏胜冬"的克制关系发展而来的中医养生治病指导思想。冬病夏治是指对于一些在冬季容易发生或加重的疾病，在夏季给予针对性的调治，提高机体的抗病能力，从而使冬季易发生或加重的病症减轻或消失，是中医学“天人合一”的整体观和“未病先防”的疾病预防观的具体运用。

天灸（穴位敷贴）即常用的治疗方法之一。现代研究发现，药物贴敷后可使局部血管扩张，促进血液循环，改善周围组织营养。药物透过表皮细胞间隙并经皮肤本身的吸收作用，使之进入人体血液循环而发挥明显的药理效应。另外，通过神经反射激发机体的调节作用，使其产生免疫因子，提高免疫功能，增强体质；还可能通过神经——体液的作用而调节神经、内分泌、免疫系统的功能。

三、适应证与禁忌证

（一）适应证

1. **神经系统疾病功能障碍** 脑血管疾病、小儿脑瘫、脊髓炎、痴呆、颅脑损伤及周围神经损伤（如面神经炎）、多发性硬化、格林 - 巴利综合征等产生的运动功能障碍和感觉障碍。

2. **肌肉骨骼系统功能障碍** 肩周炎、颈椎病、腰椎间盘突出症、骨质疏松症、骨性关节炎、废用性肌肉萎缩、肌源性痉挛、关节软组织的损伤、运动系统创伤性疾病等。

3. **痛症** 腰背痛、头痛、三叉神经痛、人工关节置换术后疼痛、软组织劳损等产生的疼痛、肌纤维疼痛综合征等。

4. **其他慢性病所致的功能障碍** 脑卒中后肩手综合征、肌张力增高、压疮、卒中后失眠、卒中后二便障碍、卒中后焦虑、抑郁、内脏平滑肌张力低下（尿潴留、便秘、大小便失禁等）、术后粘连。

5. **心肺系统功能障碍** 冠心病、高血压病、动脉硬化、急慢性支气管炎、支气管哮喘等。

6. **其他** 类风湿性关节炎、痛经、崩漏、阳痿、早泄、胃肠病、皮肤病等。

（二）禁忌证

1. 颜面五官、有大血管分布等部位不宜直接灸。
2. 妊娠期妇女的腹部、腰骶部，阴部、乳头不宜施灸。
3. 关节活动处不能瘢痕灸。
4. 高热、抽搐患者，不宜灸。

四、注意事项

（一）施灸体位和施灸顺序

施灸前，要选用卧位和坐位，使体位平正舒适，便于准确定穴，有利于艾炷安放和施灸。施灸的顺序要“先阳后阴，先左后右，先上后下，先少后多”。先阳后阴，取其从阳引阴而无亢盛之弊；先左后右，先上后下，取其循序不乱；先少后多，是使艾灸的火力由弱至强，以使患者易于耐受，如需艾炷多壮者，必须由少逐次增多，或分次灸之，需大炷者，可先用小艾炷灸起，每壮递增之，或用小艾炷多壮代替之。但在特殊情况下，亦可酌情灵活运用，不可拘泥。如对气虚下陷的病证，则宜从下而上地施灸；而对脱肛症，可先灸长强以收肛，后灸百会以举陷等，这样更能提高临床的疗效。

（二）施灸注意事项

1. 在施灸或温针灸时，要注意防止艾火脱落，以免造成皮肤及衣物的烧损。

2. 艾灸火力应先小后大，灸量先少后多，程度先轻后重，以使患者逐渐适应。

3. 灸后若出现局部水泡，只要不擦破，可任其自然吸收。若水泡过大，可用消毒针从水泡的底部刺破，放出水液后，再涂以消毒药水。

4. 对于化脓灸者，在灸疮化脓期间，不宜从事体力劳动，注意休息，严防感染。若有继发感染，应及时对症处理。

5. 患者在精神紧张、大汗后、劳累后或饥饿时不宜用灸法，对昏迷、肢体麻木、感觉障碍的患者，注意灸量，以免烫伤。

6. 施术的诊室，应注意通风，保持空气清新，避免烟尘过浓，污染空气，伤害人体。

第四节　拔罐法

一、概述

拔罐法是以罐为工具，用燃火、抽气等方法造成罐内负压，使之吸着于施术部位，通过负压、温热等作用治疗疾病的方法。拔罐疗法最早是利用筒形兽角作罐具的，所以古称“角法”。在马王堆汉墓出土的帛书《五十二病方》中就早有记载，历代中医文献中也多论述，起初主要为外科治疗疮疡时用来吸血排脓。拔罐法操作简单、使用安全、适应证广泛。近年来随着罐具的不断改进和创新，使古老的拔罐法与电、磁、光、药等理化性质有机结合，拓宽了适应范围，方便了临床施术，提高了疗效。

(一) 常用罐具

常用罐具包括玻璃罐、竹罐、陶瓷罐和其他新型罐具等(图 4-4-1)。

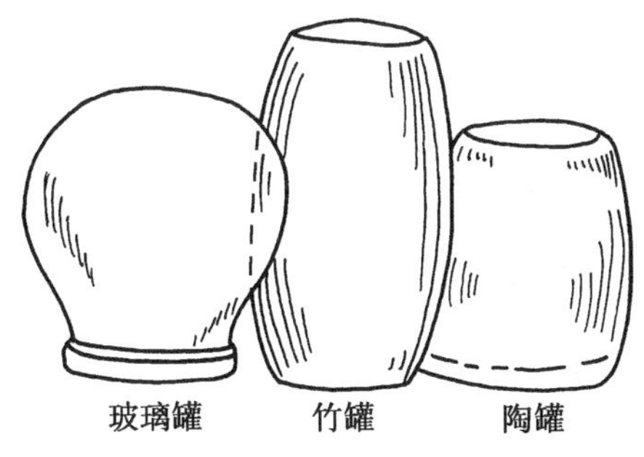

图 4-4-1　常用罐具

1. 玻璃罐　用耐热透明玻璃制成，中央呈球形，罐口厚实平滑，口小瓶大底圆，内外光滑，有大小多种规格。玻璃罐虽然有传热较快，易于破碎的缺点，但因其可直接观察罐内皮肤充血、瘀血等情况，便于掌握时间和刺激量，而且吸附力大，易于清洗消毒，适用于全身各部，可施多种罐法，所以玻璃罐是目前最常用的罐具之一。

2. 竹罐　用直径 3 ~ 5cm 坚固无损的毛竹，按竹节锯断一端截成 6 ~ 10cm 不同长度，磨制成两端稍小、中间稍大的腰鼓状。竹罐具有取材容易、制作简便、吸拔力强、耐高温、不易破碎,可用中药煎煮后制成药罐使用的优点。缺点是易燥裂漏气,且不透明,难以观察罐内皮肤反应,不宜用作刺血拔罐。

3. 陶瓷罐 由陶土烧制而成,罐口平滑厚实,形如缸状,大小不一。陶瓷罐虽然具有吸拔力强、易于高温消毒、适于全身各部的优点,但因其较重,又易于破碎,且不透明,所以目前已不太常用。

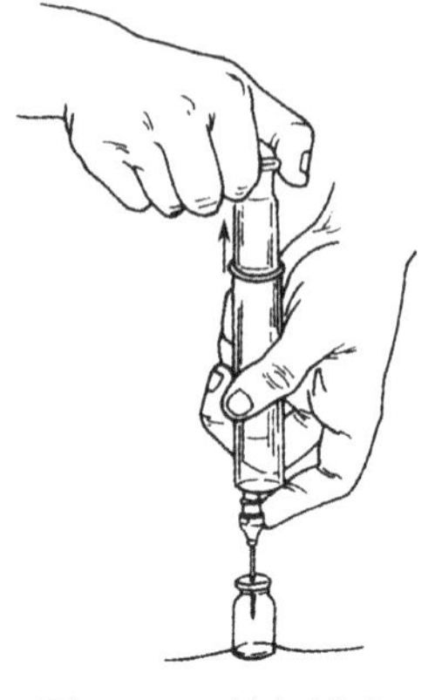

图 4-4-2 抽气罐法

4. 新型罐具

(1)挤压排气罐:常用的是以高弹性塑料制成的仿玻璃罐的双层塔式橡胶罐。此罐轻便,不易破裂,便于携带,无点火烫伤之虑,但无温热感,不能高温消毒,容易老化,只宜于拔固定罐,不宜用于其他罐法。

(2)抽气罐:抽气罐分为连体式和注射器抽气罐两类。连体式抽气罐:将罐与抽气器连为一体,其上半部为圆柱形抽气筒,下半部为腰鼓形罐体。具有吸附力可随意调节,不易破损,不会烫伤的优点;但其没有火罐的温热刺激。注射器抽气罐:将青霉素、链霉素药瓶去底磨平滑,保留橡胶瓶塞作抽气罐用。使用时用注射器经橡皮塞刺入罐内,抽出罐内空气,吸拔在相应部位。可用于头、面、手、脚及皮肤较薄处(图 4-4-2)。

(二)吸附方法

罐的吸附方法是指排空罐的空气,使之产生负压,使罐吸附在拔罐部位的方法,包括火吸法、水吸法以及抽气吸法。

1. 火吸法

(1)闪火法:用镊子或止血钳夹住浸有 95% 乙醇棉球,一手握罐体,罐口朝下,将棉球点燃后立即伸入罐内摇晃数圈随即退出,速将罐扣于应拔部位。注意投火时必须伸进罐内,不要烧在罐口,以免烫伤皮肤。闪火法不受体位限制,吸附力大,为临床常用(图 4-4-3)。

(2)投火法:将蘸有酒精的棉球或将纸折成宽筒条状,点燃后燃端朝罐底,投入罐内后迅速将罐扣在施术部位。因该法罐内燃烧物易坠落烫伤皮肤,故多用于身体侧面拔罐(图 4-4-4)。

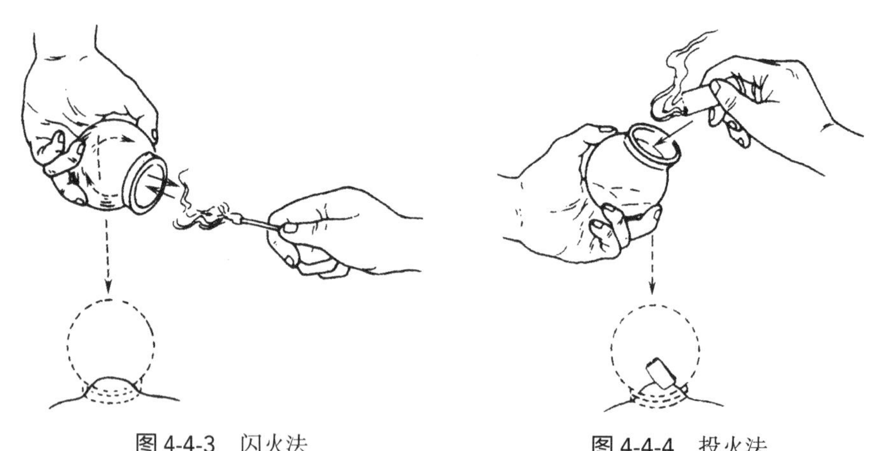

图 4-4-3 闪火法　　图 4-4-4 投火法

(3)贴棉法:将直径约为 2cm 的棉花片浸少量 95% 酒精,贴在罐内壁中段,点燃后扣在施术部位。需注意所蘸酒精必须适量,酒精过多或过少均易于发生棉片坠落,且酒精过多尚易淌流于罐口,而引起皮肤烫伤。本法多用于侧面拔罐(图 4-4-5)。

(4)架火法:置胶木瓶塞或薄小面饼、中药饮片(可视病情而选)于应拔部位,并在其上放置 95% 乙

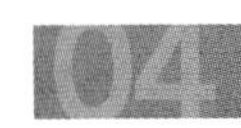

醇棉球，点燃后速将罐吸拔该处。此法较安全，适用于肌肉丰厚而平坦处，可留罐、排罐。架火法应注意扣罐要准确，以免撞翻燃烧的火架，患者不能移动以免火架翻倒烫伤皮肤。(图 4-4-6)。

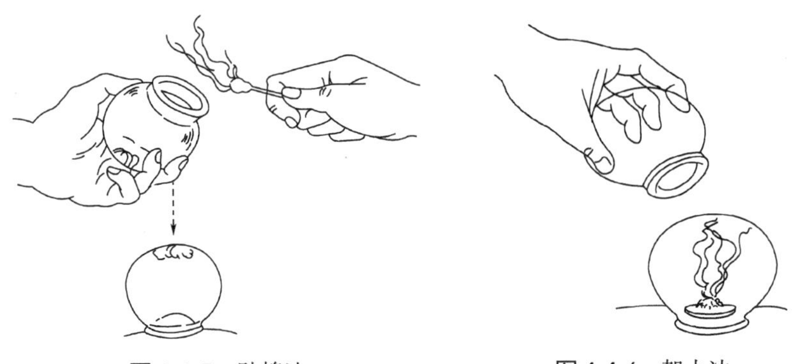

图 4-4-5　贴棉法　　图 4-4-6　架火法

2. 水吸法　水吸法是利用沸水排出罐内空气，形成负压，使罐吸附在皮肤上的方法。此法一般选用竹罐。选用 5 ~ 10 枚完好无损的竹罐，放在锅内，加水煮沸，然后用镊子将罐口朝下夹出，迅速用凉毛巾紧扪罐口，立即将罐扣在应拔部位，即能吸附在皮肤上。可根据病情需要在锅中放入适量的祛风活血药物，如羌活、独活、当归、红花、麻黄、艾叶、川椒、木瓜、川乌、草乌等，即称药罐法。

3. 抽气吸法　此法先将抽气罐的瓶底紧扣在穴位上，用注射器或抽气筒通过橡皮塞抽出罐内空气，使其产生负压，即能吸住。此法可应用于任何部位拔罐，缺点为无温热作用。

二、操作方法

(一) 拔罐方法

1. 留罐法　留罐法又称坐罐法，即将罐吸附在体表后，使罐子吸拔留置于施术部位 10 ~ 15 分钟，然后将罐起下。此法是最常用的一种方法，一般疾病均可应用，而且单罐、多罐皆可应用。

2. 走罐法　走罐法亦称推罐法，即拔罐时先在所拔部位的皮肤或罐口上，涂一层凡士林等润滑剂，再将罐拔住。然后，施术者用右手握住罐子，向上、下或在左、右需要拔的部位，往返推动，至所拔部位的皮肤红润、充血，甚或瘀血时，将罐起下。此法适宜于面积较大、肌肉丰厚处，如脊背、腰臀、大腿等部位(图 4-4-7)。

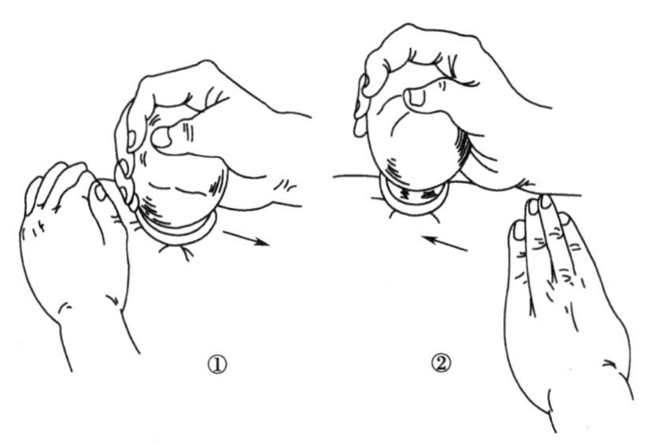

图 4-4-7　走罐法

3. 闪罐法 闪罐法即将罐拔住后，立即起下，如此反复多次地拔住、起下，起下、拔住，直至皮肤潮红、充血，或瘀血为度。多用于局部皮肤麻木、疼痛或功能减退等疾患，尤其适用于不宜留罐的患者，如小儿、年轻女性的面部。

4. 刺血拔罐法 刺血拔罐法又称刺络拔罐法，即在应拔部位的皮肤消毒后，用三棱针点刺出血或用皮肤针叩打后，再将火罐吸拔于点刺的部位，使之出血，以加强刺血治疗的作用，一般刺血后拔罐留置10 ~ 15分钟。

5. 留针拔罐法 留针拔罐法简称针罐，即在针刺留针时，将罐拔在以针为中心的部位上，约5 ~ 10分钟，待皮肤红润、充血或瘀血时，将罐起下，然后将针起出。此法能起到针罐配合的作用。

（二）起罐方法

起罐时要一手拿住罐体，另一手将罐口边缘的皮肤轻轻按下，使罐口与皮肤之间形成空隙，待空气缓缓进入罐内后，罐体自然脱落；抽气罐打开罐顶气阀即可；水（药）罐启罐时，为防止水（药）液漏出，若吸拔部位呈水平面，应先将拔罐部位调整为侧面后再起罐。切不可用力硬拔，或让空气进入太快，以免损伤皮肤，产生疼痛等不适。

三、适应证与禁忌证

（一）适应证

1. 神经系统疾病功能障碍 脑血管疾病、小儿脑瘫及颅脑损伤等产生的运动功能障碍和感觉障碍。

2. 肌肉骨骼系统功能障碍 肩周炎、颈椎病、腰椎间盘突出症、腱鞘炎、落枕、废用性肌肉萎缩、肌源性痉挛、运动创伤性疾病等。

3. 痛症 下背痛、头痛、三叉神经痛，以及退行性骨关节病、软组织劳损等产生的疼痛。

4. 内科病症 高血压病、动脉硬化、急慢性支气管炎、支气管哮喘、呕吐、便秘、胃肠痉挛、慢性腹泻、风湿性关节炎、类风湿性关节炎等。

5. 外科病症 雷诺现象（雷诺病）、外伤后的血管痉挛、血栓闭塞性脉管炎、下肢坏疽（小面积）及糖尿病足。

（二）禁忌证

1. 急性严重疾病、慢性全身虚弱性疾病及接触性传染病。
2. 静脉血栓早期、血小板减少性紫癜、白血病及血友病等出血性疾病。
3. 急性外伤性骨折、乳腺癌术后术侧上肢淋巴性水肿。
4. 精神分裂症、抽搐、高度神经质及不合作者。
5. 皮肤高度过敏、传染性皮肤病，以及皮肤肿瘤（肿块）部、压疮部。
6. 心尖区、体表大动脉搏动部及静脉曲张部。
7. 妊娠妇女的腹部、腰骶部、乳房、前后阴。
8. 眼、耳、口、鼻等五官孔窍部。
9. 精神紧张、疲劳、饮酒后，以及过饥、过饱、烦渴时。

四、 注意事项

1. 拔罐手法要熟练，动作要轻、快、稳、准。拔罐数量和罐间距离应适中。

2. 检查罐口是否平整光滑，然后一一擦净，以防残留酒精于罐口上，并按次序排置在方便取用的位置。

3. 注意询问患者的感觉，观察其局部和全身反应。若患者感觉吸拔部明显疼痛或烧灼、麻木，多为吸拔力过大；若患者毫无感觉，多为吸拔力不足，均应起罐重拔。

4. 拔罐期间，如患者出现头晕、恶心、面色苍白、四肢发凉、出冷汗、胸闷心慌甚至晕厥、脉细弱等晕罐征象，应及时起罐，并参照晕针处理。

第五节 刮痧法

一、 概述

刮痧疗法，也称痧疗法，或称挤痧疗法，是指在中医基础理论指导下，术者利用手或借助一定的器具（如牛角板、玉石板等），在人体的经络腧穴或特定部位的皮肤上进行反复刮、挤、揪、捏、刺等手法，使皮下出现点状或斑状出血点，以达到预防和治疗疾病目的的一种疗法。因其具有简、便、廉、效的特点，临床应用广泛，适合医疗及家庭保健。还可配合针灸、拔罐、刺络放血等疗法使用，加强活血化瘀、祛邪排毒的效果。

（一）刮痧用具

刮痧用具多种多样，因材质、形状不同，其作用、治疗病种、治疗部位亦不同。材质包括木质、角质、玉石质、瓷质、金属质、胶质等，形状包括板状、条状、棍状、五爪状等（图 4-5-1）。

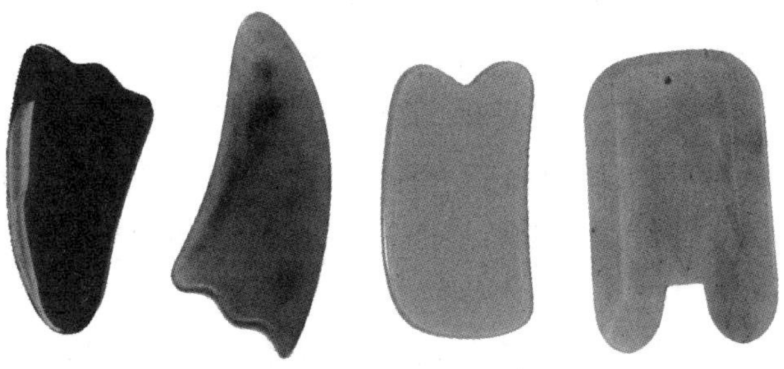

图 4-5-1　刮痧用具

1. 木制刮痧用具　木制刮痧用具的形状有板状、圈状、弧状等。各种木质刮痧用具的作用及适应证见表 4-5-1。

表 4-5-1 木质刮痧用具的作用及适应证

	木材性质	作用	适用病证
柳木	柔软、湿润	发斑透疹，清除风热	儿童风热
桑木	坚韧、通顺	通经活络，祛风胜湿	风湿类病证
桃木	坚硬、质密	祛风镇邪，安神活血	神志异常，失眠
槐木 榆木	性气燥烈	止血明目	痔疮，便血，头目昏花，目胀睛迷
枳木	气香味浓	温通胃肠，导气通滞	胃肠胀痛，二便不利，呕吐，气短，吞酸
竹	气味清香	清热化痰，利尿通淋	多用于体肥痰多之人，如惊风，高血压等

2. 角质刮痧用具 角质刮痧用具多制作成板状，常用的有牛角，质地坚韧，具有发散行气、清热凉血作用；羊角，质地柔韧，有重镇息风止眩的作用。

3. 玉石质刮痧用具 具有精致、小巧、光滑、圆润等特点，使用起来较为方便，且不易损伤皮肤，可清音哑、止烦渴、定虚喘、安神明目、滋养五脏六腑。

刮痧工具的材质不固定，形式多样，许多日常用具亦可以作为刮痧工具使用，如铜钱、银元、瓷汤勺等，现在还有了树脂、硅胶等现代材料所制成的刮痧工具。

（二）辅助材料

刮痧使用的辅助材料有很多种，传统上常用香油、水、酒等作为润滑剂，目前则多选用活血通络酊、活血润肤脂、刮痧活血剂、正红花油、扶他林（双氯芬酸二乙胺乳膏）及其他特制的刮痧乳剂和刮痧油剂等，都是采用有油性的调配剂，配上一些天然的具有某些治疗作用的药物，经过科学的工艺方法精制而成。一则可起到光滑滋润作用，使刮拭起来不至于伤损皮肤，另一方面这些介质包含了许多药物成分，可起到相应的治疗作用。

二、操作方法

（一）准备工作

1. 选择适当的工具 刮痧板的边缘应当光滑，边角圆钝，厚薄适中，并以术者持握时感觉适合为宜。若刮痧板反复使用，治疗前应检查刮痧板是否残留有污垢、破损等。

2. 刮痧介质的选择 常用刮痧介质的种类很多，实际操作时，可针对具体的病症辨证选择或根据部位的需求选择。如受术者气滞血瘀之象明显时，可配合具有活血化瘀、行气通络功效的介质，以增强疗效；如刮拭面部，可选择能杀菌消炎、性质柔和、渗透性好、易于清洗的介质作为润滑剂为宜。

3. 施术宣教工作 在治疗开始前，可嘱受术者休息数分钟，以缓解紧张情绪或疲劳，充分放松身体，以利于操作。对于初诊者，还应介绍刮痧疗法的一般常识，包括可能出现的不良反应，术后皮肤的护理或饮食禁忌等。

4. 消毒工作 消毒工作包括四方面的内容：治疗室内环境消毒，刮痧板消毒，术者手部消毒，施术部位消毒。

（二）操作过程

为患者摆放适合的体位后，在需要进行刮拭的部位涂抹适合的介质，再使用消毒刮痧板，在施术部位以 45° 角的倾斜角度，平面朝下或朝外，沿着由上至下、由内及外的次序进行刮拭；在某些骨性突起、关节等部位，可采用棱角刮摩方式，用力应适中、均匀、柔和（图 4-5-2）。

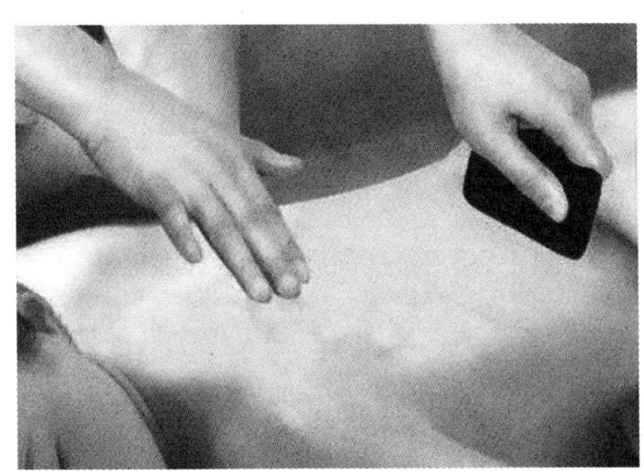

图 4-5-2　刮痧法

刮拭至施术部位皮肤发红充血，或出现痧斑、痧点时，可更换另一部位进行刮拭，刮拭面部时应根据患者意愿，决定是否刮拭至出痧。在刮拭的过程中，应不时询问患者有无疼痛、烦躁、恶心欲呕、汗出头晕等不适感觉，根据患者的反应调整刮拭的轻、重、快、慢。

刮痧治疗结束后，应将刮拭部位的介质清洁干净，将刮痧工具清洗消毒后放置妥当，让患者适当休息片刻，或适当饮用温开水等，并嘱咐患者刮痧疗法结束后的注意事项，如结束后 1 ～ 3 小时内不宜用冷水清洗施术部位；饮食不宜进食生冷、油腻、酸辣或难以消化等食物。

每次刮痧治疗应控制治疗时间，以不引起受术者疲劳为度，一般以 15 ～ 40 分钟为宜；两次治疗的间隔时间宜为 5 ～ 7 日，或应等痧斑、痧点消退后再进行；若病情仍未缓解，可适当减少间隔时间，或更换其他部位进行刮拭治疗。新病、急性病 2 ～ 3 次为 1 个疗程，久病、慢性病 4 ～ 5 次为 1 个疗程。

（三）操作方法

刮痧操作一般分为持具操作和徒手操作。

1. 持具操作　如刮痧法、挑痧法、放痧法和焠痧法等，其中以刮痧法为最常用方法，又可分为直接刮痧法和间接刮痧法（图 4-5-3）。直接刮痧法指在患者体表均匀涂上刮痧介质后，术者用刮痧工具直接接触患者皮肤，在体表的特定部位反复进行刮拭，直到皮肤发红发紫或出现青紫红色的瘀斑痧点，本法多用于患者体质比较强壮而且病证又属于实盛者。间接刮痧法，指在患者要刮拭的部位上放一层薄布或棉纱物，然后再用刮痧工具在其上面进行刮拭，使其皮肤发红发紫或出现青紫红色的瘀斑痧点，本法在具有刮痧功效的同时，还具有保护皮肤的作用。主要用于儿童、脑卒中年老体弱者及某些皮肤病患者。

（1）握持刮痧板的方法：单手握刮痧板，将板放置掌心，一侧由拇指固定，另一侧由示指与中指固定，也可由拇指以外的四指固定，利用腕力进行刮拭，刮痧板移动方向与皮肤之间的夹角以 45° 为宜，不宜角度过大或使用削铲之法。

（2）刮痧的基本手法

1）轻刮法：指刮痧时刮痧板接触皮肤面积大，移动速度慢或下压刮拭力量小的一种方法。受术者多无疼痛或其他不适感觉，适用于儿童、妇女、年老体弱者或面部的保健刮拭。

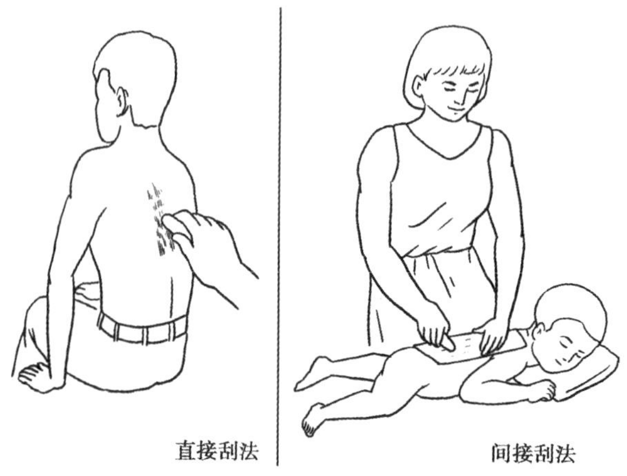

图 4-5-3 直接刮痧法和间接刮痧法

2）重刮法：指刮痧时刮痧板接触皮肤面积小，移动速度快或下压刮拭力量大的一种方法，以受术者能承受为度。这是针对骨关节软组织疼痛病症的一种方法，多适用于年轻人或体质较强壮者，或适用于脊柱背部两侧、下肢及骨关节软组织较丰满处。

3）快刮法：指刮拭的次数在每分钟 30 次以上。力量较重者，多用于体质较强壮者，主要刮拭背部、下肢或疼痛较剧部位；力量较轻者，多用于体质较虚弱者，主要刮拭背腰部、胸腹部或下肢等部位。手法操作以受术者感觉舒适为度。

4）慢刮法：指刮拭的次数在每分钟 30 次以内。力量较重者，主要刮拭腹部、骨关节或疼痛较明显部位；力量较轻者，主要刮拭背腰部正中、胸腹部或下肢内侧等部位。手法操作以受术者感觉舒适为度。

5）直线刮法：亦称直板刮法，是指利用刮痧板的上下缘在体表进行直线刮拭，为刮痧疗法中常用的手法之一。施术者单手握板，用板薄的一面 1/3 或 1/2 与皮肤接触，使板与体表成 45°，利用腕力下压并向同一方向直线刮拭，并刮拭一定的长度。该手法适用于体表比较平坦部位的经脉及穴位，如背部、胸腹部、四肢和头部。

6）弧线刮法：是指刮拭方向呈弧线，刮拭后体表出现弧形的痧痕，操作时刮痧板应循行肌肉走向或骨骼结构特点而定。如胸部肋间隙、肩关节或膝关节周围多用此法。

7）逆刮法：指刮拭的方向与常规的由上至下、由内到外的方向相反，即由下向上、由外及内进行刮拭的方法。多用于下肢静脉曲张、水肿或常规刮拭方法疗效不显的部位。逆刮法操作时应轻柔和缓，由近心端部位开始，逐渐延向远心端部位，达到促进静脉回流、减轻水肿或疼痛的效果。

8）摩擦法：指用刮痧板的角、边或面与皮肤相贴或隔衣、布进行直线往返移动或有规律的旋转移动的刮拭方法，通过摩擦使皮肤产生热感并向深部渗透为宜。多适用于伴有如麻木感、凉感等感觉异常或隐痛的部位，如腹部、肩胛内间或腰部；亦可用于其他手法操作之前，作为辅助手法。

9）梳刮法：指使用刮痧板或刮痧梳子由前额发际处及双侧太阳穴处向后发际做有规律的单方向刮拭手法。操作时，应使刮痧板或刮痧梳子与头皮成 45°，轻柔和缓刮拭，如梳头状，故名。梳刮时力量适中，可逐渐加力，在穴位或痛点处可适当施以重刮、点压或按揉，具有醒神开窍、消除疲劳、安神助眠的作用。

10）点压法：用刮痧板厚的边角与皮肤成 90° 垂直，力度应逐渐加重，以耐受为度，保持数秒后迅速抬起，重复操作 5 ~ 10 次。操作时要求动作灵活，力道应柔和，切忌使用暴力。此法适用于肌肉丰厚，力量不能深达或不宜直接刮拭的部位或骨关节的凹陷处，如环跳、委中、内外膝眼、阳陵泉等穴位或脊柱的棘突间凹陷处。

11）按揉法：指用刮痧板在施术部位点压后做往复来回或顺逆旋转的手法，操作时刮痧板应紧贴不移，频率宜慢，控制在 50 ~ 100 次 / 分为宜。常用于经络腧穴处，如足三里、内关、涌泉等。

12）角刮法：是指使用特制的角形刮痧板或刮痧板的棱角接触皮肤进行刮拭的手法。操作时动作灵活，不宜生硬，避免过分用力致使皮肤损伤。

13）边刮法：指将刮痧板的两条长边棱与皮肤成 45° 进行刮拭，是常用的刮拭手法之一，适用于大面积部位如腹部、背部或下肢等。

2. 徒手操作 又称为撮痧法、揪痧法、扯痧法、挤痧法、拍痧法或抓痧法。指在患者的受术部位和术者的手涂上介质，然后术者五指屈曲，将中指和示指的第二指节对准施术部位，夹起皮肤和肌肉，然后松开，如此一揪一放，反复进行，并可发出“巴巴”的声响，在同一部位可连续操作 5 ~ 7 遍，直到皮肤发红发紫或出现青紫红色的瘀斑痧点。本法具有通经活络、活血止痛、引血下行的作用。适用于皮肤张力较小的头面部及腹、颈、肩、背部等处。

知识链接

放痧法

刮痧后在皮肤上会出现瘀斑、痧疱或青紫肿块，此时，对皮肤消毒后，用三棱针或一次性刺血针刺入皮肤，并放出少许瘀血，即称为放痧。术后应对创面进行消毒处理，然后用胶布或创可贴贴压固定。此法多用于腘窝、太阳穴等处的浅表静脉有扩张和瘀血的情况，可防治中暑、急性腰扭伤、下肢静脉曲张等。

三、适应证与禁忌证

（一）适应证

1. 神经系统疾病功能障碍 头痛、失眠、眩晕、面神经麻痹、中风后遗症等。

2. 肌肉骨骼系统功能障碍 落枕、颈椎病、肩周炎、腰肌劳损、关节炎、腓肠肌痉挛、足跟痛等。

3. 其他 感冒、咳嗽、高血压病、支气管哮喘、呃逆、胃肠病、皮肤病等。

（二）禁忌证

1. 孕妇的腹部、腰骶部，妇女的乳头禁刮；孕妇、妇女经期的三阴交、合谷、肩井等腧穴应慎刮。
2. 活动性出血疾病，白血病，血小板减少，血友病患者禁止刮痧。
3. 危重病症，如急性传染病或有心力衰竭、肝肾衰竭，肝硬化腹水，全身重度水肿者禁刮。
4. 醉酒、过饥、过饱、过渴、过劳者，久病身体极度虚弱，皮肤失去弹性者禁止刮痧。
5. 小儿囟门未闭合者，头部禁刮。
6. 精神失常及精神病发作期患者，患者狂躁不宁或全身剧烈抽搐者不宜用刮痧法治疗。
7. 凡刮治部位的皮肤有溃烂、损伤、感染、溃疡、疮痈，或不明包块处，均禁用刮痧。
8. 急性软组织损伤部位、骨折处或有开放性伤口处禁刮。

四、注意事项

1. 刮痧后1～2日局部出现轻微疼痛、痒感等属正常现象；出痧后30分钟忌洗凉水澡；夏季出痧部位忌风扇或空调直吹；冬季应注意保暖。

2. 刮痧疗法具有严格的方向、时间、手法、强度和适应证、禁忌证等要求，如操作不当易出现不适反应，甚至病情加重，故应严格遵循操作规范或遵医嘱，不应自行在家中随意操作。

（唐　强　唐　巍）

第五章 推拿疗法

【学习目的】

在传统康复治疗技术中，推拿是康复治疗师最常使用的治疗技术。本章主要通过对推拿的概念、历史沿革和在临床上应用的阐述，使治疗师对推拿有个大概的了解。需要熟知推拿时会遇见的异常情况及其处理方法。熟练掌握摩法、理法、按法、点法、抹法、拍法、捏法、拨法、推法、叩法、击法、抖法、摇法、揉法、擦法、拿法、搓法、㨰法、拔伸法、扳法、按揉法、推摩法、揉捏法和整脊手法的定义、操作方法、动作要领、注意事项、适用部位、功效及应用。能熟练操作，将这些手法运用到临床当中。

【学习重点】

1. 了解推拿的概念和临床上的应用。
2. 熟悉推拿的异常情况和处理方法。
3. 熟练掌握各类手法的操作方法、动作要领、注意事项、适用部位、功效及应用。

第一节 推拿疗法简介

一、概述

推拿是中医临床学科中的一门外治法，推拿疗法在中医基本理论指导下，运用推拿手法作用于患者体表经络、穴位或特定的部位，对疾病起到治疗作用。通过推拿手法，使人体阴阳平衡、经络疏通、气血通畅、脏腑调理、筋骨整复，从而使机体得到康复。中医临床实践中，推拿疗法的治疗范围非常广泛，几乎适用于内、外、妇、儿各个学科。《医宗金鉴·正骨心法要旨》曰："夫手法者，谓以两手安置所伤之筋骨，使仍复旧也。但伤有重轻，而手法各有所宜。其痊可之迟速，乃遗留残疾与否，皆关乎手法之所施得宜，或失其宜，或未尽其法也。"又曰"一旦临证，机触于外，巧生于内，手随心转，法从手出"。"诚以手本血肉之体，其婉转运用之妙，可以一己之卷舒，高下疾徐，轻重开合，能达病者之血气凝滞，皮肉肿痛，筋骨挛折，与情志之苦欲也。"可见中医推拿疗法，其理论源远流长，临床运用广泛、切合实际需要，若能运用得当，多数奏效明显，可在康复医学中发挥重要作用。

二、 推拿疗法在康复医学中的应用

（一）推拿疗法治疗机制

中医推拿疗法治疗疾病的原理，在于对机体脏腑经络、气血津液、皮肉筋骨的调理，大致可概括为解剖结构的调整、机体生理功能的调理及病理状态的改善几方面。具体如下：

1. 调整脏腑 脏腑学说是研究人体脏腑生理功能，病理变化及其相互关系的学说。脏腑学说认为脏腑是化生气血，通调经络，主持人体生命活动的主要器官。五脏生理功能之间的平衡协调，是维持机体内环境相对恒定的重要环节。若人体脏腑功能紊乱则会导致疾病的发生。因此，治疗的目的，在于调整脏腑阴阳气血的偏盛偏衰。脏腑虽然在人的体内，但通过经络与体表联系起来，并且每一脏腑都有自己相对应的经脉和络脉，沿一定路线在体表循行。例如背部的背俞穴、胸腹部的募穴，就是脏腑的经气输注和聚集之处。内脏病变，可以通过经络反映到体表，即“有诸内必形于诸外”。反之，体表的病变，也可循其经络内传脏腑，引起脏腑病变。如风寒湿邪停滞体表筋骨关节之痹症，从皮肉筋骨来分，初期可分为：在于骨的骨痹，在于筋的筋痹，在于脉的脉痹，在于肌的肌痹，在于皮的皮痹。但痹证日久不去，必然内传，引起肝痹、心痹、肺痹、脾痹及肾痹的五脏痹之证。正如《素问·痹论篇》曰：“五脏皆有合。病久而不去者，内舍于其合也。骨痹不已，复感与邪，内舍于肾；筋痹不已，复感于邪，内舍于肝；脉痹不已，复感与邪，内舍于心；肌痹不已，复感与邪，内舍于脾；皮痹不已，复感与邪，内舍于肺。”正是由于体表与内脏的这种联系，推拿疗法就在体表一些部位进行治疗，如对腧穴、痛点的按压刺激，其治疗效应通过经络传导到相关联的内脏而产生调整脏腑功能的作用。如搓摩胁肋以疏肝，振拍胸廓以肃肺，心前区按压以救神，擦腰骶透热以补肾，顺逆时针摩腹以调肠，揉按足三里以治胃痛等。

传统中医推拿疗法对内脏功能的调节作用，已经得到很多的研究和临床的证实。研究表明，推拿可使冠心病心肌收缩力增强、冠状动脉扩张、冠状动脉缺血缺氧状况改善，从而使心绞痛缓解。同时推拿恢复迷走神经及交感神经的功能，可达到调整心律的作用。推拿对机体的免疫系统的作用已得到证实，推拿后机体血液中白细胞总数增加，吞噬功能加强，血清中补体含量增多，从而发挥体液和细胞免疫功能作用。推拿轻手法能镇静安神，可减少神经兴奋的效应，重手法具有兴奋神经与改善神经所支配的肌肉、血管分泌腺的机能，并能抑制大脑皮层，引起脑电图的改变，推拿可减少脑组织缺血所致 DNA 双链断裂，抑制细胞凋亡，从而保护脑神经细胞。推拿可通过加强横膈肌运动提高肺活量，改善肺功能，对慢性支气管炎等呼吸道疾病，推拿能增加有效肺泡通气量，减少残气量，改善肺活动功能。推拿能调节胃肠运动功能，影响胃肠分泌功能，对胃肠道有良性的双向调整作用，推拿能使病理下胃的胃液分泌减少，胃蛋白酶活性被抑制，同时捏脊疗法能活跃造血功能，并能调节机体酶活力，改善小肠吸收功能。推拿疗法可调节膀胱张力和括约肌功能，治疗尿潴留及遗尿症，推拿可增加膀胱壁的牵引感受器功能，同时还可增加交感神经支配膀胱括约肌的兴奋性，降低副交感神经支配膀胱逼尿肌的兴奋性，提高膀胱排尿阈。推拿对糖尿病患者有降低血糖的作用，可使空腹血糖明显降低，缓解糖尿病“三多一少”的症状，增加胰岛素的吸收，使患者胰岛素的用量明显减少。

2. 疏通经络 经络内属脏腑，外络肢节，贯穿上下，从而将人体各部分联系成一个有机整体。经络的生理功能主要表现在运行全身气血以营养脏腑组织，联络脏腑器官以沟通上下内外，感应传导信息以调节人体各部分功能使之协调平衡。通过经络系统的联系，气血得以循行周身，使人体的五脏六腑、四肢百骸、五官九窍、皮肉筋脉骨得到充分营养，从而发挥各自的生理功能。若经络不通，则气血运行不畅，会导致五脏六腑、四肢百骸、五官九窍、皮肉筋脉骨的生理功能出现异常或功能低下。因此，中医学认为

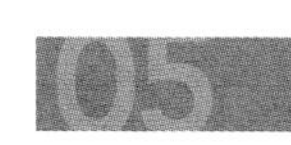

疾病的发生、发展、转归与经络系统有密切的关联。推拿的疏通经络功能主要多通过以下途径实现的：针对不同的症状运用各种不同性质的手法对人体的经络、腧穴进行直接的刺激，达到调整经络系统的生理功能和消除经络气血不利的病理状态效果。经气得通，气血流畅，疾病自然不易循经络而传变。正如《素问·血气形志》中说："形数惊恐，经络不通，病生于不仁，治之以按摩醪药"。

3. 行气活血 中医学所说的气，既是构成人体的精微物质，又是脏腑组织的生理功能的表示，如中医所谓脏腑之气，指脏腑的生理功能；经脉之气指经络的循行功能。中医所说的血，即营养机体的血液，与现代医学的血液相同。气与血的关系是非常密切的，血行循于脉管之中，靠气的推动才能前行；气的运行，则依附于血液。即所谓气为血帅，血为气母，气赖血载，血赖气行，两者相互依存，相互作用。病理状态下，气滞不行，多致血液瘀阻，血液瘀滞，亦致气机不畅，所以临床上多气滞血瘀并称。对气滞血瘀之病证，单纯行气或活血，奏效皆逊，唯有两法并进，方能气畅血行。治疗上的行气活血法，就是以行气导滞与活血化瘀二法并进，用于气滞血瘀之证。通过推拿手法，直接作用于气血循行之经脉部位，使气血畅通，是行气活血的最有效方法之一。正如明代罗洪在《万寿仙书》里说："按摩法能疏通毛窍，能运旋荣卫"。这里的运旋荣卫，就是调和气血之意。现代研究及临床实践表明，推拿手法的力与能量的综合作用，可以提高局部组织的温度，促使毛细血管扩张，改善血液和淋巴循环，使血液黏滞性减低，降低周围血管阻力，推动全身的气血运行。有报道推拿能使血管一个心动周期内平均血流量增大，从而促进全身血液的供血状况；血管壁切应力对血管的内皮细胞和平滑肌细胞有良好刺激作用，推拿能使管壁切应力增加，从而促使其产生一系列相应的生理变化，调动生理机能的调节反应；推拿能使外周血液黏度降低，血流速度增快而改善局部血循。

4. 消肿止痛 损伤组织出血，血液瘀滞局部，经络阻塞，不通则痛。瘀血不去，则新血不生，局部组织失去营养，不荣则痛。软组织损伤后，结构紊乱，气滞血瘀，肿胀是必然的。若慢性劳损或骨关节退行性变，风寒湿邪痹阻肌表经络，关节滑膜炎症反复发作，造成组织漫肿肥大。通过推拿手法，理筋通络，除痹消肿，血脉得通，新血得生，组织得以濡养，疼痛自然消除。正如《素问·举痛论》曰："寒气客于背俞之脉则脉泣，脉泣则血虚，血虚则痛，其俞注于心，故相引而痛。按之则热气至，热气至则痛止矣"。现代研究表明，损伤局部微循环障碍，可引起局部各种致痛的化学因子增加，如组织胺、五羟色胺、激肽、P物质、前列腺素、H^+、K^+等，这些物质的增加和堆积，均可刺激局部组织产生疼痛。推拿手法能扩张局部血管，手法的断续挤压，可增快血液和淋巴液的流动，促进这些致痛因子的消散，从而减少局部化学因子的刺激，减轻疼痛。

5. 理筋整复 中医学所称的筋，相当于西医解剖学的四肢和躯干的软组织，包括肌腱、筋膜、关节囊、韧带、腱鞘、滑囊、椎间盘及关节软骨等，筋伤即这些组织的损伤，还包括肌肉的损伤。骨是运动的杠杆和支撑，关节是运动的枢纽。筋、骨、关节相连，相互协调，承担机体的活动功能。筋骨是人体运动的重要器官，若筋骨关节受损，则影响肢体的运动功能。筋伤常见的有筋断、筋走、筋翻、筋转等，都是筋离开了正常位置。骨错缝是中医骨伤科对骨关节微细错位的称呼，是关节在强力扭转、牵拉、躲闪、过伸等外力伤害下，被迫超过正常的生理活动范围而失去了正常的解剖位置。骨错缝不能自行复位的原因有两方面，一是关节周围的关节囊、韧带绷紧而使关节不能还原正常位置；二是错缝时筋骨关节内产生负压，将滑膜吸入关节腔内嵌顿起来，妨碍关节的复位。筋伤与骨错缝相互影响，骨错缝时必然牵拉筋而致筋伤，筋伤可使骨缝处于绞锁位置而不能复原。理筋整复就是针对筋伤和骨错缝而设，即纠正筋、骨的解剖位置异常。当筋伤发生以后，医者通过对损伤部位的细心触摸，来了解病损部位的形态、位置变化等，以确定损伤的性质和相应的治疗措施。如肌腱滑脱或筋位置的其他异常改变，可通过推拿的弹筋、拨筋与适时运动关节加以纠正，再理顺抚平，利于损伤的康复。软骨板损伤、椎间盘突出、脊柱小关节紊乱、关节半脱位伴滑膜嵌顿等，通过推拿手法和运动关节，解除交锁，纠正异位，最终得以筋顺骨正而痛已。同时,中医学强调经络气血在筋骨中的重要作用,《灵枢·本藏》中说:“是故血和则经脉流畅,营复阴阳,筋骨劲强,关节清利矣”。筋骨受损必累及气血,导致气滞血瘀,阻塞经络,从而为肿为痛。因此,治疗除理筋整复外,调理经络、活血气化瘀也是治疗的着眼点。如《医宗金鉴·正骨心法要旨》中说“因跌扑闪失,以致骨缝开错,气血郁滞,为肿为痛,宜用按摩法。按其经络,以通郁闭之气,摩其壅聚,以散瘀结之肿,其患可愈。”如此,气血调和、经脉畅通、阴阳平衡,才能确保机体筋骨强健、关节滑利,从而维持正常的活动功能。

6. 滑利关节 患者由于损伤产生疼痛,其肢体多处于强迫体位;也因为神经的保护性反射,机体软组织处于紧张痉挛状态,肢体关节的活动度也会减小。如果这种状态长时间的失治或误治,在痉挛处形成粘连,将进一步影响肢体关节活动,轻者仅“关节不利”,重者完全粘连畸形,或“痿废不用”。关节不利后期的病理表现为关节囊及周围的韧带、肌腱、肌肉不同程度的发生粘连、纤维化甚至瘢痕挛缩。滑利关节即增加关节运动的幅度和灵敏度的方法。滑利关节是推拿之所长。推拿助“关节动”有三大机理:①推拿运动关节类手法为关节的各种运动形式设计了相应的手法,如扳法与摇法使关节瞬间旋转,能有效地扩大关节的运动范围,且手法运动使关节更灵活、更有针对性;②通过对相关肌群的推拿,松解粘连,既有利于增强原动肌肉的肌力,又有利于减少其拮抗肌肉的阻力,从而增大关节的活动范围;③推拿功法,神形兼备,动静结合,通过主动运动而改善关节的运动状态。同时,推拿手法可使局部发热、血管扩张,改善了病理组织的血供,促进新陈代谢,使组织的粘连、变性及挛缩逐渐得到修复。

(二)推拿疗法的适应证

在康复医学中,推拿疗法主要运用于神经系统、骨关节系统的功能障碍和疼痛、肿胀等症状的康复治疗,其主要适应证概括如下:

(1)神经系统疾病:脑血管病变(包括脑梗死、脑栓塞、脑出血)后遗症、脑肿瘤术后、脑外伤术后、脊髓损伤、周围神经损伤、面瘫及小儿脑瘫等所致的肩手综合征、肢体关节痉挛、僵硬、肌力减退、肌张力增高、病理运动模式及各种功能障碍等。

(2)运动系统疾病

1)骨关节退变性疾病:关节扭挫伤、颈椎病、腰肌劳损、腰椎间盘突出症、腰椎管狭窄症、肋间神经痛、肩周炎、网球肘、高尔夫球肘、腕关节劳损、腱鞘炎、梨状肌综合征、臀肌筋膜炎、股骨头无菌性坏死、膝骨关节炎、小腿三头肌损伤、跟腱炎、跖腱膜炎等。

2)外伤性疾病:急慢性软组织损伤、骨折术后、关节脱位术后、关节置换术后、手外伤术后、截肢术后等。

3)风湿和代谢性骨关节病:类风湿性关节炎、强直性脊柱炎、骨质疏松症、痛风性关节炎等。

4)其他:推拿还适用于各种复杂性和难治性疼痛,如头痛(包括偏头痛、血管神经性头痛、紧张性头痛、丛集性头痛等)、胁痛、三叉神经痛、纤维肌痛症、区域性复杂性疼痛综合征、产后身痛、幻肢痛、癌性疼痛、神经病理性疼痛等。

此外,推拿对其他专科的许多疾病都有治疗作用,如内科疾病的感冒、咳嗽、哮喘、呕吐、呃逆、胃脘痛、胃下垂、腹痛、便秘、久泻、心悸、眩晕、失眠、郁症、阳痿、遗精、癃闭、尿失禁;外科疾病的腹部术后粘连性肠梗阻、慢性泌尿系感染;妇科疾病的月经不调、痛经、闭经、带下病、更年期综合征、乳痈、乳癖、产后身痛;儿科疾病的脱肛、腹泻、呕吐、便秘、疳积、发热、咳嗽、哮喘、遗尿、小儿斜颈、小儿脑瘫等。

第二节　推拿疗法异常情况的预防与处理

一、推拿疗法的禁忌证

推拿疗法的禁忌证是指不适宜或暂不适宜进行推拿疗法的情况，一般来说，有以下情况者不适宜或暂不适宜进行推拿治疗：

(1)未经明确诊断的各种急性脊柱损伤或伴有脊髓症状病患者，推拿疗法的运用会加剧脊髓的损伤。

(2)由结核菌、化脓菌所引起的运动器官病症不宜进行推拿治疗，如骨结核、化脓性关节炎。此时，推拿的运用可使感染扩散。

(3)各种骨折及严重的老年性骨质疏松病症患者。推拿会导致骨质破坏。

(4)严重的心、肺、脑病症患者不宜进行推拿治疗。

(5)体质虚弱，身体承受不起手法的患者，不宜使用推拿手法。

(6)部分肿瘤患者不宜在发病部位进行推拿治疗。

(7)各种急性传染病及胃、十二指肠溃疡急性出血期，不应使用推拿，以免贻误病情。

(8)有出血倾向或血液病的患者，推拿有可能会加剧局部组织缺血。

(9)推拿部位有皮肤病变损害、烧伤、烫伤处不宜进行推拿治疗。因为推拿手法会加重皮肤损伤。

(10)妊娠3个月以上妇女的腰腹部、髋部不宜施行推拿手法，因为手法的刺激会有引起流产的可能性。

(11)精神病患者或情绪过于激动不能配合医生操作的患者。

(12)过饥、过饱、疲劳、精神紧张者，应慎用手法或暂缓治疗。

二、推拿疗法异常情况的预防与处理

推拿疗法虽然有副作用少，治疗时不受环境和条件的太多制约等优点，但临床上，如果手法操作不当，不但达不到应有的疗效，反而加重患者的痛苦，甚至会导致不良后果，危及生命，故应当积极预防推拿意外的发生。一旦发生，应及时正确处理。以下介绍几种临床常见的推拿意外及其预防和处理方法。

(一) 软组织损伤

人体中除骨、关节外，皮肤、皮下组织、肌肉、肌腱、韧带、关节囊、滑液囊等，均称之为软组织。在推拿治疗过程中常因手法使用不当时、操作不规范或者动作不熟练而引起软组织损伤。常见的软组织损伤有：皮肤损伤、烫伤、皮下出血、肌肉挫伤及椎间盘损伤等。

1. 原因

(1)使用蛮力，手法生硬。例如小幅度而又急速不均匀的擦法、时间过长而又过于猛烈的掐法，过久的指揉法等都会令皮肤损伤，甚则皮下出血。

(2)热敷后再加手法治疗，则容易引起皮肤烫伤。

(3)医者没有注意修剪指甲导致患者出现皮肤破损。

(4) 在对颈、腰段脊柱推拿时使用过度旋转、侧屈、挤压类手法，常引起椎间盘等软组织损伤；颈、腰部痉挛、疼痛加剧；甚至还会发生明显的骨髓、神经根压迫症状，导致严重的后果。

2. 临床表现 推拿导致的皮肤损伤患者，患部往往先有一阵较明显的灼热感或剧痛，然后就可以发现皮肤的表层不同程度的破损。

皮下出血的患者可出现局部疼痛，微肿，皮下可见有大小不等的出血瘀斑，皮下出血的局部皮肤张力增高，有压痛，关节运动可因疼痛而受限制。

肌肉挫伤表现为肌肉疼痛、肿胀、发硬、活动加重。

椎间盘、神经损伤后，会导致原有病痛加剧，运动障碍明显，出现保护性姿势和体位。局部深压痛、叩击痛，以及受损椎间盘相对应的神经根支配区有疼痛、麻木、乏力、肌力减弱、皮肤知觉减退为主的症状和体征。

3. 预防及处理

(1) 加强手法基本功训练和熟练掌握各个推拿部位的解剖结构，正确掌握各种手法的动作要领，提高手法的熟练程度。在施行某些操作时适当使用介质。

(2) 对于皮肤损伤，要保持伤口的清洁，局部可涂红药水或紫药水，避免在破损处继续操作，并防止感染，一般不要包扎，数日后可痊愈。

(3) 热敷时或热敷后局部切忌再用任何手法。对烫伤的患部，可外涂玉树油或蓝油烃。

(4) 对于皮肤出血，预防中要注意手法的强度，要由轻而重，以患者能忍受为原则，如疑似血友病患者或已明确患血友病的患者，则不能进行推拿治疗。对患者有感觉障碍者也应慎用推拿手法。在处理时，微量的皮下出血而出现局部小块青紫时，一般不必处理，可以自行消退；若局部肿胀疼痛较剧烈，青紫面积大而且影响到活动功能时，可先作冷敷止血，再进行热敷以及局部按揉处理，以促使局部瘀血消散吸收。也可用中药止血剂调成糊状外敷。

(5) 对于肌肉挫伤的预防主要是手法轻柔，用力均匀。对已经挫伤者，要暂停推拿治疗，给予制动、热敷（急性损伤当时可以短暂冷敷）、物理因子治疗等。

(6) 对于椎间盘损伤，预防的要点是，在做脊椎旋转、侧屈、屈伸类被动运动时，活动幅度一定要控制在正常的生理活动度范围以内。不可经常或反复使用脊椎的旋转复位法。处理时，应绝对卧床休息。轻者，经卧床休息后，病痛可缓解；重者，可针对性选用镇痛剂、神经营养剂，并加适量镇静剂。经以上处理疼痛症状仍不能缓解后，可选用局部封闭治疗或用脱水剂、激素静脉滴注治疗。有典型脊髓受压症状，而经以上疗法无效的，应考虑手术治疗。

（二）晕厥

晕厥多因患者精神过度紧张或体质虚弱，治疗师操作时手法过重或时间过长，导致患者出现面色苍白、出冷汗、呼吸加快、头晕、恶心，严重者出现晕厥等急性微循环功能障碍的表现。

1. 原因 临床上常见于颈椎病患者运用颈部手法，特别是胸锁乳突肌揉法时导致晕厥，其原因可能是按压后导致脑部供血不足引起晕厥。

治疗师使用较重手法，致患者精神过度紧张也容易导致患者晕厥。这可能是由于重手法引起迷走神经兴奋，从而出现心跳变慢、心排出量减少、一过性大脑缺血而晕厥。

2. 临床表现 患者突感头晕、心慌、恶心、面色苍白、肢冷、冷汗，甚至昏迷不省人事。

3. 预防及处理 对紧张的患者，应说服他摒除恐惧感；体质虚弱、空腹、初次接受推拿治疗的患者，治疗时手法不宜过重，时间也不宜过长。

大多数晕厥者经平卧休息后，一般能自行恢复。对晕厥的处理主要有立即停止推拿，使患者平卧，饮以温开水或葡萄糖水，或掐合谷、人中、大鱼际等穴。必要时可给予输液或输氧。

（三）休克

休克是一种急性组织和脏器灌注量不足而引起的临床综合征。是临床各科严重疾病中常见的并发症。休克的共同特征是有效循环量不足，组织和细胞的血液灌注虽经代偿仍受到严重的限制，从而引起全身组织和脏器的血液灌注不良，导致组织缺氧、微循环瘀滞、脏器功能障碍和细胞的代谢功能异常等一系列病理生理改变。

1. 原因 由推拿治疗造成休克现象的常见因素有以下两个方面。

（1）患者精神过度紧张或体质虚弱，患者往往是空腹，过度疲劳或剧烈运动后即刻接受推拿治疗，或患者初次推拿情绪紧张。

（2）手法特别重或者长时间刺激，在临床上尤其是踩跷法是造成痛性休克的原因之一。

2. 临床表现 休克的患者，血压下降，收缩压降低至 12kPa（90mmHg）以下，脉压小于 2.67kPa（20mmHg），患者出现面色苍白、出冷汗、呼吸加快、头晕、恶心等症状，严重者四肢湿冷和肢端发绀，浅表静脉萎陷，脉搏细弱，全身无力，尿量减少，烦躁不安，反应迟钝，神志模糊，甚至昏迷。

3. 预防及处理

（1）要注意空腹、过度疲劳、剧烈运动以后的患者不予推拿治疗。慎用重手法治疗，且推拿强度需在患者可忍受的范围进行。使用踩跷法时，要选择好治疗对象，年龄轻，体格健壮，无明显脊椎骨质病变，无内脏器质病变者，方可施行踩跷法，以免造成脊椎损伤和脏器损伤。同时，要密切注意患者的情况，用力要恰到好处，不可粗蛮用力。

（2）处理：当发生休克现象，要立即终止推拿手法治疗，缓解由暴力所造成的机体代谢紊乱。患者取平卧位，不用枕头，腿部抬高 30° ，注意保暖和安静，尽量不要搬动，予口服糖水或静脉注射 50% 葡萄糖。

除以上处理之外，还必须做好抗休克治疗的准备，如吸氧和保持呼吸道畅通、建立静脉通道，维持水、电解质和酸碱平衡，血管扩张剂的应用，维护心、肺、肾脏正常功能等。及时请内科急会诊。

（四）骨、关节损伤

骨、关节损伤主要包括骨折和脱位两大类。当组织受到直接间接或重复暴力等外伤情况，则容易造成骨折和脱位。在临床上由于存在技术和认识方面的不足，同样也可能造成医源性骨、关节损伤。

1. 原因

（1）推拿手法过于简单粗暴，手法强度过高导致正常骨、关节组织的损伤。

（2）对正常关节活动度认识不清，在治疗中手法掌握又欠准确，以致做出一些不规范或超出正常关节活动度的关节运动，导致骨、关节的损伤。

（3）临床上，由于误诊，或对禁忌证认识不清，即便是很轻的手法也会造成病理性骨折和医源性骨、关节损伤。例如骨结核被误诊时，推拿治疗中则易出现骨、关节的损伤。

2. 临床表现

（1）骨折：由于外力的作用破坏了骨的完整性和连续性者，称为骨折。骨折后，患部会出现疼痛、肿胀、功能障碍等症状，而且，大多数有不同程度的移位，引起肢体或躯干外形改变，如延长、缩短或成角畸形。由于骨折端相互触碰或摩擦而产生骨擦音。或者原本正常情况下不能活动的部位产生了不正常活动，如骨干部无嵌插的完全骨折，会出现假关节活动。

（2）脱位：脱位，又叫脱臼，即关节失去了正常的连接。关节脱位后，患部会肿胀、疼痛。因推拿因素而引起的脱位属外伤性脱位，伤后立即出现功能障碍，畸形明显，关节失去正常的活动功能，每一种脱位都可出现特有的畸形，且不能改变。若畸形可改变，多是近关节处骨折或脱位合并严重骨折。

3. 预防及处理

(1) 治疗前，应仔细诊察，明确诊断，以排除某些推拿的禁忌证、如骨结核、骨肿瘤等。对于有严重骨质疏松的患者，推拿也应慎重进行。

(2) 治疗师应熟悉各个关节的解剖结构以及它们的正常运动范围，在操作过程中做到心中有数。

(3) 手法要柔和，不要使用蛮力。推拿时涉及关节运动范围的，应由小而大、循序渐进，对于关节活动范围受限的患者，要先诊察活动受限的原因，应在明确诊断的前提下，根据患者的承受强度逐渐进行，切勿盲目将关节活动到正常范围。

(4) 如发生骨折或脱位，应立即请骨科急会诊，对患者进行复位、固定。之后根据骨折的临床愈合时间规律，分部位，分阶段进行有计划的功能锻炼。

(五) 神经系统损伤

神经系统包括中枢神经系统和周围神经系统。由于在推拿治疗中所治疗的部位和手法的不同，造成的伤害程度也不一样。轻则造成周围神经、内脏神经的损伤；重则可造成脑干、脊髓的损伤，导致瘫痪甚至死亡。在临床上推拿引起的神经损伤大多集中于颈、腰椎。常见的神经系统损伤疾病有：膈神经损伤、腋神经及肩胛上神经损伤、蛛网膜下腔出血。

1. 原因

(1) 颈椎斜扳法前，忽略了局部骨质检查，如存在骨质的破坏或畸形，患者畏惧不配合，加之，治疗师对解剖的不熟悉，操作时对手法掌握不好，采用暴力强行超范围的旋扳，可导致对脊髓的损害而出现脊髓和脊神经损伤，高位截瘫，甚至死亡。

(2) 腋神经从属锁骨部分支，由第五、六颈神经前支组成。在腋窝发自臂丛后束，穿过四边孔间隙，绕行于肱骨外科颈至三角肌下间隙部，其肌支支配三角肌和小圆肌；其皮支由三角肌后缘穿出，分布于肩部和臂部的皮肤。肩胛上神经从属锁骨上部分支，由第五、六颈神经前支组成，起于臂丛上干，向后经肩胛骨上缘入冈上窝转至肩峰下方入冈下窝，支配冈上肌和冈下肌。在治疗中，强行做颈椎侧屈的被动运动，易引起腋神经及肩胛上神经损伤。

(3) 出现蛛网膜下腔出血现象的患者往往具有脊髓血管畸形。脊柱局部损伤或推拿手法过于粗暴引起畸形的血管局部发生血液流变学改变，也可直接引起血栓形成或出血，使原有的症状突然加重。

2. 临床表现

(1) 膈神经损伤时出现膈肌痉挛、呃逆。一侧膈神经麻痹时，该侧膈肌失去活动能力，引起轻度呼吸功能障碍；双侧膈神经麻痹或不完全麻痹时可出现呼吸困难，咳嗽、咳痰也会发生困难。当膈肌麻痹时，其他呼吸肌与颈肌均被动参与呼吸。膈神经内会有感觉神经，所以膈神经受刺激，可产生右侧肩部疼痛(牵涉性痛)，因而可能被误诊为肩关节的病变。

(2) 腋神经、肩胛上神经损伤时，立即出现单侧肩、臂部阵发性疼痛、麻木，肩关节外展功能受限，肩前、外、后侧的皮肤感觉消失，日久三角肌、冈上肌可出现废用性萎缩。

(3) 若发生蛛网膜下腔出血，会出现突发性原有症状加重，双下肢乏力，麻木疼痛，继而双下肢瘫痪。当蛛网膜下腔内出血未能及时控制，还会出现尿潴留和肢体感觉障碍平面上升，直至发现呼吸困难的危象出现。

3. 预防及处理

(1) 对于膈神经损伤，应提高手法的技巧性和准确性，不要过度地牵伸，旋转或侧屈颈椎，以免颈部神经损伤。在处理时，应避免劳累和运动锻炼，通过增加腹式呼吸来弥补膈肌瘫痪。

(2) 对于腋神经、肩胛上神经损伤，预防中应避免颈部侧屈的被动运动，尤其是猛烈而急剧地侧屈运动。侧屈幅度不能超过 45° 这一界限。处理时，患者应充分休息，便于神经功能的恢复。局部轻手法推拿受损肌群，被动活动各关节，尽量减少肌肉萎缩并预防关节挛缩。

(3) 对有出血倾向、凝血酶原缺乏或有动脉血管硬化的患者避免脊椎部位重手法治疗。如出现蛛网膜下腔出血时，应减少搬动，避免加剧出血，尽可能就地抢救并请相关科室急会诊。

（六）内脏损伤

内脏中的消化系统、呼吸系统、泌尿系统和生殖系统，这四个系统的器官大部分位于胸、腹腔内。康复治疗师若是对脏器解剖位置和体表投影区不熟悉，对生理和病理变化时的改变不了解，并在推拿治疗中选择不确切的手法或不恰当的时间，可造成内脏损伤。临床上常见的内脏损伤疾病有：胃溃疡出血及穿孔、闭合性肾挫伤。

1. 原因

(1) 胃溃疡患者在饱餐后，或在溃疡出血期接受了生硬推拿手法治疗，可引起胃壁的挫伤和黏膜裂伤。

(2) 强大的暴力可间接作用于肾脏，使肾挫伤，以及对肾脏的解剖位置，特别是对肾区的认识不清。在肾区推拿时，使用不确当的叩击或挤压类重手法，致肾脏造成闭合性损伤。

2. 临床表现

(1) 如出现胃穿孔，会有腹膜刺激症状和全身症状，有剧烈腹痛，呕吐，呕吐物内可含有血液，患者烦躁不安、呼吸浅促、脉快、血压不稳，易于发生休克。体征：腹肌强直（尤以上腹部为显著）伴有压痛，肠鸣音消失，肝浊音界也可消失。X 线透视检查，发现膈肌下有积气。

(2) 单纯性闭合性肾挫伤临床症状较轻，仅有腰部疼痛和暂时性血尿，很少触到腰部肿块或血肿；较严重的损伤主要表现为休克，血尿，腰部疼痛剧烈，患侧腰肌强直，并有包块触及。大剂量静脉肾盂造影（不加腹压）和 B 超检查对本病均有诊断意义。

3. 预防及处理

(1) 对于胃溃疡出血及穿孔，预防中应不宜在饱餐后作腹部推拿治疗。溃疡病患者近期内有反复出血现象，不宜推拿治疗。溃疡患者，溃疡直径大于 2.5cm，不宜推拿治疗。另手法也要轻快柔和。在处理时，应根据临床症状和患者年龄，可选择保守疗法或手术治疗。

根据病情需要，观察血压、脉搏、体温、尿量；预防脑缺血，可采用平卧位或头低是高位；有剧烈呕吐者，应禁食，并注意呼吸道通畅；有烦躁者，可酌情使用异丙嗪、安定等镇静剂。可选用卡巴克络 10mg，每 6 小时一次，肌内注射；维生素 K38mg，每日二次，肌内注射。应积极准备输血、输液。必要时，应考虑手术治疗。

(2) 对于肾挫伤，预防中应了解肾、肾区的解剖位置。在肾区禁忌重手法和叩击类手法，尤其是棒击法的刺激。对腰痛要选择正确的手法。处理时，应每日测尿常规，连续观察对比，观察血尿变化，直至肉眼血尿停止，注意肾区包块增大或缩小；卧床休息，避免过早活动而再度出血；应注意抗感染治疗和止血。可选用氨甲苯酸 0.3 ~ 0.4g 加入 5% 葡萄糖注射液静脉滴注，或用卡巴克络 10mg，每 6 小时肌内注射一次。

三、注意事项

1. 康复治疗师不仅应熟练掌握推拿手法技能，还要掌握解剖、生理、病理学等知识。治疗前应明确诊断，全面了解患者的病情，排除推拿禁忌证。推拿过程中，要根据患者的反应，适时地调整手法与用力的关系，做到循序渐进、均匀柔和、持久有力。

对老人、儿童应掌握适宜的刺激量，真正做到使患者不知其苦。急性软组织损伤，局部疼痛肿胀较甚，瘀血甚者，应选择远端穴位进行推拿操作，待病情缓解后，再行局部操作。

2. 治疗时要全神贯注。医生在治疗过程中态度要严肃认真，精力集中，操作仔细，并密切注意患者对手法治疗的反应，若有不适，应及时进行调整，以防止发生意外事故。

3. 治疗师手要保持清洁，指甲要每天修剪，手上不要佩戴有其他装饰品，以免擦破患者皮肤。冬季要保持温暖，以免寒凉刺激患者皮肤引起肌肉损伤。在直接接触患者皮肤时要使用介质（如凡士林、滑石粉等），防止损伤患者的皮肤。另外，除少数手法如擦、推、捏等法，直接接触患者皮肤操作外，治疗时必须用治疗巾覆盖被治疗的肢体或局部。推拿中应全神贯注。对于饱餐后、大量饮酒后、暴怒后、大运动量后的患者，一般不予立即治疗。

4. 治疗师在操作时必须选择适当的体位。根据患者的体位，及时调整床的高度，以有利于发力和持久操作，并避免自身劳损。在进行胸部、腹部、腰背部、四肢操作时均可自然站立位，两腿呈丁字步或弓步；在推拿治疗头面部、颈部、肩及上肢部、胸腹部、下肢部及小儿疾病时，可采取坐姿。

5. 患者须采取适当的体位以配合治疗。治疗头面部、胸腹部、下肢前侧部疾病时，患者取仰卧位；治疗胁肋部、髋部疾病时，患者取侧卧位；治疗头面部、颈部、肩及上背部、腰部，也可以指导患者取端坐位。对于年龄过大或者有心脏病史的患者，不易采取俯卧位。

第三节 推拿手法

推拿手法是康复治疗学的主体内容之一。推拿疗效的优劣，关键在于手法。只有纯熟地掌握了手法技巧，配合适宜的手法方式，才能极尽运用之妙，恰如《医宗金鉴》中所言："一旦临症，机触于外，巧生于内，手随心转，法从手出"。纵观目前的推拿手法，其特点是手法种类多，治疗范围广。据不完全统计，现有手法已多达百余种，治疗范围已涵盖了伤科、内科、妇科、儿科以及五官科等多种临床学科疾病。

本章精选了二十余种康复推拿手法，每种手法就其定义、操作方法、动作要领、注意事项、适用部位、功效及应用等予以详细介绍。

一、摩法

用指或掌在体表做环形或直线往返摩动，称为摩法。分为指摩法和掌摩法两种。

1. 操作方法

（1）指摩法指掌部自然伸直，示、中、无名和小指并拢，腕关节略屈。以示、中、无名和小指指面附着于施术部位，以肘关节为支点，前臂主动运动，使指面随同腕关节做环形或直线往返摩动，见图 5-3-1。

(2)掌摩法手掌自然伸直，腕关节略背伸，将手掌平放于体表施术部位上。以肘关节为支点，前臂主动运动，使手掌随同腕关节连同前臂做环旋或直线往返摩动，见图 5-3-2。

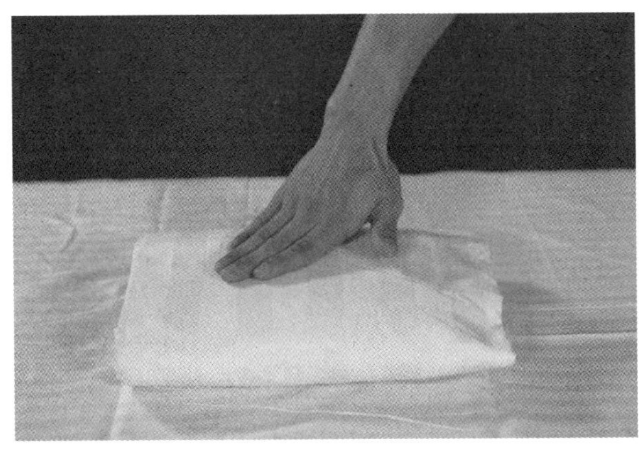

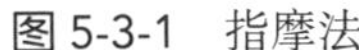
图 5-3-1　指摩法

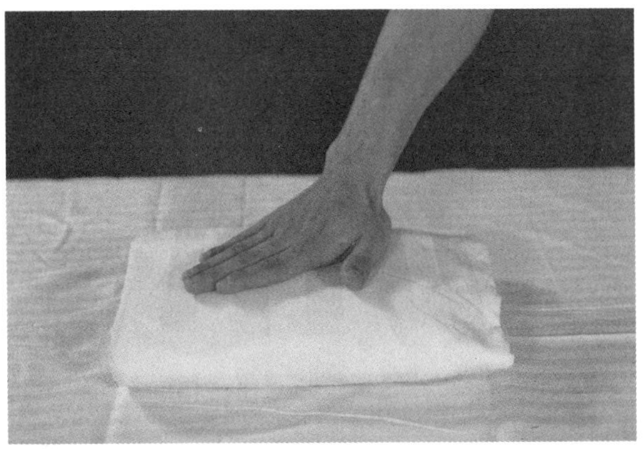

图 5-3-2　掌摩法

2. 动作要领

(1)肩臂部放松，肘关节屈曲 40° ～ 60° 。

(2)指摩法时腕关节要保持一定的紧张度，掌摩法时则腕部要放松。

(3)摩动的速度、压力宜均匀。一般指摩法宜稍轻快，掌摩法宜稍重缓。《厘正按摩要术》："摩法较推则从轻，较运则从重"。

(4)要根据病情的虚实来决定手法的摩动方向。临床一般以环摩应用较多，直摩应用相对较少。就环摩而言，传统以"顺摩为补，逆摩为泻"，故虚证宜顺时针方向摩动，实证宜逆时针方向摩动。

3. **注意事项**　操作时注意摩动的速度不宜过快，也不宜过慢；压力不宜过轻，也不宜过重。《圣济总录》："摩法不宜急，不宜缓，不宜轻，不宜重，以中和之意取之"。

4. **适用部位**　适用于全身各部。以腹部应用较多。

5. **功效及应用**　摩法具有和胃理气，消食导滞、疏通经络的作用，主要用于脘腹胀满、消化不良、泄泻、便秘，咳嗽、气喘，月经不调、痛经，阳痿、遗精，外伤肿痛等病症的康复治疗。

二、理法

用手对肢体进行节律性握捏，称为理法。理法多作为结束推拿手法使用。可分为单手理法和双手理法两种。

1. **操作方法**　以一手持受术者肢体远端，另手以拇指与余指及手掌部握住其近端，指掌部主动施力，行一松一紧的节律性握捏，并循序由肢体的近端移向远端。两手交替操作，可反复多次。理法也有双手同时操作者，即用双手同时对握住受术者肢体近端，向远端进行节律性握捏，见图 5-3-3。

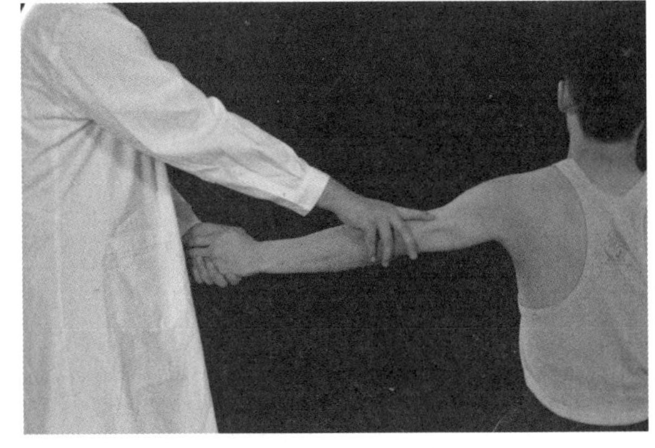

图 5-3-3　理法

2. 动作要领

(1)操作时指掌部要均衡施力,要体现出"握"和"捏"两种力量。

(2)握捏要有节奏性,频率宜稍快,应流畅自然,使受术者有轻松舒适的感觉。

3. **注意事项** 注意手法操作的灵活性,不可缓慢呆滞。

4. **适用部位** 适用于四肢部。

5. **功效及应用** 理法具有理顺和调整经脉作用,为推拿辅助手法,常作为四肢部结束手法使用,用以缓解其他手法的过重刺激。临床上多用于各种慢性疼痛病症的后期康复治疗。

三、按法

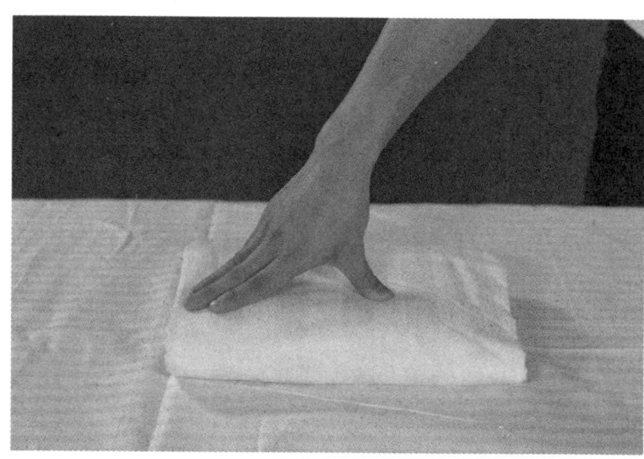

图 5-3-4 指按法

以指或掌按压体表,称按法。《医宗金鉴·正骨心法要旨》:"按者,谓以手往下抑之也"。按法在《黄帝内经》中有多处提及其应用和作用,具有刺激强而舒适的特点,易于被人接受。按法又常与揉法相结合,组成"按揉"复合手法。分为指按法、掌按法和肘按法两种。

1. 操作方法

(1)指按法:以拇指螺纹面着力于施术部位,余四指张开,置于相应位置以支撑助力,腕关节屈曲 40° ~ 60° 。拇指主动用力,垂直向下按压。当按压力达到所需的力度后,要稍停片刻,即所谓的"按而留之",然后松劲撤力,再做重复按压,使按压动作既平稳又有节奏性,见图 5-3-4。

(2)掌按法以单手或双手掌面置于施术部位。以肩关节为支点,利用身体上半部的重量,通过上、前臂传至手掌部,垂直向下按压,用力原则同指按法,见图 5-3-5。

(3)肘按法:医者上半身略前倾,肘关节屈曲约 120° ,以肘尖(尺骨鹰嘴)着力于肢体穴位或治疗部位,以肩关节为支点,利用上半身重量,垂直用力向下节律性按压,见图 5-3-6。

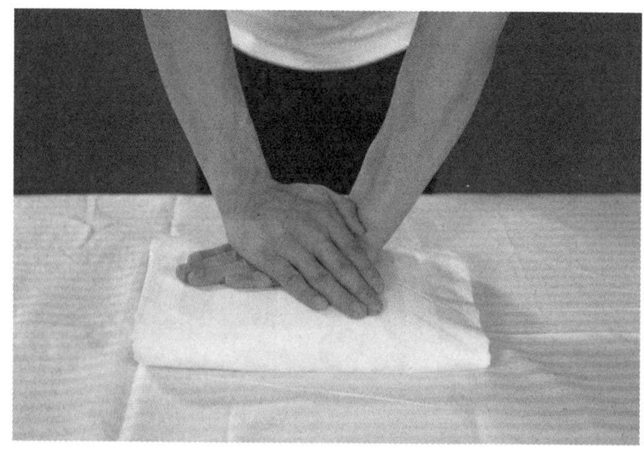

图 5-3-5 掌按法

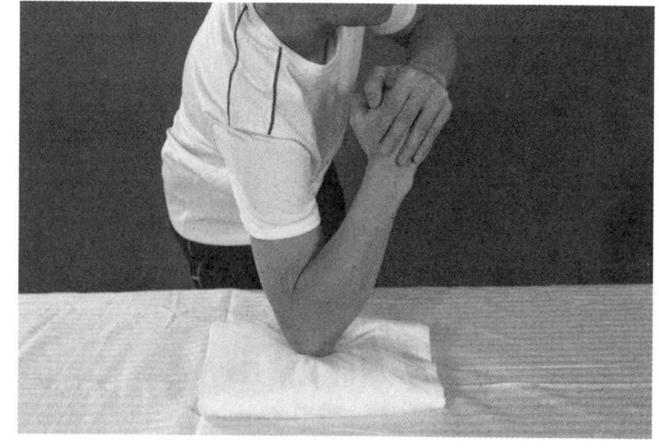

图 5-3-6 肘按法

2. 动作要领

(1)指按法宜悬腕。当腕关节悬屈 40° ~ 60° 时,拇指易于发力,余四指也容易支撑助力。

(2)掌按法应以肩关节为支点。当肩关节成为支点后，身体上半部的重量很容易通过上、前臂传到手掌部，使操作者不易疲劳，用力又沉稳着实。如将肘关节作为支点，则须上、前臂用力，既容易使操作者疲乏，力度又难以控制。

(3)肘按法的刺激量较强，应间歇性按压。按压力量要稳而缓，不可突发暴力，以患者能忍受为度。

(4)按压的用力方向多为垂直向下或与受力面相垂直。

(5)用力要由轻到重，稳而持续，使刺激充分达到肌体组织的深部。

(6)要有缓慢的节奏性。

3. 注意事项

(1)指按法接触面积较小，刺激较强，常在按后施以揉法，有“按一揉三”之说，即重按一下，轻揉三下，形成有规律的按后予揉的连续操作手法。

(2)不可突施暴力。不论指按法还是掌按法，其用力原则均是由轻而重，再由重而轻，手法操作忌突发突止，暴起暴落，同时一定要注意患者的骨质情况，诊断必须明确，以避免造成骨折。

4. 适用部位 指按法适于全身各部，尤以经络、穴位常用；掌按法适于背部、腰部、下肢后侧以及胸部、腹部等面积较大而又较为平坦的部位。

5. 功效及应用 按法具有通经活络，安神定痛的作用，常用于头痛、腰背痛、下肢痛等各种痛症的康复治疗，以及风寒感冒等病症。

四、点法

用指端或屈曲的指间关节部着力于施术部位，持续地进行点压，称为点法。点法首见于《保生秘要》，由按法演化而来，可属于按法范畴。点法具有着力点小、刺激强、操作省力等特点。点法主要包括拇指端点法、屈拇指点法和屈示指点法等。临床以拇指端点法常用。

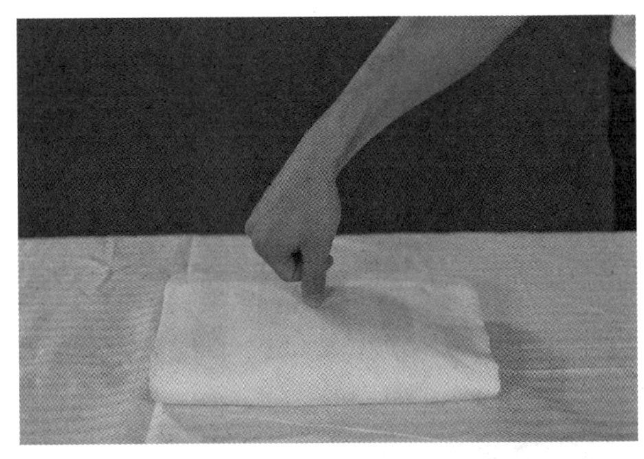

图 5-3-7 拇指端点法

1. 操作方法

(1)拇指端点法：手握空拳，拇指伸直并紧靠于示指中节，以拇指端着力于施术部位或穴位上。前臂与拇指主动发力，进行持续点压，见图 5-3-7。亦可采用拇指按法的手法形态、用拇指端进行持续点压。

(2)屈拇指点法：屈拇指，以拇指指间关节桡侧着力于施术部位或穴位，拇指端抵于示指中节桡侧缘以助力。前臂与拇指主动施力，进行持续点压，见图 5-3-8。

(3)屈示指点法：屈示指，其他手指相握，以示指第 1 指间关节突起部着力于施术部位或穴位上，拇指末节尺侧缘紧压示指指甲部以助力。前臂与示指主动施力，进行持续点压，见图 5-3-9。

2. 动作要领

(1)拇指端点法宜手握空拳，拇指螺纹面应贴紧示指中节外侧，以免用力时扭伤拇指指间关节。

(2)屈拇指点法，拇指端应抵在示指中节桡侧缘，如此则拇指得到了助力和固定。

(3)屈示指点法，宜手指相握成实拳，拇指末节尺侧缘要紧压在示指指甲部以固定和助力。

(4)用力要由轻到重，稳而持续，要使刺激充分达到肌体的组织深部，要有“得气”的感觉，以能忍受为度。

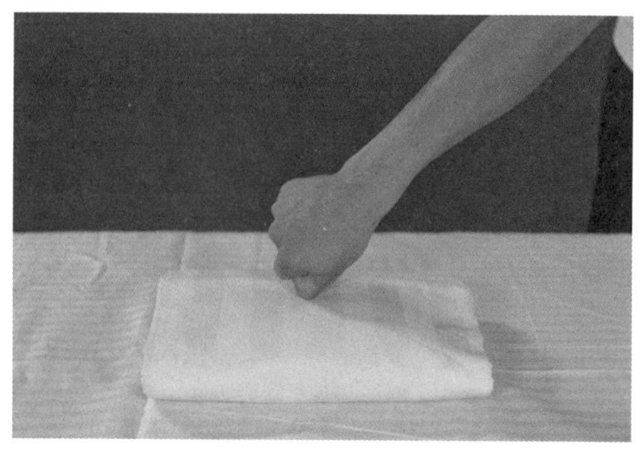
图 5-3-8 屈拇指点法

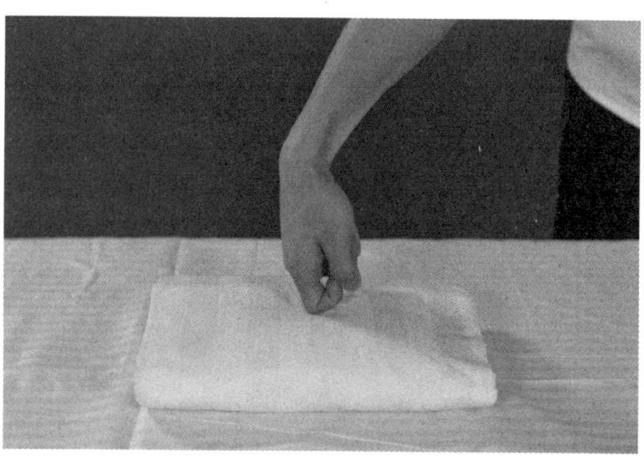
图 5-3-9 屈示指点法

(5)用力方向宜与受力面相垂直。

3. **注意事项**

(1)不可突施暴力。既不能突然发力,也不可突然收力。

(2)对年老体弱、久病虚衰的患者不可施用点法,尤其是心功能较弱的患者忌用。

(3)点后宜用揉法,以避免气血积聚及点法所施部位或穴位的局部软组织损伤。

4. **适用部位** 适用于全身各部位,尤其适用于全身阳经穴位及阿是穴。

5. **功效及应用** 点法具有通经止痛的作用,主要用于脊柱病症引起的活动障碍及各种痛症的康复治疗,一般情况下其疗效优于按法。

五、抹法

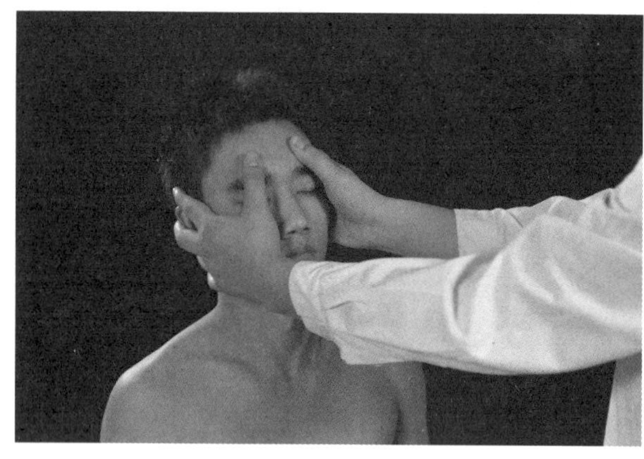
图 5-3-10 指抹法

用单手或双手拇指螺纹面紧贴皮肤,做上下、左右或弧形曲线往返移动的一种推拿手法。主要包括指抹法和掌抹法。

1. **操作方法**

(1)指抹法:拇指指面着力,紧贴于皮肤,前臂发力,腕部与掌指关节活动,见图 5-3-10。

(2)掌抹法:用手掌或大小鱼际着力,紧贴于皮肤,腕部伸直,前臂发力,带动手掌抹动。

2. **动作要领**

(1)沉肩、垂肘。

(2)吸定部位:双拇指指面。

3. **注意事项** 用力均匀柔和、平稳着实,做到“轻而不浮,重而不滞”。

4. **适用部位** 适用于颜面部、颈项部、胸腹部、腰背部。

5. **功效及应用** 常为开始或结束手法。具有开窍镇静、醒脑明目、消食导滞、散瘀消肿之功效。指抹法常用于头面及颈项部病症的后期恢复,掌抹法适用于胸腹部、腰背部的康复治疗。

六、拍法

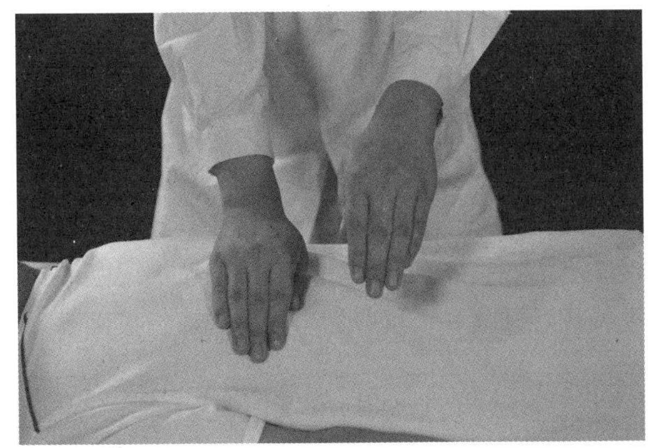
图 5-3-11　拍法

用虚掌拍打体表，称拍法。拍法可单手操作，亦可双手同时操作。可分为指拍法和掌拍法两种。

1. 操作方法　五指并拢，掌指关节微屈，使掌心空虚。腕关节放松，前臂主动运动，上下挥臂平稳而有节奏地用指腹或虚掌拍击施术部位，见图 5-3-11。用双掌拍打时，宜双掌交替操作。

2. 动作要领

(1) 拍击时动作要平稳，要使整个掌、指周边同时接触体表，声音清脆而无疼痛。

(2) 腕部要放松。上下挥臂时，力量通过放松的腕关节传递到掌部，使刚劲化为柔和。

(3) 直接接触皮肤拍打时，以皮肤轻度充血发红为度。

3. 注意事项

(1) 拍击时力量不可有所偏移，否则易使拍击的皮肤产生疼痛感。

(2) 要掌握好适应证，对结核、肿瘤、冠心病等禁用拍法。

4. 适用部位　常用于肩背部、腰骶部和下肢后侧。

5. 功效及应用　拍法具有舒筋通络，行气活血的作用。主要用于脑卒中瘫痪或后遗症、腰背筋膜劳损及腰椎间盘突出症的康复。

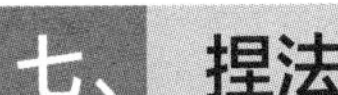

七、捏法

用拇指和其他手指在施术部位对称性地挤压，称为捏法。捏法操作简单，容易掌握，但要求拇指与余指具有强劲持久的对合力，所以需长期练习。捏法可单手操作，亦可双手同时操作。因拇指与其他手指配合的多少，而有三指捏法、五指捏法等名称。

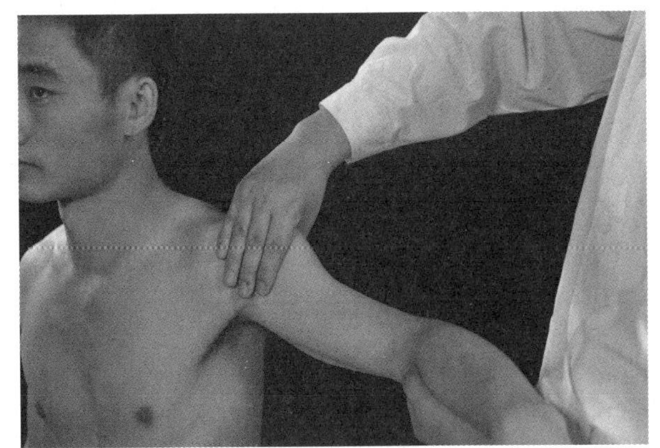
图 5-3-12　捏法

1. 操作方法　用拇指和示、中指指面，或用拇指和其余四指指面夹住肢体或肌肤，相对用力挤压，随即放松，再用力挤压、放松，重复以上动作，并循序移动，见图 5-3-12。

2. 动作要领

(1) 拇指与其余手指要以指面着力，施力时双方力量要对称。

(2) 动作要连贯而有节奏性，用力要均匀而柔和。

3. 注意事项

(1) 注意不要用指端着力。如以指端着力就会失去挤压的力量。

(2)操作时注意不要含有揉的成分,如捏中含揉,则其性质即趋于拿法。

4. 适用部位 适用于四肢部、颈项部和头部。

5. 功效及应用 捏法具有舒筋通络,行气活血的作用,主要用于疲劳性四肢酸痛、颈椎病等病症的康复治疗。

八、拨法

用拇指深按于治疗部位,进行单向或往返的拨动,称为拨法。又称指拨法、拨络法等。拨法力量沉实,拨动有力,有较好的止痛和解除粘连的作用,临床有"以痛为俞,无痛用力"之说,即指拨法的应用而言,是常用手法之一。可分为单指拨和双指拨两种。

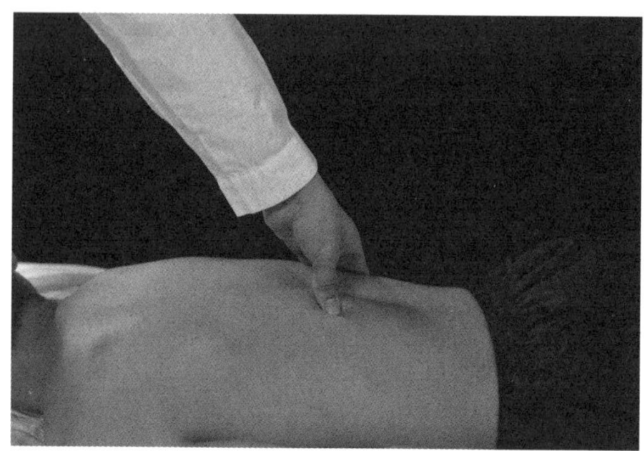

图 5-3-13 拨法

1. 操作方法 拇指伸直,以指端着力于施术部位,余四指置于相应位置以助力。拇指适当用力下压至一定深度,待有酸胀感时,再做与肌纤维或肌腱、韧带、经络成垂直方向的单向或来回拨动。若单手指力不足时,亦可以双拇指重叠进行操作,见图 5-3-13。

2. 动作要领

(1)按压力与拨动力方向互相要垂直。

(2)拨动时拇指不能在皮肤表面有摩擦移动,应带动肌纤维或肌腱、韧带一起拨动。拨法与弹拨法有相似之处,其区别点在于拨法对皮肤无摩擦移动,而弹拨法除对肌纤维或肌腱、韧带施以弹拨外,对皮肤表面亦形成了较重的摩擦移动。

(3)用力要由轻而重,实而不浮。

3. 注意事项 拨法在操作时,应注意掌握"以痛为俞,无痛用力"的原则。

4. 适用部位 适用于四肢部、颈项部、肩背部、腰部、臀部等部位。

5. 功效及应用 拨法具有舒筋通络、行气活血、整复移位的作用,主要用于落枕、肩周炎、腰肌劳损、网球肘、肌腱滑脱等病症的康复治疗。

九、推法

以指、掌、拳或肘部着力于体表一定部位或穴位上,做单方向的直线或弧形推动,称为推法。成人推法以单方向直线推为主,又称平推法。根据操作部位的不同,可分为指推法、掌推法、拳推法和肘推法。

1. 操作方法

(1)指推法:包括拇指端推法、拇指平推法和三指推法。

1)拇指端推法:以拇指端着力于施术部位或穴位上,余四指置于对侧或相应的位置以固定,腕关节略屈并向尺侧偏斜。拇指及腕部主动施力,向拇指端方向呈短距离单向直线推进。

2)拇指平推法:以拇指螺纹面着力于施术部位或穴位上,余四指置于其前外方以助力,腕关节略屈曲。拇指及腕部主动施力,向其示指方向呈短距离、单向直线推进,见图 5-3-14。在推进的过程中,拇指螺纹面的着力部分应逐渐偏向桡侧,且随着拇指的推进腕关节应逐渐伸直。

3)三指推法:示、中、无名指并拢,以指端部着力于施术部位上,腕关节略屈。前臂部主动施力,通过腕关节及掌部使示、中及无名三指向指端方向做单向直线推进。

(2)掌推法:以掌根部着力于施术部位,腕关节略背伸,肘关节伸直。以肩关节为支点,上臂部主动施力,通过肘、前臂、腕,使掌根部向前方做单方向直线推进,见图 5-3-15。

(3)拳推法:手握实拳,以示、中、无名及小指四指的近侧指间关节的突起部着力于施术部位,腕关节挺劲伸直,肘关节略屈。以肘关节为支点,前臂主动施力,向前呈单方向直线推进,见图 5-3-16。

(4)肘推法:屈肘,以肘关节尺骨鹰嘴突起部着力于施术部位,另一侧手臂抬起,以掌部扶握屈肘侧拳顶以固定助力。以肩关节为支点,上臂部主动施力,做较缓慢的单方向直线推进,见图 5-3-17。

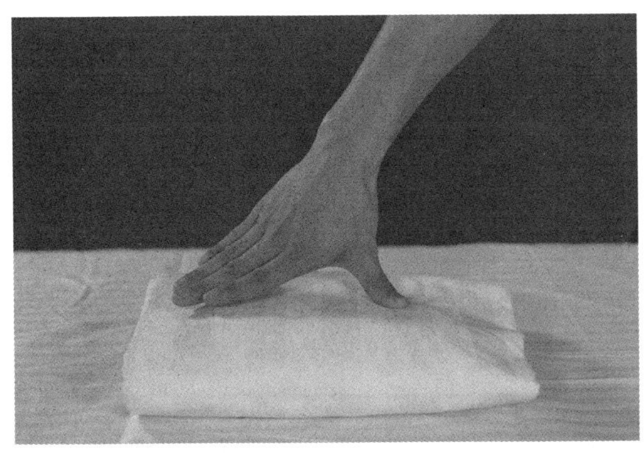

图 5-3-14　拇指平推法

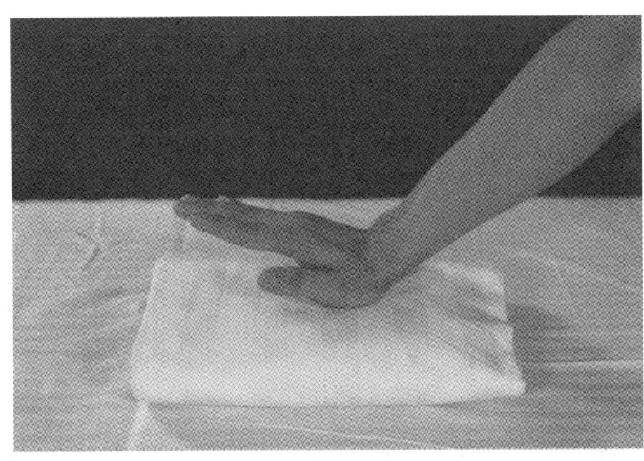

图 5-3-15　掌推法

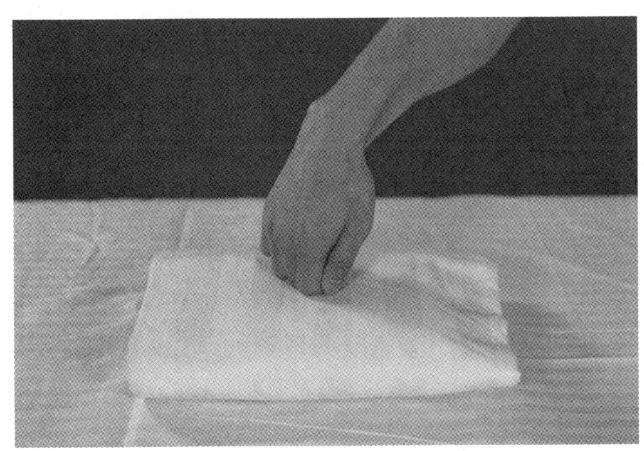

图 5-3-16　拳推法

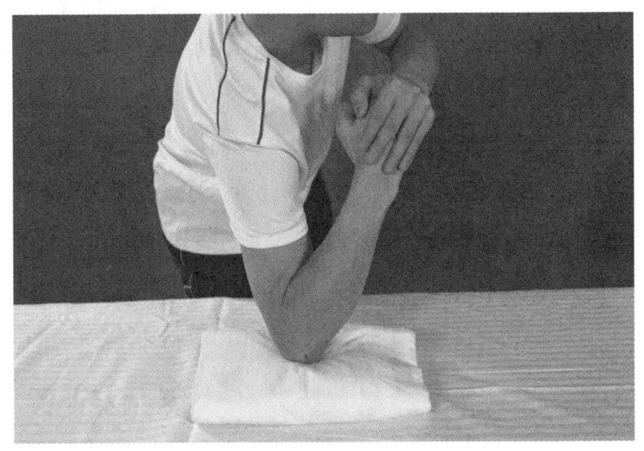

图 5-3-17　肘推法

2. 动作要领

(1)着力部位要紧贴体表。

(2)推进的速度宜缓慢均匀,压力要平稳适中。

(3)单向直线推进。

(4)拳、肘推法宜顺肌纤维走行方向推进。

(5)拇指端推法与拇指平推法推动的距离宜短,属推法中特例。其他推法则推动的距离宜长。

3. 注意事项

(1)推进的速度不可过快,压力不可过重或过轻。

(2)不可推破皮肤。为防止推破皮肤,可使用冬青膏、滑石粉及红花油等润滑剂。

(3)不可歪曲斜推。

4. **适用部位** 适用于全身各部。指推法适于头面部、颈项部、手部和足部，尤以足部推拿为常用；掌推法适于胸腹部、腰背部和四肢部；拳推法适于腰背部及四肢部；肘推法适于背、腰部脊柱两侧。

5. **功效及应用** 推法具有祛风散寒，舒筋活络，消肿止痛的作用，主要用于头痛、头晕、失眠，腰腿痛、腰背部僵硬、风湿痹痛、感觉迟钝，胸闷胁胀、烦躁易怒，腹胀、便秘、食积，软组织损伤、局部肿痛等病症的后期康复。

十、叩法

以手指端或小指侧或握空拳叩打治疗部位，称为叩法。

1. **操作方法** 用手指尖、手掌小指侧或空拳尺侧叩打治疗部位。可用单手或双手交替起落有节奏地叩打，见图 5-3-18，图 5-3-19，图 5-3-20。

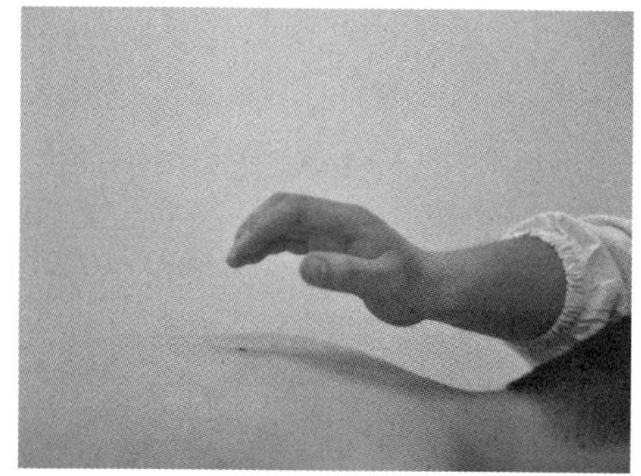

图 5-3-18 指端叩法

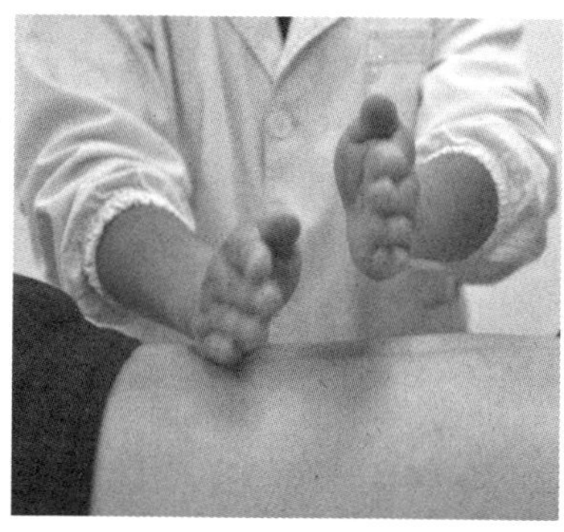

图 5-3-19 掌侧交替叩

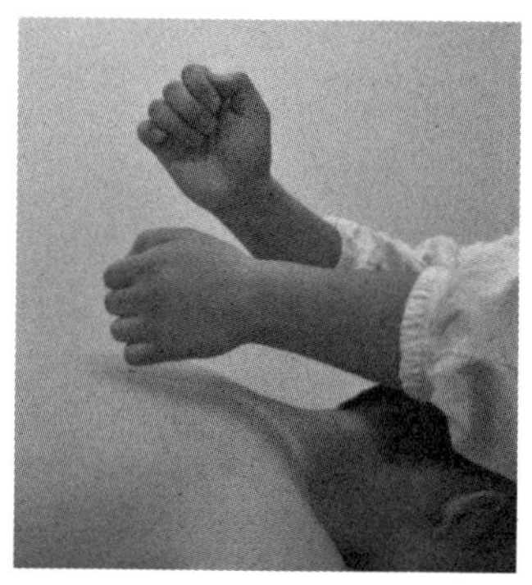

图 5-3-20 空拳交替叩

2. **动作要领** 叩击力量宜轻，频率宜快，要有节奏感。

3. **注意事项** 叩击法操作时，不可施蛮力、重力，否则达不到治疗效果。

4. **适用部位** 肩背、腰和四肢。

5. **功效及应用** 本法具有疏通气血经络、消除疲劳等功效。常用于治疗肌肉酸痛、肢体麻木、疲劳乏力、神经衰弱等疾病。

十一、击法

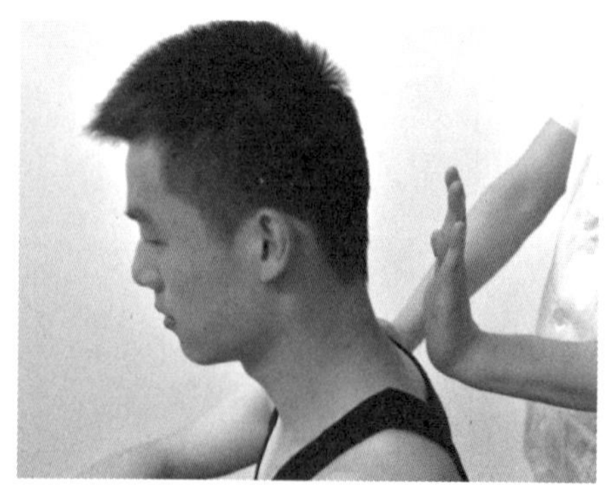

图 5-3-21 掌击法

用拳背、掌根、掌侧小鱼际、指尖击打体表一定部位，称击法。临床可分为拳击法、掌击法、侧击法、指尖击法。

1. **操作方法**

(1) 拳击法：医者手握空拳，腕关节伸直，肘关节伸屈带动前臂发力，用拳背平击治疗部位。

(2) 掌击法：医者手指自然松开、微屈，腕关节略背伸，以掌根部击打治疗部位，见图 5-3-21。

(3) 侧击法：医者手指伸直、腕关节略背伸，用单手或双侧小鱼际交替击打治疗部位。

(4) 指尖击法：医者手指半屈，腕关节放松，用腕关节屈伸带动指端击打治疗部位。

2. 动作要领

(1)击打力量要稳，做到含力蓄劲，收发自如。

(2)打击时要有反弹感，打下去要迅速弹起，不要停顿。

(3)动作要连续，有节奏。

3. 注意事项　避免使用蛮力、暴力击打。

4. 适用部位　全身各部位。

5. 功效及应用　本法有活血通络、祛风散寒、解痉镇痛、安神的作用。常用于治疗肢体麻木、腰腿疼痛、肌肉劳损、神经衰弱、失眠、头晕等。

十二、抖法

抖法是用单手或双手握住患肢的远端，做小幅度上下或左右方向连续抖动的手法。通常可分为抖上肢、抖下肢两种操作方法。

1. 操作方法

(1)抖上肢法：受术者取坐位或站立位，肩臂部放松。术者站在其前外侧，身体略为前俯。用双手握住受术者腕部，慢慢将被抖动的上肢向前外方抬起至 60° 左右，然后两前臂微用力做连续小幅度的上下抖动，使抖动所产生的力量似波浪般地传递到肩部，见图 5-3-22。或术者以一手按受术者肩部，另一手握住其腕部，做连续不断地小幅度上下抖动，抖动中可施以被操作肩关节的前后方向活动。此法又称上肢提抖法。

(2)抖下肢法：受术者仰卧位，下肢放松。术者站其足端，用双手分别握住受术者两足踝部，将两下肢抬起，离开床面约 30cm，然后上、前臂同时施力，做连续的上下抖动，使受术者下肢及髋部有舒松感。两下肢可同时操作，亦可单侧操作，见图 5-3-23。

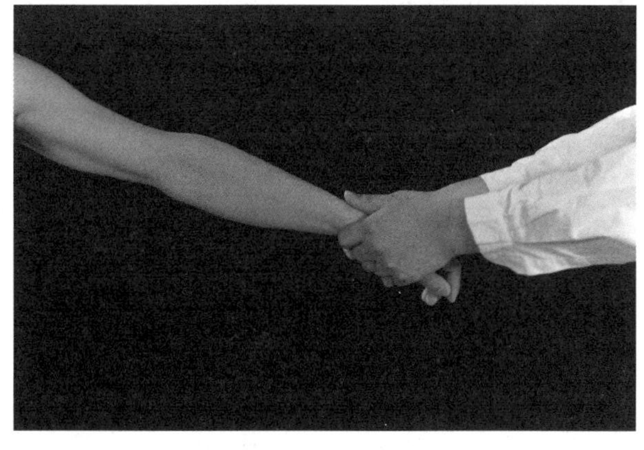

图 5-3-22　抖上肢法

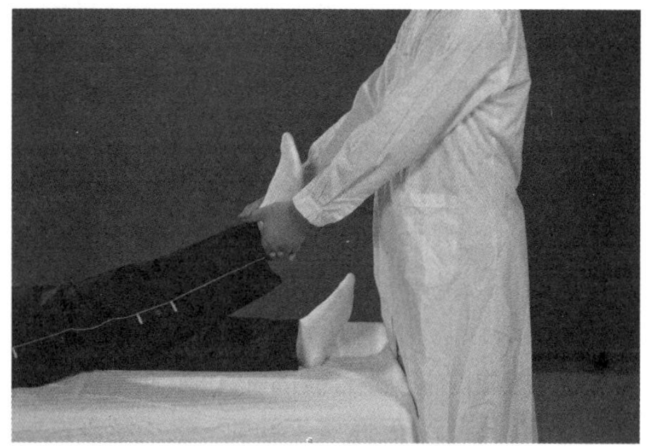

图 5-3-23　抖下肢法

2. 动作要领

(1)用力均匀而持续，幅度由小渐大，频率逐渐增快，使抖动感传递到近端关节。

(2)抖动幅度不能超过关节生理活动范围。同时，可让助手做拔伸牵引。

(3)受术者肢体关节要放松，自然呼吸，不可屏气。

(4)一般抖动幅度控制在 2 ~ 3cm 以内；上肢部抖动频率在每分钟 250 次左右，下肢部抖动频率宜稍慢，一般在每分钟 100 次左右即可。

3. **注意事项** 操作时抖动幅度要小，频率要快。

4. **适用部位** 适用于上肢部、下肢部和腰部。

5. **功效及应用** 抖法属于松解类手法之一，具有疏通经络，松解粘连，滑利关节及调和气血的作用。临床常用于四肢部关节活动范围减小的康复治疗；也可用于减轻重手法后反应，增加手法的舒适感，常为理筋结束手法。

十三、摇法

使关节做被动的环转运动，称摇法。包括颈项部、肩部、腰部和四肢关节部摇法。

1. **操作方法**

（1）肩关节摇法：肩关节摇法种类较多，可分为托肘摇肩法、握手摇肩法、大幅度摇肩法等。

1）托肘摇肩法：受术者坐位，肩部放松，被施术侧肘关节屈曲。术者站于其侧，两腿呈弓步式，身体上半部略为前倾。以一手扶按住肩关节上部，另一手托于其肘部，使其前臂放在术者前臂上。然后手臂部协同用力，做肩关节顺时针或逆时针方向的中等幅度的环转摇动，见图 5-3-24。

2）握手摇肩法：受术者坐位，两肩部放松。术者立于其侧方，以一手扶按被施术侧肩部，另一手握住其手部，稍用力将其手臂牵伸，待拉直后手臂部协同施力，做肩关节顺时针或逆时针方向的小幅度的环转摇动，见图 5-3-25。

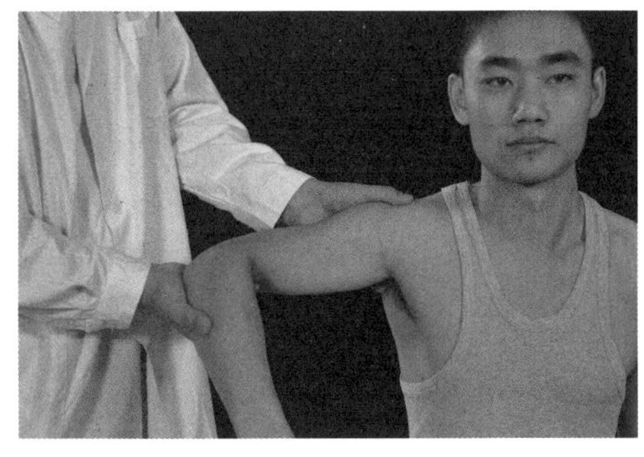

图 5-3-24 托肘摇肩

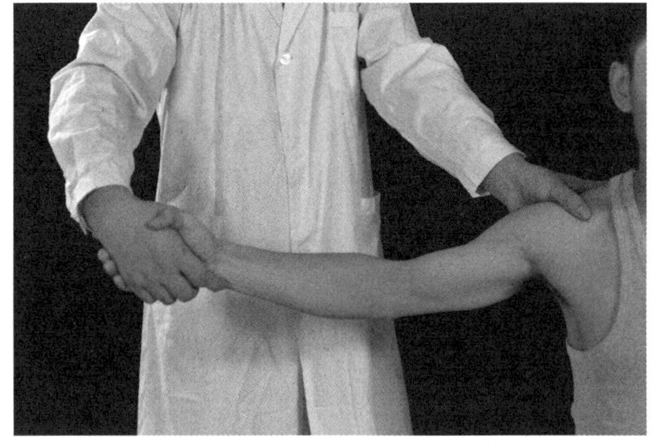

图 5-3-25 握手摇肩

3）大幅度摇肩法：受术者坐位，两上肢自然下垂并放松。术者立于其前外侧，两足呈丁字步。两掌相合，夹持住被施术侧上肢的腕部，牵伸并抬高其上肢至其前外方约 45° 时，将其上肢慢慢向其前外上方托起，在此过程中，位于下方的一手应逐渐反掌，当上举至 160° 时，即可虎口向下握住其腕部。另一手随其上举之势由腕部沿前臂、上臂滑移至肩关节上部。略停之后，两手协调用力，即按于肩部的一手将肩关节略向下按并固定之，握腕一手则略上提，使肩关节伸展。随即握腕一手握腕摇向后下方，经下方复于原位，此时扶按肩部一手已随势沿其上臂、前臂滑落于腕部，呈动作初始时两掌夹持腕部状态。此为肩关节大幅度摇转一周，可反复摇转数次，见图 5-3-26。在大幅度摇转肩关节时，要配合脚步的移动，以调节身体重心。即当肩关节向上、向后外方摇转时，前足进一小步，身体重心在前；当向下、向前外下方复原时，前足退步，身体重心后移。

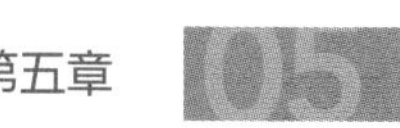

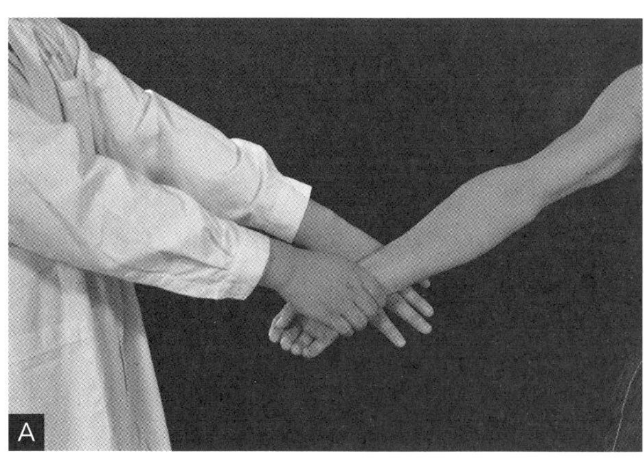

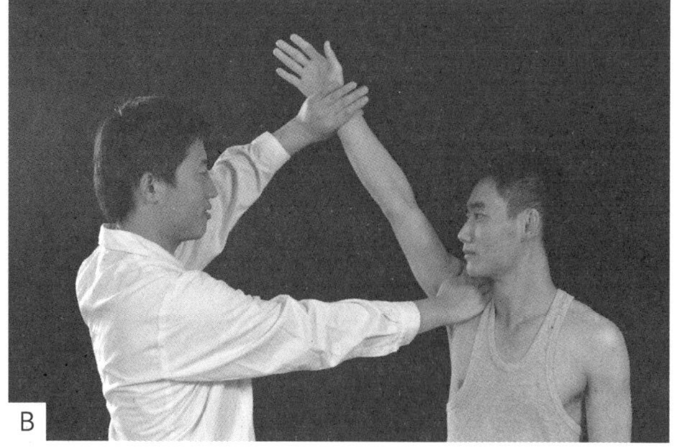

图 5-3-26　大幅度摇肩法

除以上三法外，还有拉手摇肩法和握臂摇肩法，临床亦较常用。拉手摇肩法是让受术者拉住术者的手，术者在位于其外侧方时主动圆周形摇转手臂以带动受术者的手臂运动，使其肩关节做中等幅度的摇转。握臂摇肩法是在受术者坐位时，术者立于其后，两手分别握住其两上肢的肘关节上部，同时做由前向外、向后下方的中等幅度的环转摇动。

(2)肘关节摇法：受术者坐位，屈肘约 45°。术者以一手托握住其肘后部，另一手握住其腕部，使肘关节做顺时针或逆时针方向环转摇动，见图 5-3-27。

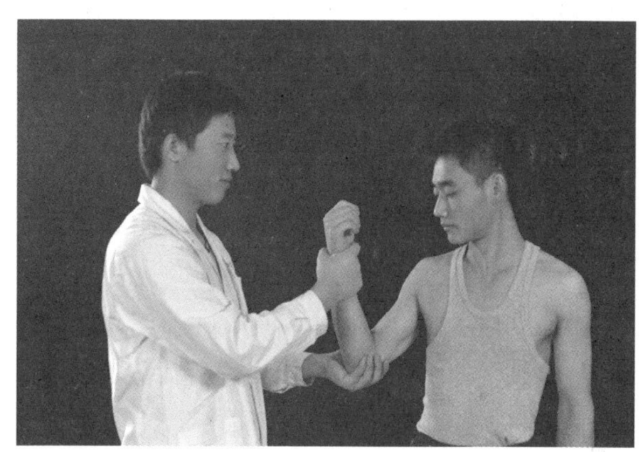

图 5-3-27　肘关节摇法

(3)腕关节摇法：受术者坐位，掌心朝下。术者双手合握其手掌部，以两拇指扶按于腕背侧，余指端扣于大小鱼际部，两手臂协调用力，在稍牵引情况下做顺时针和逆时针方向的摇转运动，见图 5-3-28A。其次，受术者示、中、无名和小指并拢，掌心朝下。术者以一手握其腕上部，另一手握其并拢的四指部，在稍用力牵引的情况下做腕关节顺时针和逆时针方向的摇转运动，见图 5-3-28B。另外，受术者五指捏拢，腕关节屈曲。术者以一手握其腕上部，另一手握其捏拢到一起的五指部，做腕关节顺时针或逆时针方向的摇转运动。

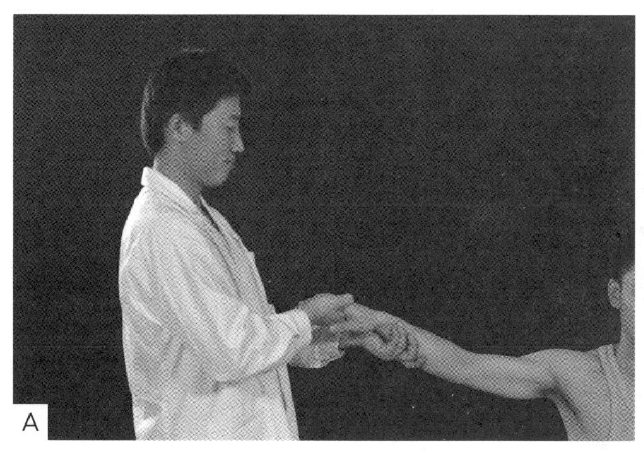

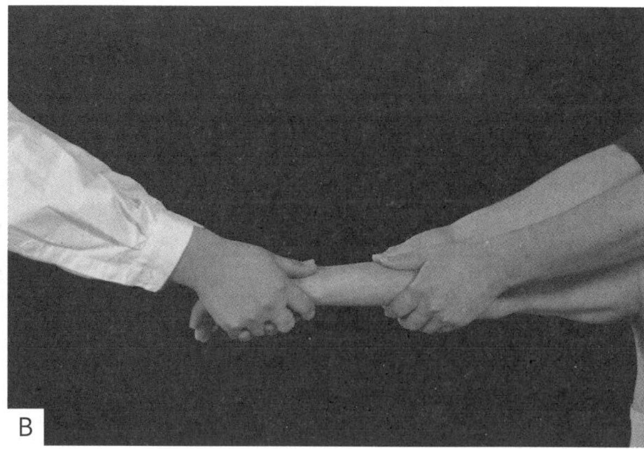

图 5-3-28　腕关节摇法

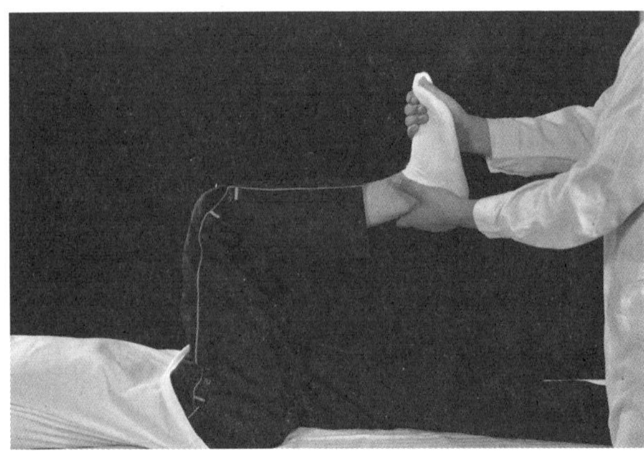

图 5-3-29 髋关节摇法

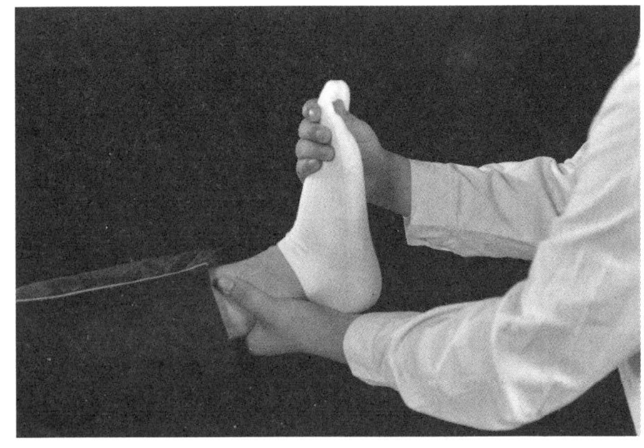

图 5-3-30 踝关节摇法

(4) 掌指关节摇法：以一手握受术者一侧掌部，另一手以拇指和其余四指握捏住五指中的一指，在稍用力牵伸的情况下做该掌指关节顺时针或逆时针方向的摇转运动。

(5) 髋关节摇法：受术者仰卧位，一侧屈髋屈膝。术者一手扶按其膝部，另一手握其足踝部或足跟部，将其髋、膝屈曲的角度均调整到 90° 左右，然后两手协调用力，使髋关节做顺时针或逆时针方向的摇转运动，见图 5-3-29。

(6) 膝关节摇法：受术者仰卧位，一侧下肢伸直放松，另一侧下肢屈髋屈膝。以一手托扶其屈曲侧下肢的腘窝部，另一手握其足踝部或足跟部，按顺时针或逆时针方向环转摇动。

(7) 踝关节摇法：受术者仰卧位，下肢自然伸直。术者坐于其足端，用一手托握起足跟以固定，另一手握住足趾部，在稍用力拔伸的情况下做顺时针或逆时针方向的环转摇动，见图 5-3-30。其次，受术者俯卧位，一侧下肢屈膝。术者以一手扶按于足跟部，另一手握住其足趾部，做顺时针或逆时针方向的环转摇动。本法较仰卧位时的踝关节摇法容易操作，且摇转幅度较大。

2. 动作要领

(1) 摇转的幅度要在人体生理活动范围内进行。应由小到大，逐渐增加。人体各关节的活动幅度不同，因此各关节的摇转幅度亦不同。

(2) 摇转的速度宜慢，尤其是刚开始操作时的速度宜缓慢，可随摇转次数的增加及受术者逐渐适应后稍微增快速度。

(3) 摇动时施力要协调、稳定，除被摇的关节、肢体运动外，其他部位不应随之晃动。

3. 注意事项

(1) 不可逾越人体关节生理活动范围进行摇转。

(2) 不可突然快速摇转。

(3) 对于习惯性关节脱位者禁用摇法。

4. 适用部位 适用于全身各关节部。

5. 功效及应用 摇法主要具有舒筋通络，滑利关节的作用，同时也可用于解除粘连的辅助治疗。如以滑利关节的作用而言，摇法可作为关节部的主要方法应用；如以解除粘连的作用而言，摇法则为辅助手法。此法适用于各种软组织损伤性疾病、骨折后遗症及运动功能障碍等病症的康复治疗。摇法常与拿法、点法、按法等配合应用于各关节部。

十四、揉法

以手掌大鱼际或掌根、全掌、手指螺纹面着力，吸定于体表施术部位上，做轻柔和缓的上下、左右或环旋动作，称为揉法。揉法是推拿常用手法之一，根据操作时接触面的不同可分为掌揉法和指揉法。掌揉法又可分为大鱼际揉法、掌根揉法和（全）掌揉法；指揉法又可分为中指揉法、三指揉法和拇指揉法。

1. 操作方法

（1）大鱼际揉法：沉肩、垂肘，腕关节放松，呈微屈或水平状。大拇指内收，四指自然伸直，用大鱼际附着于施术部位上。以肘关节为支点，前臂做主动运动，带动腕关节摆动，使大鱼际在治疗部位上做轻缓柔和的上下、左右或轻度的环旋揉动，并带动该处皮下组织一起运动，频率每分钟 120 ~ 160 次，见图 5-3-31。

（2）掌根揉法：肘关节微屈，腕关节放松并略背伸，手指自然弯曲，以掌根部附着于施术部位。以肘关节为支点，前臂做主动运动，带动腕及手掌连同前臂做小幅度的回旋揉动，并带动该处皮下组织一起运动，频率每分钟 120 ~ 160 次，见图 5-3-32。

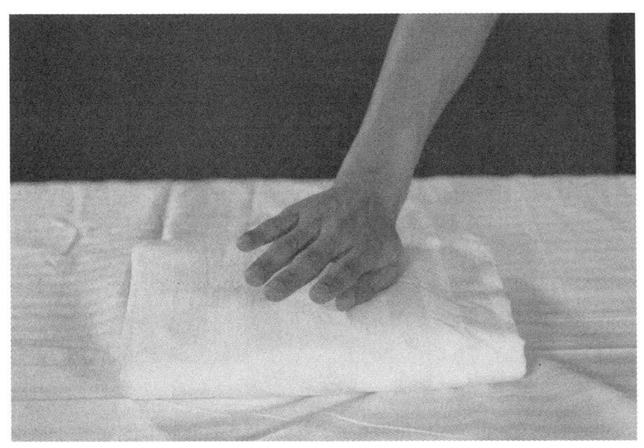

图 5-3-31　大鱼际揉法

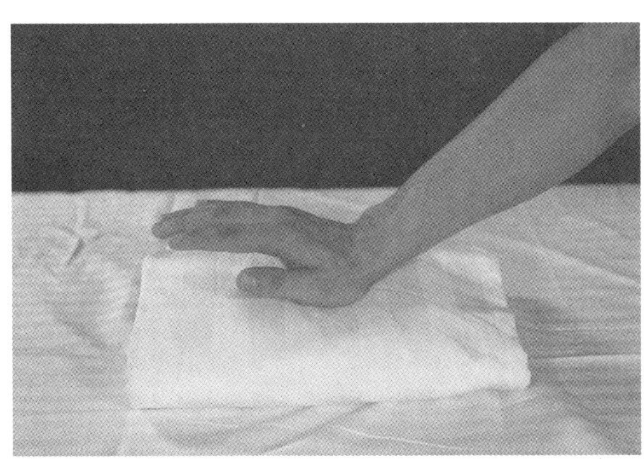

图 5-3-32　掌根揉法

（3）（全）掌揉法是以整个手掌掌面着力，操作术式与掌根揉法相同。

（4）中指揉法：中指伸直，示指搭于中指远端指间关节背侧，腕关节微屈，用中指螺纹面着力于一定的治疗部位或穴位。以肘关节为支点，前臂做主动运动，通过腕关节使中指螺纹面在施术部位上做轻柔的小幅度的环旋或上下、左右运动，频率每分钟 120 ~ 160 次，见图 5-3-33。

（5）三指揉法是以示、中、无名指并拢，三指螺纹面着力，操作术式与中指揉法相同，见图 5-3-34。

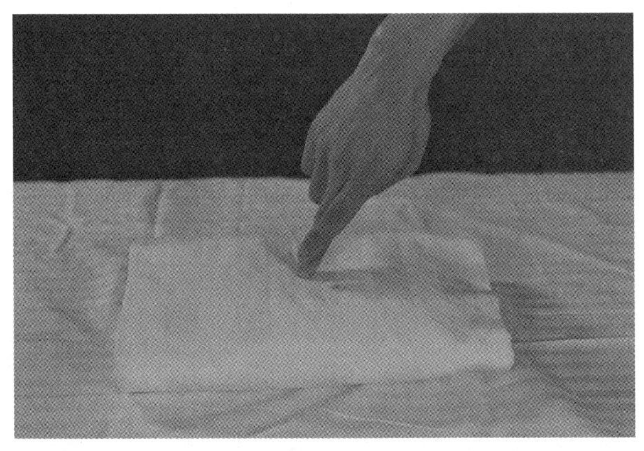

图 5-3-33　中指揉法

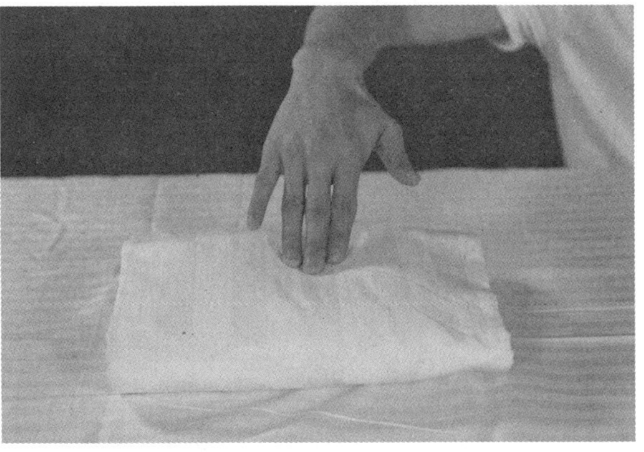

图 5-3-34　三指揉法

（6）拇指揉法是以拇指螺纹面着力于施术部位，余四指置于相应的位置以支撑助力，腕关节微悬。拇指及前臂部主动施力，使拇指螺纹面在施术部位上做轻柔的环旋揉动，频率每分钟 120 ~ 160 次。

2. 动作要领

(1)所施压力要小。《厘正按摩要术》:“揉以和之……是从摩法生出者”。揉法和摩法两者区别主要在于:揉法着力较重,操作时指、掌吸定一个部位,带动皮下组织运动,和体表没有摩擦动作;摩法则着力较轻,操作时指、掌在体表做环旋摩擦,不带动皮下组织。不过在临床应用时,两者可以结合起来操作,揉中兼摩,摩中兼揉。揉法刺激轻柔,为加强刺激,临床上常和按法结合使用而成按揉法。

(2)动作要灵活而有节律性。

(3)往返移动时应在吸定的基础上进行。

(4)大鱼际揉法前臂有推旋动作,腕部宜放松,而指揉法则腕关节要保持一定紧张度,掌根揉法则腕关节略有背伸,松紧适度。

3. 注意事项 揉法应吸定于施术部位,带动皮下组织一起运动,不能在体表上有摩擦运动。操作时向下的压力不可太大。

4. 适用部位 大鱼际揉法主要适用于头面部、胸胁部;掌根揉法适用于腰背及四肢等面积大且平坦的部位;掌揉法常用于脘腹部;中指揉法、拇指揉法用于全身穴位。

5. 功效及应用 揉法具有疏通经络,行气活血,健脾和胃,消肿止痛等作用,主要适用于脘腹胀痛,胸闷胁痛,便秘,泄泻,头痛,眩晕及术后等病症的康复治疗,或用于头面部及腹部康复保健。

十五、擦法

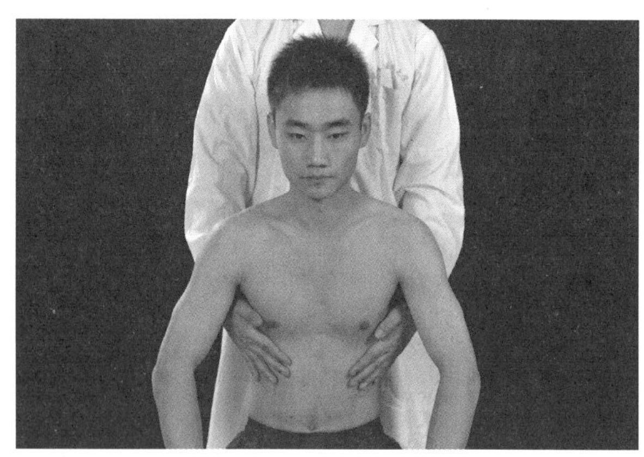

图 5-3-35 掌擦法

用指或掌贴附于体表一定部位,做较快速的直线往返运动,使之摩擦生热,称为擦法。分为指擦法、掌擦法、大鱼际擦法和小鱼际擦法。

1. 操作方法 以示、中、无名和小指指面或掌面、手掌的大鱼际、小鱼际置于体表施术部位。腕关节伸直,使前臂与手掌相平。以肘或肩关节为支点,前臂或上臂做主动运动,使手的着力部分在体表做均匀的上下或左右直线往返摩擦移动,使施术部位产生一定的热量。用示、中、无名和小指指面着力称指擦法。用全掌面着力称掌擦法,用手掌的大鱼际着力称大鱼际擦法,用小鱼际着力称小鱼际擦法,见图 5-3-35,图 5-3-36,图 5-3-37。

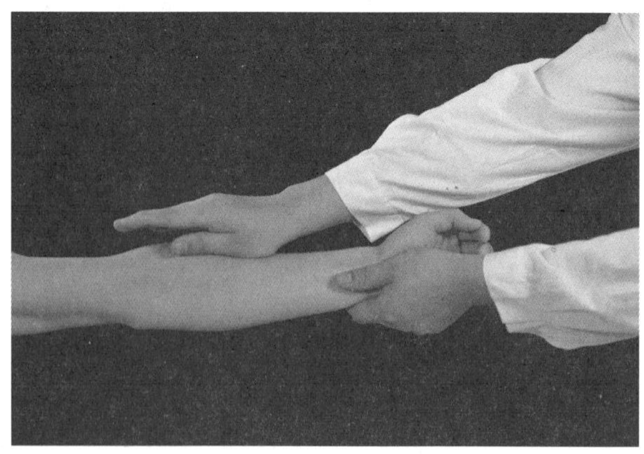

图 5-3-36 大鱼际擦法

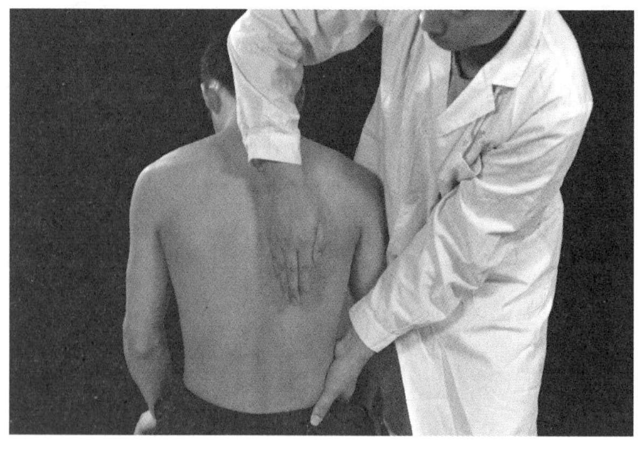

图 5-3-37 小鱼际擦法

2. 动作要领

(1)肩关节宜放松,肘关节宜自然下垂并内收。

(2)操作时,着力部分要紧贴体表,压力要适度,须直线往返运行,往返的距离多数情况下应尽力拉长,而且动作要连续不断,有如拉锯状。

(3)指擦法时应以肘关节为支点,前臂为动力源,擦动的往返距离宜小,属擦法中的特例。掌擦法、大鱼际擦法及小鱼际擦法均以肩关节为支点,上臂为动力源,擦动的往返距离宜大。

(4)以透热为度。擦法属于生热手法,应以操作者感觉手下所产生的热已进入受术者体内,并与其体内之“热”相呼应为尺度。因每一种擦法的着力面积不同,所以擦法生热的多寡也不一样。指擦法因操作时往返运行的距离较短,所以难以与其他擦法比较。就掌擦法、大鱼际擦法和小鱼际擦法而言,其手法产生的热度为依次升高。

3. 注意事项

(1)压力不可过大,也不可过小。擦法操作时如压力过大,则手法重滞,且易擦破皮肤;如压力过小,则不易生热。

(2)擦动时运行的线路不可歪斜。如忽左忽右,滑来滑去则不易生热。

(3)不可擦破皮肤。擦法除要掌握好手法动作要领,以免擦破皮肤外,为保护皮肤,可使用润滑剂(如冬青膏、红花油等),既可保护皮肤,防止破皮,又可使擦的热度深透,提高手法效应。

(4)擦法操作完毕,不可在所擦之处使用其他手法,以免造成破皮。

(5)不可隔衣操作,须暴露施术部位皮肤。

4. 适用部位 适于全身各部。指擦法接触面较小,适于颈项、肋间等部位;掌擦法接触面大,适于肩背、胸腹部;大鱼际擦法适于四肢部,尤以上肢为常用;小鱼际擦法适于肩背、脊柱两侧及腰骶部。

5. 功效及应用 擦法具有宽胸理气、止咳平喘,健脾和胃,行气活血,消肿止痛的作用,主要用于呼吸系统、消化系统及运动系统疾病。如咳嗽、气喘、胸闷、慢性支气管炎、肺气肿,慢性胃炎、消化不良,不孕,阳痿及四肢伤筋、软组织肿痛、风湿痹痛等病症的早期康复治疗。

十六、拿法

用拇指和其余手指相对用力,提捏或揉捏肌肤,称为拿法。有“捏而提起谓之拿”的说法。拿法是临床常用手法之一,具有十分舒适的特点。拿法可单手操作,亦可双手同时操作。根据拇指与其他手指配合数量的多少,而有三指拿法、五指拿法等称谓。

1. 操作方法 以拇指和其余手指的指面相对用力,捏住施术部位肌肤并逐渐收紧、提起,腕关节放松。以拇指同其他手指的对合力进行轻重交替、连续不断地提捏并施以揉动,见图 5-3-38。

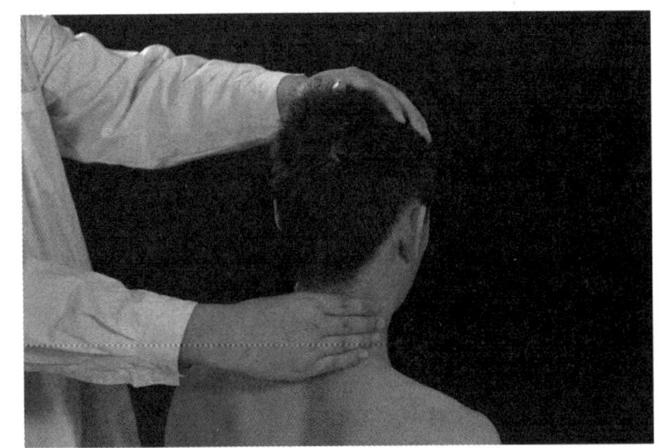

图 5-3-38 拿法

2. 动作要领

(1)用拇指和其余手指的指面着力,不能用指端内扣。

(2)捏提中宜含有揉动之力,实际上拿法为一复合手法,含有捏、提、揉这三种成分。

(3)腕部要放松,使动作柔和灵活,连绵不断,且富有节奏性。

3. **注意事项** 拿法应注意动作的协调性，不可死板僵硬。初习者不可用力久拿，以防伤及腕部与手指的屈肌肌腱及腱鞘。

4. **适用部位** 适用于颈项部、肩部、四肢部和头部等。

5. **功效及应用** 拿法具有疏经通络，行气活血的作用，常用于颈项活动受限，四肢酸痛，头痛恶寒等症的康复治疗。

十七、搓法

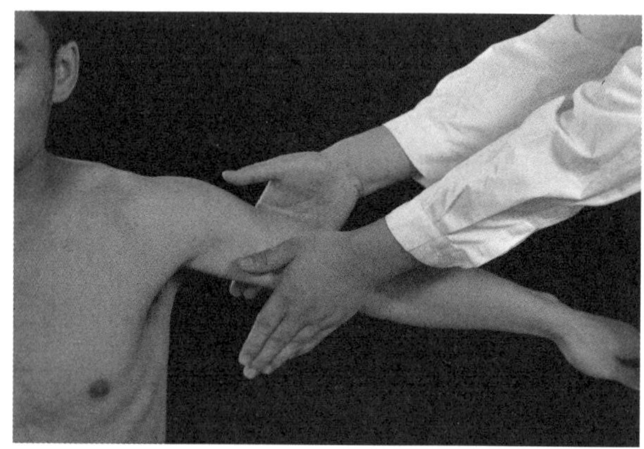

图 5-3-39 夹搓法

用双手掌面夹住肢体或以单手、双手掌面着力于施术部位，做交替搓动或往返搓动，称为搓法。包括夹搓法和推搓法两种。

1. **操作方法**

(1) 夹搓法：以双手掌面夹住施术部位，令受术者肢体放松。以肘关节和肩关节为支点，前臂与上臂部主动施力，做相反方向的较快速搓动，并同时做上下往返移动，见图 5-3-39。

(2) 推搓法：以单手或双手掌面着力于施术部位。以肘关节为支点，前臂部主动施力，做较快速的推去拉回的搓动。

2. **动作要领**

(1) 操作时动作要协调、连贯。搓法含有擦、揉、摩、推等多种成分，搓动时掌面在施术部位体表有小幅度位移，受术者有较强的疏松感。

(2) 搓动的速度应快，而上下移动的速度宜慢。

(3) 夹搓法双手用力要对称。

3. **注意事项** 施力不可过重。夹搓时如夹得太紧或推搓时下压力过大，会造成手法呆滞。

4. **适用部位** 夹搓法适于四肢部、胁肋部；推搓法适于背腰部及下肢后侧。

5. **功效及应用** 搓法具有疏松肌筋，调和气血，解痉止痛及疏肝理气等作用，主要用于四肢关节运动障碍、关节活动不利、肌肉酸痛及胸胁迸伤等病症的康复治疗，也可作为康复治疗其他疾病的辅助手法或结束手法使用。

十八、㨰法

以第 5 掌指关节背侧吸定于体表施术部位，通过腕关节的屈伸运动和前臂的旋转运动，用小鱼际连同手背尺侧在施术部位上做持续不断地来回滚动，称为㨰法。主要包括小鱼际㨰法、掌指关节㨰法和拳㨰法三种。

1. **操作方法**

(1) 小鱼际㨰法：用小鱼际及手背侧为着力部位，腕关节略屈向尺侧，进行往返㨰法操作，见图 5-3-40。

(2) 掌指关节㨰法：用第 2 ~ 4 掌指关节背侧为着力部位，腕关节略屈向尺侧，进行往返㨰法操作，见图 5-3-41。

(3) 拳㨰法：手呈半握拳状，以第 2 ~ 4 指第 1 节指背、掌指及指间关节背侧为着力面，进行往返㨰法操作，见图 5-3-42。

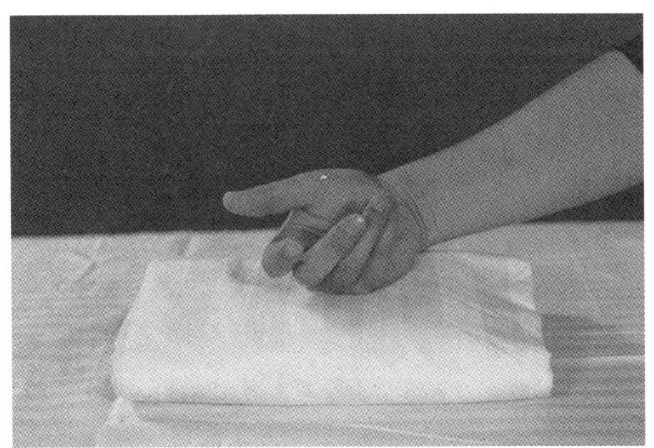

图 5-3-40　小鱼际㨰法

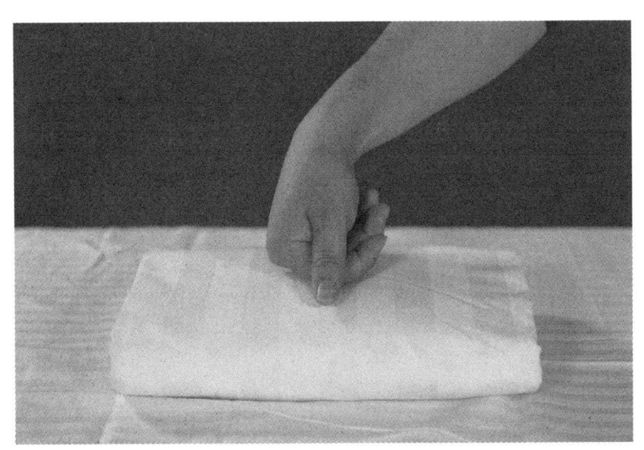

图 5-3-41　掌指关节㨰法

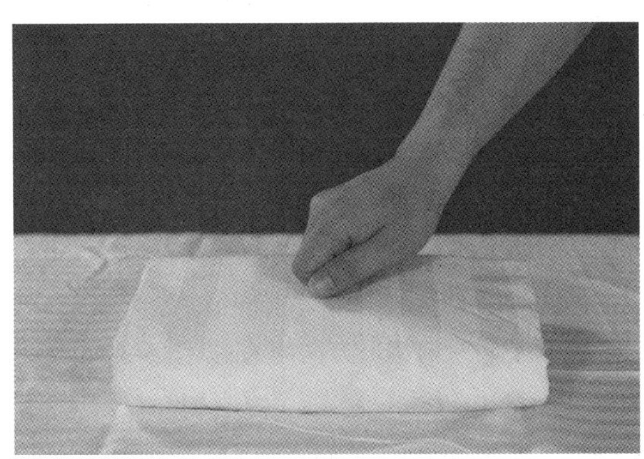

图 5-3-42　拳㨰法

2. 动作要领

(1) 上肢放松，肩关节自然下垂，肘关节自然屈曲。

(2) 腕关节放松，手指自然弯曲，以第 5 掌指关节背侧为吸定点，肘部作为支点，自然屈曲 120° ~ 140°。

(3) 前臂主动摆动，带动腕部做轻重交替、连续不断的屈伸和前臂旋转的复合运动。

(4) 频率为 120 ~ 160 次 / 分。

3. 注意事项　手法吸定的部位应紧贴于体表，不可拖动、摆动或跳动；手法的压力、频率和摆动幅度要均匀，尽可能增大腕关节的屈伸幅度，动作要协调而有节律。

4. 适用部位　㨰法适于四肢部、颈肩部、背腰骶臀部及腹部。

5. 功效及应用　具有舒筋活血，滑利关节，缓解肌肉、韧带痉挛，增强肌肉、韧带活动能力，促进血液循环及消除肌肉疲劳等作用。

㨰法常用于以下病症的康复治疗和保健：风湿酸痛，肌肤麻木，外伤及脑血管疾病后而致的肢体瘫痪，运动功能障碍，高血压，糖尿病，痛经，月经不调等病症。

十九、拔伸法

固定关节或肢体的一端，牵拉另一端，应用对抗的力量使关节或肢体得到伸展的手法，称为拔伸法。

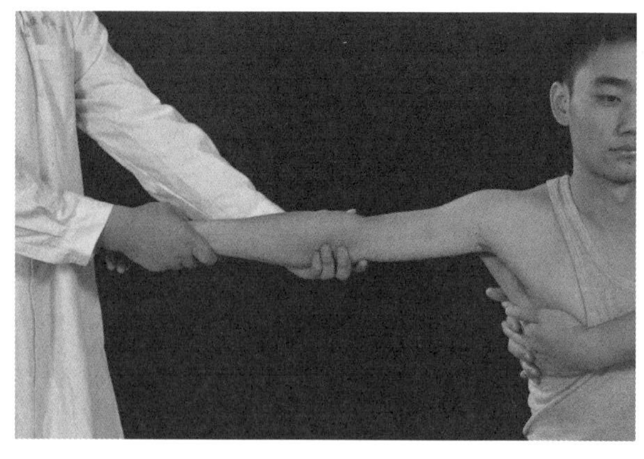
图 5-3-43 肩关节对抗拔伸法

又称牵引法或牵拉法。按部位分为颈椎、肩、肘、腕、指间、腰椎、髋、膝、踝各个关节拔伸法。

1. 操作方法

(1)肩关节拔伸法:分为对抗拔伸法和手牵足蹬拔伸法。

1)肩关节对抗拔伸法:患者坐位。医者立于其患侧方,两手握住患者腕部或前臂上段,于肩关节外展45°～60°位逐渐用力牵拉,同时嘱患者身体向对侧倾斜或助手协助固定患者身体,以与拔伸之力相对抗,持续拔伸1～2分钟,见图5-3-43。

2)肩关节手牵足蹬伸法:患者仰卧位,患肢约外展15°,医者坐于患侧。将一侧足跟部置于患者腋窝下,双手握住患者腕部或前臂下端,缓慢拔伸,同时足跟用力持续顶住患侧腋窝,当肩关节在持续对抗牵引一定时间后,再内收、内旋患侧肩关节。

(2)肘关节拔伸法:患者坐位,医者立于其侧方。将其上肢置于外展位,助手两手握住其上臂上段以固定上肢,医者双手握其前臂远端进行对抗拔伸。

(3)腕关节拔伸法:患者坐位,医者位于其侧方。以一手握住其前臂中段,另一手握其手掌部,两手同时对抗用力进行拔伸,见图5-3-44。

(4)掌指关节、指间关节拔伸法:患者坐位,医者一手握住患者腕部或手掌部,另一手捏住患者手指远端,两手同时向相反方向用力,见图5-3-45。

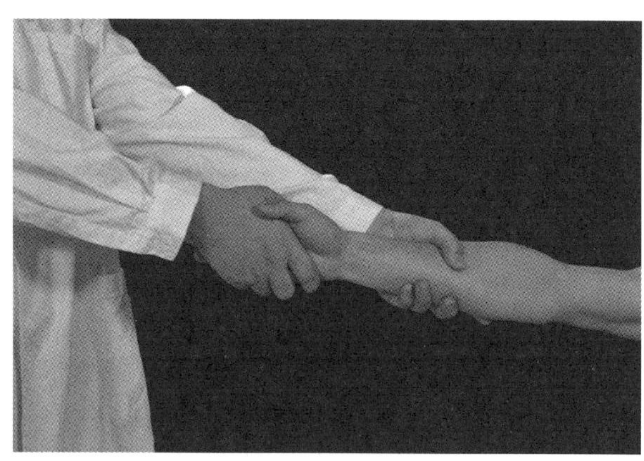
图 5-3-44 腕关节拔伸法

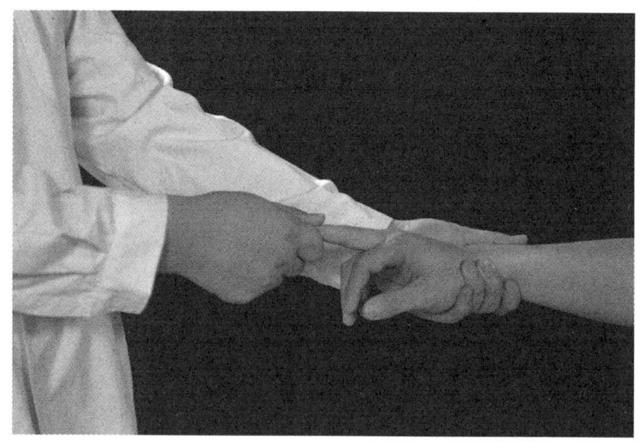
图 5-3-45 指间关节拔伸法

(5)髋关节拔伸法:患者仰卧位,医者立于其侧方,助手用双手按于患者两髂前上棘以固定患者身体。嘱其患侧下肢屈髋屈膝,医者一手扶于膝部,另一侧上肢屈肘以前臂部托住其腘窝部,胸胁部抵住其小腿。两手臂及身体协调施力,将其髋关节向上拔伸。

(6)膝关节拔伸法:患者仰卧位,医者立其足端。助手用双手握住患侧下肢股部下端以固定大腿,医者用两手握住患者足踝部,向足端方向拔伸膝关节。

(7)踝关节拔伸法:患者仰卧位,医者立于其足端。助手双手握住患侧小腿下端以固定之。医者一手握患肢足跟部,另一手握住跖趾部,两手同时向后用力,持续拔伸踝关节。

2. 动作要领

(1)拔伸时力量由小到大,逐渐加力。拔伸到位后用力要均匀而持续,保持 1 ～ 3 分钟。

(2)拔伸结束时要缓慢松开。

3. 注意事项

(1)切忌暴力拔伸,以免造成损伤。

(2)拔出过程中不可忽松忽紧。

4. 适用部位　适用于全身关节处。

5. 功效及应用　拔伸法具有整复错位、松解粘连的作用。用于骨折、关节错位的复位。

二十、扳法

用两手分别作用于关节两端或肢体的一定部位,两手同时做相反或同一方向的扳动,使关节突然受力,做被动屈伸或旋转动作的手法称作扳法。按部位可分为肩关节、肘关节等扳法,见图 5-3-46。

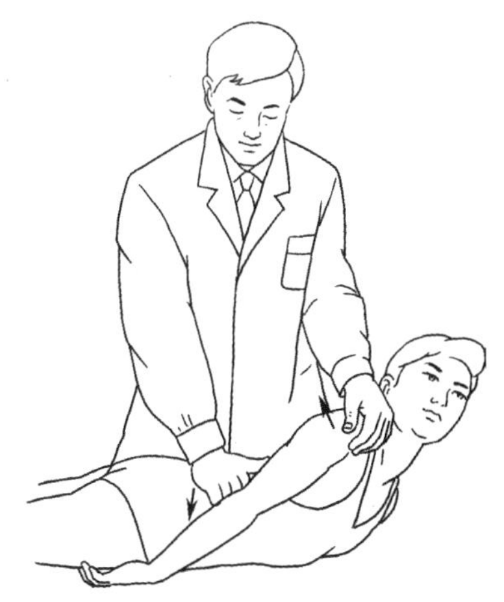

图 5-3-46　肩关节扳法

1. 操作方法

(1)肩关节扳法

1)肩关节前屈扳法:患者取坐位,放松肩关节。医者站于其后,以一手固定其一侧肩关节,另一手握住患侧上臂的肘关节处,患者肘关节屈曲,缓慢上抬肩关节至有阻力时施以巧力做快速扳动。

2)肩关节外展扳法:患者取坐位,患侧手臂外展 45° 左右。医者半蹲于患肩外侧,将患者上臂置于其一侧肩上,两手十指交叉将患肩扣住,然后医者缓慢起立使患者肩关节外展,至有阻力时,略停片刻,随即双手与身体协同发力,施以“巧力寸劲”做快速扳动。

3)肩关节内收扳法:患者取坐位,患侧上肢屈肘搭于对侧肩部,医者站于其身后,一手固定患侧肩部,另一手托握其肘部缓慢向对侧胸前上托,至有阻力时,用巧力寸劲做一快速扳动。

4)肩关节旋内扳法:患者取坐位,患者上肢屈肘置于腰后部。医者站立于患者患侧后方。一手固定患侧肩部,另一手握其患侧上肢手腕部沿腰背部缓慢上抬,待肩关节内旋至最大角度,随即施以“巧力寸劲”,做一次快速的扳动。

(2)肘关节扳法

患者平卧于治疗床上,手心向上。医者坐于其患侧,一手固定肘关节后上方,另一手握住前臂远端,先使腕关节做缓慢的伸屈活动,然后视功能障碍情况,选择伸或屈的扳动。如为肘关节屈曲活动受限,则在其伸屈活动后,将肘关节置于屈曲位,缓慢施加压力,使其进一步屈曲。当遇到明显阻力时,保持在此位置一定时间,然后两手协同用力,以“巧力寸劲”做一次小幅度的、快速的加压扳动,见图 5-3-47。如为肘关节伸直受限,则以同理反方向施法。

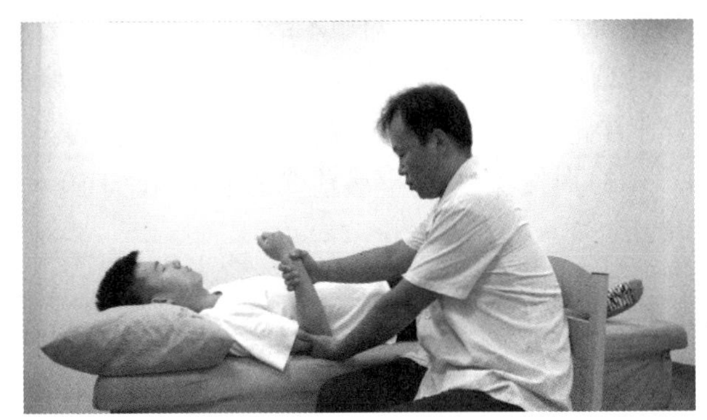

图 5-3-47　肘关节扳法

2. 动作要领

(1)所使用手法当与关节生理功能相符合。人体各个关节生理功能各有其结构特点、活动方向及活动范围，扳法操作时当顺应该关节生理功能。

(2)扳动时宜分阶段进行。扳动时先使关节做小幅度被动伸屈、旋转动作，使其放松；在此基础上逐步活动到关节最大伸屈或旋转角度，并保持在这位置略停顿；随即做一突发性而有控制的扳动。

(3)扳动时需用“巧力寸劲”，具备时机准、发力快、收力及时的特点。

3. 注意事项

(1)扳动角度不可超越关节生理活动范围，否则容易造成关节或周围软组织损伤，甚至伤及脊髓、神经根等组织而导致严重后果。

(2)不可使用暴力和蛮力进行扳法操作。

(3)不易过于追求关节弹响声或组织撕裂声。

(4)诊断不明确的脊柱外伤或有脊髓症状体征者不可使用扳法。

(5)对于骨肿瘤、结核、感染患者禁用扳法；对骨质疏松患者慎用扳法。

4. 适用部位　全身各关节。

5. 功效及应用　扳法具有整复错位、滑利关节、松解粘连的作用，适用于脊柱、四肢关节，临床上常与拔伸法、摇法、按揉法等手法配合使用，具有相得益彰的效果。

二十一、按揉法

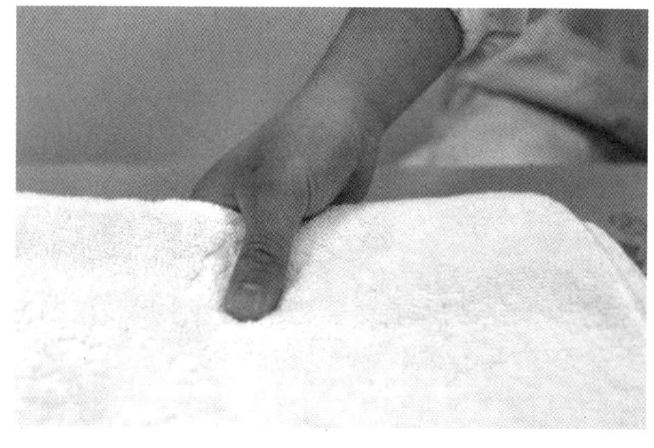

图 5-3-48　按揉法

垂直按压与水平环旋揉动有机结合，带动皮下组织环旋揉动的手法，称为按揉法，包括拇指按揉法、掌按揉法和肘按揉法，图 5-3-48。

1. 操作方法

(1)拇指按揉法

1)单拇指按揉法：以拇指指腹置于施术部位，腕关节微屈，以肘关节为支点，前臂和拇指施力，对施术部位进行节律性的按压及环转揉动。

2)双拇指按揉法：以双手拇指指腹置于施术部位，以肘关节为支点，前臂和拇指施力，对施术部位进行节律性的按压及环转揉动。

(2)掌按揉法：可分为单掌按揉法和双掌按揉法两种。

1)单掌按揉法：掌根部置于施术部位，余指自然伸直，腕关节放松，以肩关节和肘关节为双重支点，前臂和上臂主动施力，对施术部位进行节律性按压揉动。

2)双掌按揉法：双手重置，置于施术部位，腕关节放松。以掌根为着力部位，以肩关节为支点，将身体上半部分重量随身体小幅度前倾后移运动传至掌根部，对施术部位进行节律性的按压揉动。

(3)肘按揉法：将上肢前臂的上 1/3 置于施术部位，以肩关节为支点，对施术部位进行节律性按压揉动。

2. 动作要领

(1)拇指按揉法操作时宜悬腕操作。

(2)单掌按揉法操作时腕关节宜放松，以肘和肩为双重支点，操作时压力不可过大，以柔和为主，避免手法僵硬。

(3) 双掌按揉法操作时宜巧用身体上半部分重量，避免手臂单独用力。

(4) 肘按揉法当以肘部及前臂上 1/3 位着力部位，以肩关节为支点，巧用身体重量，避免肘部单独发力。

(5) 按法和揉法当巧妙结合，做到按中有揉，揉中有按，按揉结合，刚柔并济。

3. 注意事项 按揉法操作时宜刚柔并济，按揉结合，按、揉之间不可偏颇；按揉需按一定节律性进行，不可过快或过慢。

4. 适用部位 指按揉法适于全身各部，尤以经络、穴位常用；掌按揉法适于背部、腰部、下肢后侧以及胸部、腹部等面积较大而又较为平坦的部位。

5. 功效及应用 按揉法具有通经活络，安神定痛的作用，常用于头痛、腰背痛、下肢痛等各种痛症的康复治疗。

二十二、推摩法

以指腹吸定于治疗部位，有节律地边推边在体表上进行摩动。此法是由一指禅偏锋推法与指腹摩法结合而成。

1. 操作方法 术者将拇指桡侧偏峰着力于体表经络或穴位上，其余四指并拢，掌指部自然伸直，指腹着力于相应治疗部位上，腕部放松，微屈约 20°，然后以腕关节主动摆动，带动拇指指间关节做伸屈活动，并使其余四指在治疗部位做环形摩动，见图 5-3-49。

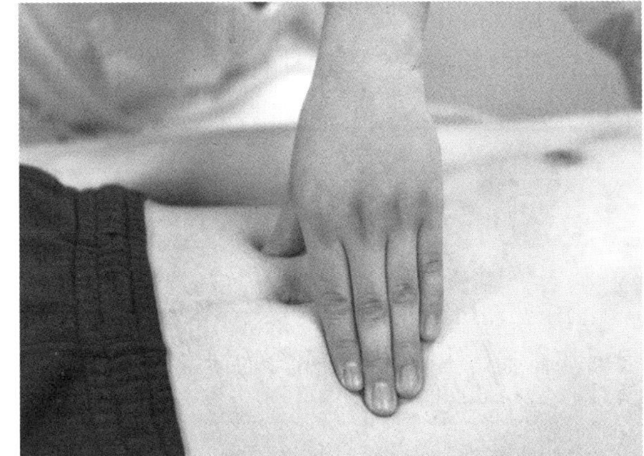

图 5-3-49 推摩法

2. 动作要领

(1) 拇指以桡侧偏峰着力，其余四指指腹要置于治疗部位，不可悬空。

(2) 以前臂主动运动带动腕部做摆动和旋转运动。

3. 注意事项

(1) 进行本法操作时应区别于摩法、擦法及点法。

(2) 操作时要做到速度均匀，力量柔和，切忌使用生猛蛮力。

4. 适用部位 胸腹部。

5. 功效及应用 本法具有宽胸理气，健脾和胃，消食导滞，活血调经、疏肝解郁等功效。常用于胸胁脘腹胀满、消化不良、痛经、月经不调等。

二十三、揉捏法

此法是由揉法和捏法有机结合而成。

1. 操作方法 医者拇指外展，其余四指并拢，将手掌平放于施治部位，然后拇指和掌根部做揉的动作，其余四指做捏的动作，环形旋转，边揉边捏缓慢前移，见图 5-3-50。

2. 动作要领

(1) 要以拇指与其余四指指腹为着力面，不可用指端着力。

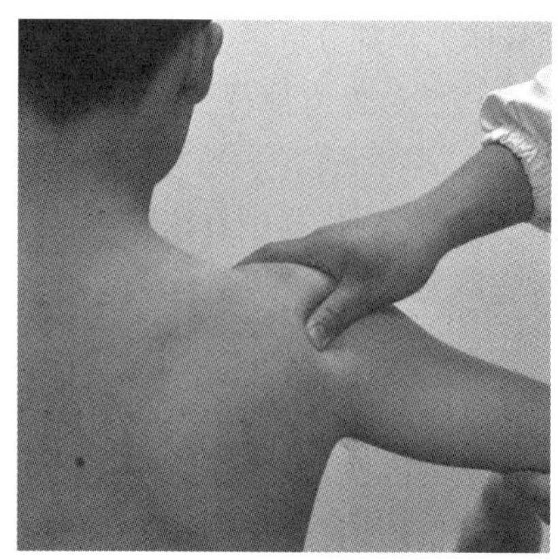

图 5-3-50 揉捏法

(2)要以掌根部为主要发力部位,以腕关节为第一支点,肘关节为第二支点。

3. **注意事项** 治疗时着力不可忽快忽慢,不宜间断或跳跃。

4. **适用部位** 四肢部和腰背部

5. **功效及应用** 本法具有舒筋通络,活血止痛,调整阴阳,扶正祛邪,清热明目、镇静安神等作用。常用于头痛、头晕、外感、肩背酸痛、半身不遂、四肢麻木、失眠烦躁等。

二十四、捏脊法

用捏法沿脊柱两侧进行操作,称为捏脊。由于此法治疗小儿“积滞”疗效明显,故又称作“捏积法”。根据其临床具体操作方法可分为拇指前位捏脊法和拇指后位捏脊法。

1. 操作方法

(1)拇指前位捏脊法:医者双手握空拳状,用示指中节的桡侧及背面置于患者脊柱两侧,拇指伸直前按,并对准中节示指处,将患者皮肤捏起,并轻轻提捻,边捏边提缓慢向上移动,见图 5-3-51。

(2)拇指后位捏脊法:医者双手拇指伸直,以桡侧指面紧置于患者脊柱两侧,示指、中指前按,与拇指相对用力将患者皮肤捏起,轻轻提捻,边捏边向上移动,见图 5-3-52。

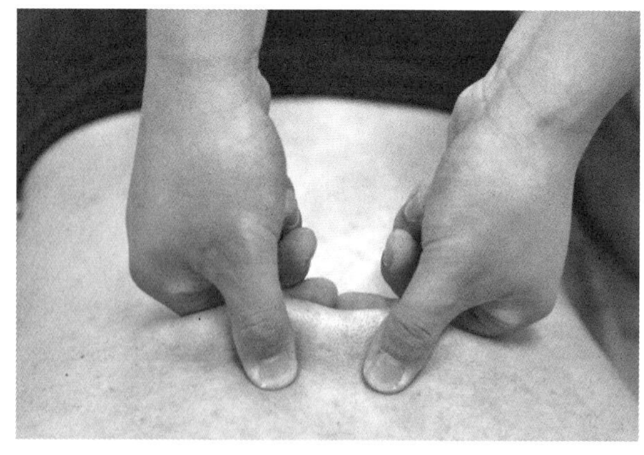

图 5-3-51 拇指前位捏脊法

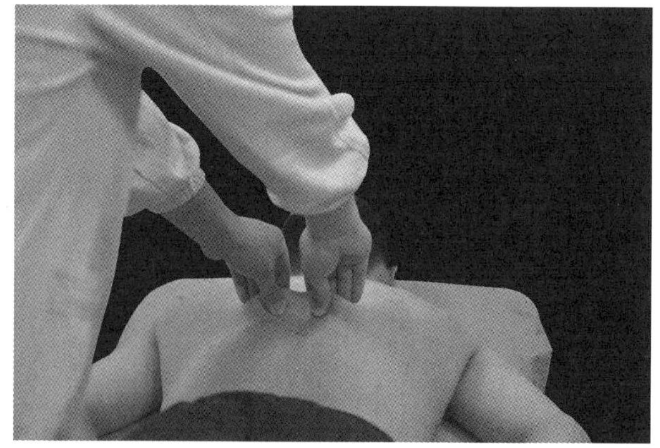

图 5-3-52 拇指后位捏脊法

2. 动作要领

(1)操作时要由下而上,从龟尾穴至大椎穴方向操作。

(2) 治疗时需帮助患者放松背部肌肉，以便于操作。

(3) 捏拿肌肤多寡及用力大小要适当。捏拿过多，则动作呆滞且不易向前推进；过少则易滑脱。用力过大则至疼痛，过小刺激量又不够。

(4) 此法操作时包含捏、捻、提、推四个动作，医者需放松腕关节灵活协调进行操作。

3. 注意事项 操作时宜指腹着力，不可用指端进行挤捏，更不可将肌肤拧转。

4. 适用部位 脊柱两侧。

5. 功效及应用 此法具有调整阴阳，疏通经络，健脾和胃，改善血液循环，调整脏腑功能，提高机体免疫力等作用。常用于治疗成人腰背痛、痛经、月经不调及小儿疳积、厌食、消化不良、腹泻、呕吐、便秘、夜啼、感冒、咳嗽、遗尿、多汗、脑瘫等。

二十五、中医整脊手法

（一）中医整脊手法概要

整脊手法是中医治疗脊柱病患的一种常用方法。不同于美式整脊或其他西方整脊技术，中医整脊手法是在中医基础理论指导下，运用中医的推拿疗法，对脊柱骨关节及周围软组织疾病进行治疗的一种方法。中医推拿各法，尤其是拔伸、牵引、摇摆及练功方法，在整脊治疗过程中得到了很好的运用和发挥。中医“骨错缝”的传统理论是整脊疗法的理论核心。脊柱的解剖结构是整脊手法的必备知识，古医籍文献中就对脊柱的解剖结构作了详细的描述。清代钱秀昌的《伤科补要·脊柱骨伤》曰：“背者，自后身大椎骨以下，腰以上之通称也。一名脊骨，一名膂骨，俗呼脊梁骨。其形一条居中，共二十一节，下尽尻骨之端，上载两肩，内系脏腑，其两旁诸骨，附接横趺而弯，合于前者为胸肋也。腰骨者，即脊椎之十四椎、十五椎、十六椎也。尾骶骨，即尻骨也。其形上宽下窄，上承腰脊诸骨，两旁各有四孔，名曰八髎。其末节名曰尾闾，一名骶端，一名橛骨，一名穷骨，俗称尾椿也”。当今，现代医学对人体脊柱的解剖、生理和运动力学关系在整脊疗法中也得到了很好的参考和借鉴。

中医整脊手法通过整脊疗法，调整患者的患病脊椎位置及其周围软组织，矫正各脊椎之间的关节失稳，恢复脊椎的稳定性，使患病的脊椎恢复正常的解剖结构和功能，松解粘连，缓解肌肉痉挛，解除对神经等的刺激压迫，从而治疗因脊椎结构异常而引起的疾病的一种治疗手法，它属推拿手法范畴。

中医古医籍文献对脊柱伤病的整脊治疗过程有详细的记载，元代危亦林的《世医得效方·正骨金镞科》曰：“凡锉脊骨不可用手整顿，须用软绳从脚吊起，坠下直身，其骨辫子归巢”。就是早期中医脊柱牵引法的记载。《伤科补要·脊柱骨伤》曰：“若骨缝叠出，俯仰不能，疼痛难忍，腰筋僵硬，使患者两手攀索，两足踏砖上，每足下叠砖三块踏定，将后腰拿住，各抽去砖一块，令病人直身，又各去一块，如是者三，其足着地，使气舒瘀散，陷者能起，曲者可直，再将腰柱裹住，紧紧缚之，令得窒碍，但宜仰卧，不可侧睡。膂骨正而患除”。

中医整脊手法的作用机理包括：①通过术者所施的外力作用于病变相关的椎体，调整脊柱的解剖结构，解除肌肉痉挛状态，促进血液循环，达到消炎镇痛、舒经通络的作用；②恢复椎体间小关节的错位关系，松筋正骨，消除椎体周围软组织的异常张力，恢复脊柱间的力学平衡。

脊柱可分为颈段、胸段、腰段、骶段和尾段，不同的节段，其整脊的方法和要点有所不同。以下，我们从中医整脊手法的适应证、操作方法、注意事项和禁忌证几个方面，来认识颈、胸、腰椎三部分的整脊手法。

（二）常用整脊手法

1. 颈椎整脊手法

(1) 颈项部摇法

适应证：颈椎病、落枕。

操作方法：患者取坐位，颈项部放松。医者立于其背后或侧后方，以一手扶按其头顶后部，另一手托扶于下颌部，两手臂协调运动，反方向施力，使头颈部按顺时针或逆时针方向进行环形摇转。此手法每次只做一次，不宜重复（图 5-3-53）。

注意事项：摇动时患者要完全放松，不要对抗用力。术者用劲宜轻宜缓，摇动的范围由小到大，如果关节活动受限，则活动到做大关节活动范围即可，不要引起受术者疼痛或不适。

禁忌证：对椎动脉型、交感型颈椎病以及颈部外伤、颈椎骨折等病症禁用。

(2) 颈椎旋转法

适应证：颈部扭伤、落枕，肩颈综合征，颈部肌肉劳损。

操作方法：患者端坐，头颈向患侧旋转至最大。以左侧为例，医者立于患者左侧后方，用左肘兜其下颌，右手拇指按压患椎左侧，医者轻轻兜颌向上，即可听到颈部“咯”的一声，表明复位成功。右侧与左侧操作相反（图 5-3-54）。

注意事项：此法旋转切忌暴力，超过颈部正常旋转范围的旋转，则视为暴力旋转。颈椎的钩椎关节虽然是冠状结构、旋转范围较大，但它的钩椎关节面与关节突关节面是 Z 型，因此，不是单一的平面轴向旋转。施行手法时稍加旋转后，即向上提起，不能作 360° 旋转。否则，将造成骨折脱位、脊髓损伤。

禁忌证：诊断不明确者；合并有严重心脏病、甲状腺功能亢进患者禁用，高血压患者慎用；颈椎曲增大或消失者慎用；寰枕关节慎用旋转法；老年受术者和 16 岁以下儿童禁用；牵引下禁用此法；间盘突出压迫硬脊膜囊大于 1/2 者禁用；颈椎手术后或陈旧性骨折脱位禁用；先天性畸形者或有骨桥形成者禁用。

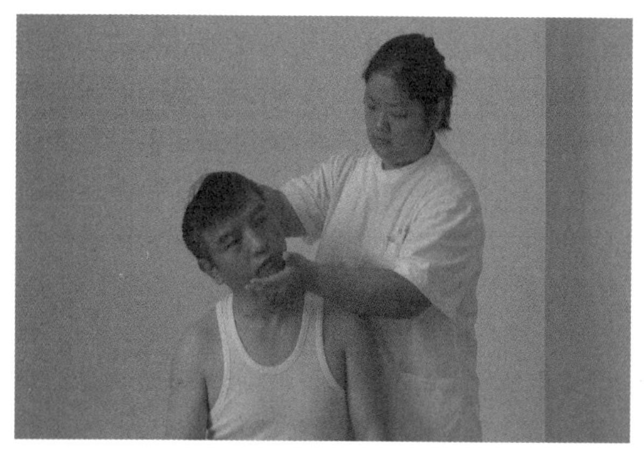

图 5-3-53 颈项部摇法

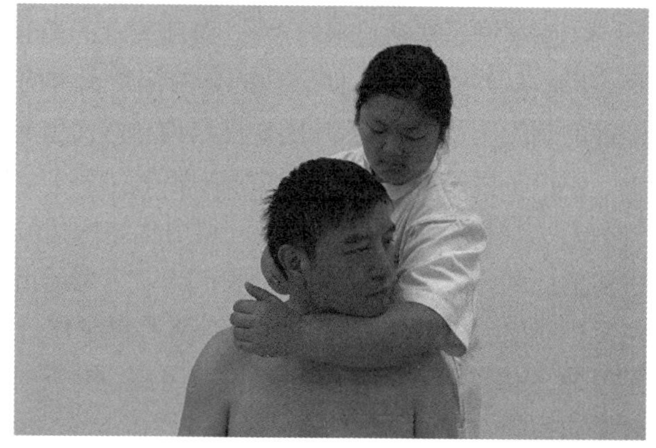

图 5-3-54 颈椎旋转法

(3) 颈部斜扳法

适应证：落枕、颈项酸痛、颈椎小关节紊乱、寰枢关节半脱位等。

操作方法：患者坐位，放松颈项部肌肉，颈部前屈约 15°。医者站立于患者侧后方，一手固定其枕部，另一手固定其下颌部，两手同时缓慢用力，使其头部向一侧旋转，当旋转至最大角度时，略停顿，随即两手协同用力向相反方向做一突发而有控制的快速扳动（图 5-3-55）。

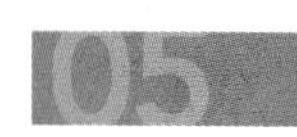

注意事项：患者在操作时必须使自己的颈项部放松，医者必须具备一定的临床经验和熟练的手法技巧，做到姿势恰当，操作稳妥，定位准确，手法轻巧。切忌粗暴用力而对颈椎关节造成损伤。

禁忌证：对颈椎有骨质病变可疑者，禁用。

(4)颈椎拔伸法

适应证：颈椎小关节紊乱、落枕、颈项部软组织损伤等。

操作方法：包括坐位拔伸法：掌托拔伸法、屈肘臂托拔伸法和卧位拔伸法。

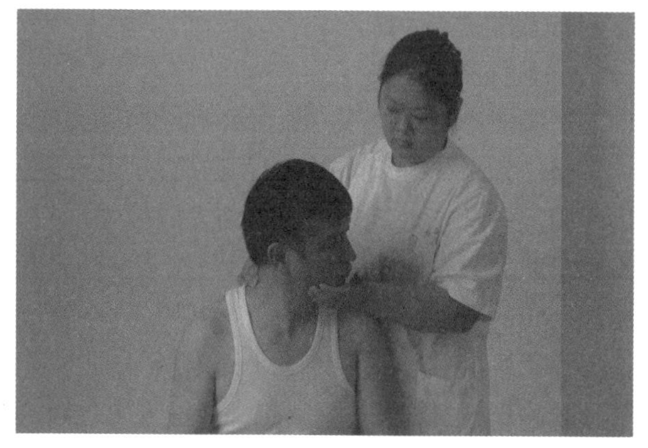

图 5-3-55　颈部斜扳法

1）掌托拔伸法：患者坐位，头部呈中立位或稍前倾位。医者立于其后方，用双手拇指端顶住受术者枕骨下方（风池穴处），两掌虎口部分别托住两侧下颌部，两前臂置于受术者肩上，然后双手掌以肩部为支点上托受术者下颌部，同时肘部下压，缓慢地向上拔伸 1 ～ 2 分钟（图 5-3-56）。

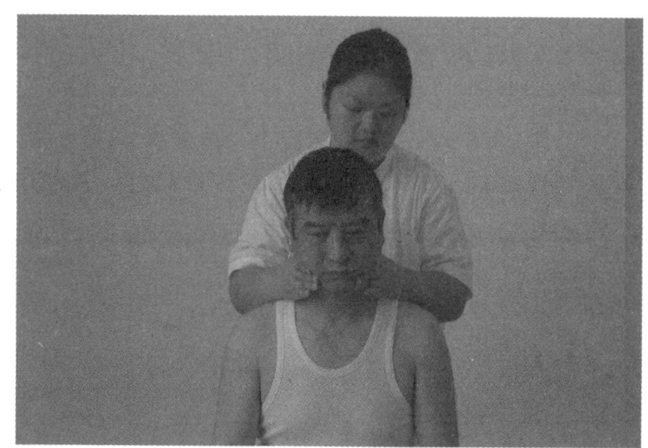

图 5-3-56　掌托拔伸法

2）屈肘臂托拔伸法：患者坐位，头部呈中立位或稍前倾位。医者立于其后方或侧方，一手扶住患者枕部，另一侧上肢屈肘用前臂托住患者下颏部，两手协同向上用力，向上缓慢地拔伸 1 ～ 2 分钟（图 5-3-57）。

3）卧位拔伸法：患者取仰卧位，去枕。医者坐在床头，一手托住患者后枕部，另一手固定下颌部，然后双手协同用力，做平行于颈椎方向的拔伸（图 5-3-58）。

注意事项：在做拔伸手法时，不要使用蛮力和暴力，要用持续向上的力。操作时医者的双手要固定住患者头部，力点的效应要落在颈椎关节部位上，嘱咐患者拔伸时上身要保持固定，不要移动。

禁忌证：脊髓型和椎动脉型颈椎病慎用，合并有颈椎不稳、骨质疏松、心脏病及年老体弱者禁用。

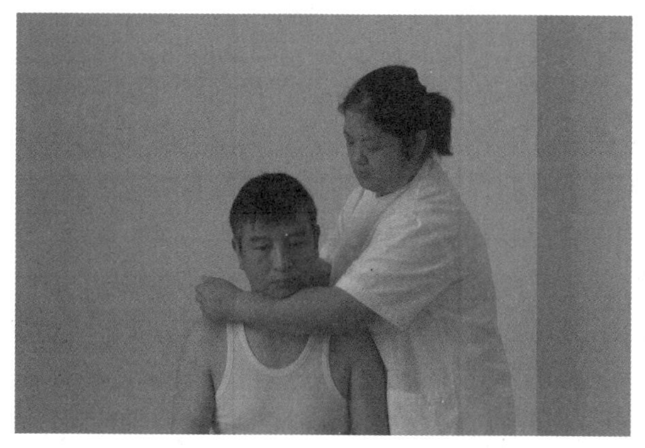

图 5-3-57　屈肘臂托拔伸法

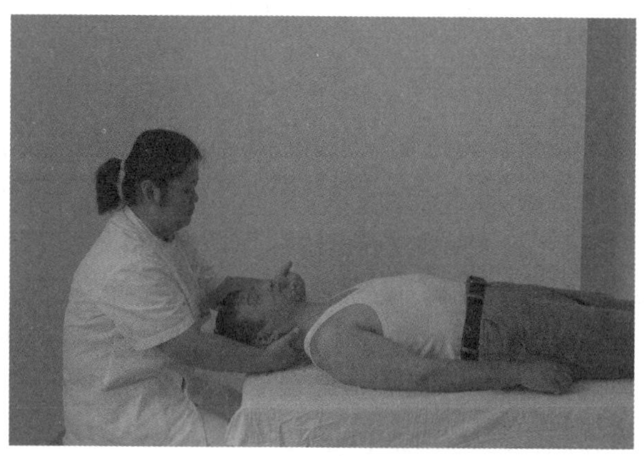

图 5-3-58　卧位拔伸法

2. 胸椎整脊手法

(1)胸腰椎旋转法

适应证:胸腰椎小关节紊乱;胸椎关节扭伤,关节粘连,关节周围软组织炎等。

操作方法:患者坐在椅上,面向前,双手交叉抱后枕部,略向前屈至以胸12腰1为顶点。以左侧为例,助手固定患者右髋,医者立于患者左侧后方,左手经过患者左臂前、至颈胸背部(大椎以下),右手固定于胸腰枢纽关节左侧,呈前弓后箭式,左手摇动患者腰部,待患者放松后,双手相对同时瞬间用力,即左手向左旋转的同时右手向右推,可听到局部"咯嗒"声。右侧操作与左侧相反(图5-3-59)。

注意事项:施法时需有助手固定髋部;忌为强求响声,反复旋转。

禁忌证:胸腰椎手术后;腰椎严重骨质疏松;孕妇;胸腰椎骨肿瘤、骨结核、骨髓炎;腰椎间盘突出症急性期慎用;腰僵未缓解者慎用。

(2)胸背部扳法:包括扩胸牵引扳法、胸椎对抗复位法和扳肩式胸椎扳法。

适应证:椎间盘突出症、小关节紊乱、棘上韧带炎、扭伤等。

操作方法:

1)扩胸牵引扳法:患者坐位,两手交叉置于枕后。医者站立于受术者身后,屈曲一侧膝关节抵住患者胸段脊背部,两手分别固定于患者肘部。引导患者做吸气时后仰,呼气时前俯活动,待患者身体活动至最大后仰角度时,略停顿,随即突然施以巧劲,将两肘向后拉动,同时膝部向前顶住患者胸段脊背(图5-3-60)。

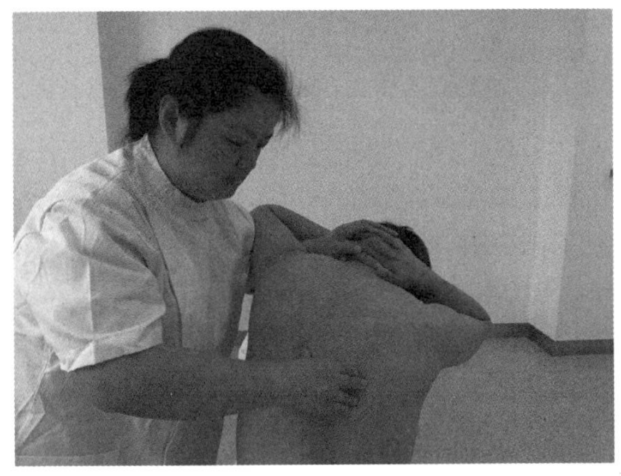

图5-3-59 胸腰椎旋转法

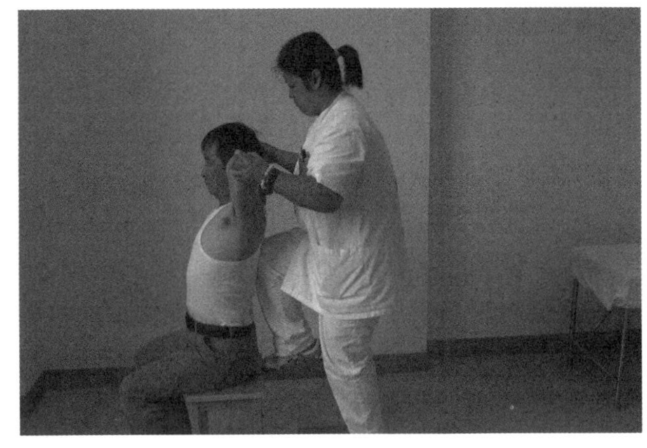

图5-3-60 扩胸牵引扳法

2)胸椎对抗复位法:患者坐位,两手交叉置于枕后。医者站立于患者身后,上身略前倾,屈曲一侧膝关节顶住其病变胸椎处,两手臂自其腋下穿出,并握住患者前臂下段。医者两手用力向下压,两前臂用力向上抬,将患者脊柱向上后方牵引,抵住病变胸椎的膝关节同时向前下方用力,并稳住患者身体,形成对抗牵引,并保持片刻。然后上下协同突发巧劲,做一次有控制的快速扳动(图5-3-61)。

3)扳肩式胸椎扳法:患者取俯卧位,全身放松。医者站于其健侧,一手从患侧腋下穿入并扶住其肩前上部,另一手掌根置于病变胸椎棘突旁。两手协同做相反方向发力。托肩一手将其肩部拉向后上方,另一手将病变处胸椎缓慢推向健侧,当遇到阻力时,稍做停顿,随即施以"巧力寸劲",完成一次快速且有控制的扳动(图5-3-62)。

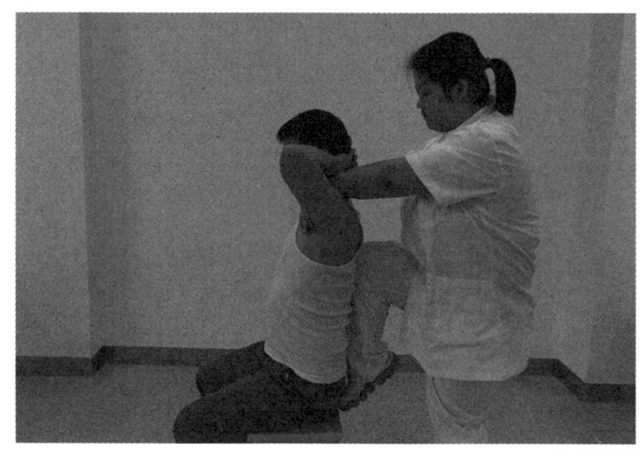

图 5-3-61　胸椎对抗复位法

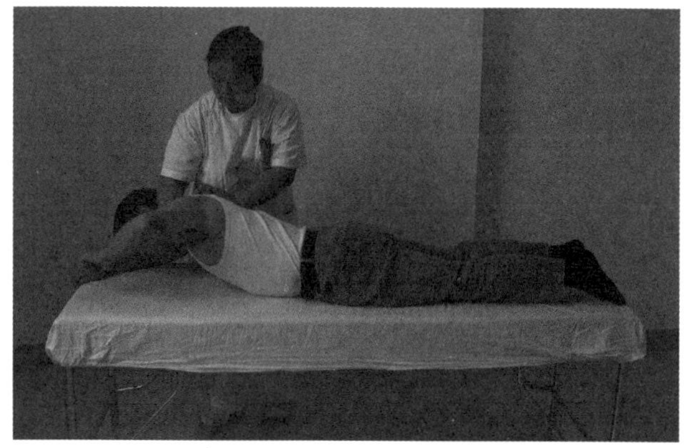

图 5-3-62　扳肩式胸椎扳法

注意事项：

1）手法要轻巧，不加重受术者痛苦。

2）挺胸端提法膝顶需在上段胸椎。

禁忌证：

1）心脏病受术者禁用。

2）骨质疏松症受术者禁用。

3）有陈旧性锁骨、肋骨骨折者不宜。

4）60 岁以上老人慎用。

3. 腰椎整脊手法

（1）腰部摇法：包括仰卧位摇腰法、俯卧位摇腰法、站立位摇腰法和滚床摇腰法。

适应证：腰部关节活动度障碍、腰椎关节滑膜嵌顿、腰部软组织急慢性损伤。

操作方法：

1）仰卧位摇腰法：患者仰卧位，两下肢并拢，屈髋屈膝。医者双手分按其两膝部或一手按膝，另一手按于其足踝部，协调用力，做顺时针或逆时针方向的摇转运动（图 5-3-63）。

2）俯卧位摇腰法：患者俯卧位，两下肢伸直。医者一手按压其腰部，另一手臂托抱住其双下肢，做顺时针或逆时针方向的摇转。摇转其双下肢时，按压腰部的一手可根据具体情况施加压力，以决定腰部被带动摇转的幅度。由于此方法需要医者托起患者双下肢，对医者体力要求较高，若医者力量有限可选择其他不同的方法，量力而行（图 5-3-64）。

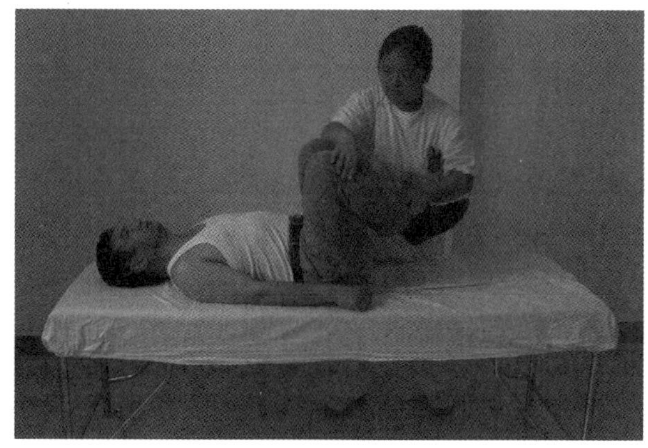

图 5-3-63　仰卧位摇腰法

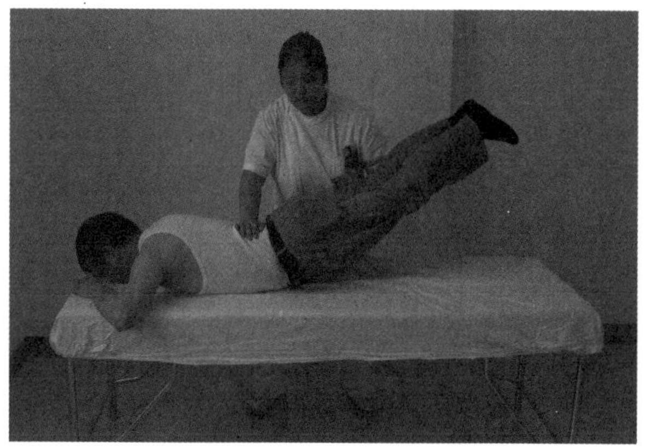

图 5-3-64　俯卧位摇腰法

3）站立位摇腰法：患者站立位，双手扶墙。医者半蹲于一侧，以一手扶按于其腰部，另一手扶按于脐部，两手臂协调施力，使其腰部做顺时针或逆时针方向的摇转运动。操作时，患者必须站稳，随摇动的方向移动重心（图 5-3-65）。

4）滚床摇腰法：患者坐于诊察床上，医者立于其后方，助手扶按双膝以固定。以双手臂环抱胸部并两手锁定，按顺时针和逆时针方向交替缓慢摇转（图 5-3-66）。

注意事项：操作时动作应缓和，用力稳妥，切忌使用蛮力和暴力。摇动方向和幅度应在腰椎正常的关节活动范围内，以不引起患者疼痛和不适为度。

禁忌证：肿瘤、结核、骨髓炎和骨质疏松患者禁用。

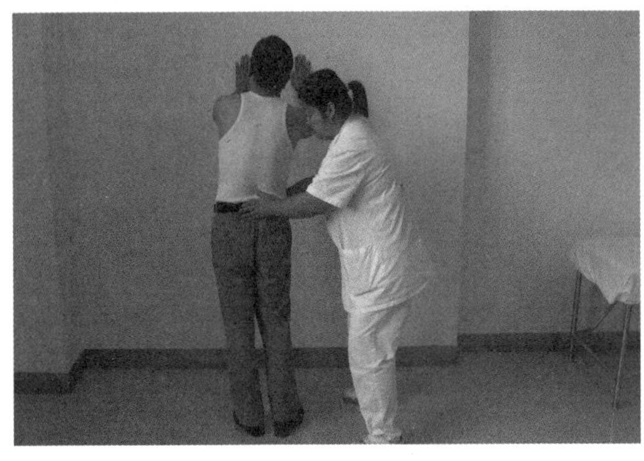

图 5-3-65 站立位摇腰法

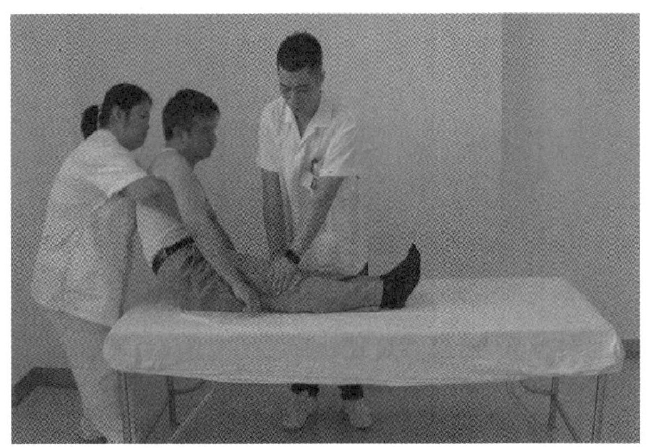

图 5-3-66 滚床摇腰法

（2）腰椎旋转法

适应证：胸腰椎损伤，关节突关节紊乱，椎间盘突出症等。

操作方法：患者坐在椅上，面向前，双手交叉抱自己后枕部，向前屈至棘突偏歪处为顶点。以棘突左偏为例，助手位于患者右侧，固定患者右髋，医者立于患者左侧后方，左手穿过患者左腋下至对侧肩部，右手掌固定于其偏歪棘突左侧，左手摇动患者腰部，待感觉患者已经放松后，双手相对同时瞬间用力，即左手向左旋转的同时右手向右推，可听到局部“咯嗒”声。右侧操作与左侧相反（图 5-3-67）。

注意事项：此法宜坐位施行，需腰背肌放松，患者配合，运用时需固定骨盆，其他注意事项参考颈椎旋转法。

禁忌证：诊断不明确者；严重心脏病，高血压受术者慎用；椎弓崩解，脊柱滑脱者慎用；椎间盘突出症急性期，腰僵未缓解者慎用。

（3）腰椎侧扳法

适应证：腰椎小关节紊乱；腰椎间盘突出症；腰骶后关节病；骶髂关节炎。

操作方法：

患者侧卧位，患侧下肢在上，屈髋屈膝；健侧下肢在下，自然伸直。医者以一肘或手抵住患者肩前部，另一肘或手抵于患者臀部。两肘或两手协调施力，先做数次腰部小幅度的扭转活动。即按于患者肩部的肘或手同按于患者臀部的另一肘或手同时施用较小的力，将患者肩部向前下方，臀部向后下方按压，压后即松，使患者腰部形成连续的小幅度扭转而放松。待腰部完全放松后，再使腰部扭转至有明显阻力时，略停片刻，然后施以“巧力寸劲”，做一次突然的、增大幅度地快速扳动，常可听到“喀喀”的弹响声（图 5-3-68）。

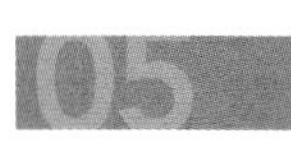

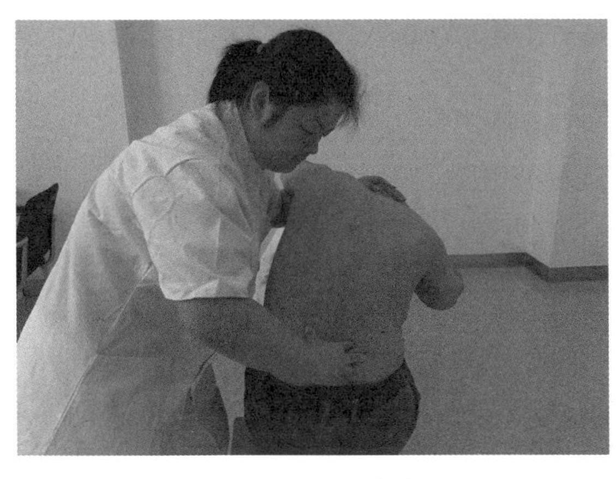

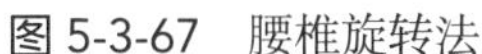
图 5-3-67　腰椎旋转法

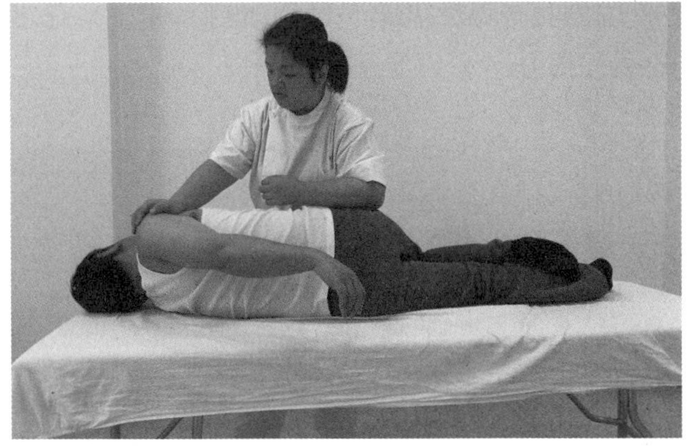

图 5-3-68　腰椎侧扳法

注意事项：

1）不可超越腰椎关节运动的生理活动范围。

2）不可粗暴用力和使用蛮力。

3）不可强求弹响声。

4）操作时用力要平稳、均匀，力度要适当。

5）患者应保持腰椎关节放松、思想也要处于放松状态。

6）孕妇及新产后慎用此法。

禁忌证：

1）诊断不明确的脊柱外伤及带有脊髓压迫症状体征者忌用扳法。

2）腰椎骨结核、骨肿瘤者禁用扳法。

3）不宜反复操作数次，以防关节紧张度增大，可能造成不良后果。

4）腰椎弓峡部裂、骶椎裂者禁用扳法。

5）椎间盘突出症急性期或中央型慎用。

⑷腰椎拔伸法：包括牵腿法和蹬腰牵踝法。

适应证：颈腰椎间盘突出、小关节紊乱及各部位软组织损伤。

操作方法：

1）牵腿法：患者俯卧位，双手抓住床头，或者助手站在床头从患者腋下以固定其身体，医者立于患者足端，用双手分别握住其两下肢足踝部，逐渐向足端拔伸 1 ～ 2 分钟（图 5-3-69）。

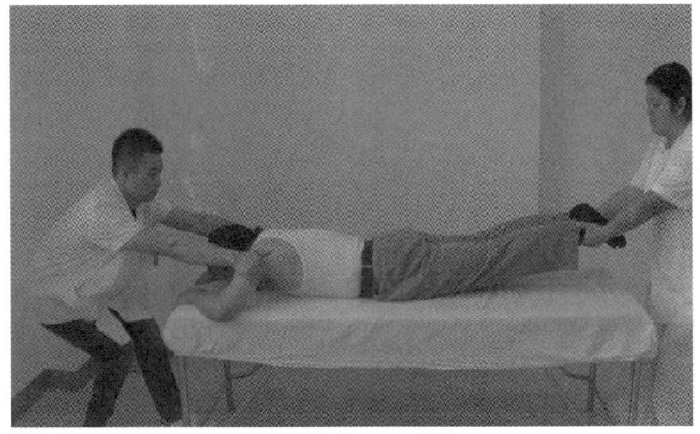

图 5-3-69　牵腿法

2）蹬腰牵踝法：患者俯卧位，助手固定上半身，医者一手提牵其患侧小腿，一足跟抵于患者患侧腰部，慢慢用力，牵蹬约 5 分钟左右（图 5-3-70）。

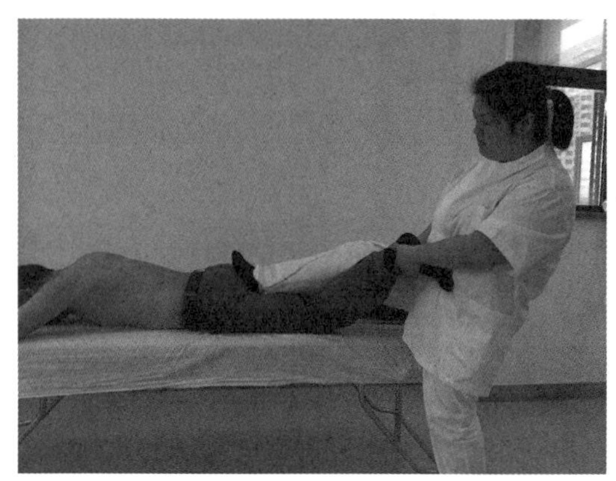

图 5-3-70 蹬腰牵踝法

注意事项：如髋、膝关节有病变者慎用或不用。

禁忌证：椎弓裂腰椎滑脱者、孕妇、老年人骨质疏松者禁用。

（5）腰椎牵抖法

适应证：腰椎曲度变直者，腰椎小关节紊乱等。

操作方法：患者俯卧位，双上肢拉紧床头，医者握患者两踝将下肢抬起至臀部离床，使腰部呈过伸位，然后牵紧下肢抖动腰臀部（图 5-3-71）。

注意事项：患者俯卧抬起下肢即感疼痛加重者，停用此法。

禁忌证：腰椎间盘突出症、腰椎滑脱症、椎管狭窄症禁用；老年人和孕妇禁用；下肢有骨关节疾受术者慎用。

（6）腰椎练功法

适应证：腰椎屈度变直者，或屈曲型压缩性骨折。

操作方法：

1）卧位挺胸：仰卧、屈膝，双肘支撑床面，腰下垫枕，挺腹挺胸，挺起时保持胸、腰、腹部在一条直线上，配合呼吸，不要憋气，反复多次（图 5-3-72）。

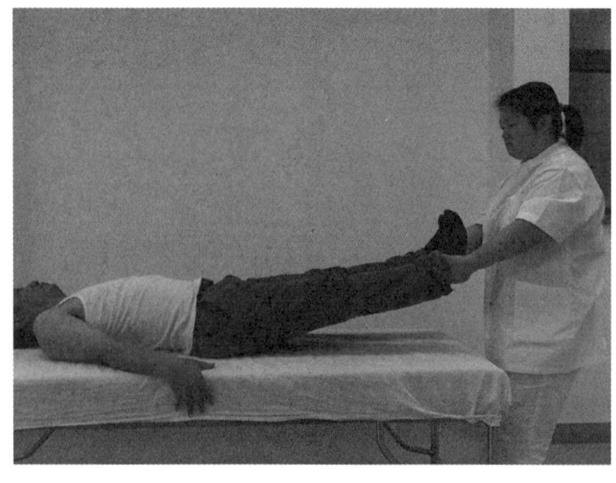

图 5-3-71 腰椎牵抖法

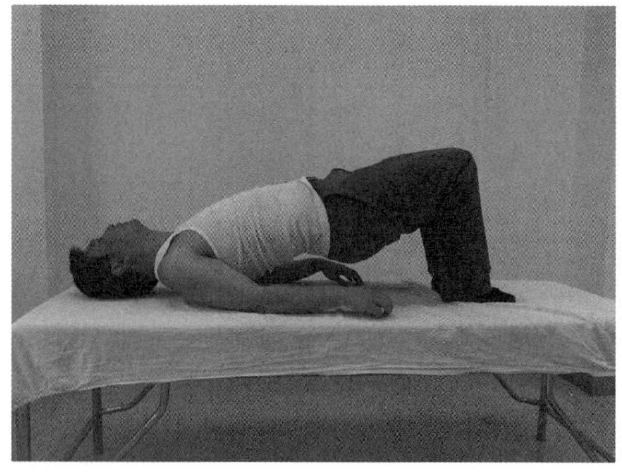

图 5-3-72 卧位挺胸

2)跪位俯卧撑:一下肢跪在床上,双上肢屈伸,使身体及一下肢直上直下。两下肢交替屈膝,各俯撑4次(可视体力增加)(图 5-3-73)。

3)小燕飞式:俯卧、伸腰,双上肢后展,下肢后伸。尽量将下肢和上肢后伸到最大位置,重复数次(图 5-3-74)。

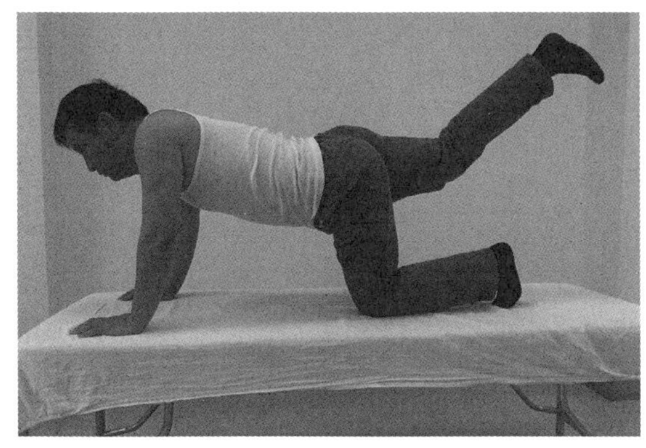

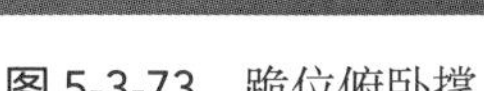
图 5-3-73 跪位俯卧撑

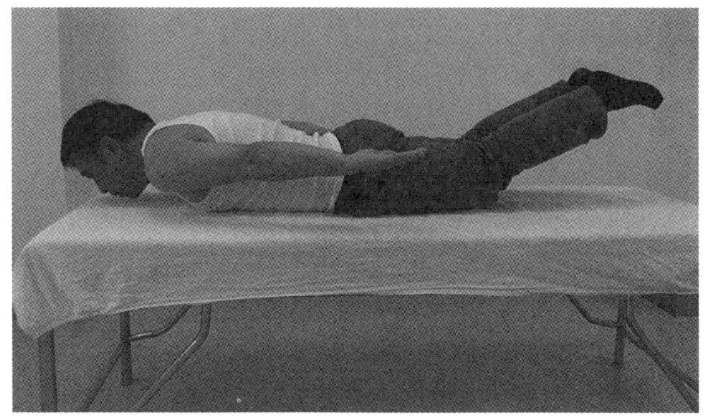

图 5-3-74 小燕飞式

注意事项:

1)根据受术者的病情和自我承受能力,可以从第一式开始。

2)按俯卧撑要求胸腹及膝不能触地。

3)做动作时不要憋气,量力而行。

4. 髋骶部的整脊手法

(1)骶髂后伸运摇法:包括俯卧后伸法和侧卧后伸运摇法。

适应证:骶髂关节炎、骶髂关节半脱位、劳损。

操作方法:

1)俯卧后伸法:患者俯卧,医者立于患侧,一肘提起其患侧下肢,另一手与提腿手相握,肘部按压患者骶髂关节处,慢慢使其下肢后伸至极限,压骶髂关节之手肘稍用力往下按压,有时可以感到移动感觉或发出“喀”的响声,再缓缓放下(图 5-3-75)。

2)侧卧后伸运摇法:患者侧卧位,患侧向上,全身放松。医者立于患者背后,一手推抵住患者骶髂关节处,另一手把住患者膝关节,使骶部后伸到一定程度之后,再用弹性冲击力 1 次,然后轻轻放下(图 5-3-76)。

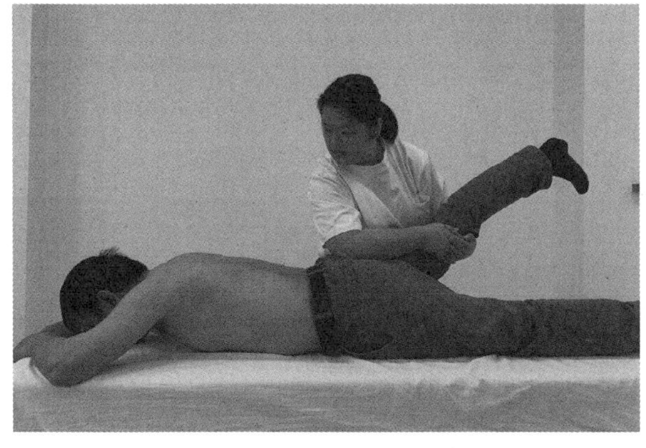

图 5-3-75 俯卧后伸法

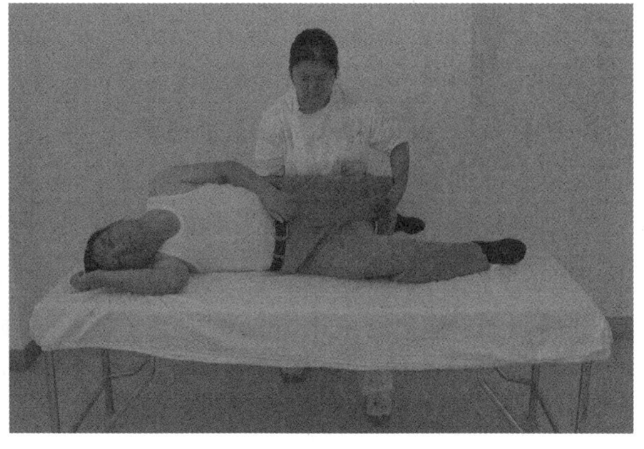

图 5-3-76 侧卧后伸运摇法

注意事项:操作时后伸范围以不引起患者疼痛为度,用力切勿过猛。

禁忌证:结核、肿瘤、骨髓炎和骨质疏松禁止使用。

(2)骨盆旋转法

适应证:髋关节扭伤、轻度错位,关节粘连,骶髂关节炎,骶髂关节疼痛,关节周围软组织炎等。

操作方法:患者仰卧,屈膝屈髋,医者站于患者一侧,一手固定手术者肩部,一手抱受术者双膝使髋高度屈曲,同时左右滚动骨盆,反复 5 ~ 10 次(图 5-3-77)。

注意事项:操作时必须在关节的正常生理活动范围内进行,避免暴力或过度旋转。

禁忌证:椎弓裂腰椎滑脱者、孕妇、老年人骨质疏松者禁用。

(3)髋骶部扳法:包括仰位扳法、4 字扳法、分髋扳法。

适应证:骶髂关节错位、臀上皮神经损伤、梨状肌损伤综合征等。

操作方法:

1)仰位扳法:患者仰卧位,医者用一手托握住患侧足根部,掌、腕、前臂掌侧紧抵患者足掌,使其患侧足背屈。另一手按扶住患侧膝部,使膝关节挺直但不过伸,然后两手协调,在膝关节保持伸直的前提下,前手用力向上缓缓扳动做被动直腿抬高(屈髋)运动。如此一紧一松,可反复 5 ~ 10 次(图 5-3-78)。

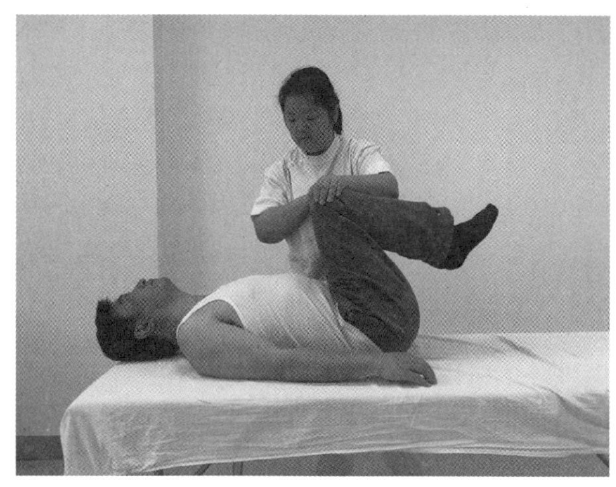

图 5-3-77 骨盆旋转法

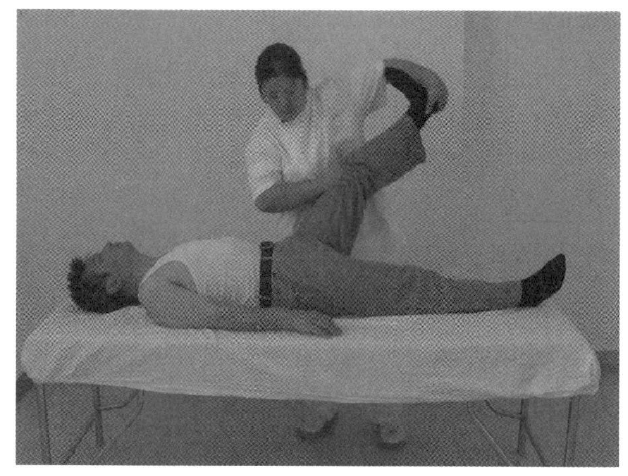

图 5-3-78 仰位扳法

2)4 字扳法:患者仰卧位,将患侧下肢的外踝部或小腿外侧下三分之一置于健侧股骨远端,但不要压在髌骨上,使之形成一个“4 字”,然后医者一手固定住患者对侧髂前上棘,一手按于其患侧膝内侧,向下做有弹性的按压。操作时,两手用力协调而有节律,使髋关节做外展、内旋动作(图 5-3-79)。

3)分髋扳法:患者仰卧位,将两下肢屈曲,髋关节外展外旋,膝关节屈曲,使两足底相对而贴,术者两手分别放与膝关节的内侧,分别向床面方向作有节律的按压,以扳动两髋关节(图 5-3-80)。

注意事项:操作需缓慢进行,由轻到重,再加以巧劲扳之,避免暴力。

禁忌证:老年骨质疏松者禁用。

中医整脊手法注意事项:整脊手法在操作时具有一定的难度和危险性,如果操作不当会对受术者造成损伤,严重者甚至死亡。因此对术者的专业能力有较高的要求,需要能熟练掌握脊柱及周围软组织的解剖结构和它们之间的相互关系;并能准确找出颈、胸、腰椎的棘突、横突等骨性标志,是准确、有效地进行手法操作的基础。在对受术者施行整脊手法之前,还要进行系统的问诊和查体,必要时可以配合影像学检查来排查相关的禁忌证。

运用整脊手法之前,可以做一些揉、按、拨法等轻柔的手法来放松要治疗脊柱周围相关的软组织,使

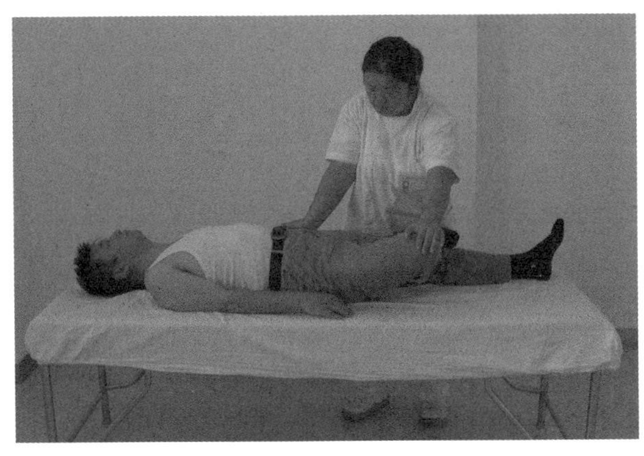

图 5-3-79　4 字扳法

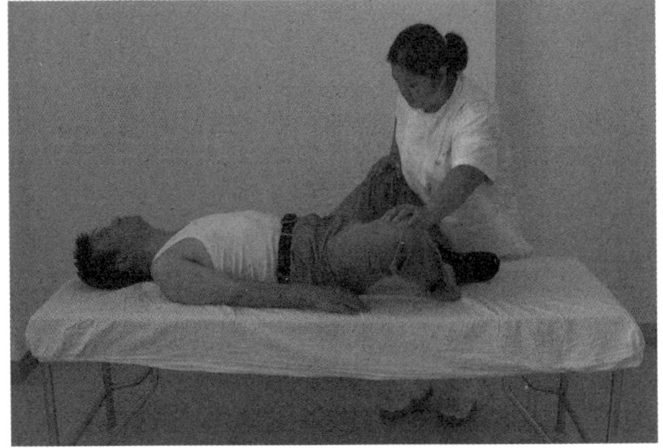

图 5-3-80　分髋扳法

操作更容易进行。在操作时，也不要一味追求出现“咔哒”声，在施术前后做好评估工作，手法后受术者疼痛或者功能障碍的改善都能说明本手法对治疗是有效的。

（胡志俊　朱小虎）

第六章 传统运动疗法

【学习目的】

通过学习传统运动疗法的概念、基本理论与应用原则等相关知识，重点应用现代循证医学的研究证据阐述传统运动疗法在康复医学应用的效果，为康复临床奠定理论基础。

【学习要点】

掌握传统运动疗法在康复医学中的应用，熟悉传统运动疗法的理论、常用传统运动疗法，如太极拳、八段锦的运动方法。

传统运动疗法是用来增强体质，预防疾患，促进身心康复的一系列运动治疗方法和技术，是中华民族传统文化的一个重要组成部分，其历史悠久，理论丰富、方法多样，为人类的保健及医疗康复事业做出了重要贡献。传统运动疗法能激发机体自身的调节系统，调动人体自然康复和调节能力，起到保健养生作用以及促使伤、病、残者的身心功能障碍康复，提高生活质量。

第一节　传统运动疗法简介

一、概述

传统运动疗法，古代称“导引按跷”，是我国古代劳动人民在长期与衰老及疾病作斗争的实践过程中，逐渐认识、创造和总结的自我身心锻炼的健身方法。是以肢体活动为主，并与意识、呼吸、自我按摩密切结合，以保养身心、防治疾病和改善功能为目的的医疗康复方法。

《素问·异法方宜论》：“其民食杂而不劳，故其病多痿厥寒热，其治宜导引按跷”。导引，又作“道引”。《庄子·刻意》篇曰：“吹呴呼吸，吐故纳新，熊经鸟申，为寿而已矣。此道引之士，养形之人，彭祖寿考者之所好也”。唐代成立英在《南华真经注释》说：“吹冷呼而吐故，呴暖吸而纳新，如熊攀树而可以自悬，类鸟飞空而伸其脚也。此皆导引神气，以养形魄，延年之道，驻形之术”。唐代释慧琳《一切经音义》云：“凡人自摩自捏，申缩手足，除劳去烦，名为导引”。可见导引是以身体运动、呼吸吐纳和自我按摩相结合为特点的健身方法。按跷，属按摩范畴，古代多指自我按摩。如《一切经音义》言：“若使别人握搦身体，或摩或捏，即名按摩也”。清代郑文焯在《医故》中亦说：“古之按摩，皆躬自运动，振捩顿拨，按捺拗伸，道其百节之灵，尽其四肢之敏，劳者多健，譬犹户枢”。正由于按跷常以自我按摩为主，故多寓于导引法中，成为导引的一个组成部分，并常导引、按跷并称。由此可见，传统运动疗法，即导引按跷，主要是指身体运动、呼吸吐纳和自我按摩的身心锻炼方法。

二、传统运动疗法主要内容及特点

传统运动疗法内容丰富，形式方法多样，一般可分为操术、拳术和械术等几类。操术是单一动作的成套组合，如五禽戏、八段锦、十二段锦、十六段锦、小劳术、易筋经、少林内功、壮腰八段功、体功、却病延年二十势、练功十八法等。拳术是动作连贯而紧密的徒手技法操练，如太极拳（舒缓柔和、轻灵圆活）、长拳（姿势舒展、动作快速）、南拳（步稳势猛、刚强有力）、少林拳（刚健有力、朴实无华）、形意拳（动作简练、发力较刚）、八卦掌（势势连绵、身灵步活）等。械术主要借助于器械来进行，如刀（勇猛快速、刚强有力）、剑（轻快敏捷、灵活多变）、枪（缠绕圆转、轻灵稳健）、棍（勇猛快速、全身协调）等等。本章节重点介绍一些简便易行，操作灵活，老少皆宜，疗效显著的传统运动操术和拳术，如太极拳、八段锦、易筋经、五禽戏、六字诀等。

传统运动疗法的主要特点是动静结合，刚柔相济，意气相随，内外兼修、身心并重。静则收心纳意，轻松自然，全神贯注，以培育正气，即在精神舒畅和情绪安宁的状态下进行锻炼。动则行气活血，疏经通络，强筋壮骨，滑利关节，以壮形体、调和脏腑。动以养形，静以养神。动中有静，静中有动。“动中有静”，即在运动时要保持精神宁静的状态，要全神贯注。“静中有动”要保持呼吸和意念的自然和谐、流动顺畅。传统运动疗法，强调练意识以养神，以意领气；调呼吸以练气，以气行推动血运，周流全身；以气导形，通过形体、筋骨关节的运动，使周身经脉畅通，营养机体。只有动静结合，意、气、体三者紧密配合，才能练精化气生神，内养脏腑气血，外壮筋骨皮肉。

三、传统运动疗法在康复中的应用

（一）促使肢体功能康复

传统运动疗法，古又称“导引”，对恢复肢体功能有着独特的作用。如张隐庵注《黄帝内经》时指出：“导引，谓摇筋骨，动肢节以行气血也……病在肢节，故用此法。”临床偏瘫、痿证、痹证、颈椎病、截瘫、骨折、伤筋等均可伴有不同程度的肢体功能障碍，此时采取传统运动疗法，可加强患肢或全身的运动锻炼，疏通经络，调和气血，强筋壮骨，以促使肢体功能的恢复。例如，骨折以后，骨骼及关节功能受到限制，长期固定易出现骨质疏松，肌肉萎缩，关节挛缩，软骨退变等继发病变，从而继续造成形体功能障碍。传统运动疗法能促使伤、病、残者的气血流通，促进局部和全身的血液循环，活血化瘀，加强骨骼及肌肉的营养，所谓“气血流通便是补”；同时可增加滑液的分泌，改善软骨功能，并牵伸挛缩和粘连的组织而维持其正常形态。所有这些，都有助于消除功能障碍，恢复肢体正常功能。

（二）促使心理康复

伤、病、残患者易产生精神抑郁，悲观或急躁易怒等不良情绪及心理障碍，这会直接影响人体脏腑及内分泌功能，有碍于人体的康复。传统运动疗法可以“移情易性”，减少不良情志因素的刺激，当患者看到自己参加体育运动，并能从中获益时，常可增强康复信心，坚定与病残作斗争的信念。从这一意义上讲，它又是心理康复的一项有效措施。

从中医学理论而言，传统运动功法产生心理效应及情志康复的机理可概括为以下三点。

首先，传统运动疗法的实质是对人体形气神的综合锻炼和调控。古人把人的精神与人的肉体看作一个整体，并以此考察人的生命活动，认为人是形、气、神三位一体的生命体。《淮南子·原道训》中说："夫形者，生之舍也；气者，生之充也；神者，生之制也。一失位则三者伤矣，是故圣人使人各处其位，守其职，而不得相干也。故夫形者，非其所安也而处之，则废；气不当其所充而用之，则泄；神非其所宜而行之，则昧。此三者，不可不慎守也"。如易筋经强调将意识的运用贯穿始终，即做到精神放松、形意相合、神注庄中、气随庄动。

其次，传统运动疗法发挥形、气对神的相互关联效应，通过动作导引，抻筋拔骨、牵引筋经、经络，畅通气血，调畅脏腑经络气机，从而改善精神情志，所谓"气和则志达"。

另外，传统运动疗法中有些特定动作则对神进行调节。如：两掌合于胸前，以达气定神敛之功；易筋经中青龙探爪式，通过转身、左右探爪及身体前屈，使两胁交替松紧开合，达到疏肝理气、调畅情志的功效。

（三）促使脏腑功能康复

中医藏象学说认为脏与脏、腑与腑及脏与腑之间，在生理上是相互协调、相互促进的，在病理上则相互影响、相互关联。脏腑功能活动的稳定协调是人体生命活动得以正常运行的重要保证。传统运动疗法通过多种形式的手段和方法来协调脏腑的功能活动，以维护其系统的稳定，从而避免和纠正脏腑功能太过或不及的病理状态，促使脏腑功能康复。

在传统运动疗法中，大部分功法是通过形态动作，或配合呼吸来调整脏腑机能的。如八段锦，它是形体活动与呼吸运动相结合的传统运动，其八个动作分别以躯体的伸展、俯仰，肢体的屈伸运动，伴随呼吸来加强对五脏六腑的功能性锻炼。其中每一式皆有重点，即重点作用于某一脏腑。例如第一式"双手托天理三焦"，即双手上举，伸展躯体的动作，来调理三焦的生理功能。肺在上焦，主宣发肃降；脾在中焦，主气机斡旋，升清降浊；肾在下焦，主藏精纳气，三者结合，则气机得以转运。当两手上举时，手、足三阴三阳经络得以舒展，从胸至手、手至头、头到足、足到胸，形成一个环状，随着呼吸运动，三焦气机通畅无碍，同时，对内脏也有按摩调节作用，起到通三焦、调气血、养脏腑的效果。其他诸如"调理脾胃需单举""摇头摆尾去心火"等，都是通过不同动作达到各自的锻炼效果。综合起来，即可起到全面的健身康复作用。

在传统运动疗法的临床康复运用中，许多练功者都在习练传统功法后，感到心情舒畅，食欲改善，容光焕发，形态健美，动作灵活，身体强壮等，这些都是脏腑功能协调改善的综合表现。

（四）增强机体代偿功能

伤、病、残疾可使机体功能活动发生障碍，在病侧功能恢复无望的提前下，尚可依靠代偿机制，尽量使整个机体恢复协调，维持正常的整体功能。有指导的传统运动疗法可以最大限度地发挥机体的代偿能力。

在康复医疗中，伤、病、残者可通过对其残存部分的肢体或脏器进行适当的运动锻炼来增强其代偿功能。如《石室秘录》说："始成偏废，久则不仁之症成也。成则双足麻木，乘其尚有可动之机，因而活动之。从来足必动而治，血始活。"指出了利用残存的可以活动的功能，促使双足逐步恢复知觉和活动功能。又如肺切除术后，进行专门的运动疗法，可使余肺膨胀完全，充填残腔，从而使呼吸功能得到代偿。慢性阻塞性肺疾病所致的呼吸功能障碍，可通过锻炼膈肌和腹肌活动代偿。而一侧肢体功能丧失后，健侧肢体通过有计划的锻炼，也可以部分代偿患侧的功能。此外，传统运动疗法可以通过促进气血流通，以增强患者体质，扶助正气，提高患者抗御病邪及修复病体的能力，从而加速身心功能的康复。

四、 传统运动疗法应用注意事项

传统运动疗法练习时的注意事项主要包括练功前、后的一些准备，整理性的身心活动。

（一）练功前

1. **功前准备** 练功半小时前停止一切剧烈的体育和文娱活动。保持安静，穿宽松合体的衣服，其色泽柔和，布料柔软，摘除帽子、手表等附着物。保持情绪稳定，练功前须保持愉快的心情和稳定的情绪，在大怒、大喜、烦恼或过于兴奋时，不宜立即练功，否则可因一系列心理和生理的不良反应，严重影响到"三调"，轻则康复治疗无效，重则导致精神及形体的损害。

2. **功前活动** 可做一些松解关节的活动，以利气血运行。如觉疲劳不适等可适当休息，或先行自我拍打按摩。如有较明显的局部疼痛不适等症状影响练功，可先采取一些对症治疗措施，使症状缓解再开始练功。

3. **饮食排泄** 过饥过饱不适宜练功，以免胃肠不适。练功前排大、小便，练功过程中也不可久忍二便，否则可引起腹胀不适等症状，影响入静。功前可饮适量温开水，有助于气血运行。

4. **环境选择** 应选择整洁、幽静的环境练功，无论室内、室外，应光线柔和，空气流通，但要避免在风口练功。注意保暖，防感风寒。一般而言，依山傍水的树林边练功最佳。选择练功设施应注意床、椅、铺、垫的高低，硬软要适宜。

（二）练功后

1. **收功** 不同的功法有不同的收功方式，其基本原则是无论意守何处，都要把意守活动转移到丹田，意想身体各部气息缓缓集中于丹田，逐渐恢复自然呼吸，再做一些自我保健按摩，并慢慢睁开眼睛。若练静功，收功后可稍做活动或自我按摩；若练动功，收功后再做几次深呼吸，静息片刻，再进行其他活动。

2. **洗浴** 不可冷水洗浴、洗手，如有汗出，宜毛巾擦干，或洗热水浴。因为人在练功时大量的血液流向肌肉、皮肤，受到冷的刺激后，皮肤肌肉中的血管骤然收缩，回心血流量突然增加，易加重心脏负担。

3. **饮食** 练功后不能立即喝冷水、吃冷饮，以免引起胃肠血管的突然收缩，导致肠胃功能紊乱，引起腹痛、腹泻。

4. **其他** 另外，练功治病的患者，应节制或停止房事。暴风雨和雷鸣闪电天气，禁止练功。若有患传染病者，不应参加集体练功。

第二节 传统运动疗法的基本作用和应用原则

一、 传统运动疗法的基本作用

传统运动疗法理论是运用传统的中医基础理论，阐述传统运动体育的功理功法，指导实践应用，进而探讨治疗、康复的原理。其内容包括阴阳五行理论，精气神理论，藏象理论，经络气血理论，“三调”理论等。这些传统理论从不同角度分门别类地对人体生理病理、生命现象、机体调节机制进行了阐述。传统运动尤其注重脏腑之间的协调统一、气血精津的运行畅通、形与神之高度统一，以及动和静的有机结合，强调传统健身体育必须遵循脏腑协调、气血流畅、形神共养、动静适宜等理论原则。外练筋骨、经脉、四肢，内练精神、脏腑、气血，令内外和谐，气血周流，形神兼备，从而整个机体得到全面锻炼，功能改善，达到增进健康，祛病延年，身心康复的目的。

（一）调和脏腑

人体是一个有机整体，脏与脏、腑与腑及脏与腑之间，在生理上是相互协调、相互促进的，反映在病理上则相互影响、相互关联。当某一脏腑发生病变，会累及到其他脏腑，使之功能失常。所以，康复治疗时应注重调整各脏腑之间的关系，促使其功能恢复。

1. 运用阴阳平衡规律调和脏腑 中医学认为，疾病的发生是由人体脏腑的阴阳双方的正常协调关系遭到破坏所致，即脏腑功能紊乱的结果，如刘河间所说：“殊不知一阴一阳之谓道，偏阴偏阳之谓疾。阴阳以平为和，而偏为疾。”所以康复的目的，就在于调理脏腑阴阳的偏盛偏衰，促进阴平阳秘，使之趋于平衡或恢复正常状态。亦即在脏腑学说的基础上，“谨察阴阳所在而调之，以平为期”。这里所讲的“以平为期”，就是调和脏腑阴阳使之恢复到相对的动态平衡。具体而言，就是察脏腑的阴阳虚实所在，而补其不足，损其有余，使阴阳达到调和平衡状态。

2. 运用五行生克乘侮规律调和脏腑 五行学说是用五行相生相克规律概括人体五脏生理功能及其相互关系，说明五脏之间病理变化的相互影响。后世医家根据这个理论制定了许多调和脏腑的方法，如“培土生金”“滋水涵木”“益火补土”“抑木扶土”“培土制水”等法。传统运动疗法也常用五行学说来具体指导各种功法的锻炼。如五行生克乘侮的理论可作为选择功法的依据。五禽戏有虎主肝、鹿主胃、熊主脾、猿主心、鸟主肺的功能，在正常情况下，这些功法可以全套练习，以全面改善人体功能，增进健康。健身运动除把五行生克乘侮理论作为选择功法的依据，有针对性地选择健身防病治病动作外，尚可运用五行学说，防止疾病沿五行生克顺序传变。如肝有病，知肝传脾，就当预培脾土。先增强脾的功能，以阻止肝病进一步传变及脾，可增选一些着重锻炼脾胃的动作练习，这充分体现了中医学“治未病”的思想。

3. 调和脏腑，尤重脾肾 肾为先天之本，脾为后天之本。脾肾具有调节脏腑阴阳平衡的作用，二者在人体生命活动中处于十分重要的地位。因而，传统运动疗法在调和脏腑之时，尤其重视调理脾肾功能。华佗认为“动摇则谷气得消”，《寿世保元·饮食篇》也载：“养生之道，不欲食后便卧，及终日稳坐，皆能凝结气血，久即损寿”。这些均说明运动除能使肢体矫健外，亦有助于脾胃的消化功能，有助于气血荣卫的流畅，对健康长寿大有裨益。具体如八段锦中之“调理脾胃需单举”一式，五禽戏三焦形，通过上下用力牵拉，可以使腹腔内的脾胃受到牵引，胃肠蠕动和消化功能得到增强，常用以防消化系统疾患。太极拳“浑然一体”，始终以腰为轴，从而使元气内固；五禽戏之鹿形，依靠腰、胯的旋转而带动手臂的旋转，且意守尾闾，具有益肾强腰之功，除对肾系病症的防治作用外，还可间接地调理其他脏腑的病变。

现代医学研究表明，肾与下丘脑、垂体、肾上腺皮质、性腺、甲状腺、自主神经系统及免疫系统等都有密切关系，肾的功能失常可以导致这些方面的功能紊乱，从而广泛影响到机体各方面的功能，出现多脏器的病理改变和早衰。通过调补肾气可以调和其他脏腑阴阳，使各个系统的功能趋于协调统一。同样，脾（胃）在功能上与多个系统也有着广泛的联系，脾胃功能失常可引起多系统功能失调，因此，调理脾胃也能够使整个机体状况得到调整。

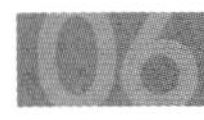

（二）调和气血

1. 气血作用 气血是构成人体和维持人体生命活动的基本物质。气血的生成及其在体内的代谢有赖于脏腑经络等组织器官的生理活动，脏腑经络等组织器官功能的正常行使，也离不开气血的营养，气血流畅，运行不息，才能维持机体的新陈代谢，保证正常的生命活动。气为血之帅，血为气之母，气能行血，血能载气。气能推动血液的生成、运行，气行则血行，所以人体的血液循环都赖气之推动而完成。血在脉中，循环于全身，内至脏腑，外达肢节，为生命活动提供营养，发挥濡养和滋润作用。人的精力充沛、神志清晰、思维敏捷、情志活动等均赖于血气的充盛及血脉的调和与畅利。机体的感觉灵敏，肢体活动自如也必须依赖于血液的营养和滋润作用，故《素问·五藏生成》说："肝受血而能视，足受血而能步，掌受血而能握，指受血而能摄"。因此，不论何种原因导致的气血运行失常，均可以出现精神衰退、健忘、多梦、失眠、烦躁、感觉和肢体运动失常等。

2. 外动机体，内行气血 传统运动疗法通过活动外在肢体能够促使机体气血运行。历代医家都非常重视形体运动对摄生保养，病患康复的作用，西汉名医华佗创立五禽戏，认为它有"除疾，兼利蹄足""以求难老"的康复作用。"人体欲得劳动……动摇则谷气得消，血脉流通，病不得生"。唐代养生大家孙思邈主张"非但老人须知服食将息节度，极须知调身按摩，摇动肢节，导引行气"对养生康复的作用，在于运动能使气血流通，不致血脉壅滞。

（三）形神共养

1. 形与神的关系 中医强调，人体是形神的统一体，形的病变可导致神的异常，神的改变也可影响形的生理功能变化。如形衰则神惫，形体受损，则神也必受到影响，《灵枢·本神》篇说："肝气虚则恐，实则怒；心气虚则悲，实则笑不休"，《景岳全书·郁证》指出"凡气血一有不调便致病者，皆得谓之郁"。这些充分说明了形体脏腑的某些疾患，可导致人体心理、精神方面的病变。事实上，一个人身体（形）有病可直接影响其情感，思维等心理活动，这是中医学常讲的"因病致郁"。现代研究表明，人的许多躯体疾病如癌症、高血压、偏头痛、哮喘、溃疡病等与心理精神因素有着密切联系，有人更将上述疾病称之为"心因性疾病"。临床上常见到的一些癫狂患者或精神发育不全的人，都是"形存神乱""形存神失"的异常表现。再如人的情志活动，本是人在日常生活中对机体内外环境的精神意识和情绪的反映，但若七情过极就会影响形体的生理功能而导致疾病的发生，如"怒伤肝""喜伤心""思伤脾""忧伤肺""恐伤肾"等，使脏腑功能受损，气血运行失常。

2. 运动以养形为先 形体是人体生命存在的基础。有了形体，才有生命，有了生命才能产生精神活动和具有生理功能。因而，历代医家均十分重视形体保健与康复，张景岳说："形伤则神气为之消""善养生者，可不先养此形以为神明之宅；善治病者，可不先治此形以为兴复之基乎"。

传统运动法以活动四肢，锻炼形体为先，通过"外练筋骨皮"，由外至内，促使体内阴阳平衡，而起到调整脏腑及其功能的作用。传统运动功法尤其突出保养形体，以练形为要务。生命在于运动，活动四肢，则体内气血津精运行畅通，脏腑生机旺盛，神气充沛，精神内守，形神趋于高度和谐统一。如太极拳、八段锦、五禽戏等功法，皆是以动形为先，主要通过练形而使身体健全，功能康复，精神聪慧。

3. 养形不忘调神 健康之人，应是形、神双方都保持着正常的活动，且两者之间还存在着相互依赖和相互促进的关系。欲使形与神俱，维系身体的健康，必须同时注意形、神的保养，也就是做到形神共养，形神共养是传统运动疗法所遵循的重要理论原则之一。神对整体功能起着主宰调节作用，精神康复是最重要的，《素问·上古天真论》曰："精神内守，病安从来？"《内经》还指出心主神明，为"君主之官"，这里突出心（神）在保健康复中的重要性。鉴于心神能统率五脏六腑、五官九窍、四肢百骸，为一身之主宰，因此，养心调神，不但能使心强脑健，有益于精神卫生，更为重要的是通过养心调神而有利于整个形体的强壮和康复，李梴在《医学入门·保养说》指出："若欲全形，必先治神，治神所以宝命；宝命，则能全形矣"，说明养心调神在于治神，治神是为了全形。

传统运动疗法虽以活动肢体，动形为先，但同时也不忘调养神息。一方面，锻炼外在形体，可以促使内在脏腑功能旺盛，神气充沛，说明练形本身内含调神之意；另一方面，在活动肢体的同时，也不忘神气的调摄，如太极拳是以活动肢体筋骨，锻炼形体为主的健身功法，但在动形的同时，要求意念内守，精神专注，"以意领气，以气运身"，用意念指挥身体的运动，用呼吸协调动作，通过调神，意气相随，令内在气血充沛，脏腑活动正常，精神健全，则更有利于形体的健壮和康复，神气内守，可以保全形体。而且，临床上，疾病纷繁复杂，患者体质各异，亦非单一动形或调神静息所能及，必须动静结合，练形与调神兼顾，才更利于健身养生，病体才易于康复。

（四）动静结合

1. 动与静的关系 动与静，是自然界物质运动的两种不同形式，两者之间存在着必然的联系。《思问录》中云："太极动而生阳，动之动也；静而生阴，动之静也。"静即含动，动不舍静，"静者静动，非不动也"。说明动与静是不可分割的一对矛盾统一体，在绝对的运动中包含着相对的静止，在相对的静止中又蕴伏着绝对的运动，并以此形成动静的相对动态平衡，从而促使生命机体的运动变化和发展。人体的生理功能和病理过程，都存在着动与静的变化，是动与静结合的具体表现。如人体的阴精与阳气，便有相对的动静运动，阴精主静，代表物质结构；气属阳主动，反映生理功能。这动与静，必须有机结合，才能保持人体的健康，故周述官说："人身阴阳也。阴阳，动静也，动静合一，气血和畅，百病不生，乃得尽其天年"（《增演易筋洗髓·内功图说》）。

2. 形动与神静相结合 传统运动疗法所说的动与静，主要指形体的动静与心神的动静两个方面。在形体的动静方面，强调形体宜动，只有通过运动（包括肢体、脏腑），才能促使气血运行和调，气机升降有序，也才能达到强身却病延年之目的。这是指导中医摄养形体的基本原则。"动"不仅使气血运行流畅，生机活泼，形体健壮，素体改造，而且可以使人精力充沛，情绪良好，充满活力。可以说，"动"是生命的基本特征，也是生命存在条件。如古代的五禽戏、八段锦、太极拳等，有刚柔相济，动静结合的优点，是良好的练形术式。

在心神的动静方面，则强调心神宜静，要求心神安静内守，情绪平静和稳定。以心神为一身之主宰，能统率五脏六腑，所以"心为五脏六腑之大主"。以静养心神，又称为守神。有神则生，无神则死；神弱则病，守神则健。《医述·医学溯源》进一步阐释道："欲延生者，心神恬静而无躁扰"。就是说，人能养神，保持神志清静，安宁舒畅，就能"神守则身强"。这样既有利于减少疾病的发生，亦有利于疾病的康复。反之，心神当静不静，神不内守而躁扰于外，则神伤而致病。在此还须强调指出二点：一者心神之静，就其现实意义来讲，应是心无妄用，精神专一，摒弃杂念之谓，而不是饱食终日，无所用心。再者，心神宜静的"静"，是相对的概念，不是绝对的静止。如中医调摄精神，以"恬愉为务"。恬者，恬淡虚无，情志稳定之意，愉者，愉悦自得，情志活泼之意。所谓"以恬愉为务"，实际上是指精神上的动静结合，"恬"和"愉"，一动一静，是调摄精神不可缺少的两个方面。

传统运动疗法在心神与形体的动静上，强调心神宜静，形体宜动，但实质上，心神之静与形体运动是不能截然分开的，只有动与静兼修，动静结合，做到运动肢体与养心调神有机地结合起来，形神共养，才符合生命运动规律，才能保持身心健康。如太极拳等具体的运动功法，要求"外动内静""动中求静""以静御动""虽动犹静"，这里的外动系指形体运动，内静系指精神内守，两者有机结合，从而起到强身防病、康复病体之功。

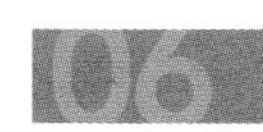

二、传统运动疗法的应用原则

习练各种传统运动功法必须理解与掌握其练功要领，不掌握练功要领和应用原则，会影响练功效果，甚至产生不良反应或偏差。因此，了解掌握传统运动功法的练功要领和应用原则十分必要。

（一）重在三调

1. 调身 调身是指控制身体的姿势和动作。一般分行、立、坐、卧、做五种，调身总要求是宽衣解带，舒适自然，不拘形式。行要平正不摇，注意道路，气贯丹田，吸气提肛，呼气放松；立要两足平行与肩同宽，双膝微屈，躯干平直，含胸收腹，两臂向前半举，屈肘屈腕如抱球状，两目半闭凝视鼻端；坐要选适当高度之椅、凳或床，双脚踏地而坐，双腿分开与肩同宽，双手仰掌叠放一起置于小腹前，目半睁，视鼻端，或双手合掌如佛，目半睁视指端，或盘膝坐；卧以右侧卧位为佳，头稍向前，下侧手自然屈肘放枕前，手心向上，上侧手自然放在大腿上，手心向下，或放丹田处，下侧腿自然伸直或略屈，上侧腿屈膝 120°，放下侧腿上；做一是指日常劳作时，根据工作的性质，采取合理的、不易疲劳姿势，配合意守丹田和腹式呼吸，二是指导引、太极拳等各家各派的功法。总之，调身即调整形体，使自己的身体符合练功姿势、形态的要求。

2. 调息 调息是指控制呼吸，其基本要求是“细、静、匀、长”，逐步达到无声无息、出入绵绵、若存若亡的境地。初练时求其自然，不可勉强，慢慢做到从有声到无声，由短促到深长。其目的在于提高呼吸效率，增加肺活量，其有节奏地呼吸运动可调节胸腹腔的压力，对内脏起到了柔和的按摩作用，从而改善内脏的血液循环。

3. 调心 调心是指自觉控制意识活动，做到“清心寡欲”，排除杂念，达到“入静”状态。

（二）松静自然，准确灵活

松与静既是传统运动功法的基本要求和基本方法，也是在锻炼中始终都要遵守的最基本原则。所谓松，是指形与神、身与心的放松。放松方法有内、外之分，外松是消除身体四肢肌肉的紧张；内松则是消除呼吸、意念方面的紧张。一般来说，掌握外松较内松为易。松的锻炼通常要经过由外到内，由粗到细的两个不同发展阶段。所谓静，是指在练功过程中保持心境的安宁。练功时，要以内静为主，外静为次。如果练功时不能入静，要找出原因，采取有针对性地解决措施，不要片面地归于外界环境的影响。因为外静不如身静，身静不如心静。松与静是相互联系、相互促进的，放松可以促进入静，而入静则又有助于放松。只有真正入静，才能做到完全放松。

所谓自然，是指法归自然，即意念、呼吸、肢体的活动等都要符合生理的自然。如腹式呼吸不能勉强用力将呼吸拉长，而应通过锻炼逐步加深；意守时精神应集中，但又不能过分强调用意。所以，练功中的自然体现在操作上就是要做到勿忘、勿助、勿贪、勿求。

松静自然是练功最基本的要领，而准确的动作姿势有利于获得松静自然的效果。姿势不端正，既影响身体放松，又影响入静，还会造成练功效果欠佳，甚至会导致损伤、偏差的出现。练功动作姿势的准确，并非是死板地模仿，而是在保证形式上不走样的同时，要做到不僵、不滞，举止灵活。故练习时必须结合练功者自身生理、心理特点，针对不同的练功阶段，因人、因时、因地制宜，灵活地调整功法的难度、强度，才能够提高姿势动作的准确性，使形神自然放松，反之则容易产生紧张、疲劳。

（三）因人而异、因时制宜

中国传统运动的方法甚多，应用亦广，其流派、功法及作用特点各异。因此，在研习过程中，必须遵循因人而异，因时制宜的原则。否则不仅不会收到预期的效果，还会带来比较严重的副作用。

1. 因人而异 研习传统运动以养生时，要根据人的禀赋强弱、体质差异、年龄大小、性别区分、职业不同以及身患疾病的情况等，有针对性地选择相应的方法，谓之因人而异。

肥胖人多属痰湿体质，身重懒动，稍劳即疲，畏热怕冷，应以练形为主，兼顾练神的运动，如五禽戏、八段锦、易筋经等；形瘦者多属阴虚体质，肝火易亢，情绪急躁，五心烦热，应以练意为主。如放松功，内养功，强壮功等。青年人可以选择运动量较大的、练形为主的运动功法，有助于保持旺盛的生命力；中年是机体渐衰的时期，应以能调和阴阳、和畅气血、提高脏腑功能，并有一定运动量的运动功法为主，有助于激发潜在功能和功能康复；老年人则要注意固护气血，养神敛精，应以运动量较小、怡养精气神的方法为主，切忌运动量过大，劳伤筋骨，并注意不要屏息敛气，以免损伤心肺，同时，老年人大多上实下虚，头重脚轻，步履不稳，锻炼时应注意引导气血下行，强壮肝肾，以逐步调整上下虚实失衡的状态。

脑力劳动者，应以放松性运动为主，适当增加一定的运动量，以调节阴阳平衡，畅通经络气血，激发潜在智能，如六字诀、五禽戏等；体力劳动者，则以休息调整强壮一类的方法为主，如八段锦、易筋经等。

疾病康复期，对运动方法的选择更为重要。一般静功运动量较小，适宜阴虚者用；动功运动量较大，适宜阳虚者用。八段锦、六字诀等，重在调整阴阳，调和脏腑。易筋经、五禽戏、太极拳等，对舒筋活络、调和气血较为有利。对于不同的康复对象，则应根据病情、体质、年龄等因素的不同，有针对性地选择不同功法进行锻炼，如体质虚弱者，宜多取卧式、坐式；体质较强者，可选站桩功、行功等；心血管系统疾患，应以放松功为主；慢性消化系统及呼吸系统疾患，宜选内养功、简化太极拳等；神经衰弱、阳痿、早泄者，则可选强壮功、六字诀等功法。

2. 因时制宜 研习传统运动必须顺应四时的自然变化，使人体生理功能与自然环境互相协调，加强人体适应自然的能力，促进健康，康复疾病。

春季阳气升发，运动应在户外进行，有利于人体吐故纳新，采纳真气，振奋人体初升之阳气，化生气血津液，充养脏腑筋骨。一般选择具有一定运动量的、能够活动筋骨、畅达气血的项目，如五禽戏、易筋经、八段锦、太极拳等。但要注意不要进行高强度的剧烈运动，以防阳气发泄太过。若情绪急躁，肝火易旺之人，要以轻柔舒缓的传统健身运动法为主。

夏季气候炎热，运动应以练气为主，使体内阳气宣发于外，保持体内津液的充盈，与阳盛的自然环境相适应。应选内养功、六字诀、太极拳、站桩功等，防止运动量过大，出汗过多，消耗人体阴津而引起中暑。时间上应选在晨起凉爽之时，于荫凉处锻炼。

秋季阴气渐盛，阳气渐衰，应选择收敛神气，敛阴护阳，益肾固精功效的运动法。秋季以静功为主，如六字诀、内养功、放松功等，配合一些具有一定运动量的传统健身运动法，如太极拳、八段锦。

冬季则以动功为主，运阳气以抗御外界寒气，如五禽戏、八段锦、太极拳、易筋经等，配合强壮体质类的导引法如强壮功、固精功、内养功等。还要谨避阴寒之邪，不要在大风、大雾、大雪中锻炼；室内锻炼时又要注意勤开门窗，使空气流动，不要生炉闭窗锻炼。

因时制宜还应注意一日之中昼夜晨昏的变化。晨起可增强一定的运动量，以运布阳气，滑利关节，户外锻炼为宜；日中以练息为主；晚餐后不做大的运动，而以吐纳练息，内养调神，固藏精气为主，或可按跷揉腹，健脾和胃，以利消化。

（四）循序渐进，持之以恒

1. 循序渐进 进行传统运动功法，切忌急于求成，而应循序渐进，特别是其中有一些是属于气功锻炼方法，不是短时间内能够奏效的。如果急于求成，盲目增加运动量，或是强行闭息吞气，过于凝神静思，则容易导致损伤肢体，诱发痼疾，尤其是在功法的选择上，应先简后繁，从易到难。用于康复医疗时，要

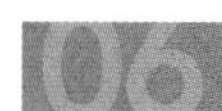

制定适合个人的阶段性训练计划，有步骤地分段练习，切忌好高骛远，急于求成。若操之过急，“练形”则难以保证动作的准确性，出现呆板、紧张的现象，强度太过，还会导致肌肉疼痛，倦怠无力；“调息”，则会使呼吸不畅，胸胁闷胀，甚至憋气心慌，头晕，四肢麻木；“调意”，则会杂念丛生，心急浮躁或心意散漫，出现心悸、失眠，甚至精神错乱。

2. 持之以恒 传统运动方法要求锻炼者树立坚定的信心和毅力，长期不懈，持之以恒，这不仅是身体的锻炼，也是意志和毅力的锻炼。初学者，不应急于求成，只有当一种运动方法练得十分娴熟时，才能进一步深入研习。对于已经熟练掌握各种锻炼方法者，也应在相对稳定的时期内，以练某种传统运动功法为主，辅以其他。但持之以恒并非刻板机械，不可变通，若患急性感染病如感冒等，则应暂停，待疾病愈后再行锻炼。另外，如在锻炼过程中产生了某些副作用时，则也应减少锻炼量，或更改训练计划，甚至暂停锻炼，待机体恢复正常后再进行。

第三节 常用的传统运动疗法

常用传统运动疗法有多种形式的运动，其采用动静结合，形神共养，以达到内养精气神、外练筋骨皮，燮理阴阳，运行气血，调和脏腑，疏通经络，宁神定志，扶正祛邪，激发潜能的作用。

一、二十四式简化太极拳

太极拳是中华之瑰宝，是中华武术中的著名拳种之一，是极具强身健体价值的导引养生功法。对太极拳起源和创作者众说纷纭。一说始于南朝梁代（公元 6 世纪），为韩拱月所创；一说始于唐代，为许宣平或李道子所创；一说始于宋代徽宗年间，为武当道士张三丰所创；一说始于元末明初，辽东懿州人张三丰所创；一说始于明洪武年间，陈家沟陈氏始祖陈卜所创。但以上说法，均无确切证据所证实。据中国武术史学家唐豪等考证：太极拳最早传习于明末清初河南省温县陈家沟陈氏家族中。陈氏太极拳的创编人是陈王庭。

1949 年中华人民共和国成立后，为进一步推广太极拳运动，以增强国民体质，由原国家体育运动委员会于 1956 年组织部分太极拳专家，以杨式太极拳为动作素材，删去繁难和重复的动作，选取二十四式，编串成易学、易练、易记的“简化太极拳”套路，又称“二十四式简化太极拳”。这套动作保持了原杨式太极拳的风貌，充分体现了太极拳动作轻松柔和、缓慢均匀、圆活自然、连贯协调的特点。同时也突出了太极拳运动健身、养生、防病、治病的独特功效。因此，自 1956 年正式公布以来，不断地受到广大人民群众的喜爱，掀起了练习太极拳的热潮。

目前，简化太极拳在世界范围内越来越广泛的流传，受到许多太极拳爱好者的欢迎。在第 11 届亚运会的开幕式上，中、日两国 1500 名太极拳爱好者，联合进行了简化太极拳的精彩表演，为亚运会的开幕式增色添彩。在 2001 年北京申办 2008 年奥运会时，有 10 万名太极拳爱好者在天安门广场进行了简化太极拳大型表演，声势之浩大，场面之感人，为申奥的成功发挥了积极的作用。

运用简化太极拳锻炼时，必须注意以下要领：①动作柔和，连贯缠绕，劲力均匀；②呼吸配合，意念集中，以意导动；③保持体位，以身带臂，舒展自如；④动作协调，刚柔相济，柔中寓刚。总之，太极拳要求手、脚、头、眼配合一气，动作要沉、匀、连、缓，姿势要柔和、自如、优美。对于各式动作的图解及掌握要点，可参考有关太极拳专著。

（一）动作

第一组

1. 起势（图6-3-1）

（1）身体自然直立，两脚开立，与肩同宽，两脚尖向前；两臂自然下垂，两手放在大腿的外侧；意存丹田（脐下小腹部），眼向前平视。

（2）两臂慢慢向前平举，两手高与肩平，与肩同宽，手心向下。

（3）上体保持正直，两腿屈膝下蹲；同时两掌轻轻下按，两肘下垂与两膝相对；眼平看前方；两脚全脚着地。

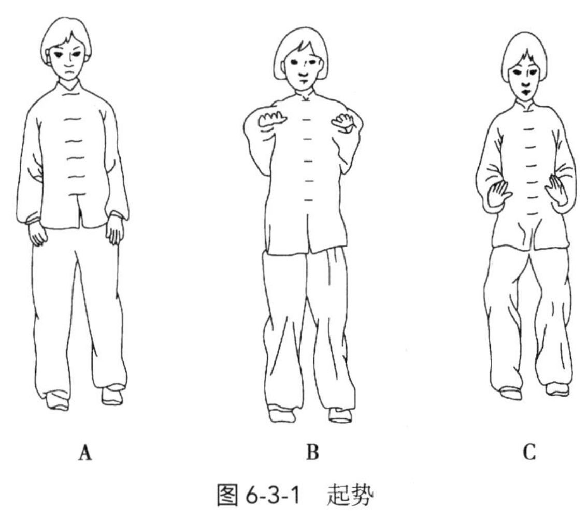

图6-3-1 起势

2. 左右野马分鬃（图6-3-2）

（1）上体微向右转，身体重心移至右腿上；同时右臂收在胸前平屈，手心向下，左手经体前向右下划弧放在右手下，手心向上，两手心相对成抱球状；左脚随即收到右脚内侧，脚尖点地；眼看右手。

（2）上体微向左转，左脚向左前方迈出，右脚跟后蹬，右腿自然伸直，成左弓步；同时上体继续向左转，左右手随转体慢慢分别向左上、右下分开，左手高与眼平（手心斜向上），肘微屈；右手落在右胯旁，肘也微屈，手心向下，指尖向前；眼看左手。

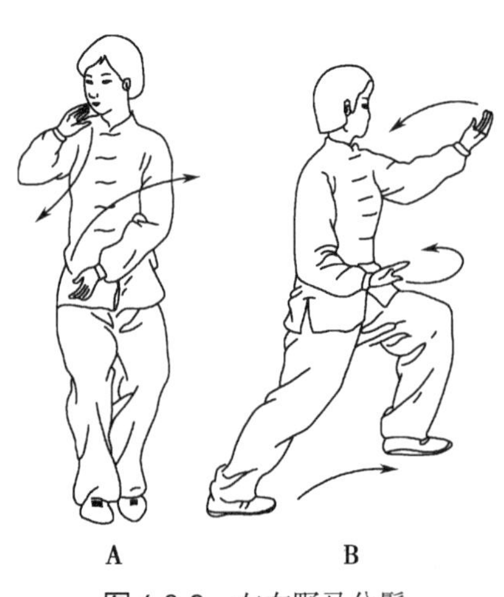

图6-3-2 左右野马分鬃

(3)上体慢慢后坐，身体重心移至右腿，左脚尖翘起，微向外撇(约45°～60°)，随后脚掌慢慢踏实，左腿慢慢前弓，身体左转，身体重心再移至左腿；同时左手翻掌向下，左臂收在胸前平屈，右手向左上划弧放在左手下，两手心相对成抱球状；右脚随即收到左脚内侧，脚尖点地；眼看左手。

(4)右腿向前方迈出，左腿自然伸直，成右弓步；同时上体右转，左右手随体分别慢慢向左下、右上分开，右手高与眼平(手心斜向上)，肘微屈；左手落在左胯旁。肘也微屈，手心向下，指尖向前；眼看右手。

(5)与(3)解同，唯左右相反。

(6)与(4)解同，唯左右相反。

3. 白鹤亮翅(图6-3-3)

(1)上体微向左转，左手翻掌向下，左臂平屈胸前，右手向左上划弧，手心转向上，与左手成抱球状；眼看左手。

(2)右脚跟进半步，上体后坐，身体重心移至后腿，上体先向右转，面向右前方，眼看右手；然后左脚稍向前移，脚尖点地，成左虚步，同时上体再微向左转，面向前方，两手随转体慢慢向右上左下分开，右手上提停于额上，左手落于左胯前，手心向下，手指尖向前；眼平看前方。

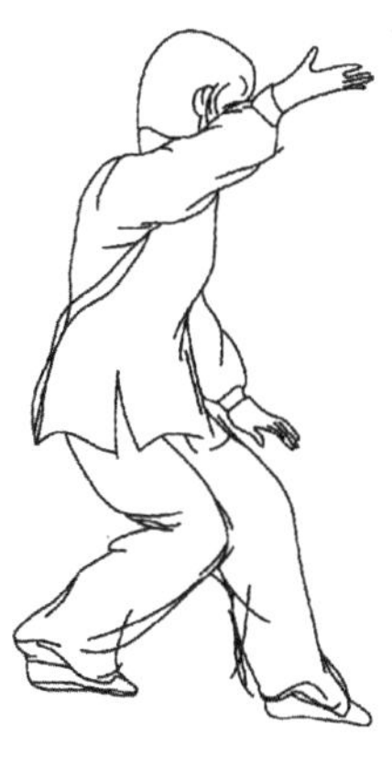

图6-3-3 白鹤亮翅

第二组

4. 左右搂膝拗步(图6-3-4)

(1)右手从体前下落，由下向后上方划弧至右肩外，手与耳同高，手心斜向上；左手由左下向上，向右下划弧至右胸前，手心斜向下；同时上体先微向左，再向右转；左脚收至右脚内侧，脚尖点地，眼看右手。

(2)上体左转，左脚向前(偏左)迈出成弓步；同时右手屈回由耳侧向前推出，高与鼻尖平，左手向下由左膝前搂过落于左胯旁，指尖向前；眼看右手手指。

(3)右腿慢慢屈膝，上体后坐，身体重心移至右腿，左脚尖翘起向外撇，随后脚掌慢慢踏实，左腿前弓，身体左转，身体重心移至左腿，右脚收到左脚内侧，脚尖点地；同时左手向外翻掌，由左后向上划弧至左肩外侧，肘微屈，手与耳同高，手心斜向上；右手随转体向上，向左下划弧落于左胸前，手心斜向下；眼看左手。

(4)与(2)解同，唯左右相反。

(5)与(3)解同，唯左右相反。

(6)与(2)解同。

5. 手挥琵琶(图6-3-5) 右脚跟进半步，上体后坐，身体重心转至右腿上，上体半面向右转，左脚略提起移向前，变成左虚步，脚跟着地，脚尖翘起，膝部微屈；同时左手由左下向上挑举，高与鼻尖平，掌心向右，臂微屈；右手收回放在左臂肘部里侧，掌心向左；眼看左手示指。

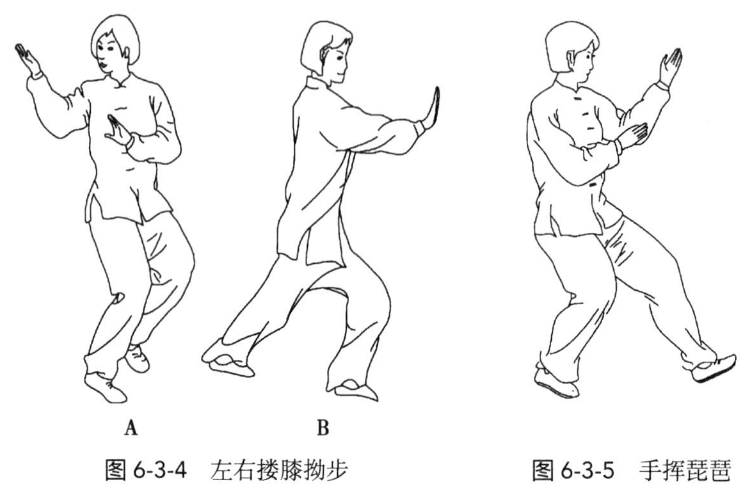

图 6-3-4　左右搂膝拗步　　图 6-3-5　手挥琵琶

6. 左右倒卷肱（图 6-3-6）

(1) 上体右转，右手翻掌（手心向上）经腹前由下向后上方划弧平举，臂微屈，左手随即翻掌向上；眼的视线随着向右转体先向右看，再转向前方看左手。

(2) 右臂屈肘折向前，右手由耳侧向前推出，手心向前，左臂屈肘后撤，手心向上，撤至左肋外侧；同时左腿轻轻提起向后（偏左）退一步，脚尖先着地，然后全脚慢慢踏实，身体重心移到左腿上，成右虚步，右脚随转体以脚掌为轴扭正；眼看右手。

(3) 上体微向左转，同时左手随转体向后上方划弧平举，手心向上，右手随即翻掌，掌心向上；眼随转体先向左看，再转向前方看右手。

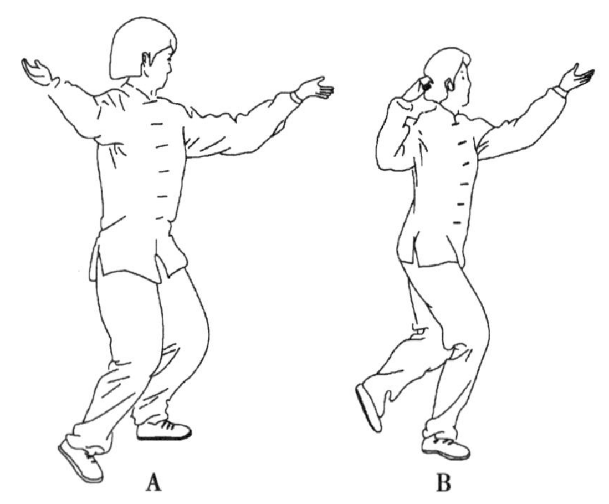

图 6-3-6　左右倒卷肱

(4) 与 (2) 解同，唯左右相反。

(5) 与 (3) 解同，唯左右相反。

(6) 与 (2) 解同。

(7) 与 (3) 解同。

(8) 与 (2) 解同，唯左右相反。

第三组

7. 左揽雀尾(图 6-3-7)

(1)上体微向右转,同时右手随转体向后上方划弧平举,手心向上,左手放松,手心向下;眼看左手。

(2)身体继续向右转,左手自然下落,逐渐翻掌经腹前划弧至右肋前,手心向上,右臂屈肘,手心转向下,收至右胸前,两手相对成抱球状;同时身体重心落在右腿上,左脚收到右脚内侧,脚尖点地;眼看右手。

(3)上体微向左转,左脚向左前方迈出,上体继续向左转,右腿自然蹬直,左腿屈膝,成左弓步;同时左臂向左前方掤出(即左臂平屈成弓形,用前臂外侧和手背向前方推出),高与肩平,手心向后;右手向右下落放于右胯旁,手心向下,指尖向前;眼看左前臂。

(4)身体微向左转,左手随即前伸翻掌向下,右手翻掌向上,经腹前向上向前伸至前臂下方;然后两手下捋,即上体向右转,两手经腹前向后上方划弧,直至右手手心向上,高与肩平齐,左臂平屈于胸前,手心向后;同时身体重心移至右腿;眼看右手。

(5)上体微向左转,右臂屈肘折回,右手附于左手腕里侧(相距约 5cm),上体继续向左转,双手同时向前慢慢挤出,左手心向后,右手心向前,左前臂要保持半圆;同时身体重心逐渐前移变成左弓步;眼看左手腕。

(6)左手翻掌,手心向下,右手经左腕上方向前、向右伸出,高与左手齐,手心向下,两手左右分开,宽与肩同;然后右腿屈膝,上体慢慢后坐,身体重心移至右腿上,左脚尖翘起;同时两手屈肘回收至腹前,手心均向前下方;眼向前平看。

(7)上式不停,身体重心慢慢前移,同时两手向前、向上按出,掌心向前;左腿前弓成左弓步;眼平看前方。

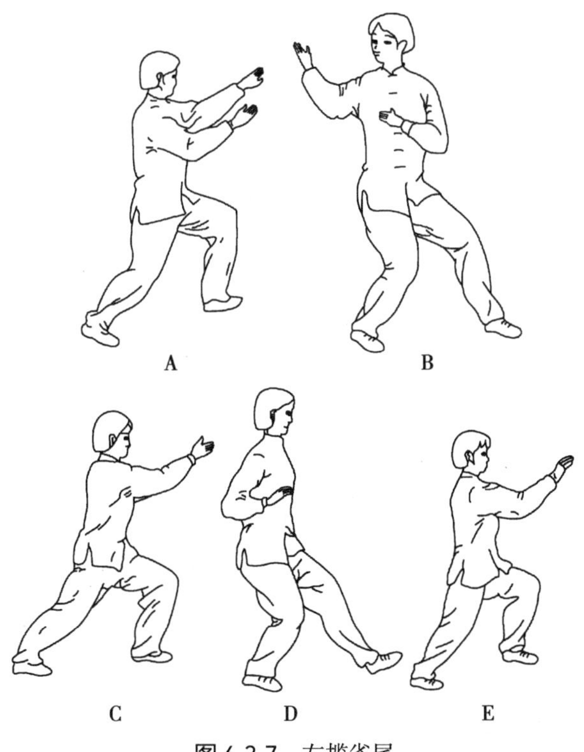

图 6-3-7　左揽雀尾

8. 右揽雀尾(图 6-3-8)

(1)上体后坐并向右转,身体重心移至右腿,左脚尖里扣;右手向右平行划弧至右侧,然后由右下经腹前向左上划弧至左肋前，手心向上；左臂平屈胸前，左手掌向下与右手成抱球状；同时身体重心再移至左腿上，右脚收至左脚内侧，脚尖点地；眼看左手。

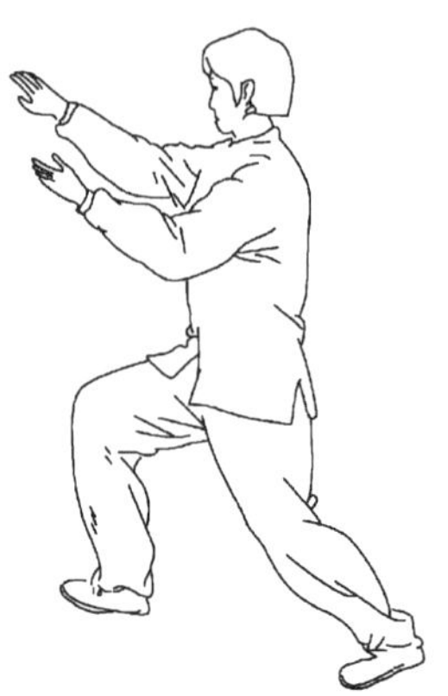

图 6-3-8 右揽雀尾

(2)与"左揽雀尾"(3)解同，唯左右相反。

(3)与"左揽雀尾"(4)解同，唯左右相反。

(4)与"左揽雀尾"(5)解同，唯左右相反。

(5)与"左揽雀尾"(6)解同，唯左右相反。

(6)与"左揽雀尾"(7)解同，唯左右相反。

第四组

9. 单鞭(图 6-3-9)

(1)上体后坐，身体重心逐渐移至左腿上，右脚尖里扣；同时上体左转，两手(左高右低)向左弧形运转，直至左臂平举，伸于身体左侧，手心向左，右手经腹前运至左肋前，手心向后上方；眼看左手。

(2)身体重心再渐渐移至右腿上，上体右转，左脚向右脚靠拢，脚尖点地；同时右手向右上方划弧(手心由里转向外)，至右侧上方时变成勾手，臂与肩平；左手向下经腹前向右上划弧停于右肩前，手心向里；眼看左手。

(3)上体微向左转，左脚向左前方迈出，右脚跟后蹬，成左弓步；在身体重心移向左腿的同时，左掌随上体的继续左转慢慢翻掌向前推出，手心向前，手指与眼齐平，臂微屈；眼看左手。

10. 云手(图 6-3-10)

(1)身体重心移至右腿上，身体渐向右转，左脚尖里扣；左手经腹前向右上划弧至右肩前，手心斜向后，同时右手变掌，手心向右前；眼看左手。

(2)上体慢慢左转，身体重心随之逐渐左移；左手由脸前向左侧运转，手心渐渐转向左方；右手由右下经腹前向左上划弧至左肩前，手心斜向后；同时右脚靠近左脚，成小开步(两脚距离 10 ~ 20cm)；眼看右手。

(3)上体再向右转，同时左手经腹前向右上划弧至右肩前，手心斜向后；右手向右侧运转，手心翻转向右；随之左腿向左横跨一步；眼看左手。

(4)与(2)解同。

(5)与(3)解同。

(6)与(2)解同(云手左右各 3 次)。

11. 单鞭(图 6-3-11)

(1)上体向右转,右手随之向右运转,至右侧上方时变成勾手;左手经腹前向右上划弧至右肩前,手心向内;身体重心落在右腿上,左脚尖点地;眼看左手。

(2)上体微向左转,左脚向左前侧迈出,右脚跟后蹬,成左弓步;在身体重心移向左腿的同时,上体继续左转,左掌慢慢翻转向前推出,成"单鞭"式。

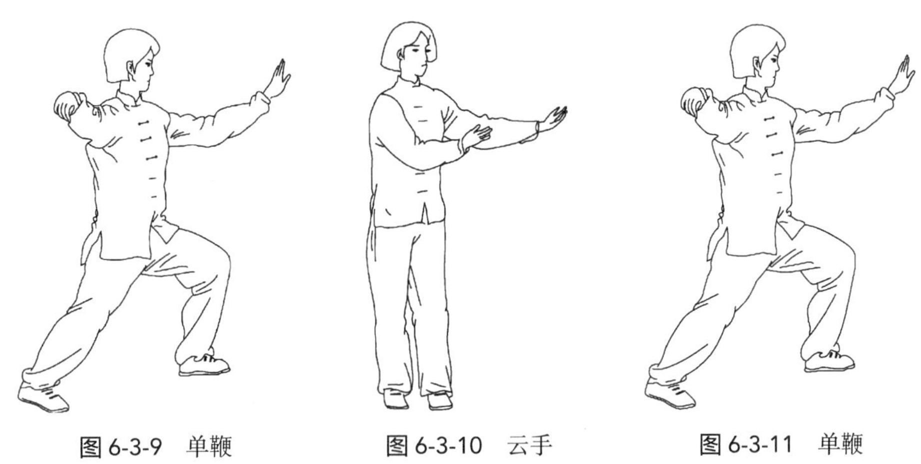

图 6-3-9 单鞭　　图 6-3-10 云手　　图 6-3-11 单鞭

第五组

12. 高探马(图 6-3-12)

(1)右脚跟进半步,身体重心逐渐后移至右腿上;右勾手变成掌,两手心翻转向上,两肘微屈;同时身体微向右转,左脚跟渐渐离地;眼看左前方。

(2)上体微向左转,面向前方;右掌经右耳旁向前推出,手心向前,手指与眼同高;左手收至左侧腰前,手心向上;同时左脚微向前移,脚尖点地,成左虚步;眼看右手。

13. 右蹬脚(图 6-3-13)

(1)左手手心向上,前伸至右手腕背面,两手相互交叉,随即向两侧分开并向下划弧,手心斜向下;同时左脚提起向左前侧迈步(脚尖略外撇);身体重心前移,右腿自然蹬直,成左弓步;眼看前方。

(2)两手由外圈向里圈划弧,两手交叉合抱于胸前,右手在外,手心均向后;同时右脚向左脚靠拢,脚尖点地;眼平看右前方。

(3)两臂左右划弧分开平举,肘部微屈,手心均向外;同时右腿屈膝提起,右脚向右前方慢慢蹬出;眼看右手。

14. 双峰贯耳(图 6-3-14)

(1)右腿收回,屈膝平举,左手由后向上、向前下落至体前,两手心均翻转向上,两手同时向下划弧,分落于右膝盖两侧;眼看前方。

(2)右脚向右前方落下,身体重心渐渐前移,成右弓步,面向右前方;同时两手下落,慢慢变拳,分别从两侧向上、向前划弧至面部前方,成钳形状,两拳相对,高与耳齐,拳眼都斜向内下(两拳中间距离 10 ~ 20cm);眼看右掌。

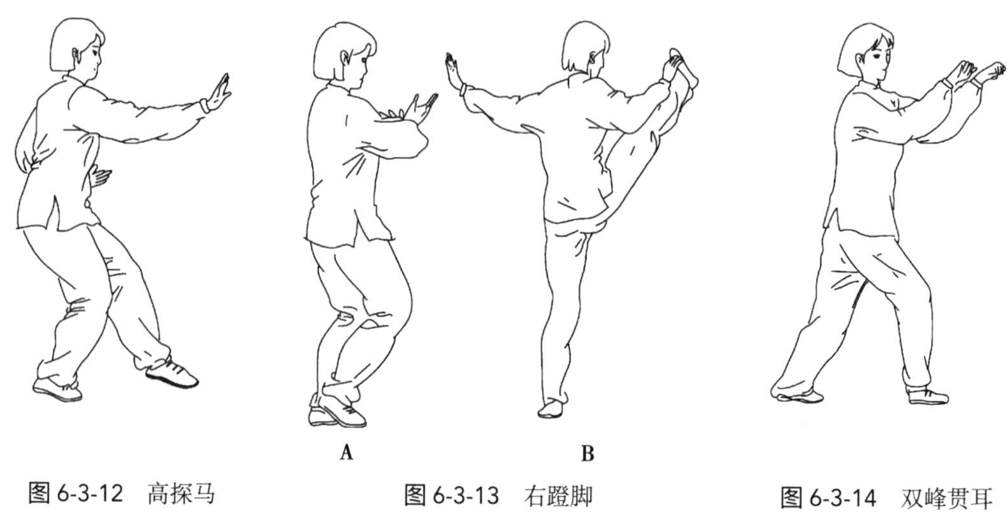

图 6-3-12　高探马　　图 6-3-13　右蹬脚　　图 6-3-14　双峰贯耳

15. 转身左蹬脚(图 6-3-15)

(1)左腿屈膝后坐,身体重心移至左腿,上体左转,右脚尖里扣;同时两拳变掌,由上向左右划弧分开平举,手心向前;眼看左手。

(2)身体重心再移至右腿,左脚收到右脚内侧,脚尖点地;同时两手由外圈向里圈划弧合抱于胸前,左手在外,手心均向后;眼平看左方。

(3)两臂左右划弧分开平举,肘部微屈,手心均向外;同时左腿屈膝提起,左脚向左前方慢慢蹬出;眼看左手。

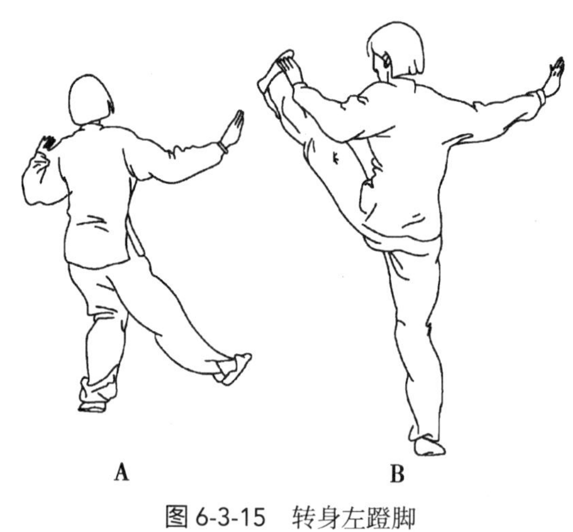

图 6-3-15　转身左蹬脚

第六组

16. 左下势独立(图 6-3-16)

(1)左腿收回平屈,上体右转;右掌变成勾手,左掌向上、向右划弧下落,立于右肩前,掌心斜向后;眼看右手。

(2)右腿慢慢屈膝下蹲,左腿由内向左侧(偏后)伸出,成左仆步;左手下落(掌心向外),向左下顺左腿内侧向前穿出;眼看左手。

(3)身体重心前移,左脚跟为轴,脚尖尽量向外撇,左腿前弓,右腿后蹬,右脚尖里扣,上体微向左转并向前起身;同时左臂继续向前伸出(立掌),掌心向右,右勾手下落,勾手尖向后;眼看左手。

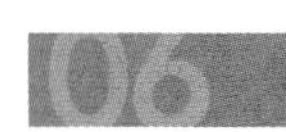

(4) 右腿慢慢提起平屈,呈左独立式;同时右勾手变成掌,并由后下方顺右腿外侧向前弧形摆出,屈臂立于右腿上方,肘与膝相对,手心向左;左手落于左胯旁,手心向下,指尖向前;眼看右手。

17. 右下势独立(图 6-3-17)

(1) 右脚下落于左脚前,脚掌着地,然后左脚前掌为轴,脚跟转动,身体随之左转;同时左手向后平举变成勾手,右掌随着转体向左侧划弧,立于左肩前,掌心斜向后;眼看左手。

(2) 与“左下势独立”(2) 解同,唯左右相反。

(3) 与“左下势独立”(3) 解同,唯左右相反。

(4) 与“左下势独立”(4) 解同,唯左右相反。

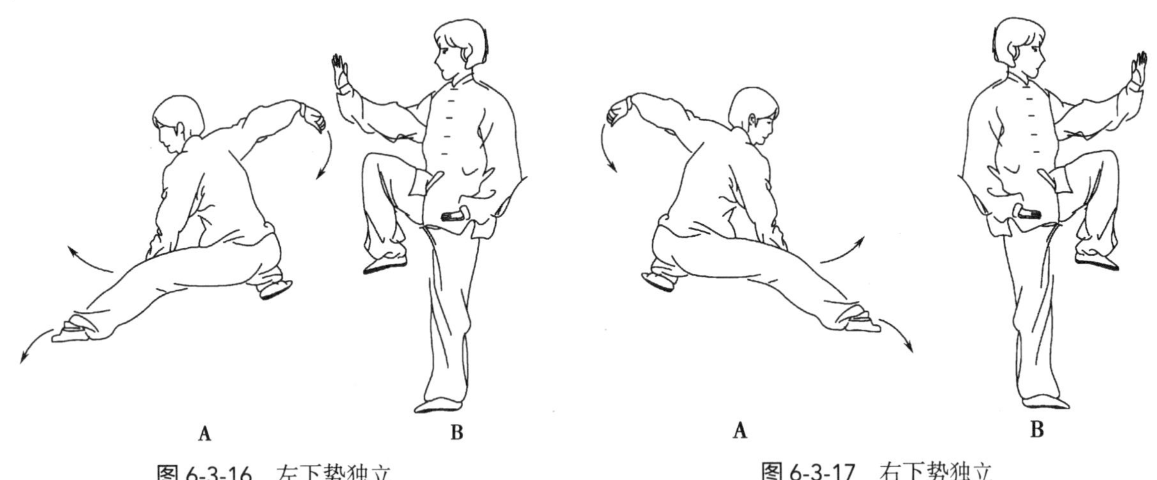

图 6-3-16　左下势独立　　图 6-3-17　右下势独立

第七组

18. 左右穿梭(图 6-3-18)

(1) 身体微向左转,左脚向前落地,脚尖外撇,右脚跟离地,两腿屈膝成半坐盘式;同时两手在左胸前成抱球状(左上右下);然后右脚收到左脚的内侧,脚尖点地;眼看左前臂。

(2) 身体右转,右脚向右前方迈出,屈膝弓腿,成右弓步;同时右手由脸前向上举,并翻掌停在右额前,手心斜向上;左手先向左下再经体前向前推出,高与鼻尖平,手心向前;眼看左手。

(3) 身体重心略向后移,右脚尖稍向外撇,随即身体重心再移至右腿,左脚跟进,停于右脚内侧,脚尖点地;同时两手在右胸前成抱球状(右上左下);眼看右前臂。

(4) 与(2) 解同,唯左右相反。

19. 海底针(图 6-3-19)　右脚向前跟进半步,身体重心移至右腿,左脚稍向前移,脚尖点地,成左虚步;同时身体稍向右转,右手下落经体前向后、向上提抽至肩上耳旁,再随身体左转,由右耳旁斜向前下方插出,掌心向左,指尖斜向下,与此同时,左手向前、向下划弧落于左胯旁,手心向下,指尖向前;眼看前下方。

20. 闪通臂(图 6-3-20)　上体稍向右转,左脚向前迈出,屈膝弓腿成左弓步;同时右手由体前上提,屈臂上举,停于右额前上方,掌心翻转斜向上,拇指朝下;左手上起经胸前向前推出,高与鼻尖平,手心向前;眼看左手。

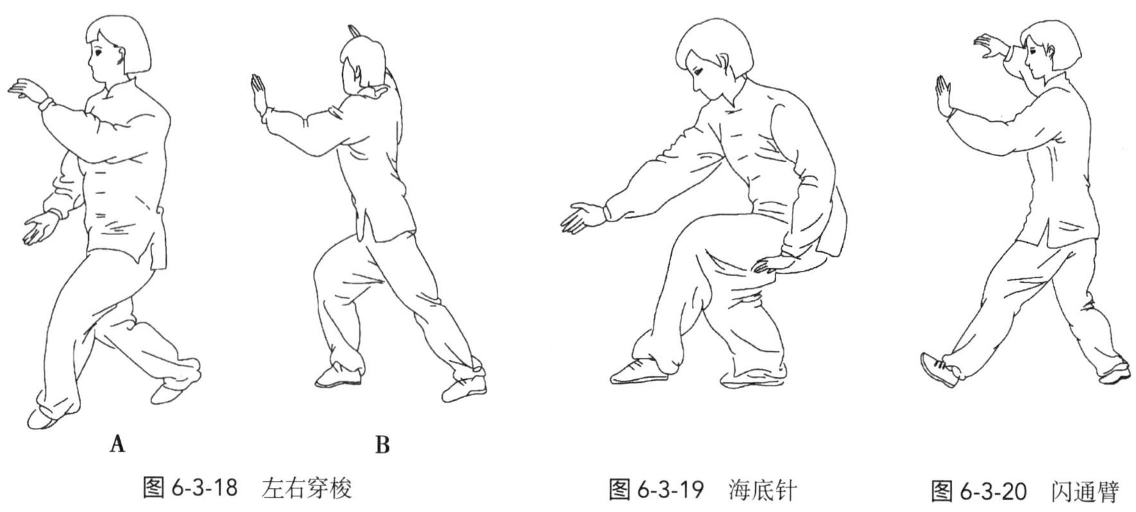

图 6-3-18 左右穿梭　　图 6-3-19 海底针　　图 6-3-20 闪通臂

第八组

21. 转身搬拦捶(图 6-3-21)

(1)上体后坐,身体重心移至右腿上,左脚尖里扣,身体向右后转,然后身体重心再移至左腿上;与此同时,右手随着转体向右、向下(变拳)经腹前划弧至左肋旁,拳心向下;左掌上举于头前,拳心斜向上;眼看前方。

(2)向右转体,右拳经胸前向前翻转撇出,拳心向上;左手下落于左胯旁,掌心向下,指尖向前;同时右脚收回后(不要停顿或脚尖点地)即向前迈出,脚尖外撇;眼看右拳。

(3)身体重心移至右腿上,左脚向前迈一步;左手上起经左侧向前上划弧拦出,掌心向前下方;同时右拳向右划弧收到右腰旁,拳心向上;眼看左手。

(4)左腿前弓成左弓步,同时右拳向前打出,拳眼向上,高与胸平,左手附于右前臂里侧;眼看右拳。

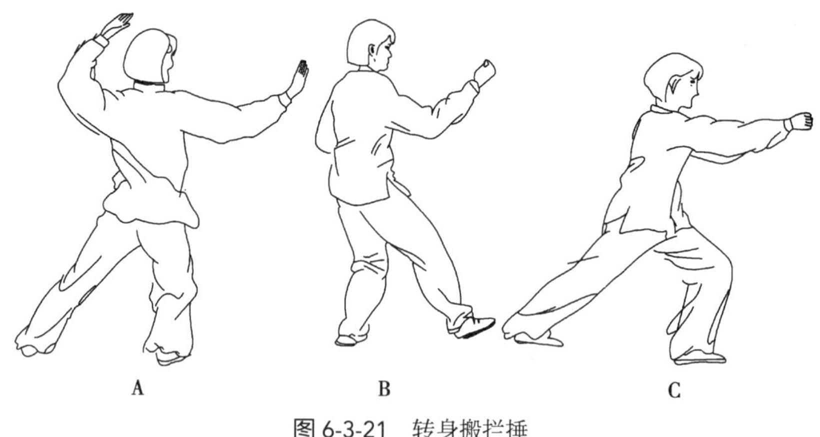

图 6-3-21 转身搬拦捶

22. 如封似闭(图 6-3-22)

(1)左手由右腕下向前伸出,右拳变掌,两手手心逐渐翻转向上并慢慢分开回收;同时身体后坐,左脚尖翘起,身体重心移至右腿;眼看前方。

(2)两手在胸前翻掌,向下经腹前再向上、向前推出,腕部与肩平,手心向前;同时左腿屈膝前弓成左弓步;眼看前方。

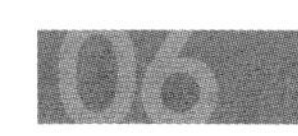

23. 十字手(图 6-3-23)

(1)屈右膝后坐,身体重心移向右腿,左脚尖里扣,向右转体;右手随着转体动作向右平摆划弧,与左手成两臂侧平举,掌心向前,肘部微屈;同时右脚尖随着转体稍向外撇,成右侧弓步;眼看右手。

(2)重心再慢慢移至左腿,右脚尖里扣,随即向左收回,两脚距离与肩同宽,两腿逐渐蹬直,成开立步;同时两手向下经腹前向上划弧交叉合抱于胸前,两臂撑圆,腕高与肩平,右手在外,成十字手,手心均向后;眼看前方。

24. 收势(图 6-3-24) 两手向外翻掌,手心向下,两臂慢慢下落,停于身体两侧;眼看前方(全套结束)。

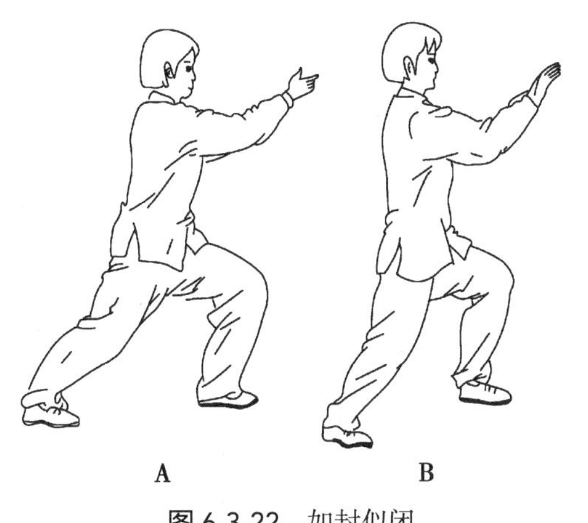

图 6-3-22 如封似闭

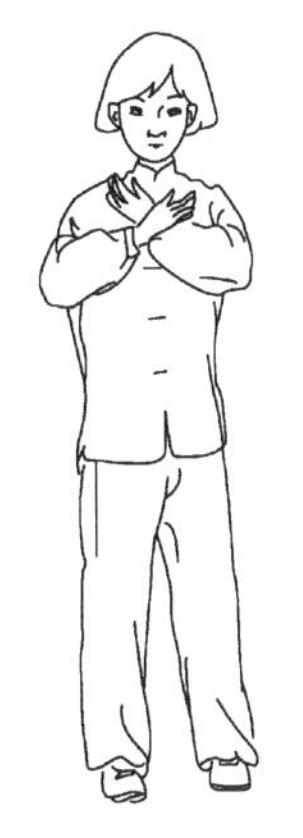

图 6-3-23 十字手

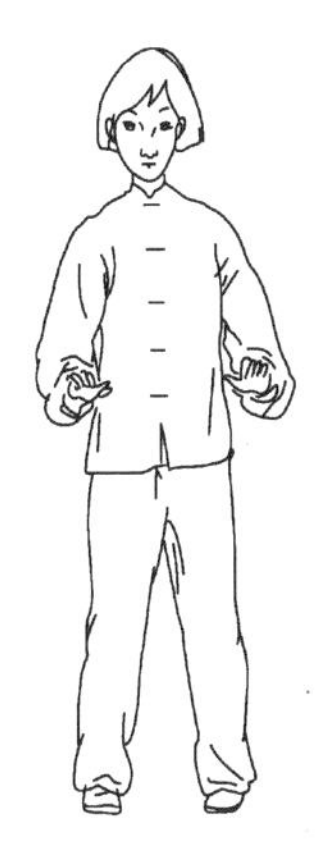

图 6-3-24 收势

(二) 应用

简化太极拳动作缓慢轻柔,简便易学,主要适合中老年人及高龄老人练习,坚持练习,能调和脏腑,调畅气机,调理阴阳,强壮身体,具有很好的康复医疗作用。大量的临床对照研究和文献分析证明太极拳每周练 3 ~ 5 次,坚持练习 3 ~ 6 个月后,对脑卒中、类风湿性关节炎、骨性关节炎、帕金森病、糖尿病神经病变等所引起的平衡及运动功能障碍、疼痛、关节僵硬等症状具有显著的改善作用,能减少其摔倒的风险,对其康复具有明显促进作用。对冠心病、高血压病、高脂血症、神经衰弱、慢性阻塞性肺疾病、消化功能障碍、抑郁和焦虑等慢性病具有明显的缓解临床症状和促进康复作用。临床观察证明定期太极拳训练对维护和保持老年人群身心健康具有积极作用,研究证明坚持练习太极拳能增强消化功能,提高免疫力,缓解疼痛,增强肌力,改善睡眠质量,稳定情绪,消除焦虑,增加注意力,改善人际关系。

二、八段锦

“八段锦”是一套动作简单、易学易练的传统运动功法。“八段”,是指其动作共有八节;“锦”俗称“织锦”,有典雅华美之意,谓其珍贵。八段锦这一名称,最早见于宋人洪迈所编的《夷坚志》中。其在我国民间流传十分广泛,并在实践中不断加以修改、创新,又演变出许多种类,如岳飞八段锦、十二段锦、达摩八段锦、床功八段锦、坐势八段锦等等,各有特长。本节主要介绍由国家体育总局健身气功管理中心收集、整编的“健身气功·八段锦”。

“八段锦”功能柔筋健骨、养气壮力,可以行气活血、调和五脏六腑功能,男女老幼皆可锻炼。现代研究也已证实,这套功法能改善神经体液调节功能和加强血液循环,对腹腔脏器有柔和的按摩作用,对神经系统、心血管系统、消化系统、呼吸系统及运动器官都有良好的调节作用,是一种较好的体育运动。

下面简介其动作要点：

(一) 动作

预备势(图 6-3-25)

动作一：两脚并步站立；两臂自然垂于体侧；身体中正，目视前方。

动作二：随着松腰沉髋，身体重心移至右腿；左脚向左侧开步，脚尖朝前，约与肩同宽；目视前方。

动作三：两臂内旋，两掌分别向两侧摆起，约与髋同高，掌心向后；目视前方。

动作四：接前一动作。两腿膝关节稍屈；同时，两臂外旋，向前合抱于腹前呈圆弧形，与脐同高，掌心向内，两掌指间距约 10cm；目视前方。

第一式　两手托天理三焦(图 6-3-26)

动作一：接上式。两臂外旋微下落，两掌五指分开在腹前交叉，掌心向上；目视前方。

动作二：上动不停。两腿徐缓挺膝伸直；同时，两掌上托至胸前，随之两臂内旋向上托起，掌心向上；抬头，目视两掌。

动作三：上动不停。两臂继续上托，肘关节伸直；同时，下颏内收，动作略停；目视前方。

动作四：身体重心缓缓下降；两腿膝关节微屈；同时，十指慢慢分开，两臂分别向身体两侧下落，两掌捧于腹前，掌心向上；目视前方。

本式托举、下落为一遍，共做六遍。

操作提示：两掌上托要舒胸展体，略有停顿，保持抻拉。两掌下落，松腰沉髋，沉肩坠肘，松腕舒指，上体中正。

本式动作通过两手交叉上托，缓慢用力，保持抻拉，可使“三焦”通畅、气血调和。通过拉长躯干与上肢各关节周围的肌肉，韧带及关节软组织，对防治肩部疾患、预防颈椎病等具有良好的作用。

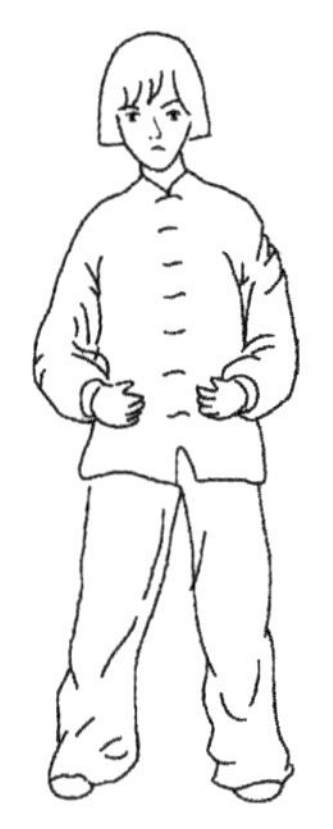

图 6-3-25　预备势

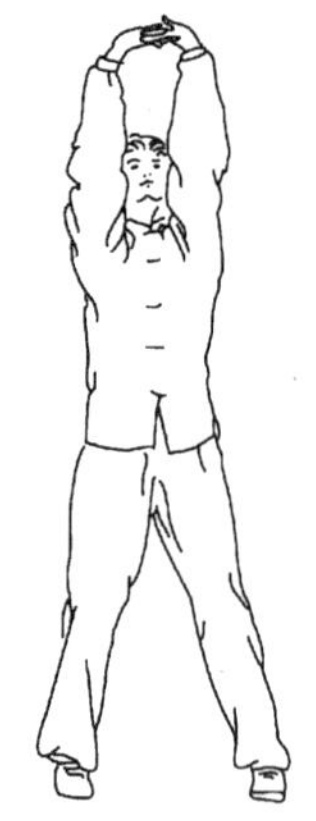

图 6-3-26　两手托天理三焦

第二式　左右开弓似射雕(图 6-3-27)

动作一：接上式。身体重心右移；左脚向左侧开步站立，两腿膝关节自然伸直；同时，两掌向上交叉于胸前，左掌在外，两掌心向内；目视前方。

动作二：上动不停。两腿徐缓屈膝半蹲成马步；同时，右掌屈指成“爪”，向右拉至肩前；左掌成八字掌，左臂内旋，向左侧推出，与肩同高，坐腕，掌心向左，犹如拉弓射箭之势；动作略停；目视左掌方向。

动作三：身体重心右移；同时，右手五指伸开成掌，向上、向右划弧，与肩同高，指尖朝上，掌心斜向前；左手指伸开成掌，掌心斜向后；目视右掌。

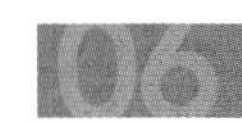

动作四：上动不停。重心继续右移；左脚回收成并步站立；同时，两掌分别由两侧下落，捧于腹前，指尖相对，掌心向上；目视前方。

动作五至动作八：同动作一至动作四，唯左右相反。

操作提示：侧拉之手五指要并拢屈紧，肩臂放平。八字掌侧撑需沉肩坠肘，屈腕，竖指，掌心涵空。年老或体弱者可自行调整马步的高度。

本式动作通过展肩扩胸，可刺激督脉和背部腧穴；同时刺激手三阴、三阳经等，可调节手太阴肺经等经脉之气。可有效发展下肢肌肉力量，提高平衡和协调能力；同时，增加前臂和手部肌肉的力量，提高手腕关节及指关节的灵活性。有利于矫正不良姿势，如驼背及肩内收，很好地预防肩、颈疾病等。

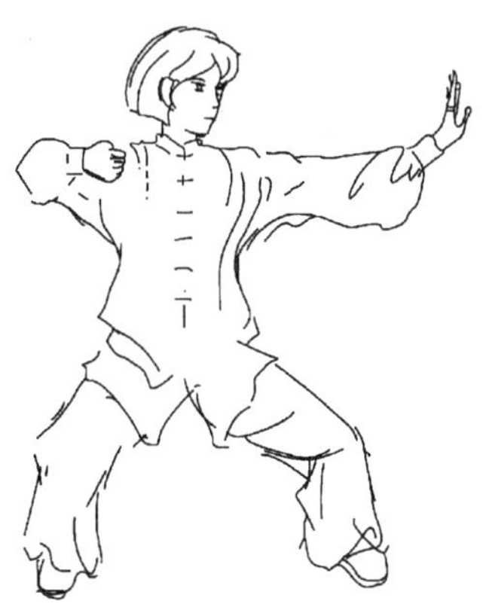

图 6-3-27　左右开弓似射雕

第三式　调理脾胃须单举(图 6-3-28)

动作一：接上式。两腿徐缓挺膝伸直；同时，左掌上托，左臂外旋上穿经面前，随之臂内旋上举至头左上方，肘关节微屈，力达掌根，掌心向上，掌指向右；同时，右掌微上托，随之臂内旋下按至右髋旁，肘关节微屈，力达掌根，掌心向下，掌指向前，动作略停；目视前方。

动作二：松腰沉髋，身体重心缓缓下降；两腿膝关节微屈；同时，左臂屈肘外旋，左掌经面前下落于腹前，掌心向上；右臂外旋，右掌向上捧于腹前，两掌指尖相对，相距约 10cm，掌心向上；目视前方。

动作三、四：同动作一、二，唯左右相反。

本式一左一右为一遍，共做三遍。第三遍最后一动时，两腿膝关节微屈；同时，右臂屈肘，右掌下按于右髋旁，掌心向下，掌指向前；目视前方。

操作提示：力在掌根，上撑下按，舒胸展体，拔长腰脊。

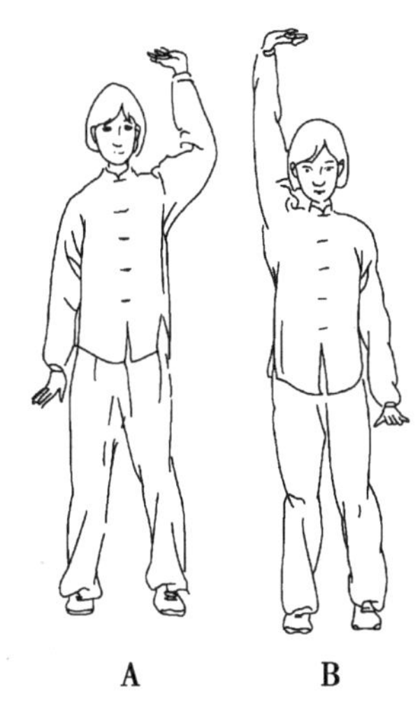

图 6-3-28　调理脾胃须单举

本式通过左右上肢一松一紧的上下对拉(静力牵张)，可以牵拉腹腔，对中焦肝胆脾胃起到间接按摩作用；同时可以刺激位于腹、胸胁部的相关经络以及背部腧穴等，达到调理脾胃(肝胆)和脏腑经络的作用。此外，可使脊柱内各椎骨间的小关节及小肌肉得到锻炼，从而增强脊柱的灵活性与稳定性，有利于预防和治疗肩、颈疾病等。

第四式　五劳七伤往后瞧(图 6-3-29)

动作一：接上式。两腿徐缓挺膝伸直；同时，两臂伸直，掌心向后，指尖向下，目视前方。然后上动不停。两臂充分外旋，掌心向外；头向左后转，动作略停；目视左斜后方。

动作二：松腰沉髋。身体重心缓缓下降；两腿膝关节微屈；同时，两臂内旋按于髋旁，掌心向下，指尖向前；目视前方。

动作三：同动作一，唯左右相反。

动作四：同动作二。

本式一左一右为一遍，共做三遍。第三遍最后一动时，两腿膝关节微屈；同时，两掌捧于腹前，指尖相对，掌心向上；目视前方。

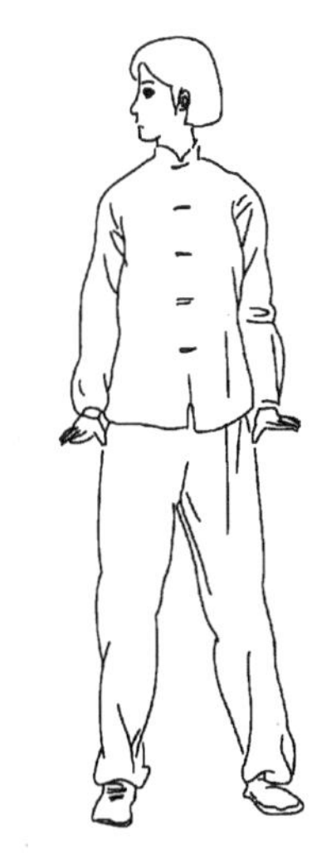

图 6-3-29　五劳七伤往后瞧

操作提示：头向上顶，肩向下沉。转头不转体，旋臂，两肩后张。

“五劳”指心、肝、脾、肺、肾五脏劳损；“七伤”指喜、怒、悲、忧、恐、惊、思七情伤害。本式动作通过上肢伸直外旋扭转的静力牵张作用，可以扩张牵拉胸腔、腹腔内的脏腑。本式动作中往后瞧的转头动作，可刺激颈部大椎穴，达到防治“五劳七伤”的目的。可增加颈部及肩关节周围参与运动肌群的收缩力，增加颈部运动幅度，活动眼肌，预防眼肌疲劳以及肩、颈与背部等疾患。同时，改善颈部及脑部血液循环，有助于解除中枢神经系统疲劳。

第五式 摇头摆尾去心火（图 6-3-30）

动作一：接上式。身体重心左移；右脚向右开步站立，两腿膝关节自然伸直；同时，两掌上托与胸同高时，两臂内旋，两掌继续上托至头上方，肘关节微屈，掌心向上，指尖相对；目视前方。

动作二：上动不停。两腿徐缓屈膝半蹲成马步；同时，两臂向两侧下落，两掌扶于膝关节上方，肘关节微屈，小指侧向前；目视前方。

动作三：身体重心向上稍升起，而后右移；上体先向右倾，随之俯身；目视右脚。

动作四：上动不停。身体重心左移；同时，上体由右向前、向左旋转；目视右脚。

动作五：身体重心右移，成马步；同时，头向后摇，上体立起，随之下颏微收；目视前方。

动作六至动作八：同动作三至动作五，唯左右相反。

本式一左一右为一遍，共做三遍。做完三遍后，身体重心左移，右脚回收成开步站立，与肩同宽；同时，两掌向外经两侧上举，掌心相对；目视前方。随后松腰沉髋，身体重心缓缓下降。两腿膝关节微屈；同时屈肘，两掌经面前下按至腹前，掌心向下，指尖相对；目视前方。

操作提示：马步下蹲要收髋敛臀，上体中正。摇转时，颈部与尾闾对拉伸长，好似两个轴在相对运转，速度应柔和缓慢，动作圆活连贯。年老或体弱者要注意动作幅度，不可强求。

心火，即心热火旺的病症，属阳热内盛的病机。通过两腿下蹲，摆动尾闾，可刺激脊柱、督脉等；通过摇头，可刺激大椎穴，从而达到疏经泻热的作用，有助于泻心火。此外，在摇头摆尾过程中，脊柱腰段、颈段大幅度侧屈、环转及回旋，可使整个脊柱的头颈段、腰腹及臀、股部肌群参与收缩，既增加了颈、腰、髋的关节灵活性，也增强了这些部位的肌力。

第六式 两手攀足固肾腰（图 6-3-31）

动作一：接上式。两腿挺膝伸直站立；同时，两掌指尖向前，两臂向前、向上举起，肘关节伸直，掌心向前；目视前方。

动作二：两臂外旋至掌心相对，屈肘，两掌下按于胸前，掌心向下，指尖相对；目视前方。

动作三：上动不停。两臂外旋，两掌心向上，随之两掌掌指顺腋下向后插；目视前方。

动作四：两掌心向内沿脊柱两侧向下摩运至臀部；随之上体前俯，两掌继续沿腿后向下摩运，经脚两侧置于脚面；抬头，动作略停；目视前下方。

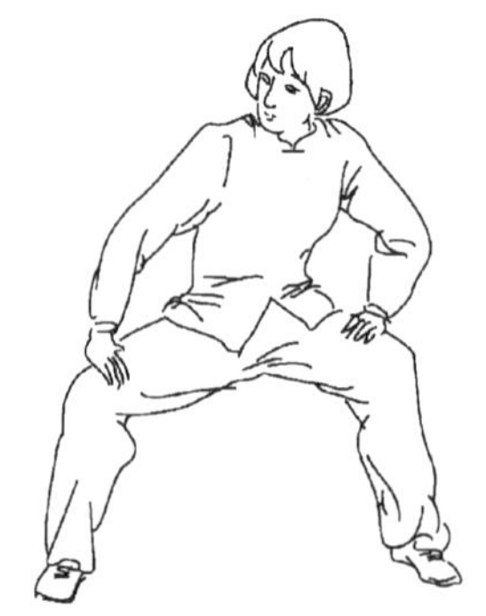

图 6-3-30 摇头摆尾去心火

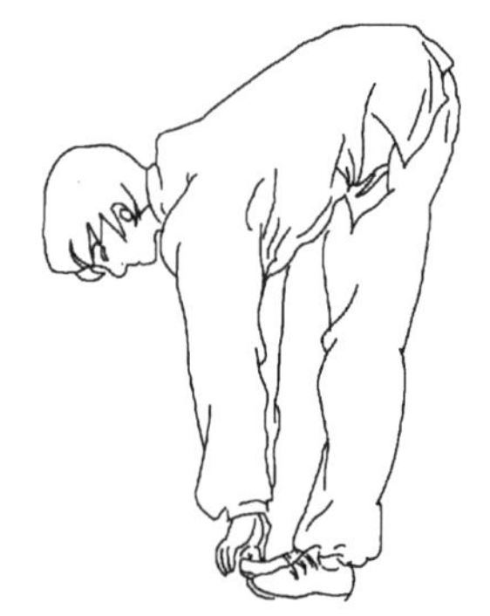

图 6-3-31 两手攀足固肾腰

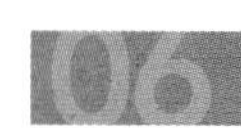

本式一上一下为一遍，共做六遍。做完六遍后，上体立起；同时，两臂向前、向上举起，肘关节伸直，掌心向前；目视前方。随后松腰沉髋，身体重心缓缓下降；两腿膝关节微屈；同时，两掌向前下按至腹前，掌心向下，指尖向前；目视前方。

操作提示：反穿摩运要适当用力，至足背时松腰沉肩，两膝挺直，向上起身时手臂主动上举，带动上体立起。年老或体弱者可根据身体状况自行调整动作幅度，不可强求。

本式通过前屈后伸可刺激脊柱、督脉以及命门、腰阳关、委中等穴，有助于防治生殖泌尿系统方面的慢性病，达到固肾壮腰的作用。通过脊柱大幅度前屈后伸，可有效发展躯干前屈、后伸脊柱肌群的力量与伸展性，同时对腰部的肾、肾上腺、输尿管等器官有良好的牵拉、按摩作用，可以改善其功能，刺激其活动。

第七式　攒拳怒目增气力（图 6-3-32）

接上式。身体重心右移，左脚向左开步；两腿徐缓屈膝半蹲成马步；同时，两掌握固，抱于腰侧，拳眼朝上；目视前方。

动作一：左拳缓慢用力向前冲出，与肩同高，拳眼朝上；瞪目，视左拳冲出方向。

动作二：左臂内旋，左拳变掌，虎口朝下；目视左掌。左臂外旋，肘关节微屈；同时，左掌向左缠绕，变掌心向上后握固；目视左拳。

动作三：屈肘，回收左拳至腰侧，拳眼朝上；目视前方。

动作四至动作六：同动作一至动作三，唯左右相反。本式一左一右为一遍，共做三遍。做完三遍后，身体重心右移，左脚回收成并步站立；同时，两拳变掌，自然垂于体侧；目视前方。

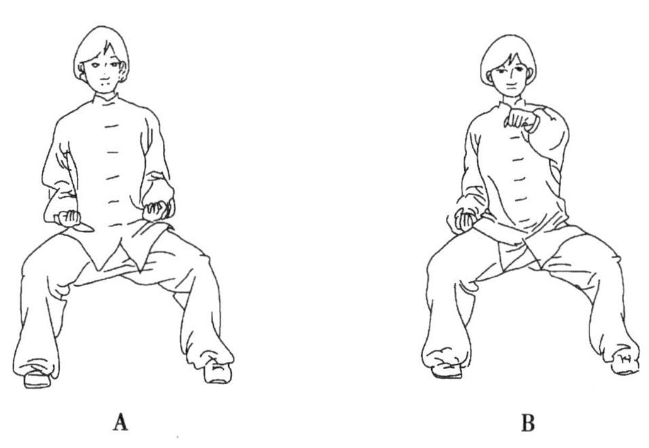

图 6-3-32　攒拳怒目增气力

操作提示：马步的高低可根据自己的腿部力量灵活掌握。冲拳时要怒目瞪眼，注视冲出之拳，同时脚趾抓地，拧腰顺肩，力达拳面；拳回收时要旋腕，五指用力抓握。

中医认为，“肝主筋，开窍于目”。本式中的“怒目瞪眼”可刺激肝经，使肝血充盈，肝气疏泄，有强健筋骨的作用。两腿下蹲十趾抓地、双手攒拳、旋腕、手指逐节强力抓握等动作，可刺激手、足三阴三阳十二经脉的俞穴和督脉等；同时，使全身肌肉、筋脉受到静力牵张刺激，长期锻炼可使全身筋肉结实，气力增加。

第八式　背后七颠百病消（图 6-3-33）

动作一：接上式。两脚跟提起；头上顶，动作略停；目视前方。

动作二：两脚跟下落，轻震地面；目视前方。

本式一起一落为一遍，共做七遍。

操作提示：上提时脚趾要抓地，脚跟尽力抬起，两腿并拢，百会穴上顶，略有停顿，要掌握好平衡。脚跟下落时，咬牙，轻震地面，动作不要过急。

脚趾为足三阴、足三阳经交会之处，脚十趾抓地，可刺激足部有关经脉，调节相应脏腑的功能；同时，颠足可刺激脊柱与督脉，使全身脏腑经络气血通畅，阴阳平衡。颠足而立可发展小腿后部肌群力量，拉长足底肌肉、韧带，提高人体的平衡能力。此外，落地震动可轻度刺激下肢及脊柱各关节内外结构，并使全身肌肉得到放松复位，有助于解除肌肉紧张。

收势（图 6-3-34）

动作一：接上式。两臂内旋，向两侧摆起，与髋同高，掌心向后；目视前方。

动作二：两臂屈肘，两掌相叠置于丹田处（男性左手在内，女性右手在内）；目视前方。

动作三：两臂自然下落，两掌轻贴于腿外侧；目视前方。

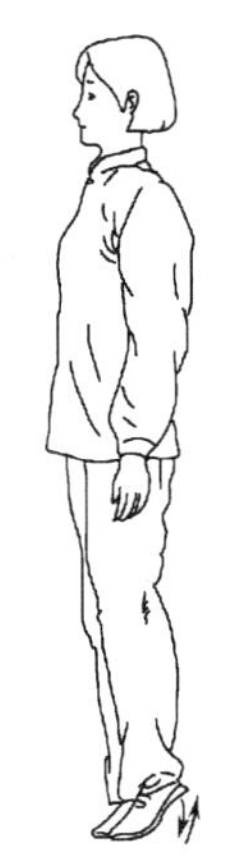

图 6-3-33　背后七颠百病消

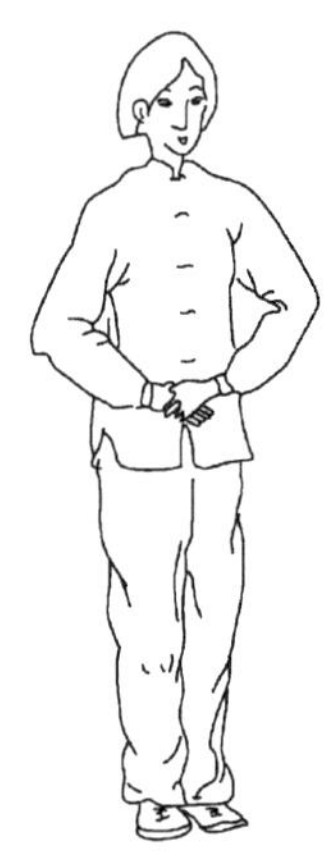

图 6-3-34　收势

（二）应用

八段锦可强身健体，舒筋活络，对病患可有针对性地进行调治。如肝郁气滞，表现为胸闷、急躁易怒、两胁胀痛、头晕耳鸣等，当疏肝理气，可选练一、二式经常练习。脾虚气滞，表现为脘腹胀痛，食少纳呆，恶心呕吐，消化不良等，应健脾理气，可用二、三式。心肾不交，眩晕耳鸣、失眠多梦、腰膝酸软、五心烦热，当交通心肾，补肾清心，用五、六式。清阳不升可用四、七式；肝阳上亢可用四、八式。心脑血管病者选练前四式为宜；呼吸系统疾病者，多练一、二、三、七式；消化系统疾病多练三、五式；颈腰椎病者多练四、五、六式。无病之人作为防病保健可以全套锻炼。

现代临床试验和文献分析证明八段锦对缺血性脑卒中老年人群的多系统和多器官具有调节作用。坚持3 ~ 6个月练习，每天1次，或每周3 ~ 5次，能显著增强消化功能，改善血液循环，降低血压和血脂，提高机体免疫力，放松紧张情绪，增强自信和身体的灵活性，减轻轻度认知功能障碍，促进身心功能康复。研究还证明八段锦能改善老年人的平衡能力，减轻睡眠障碍，维护身心健康，降低老年人缺血性脑卒中发生的危险性。对老年人群的轻中度帕金森病坚持练习八段锦 6 个月，则能改善患者的步态和机体运动的灵活性，促进其康复。

三、易筋经

易筋经是我国古代流传下来，深受广大群众喜爱的一种变易筋骨的健身方法。易筋经为何人所创，历来众说纷纭。从现有文献看，大多认为易筋经、洗髓经和少林武术等为达摩所传。达摩原为南天竺国

(南印度)人,公元526年来我国并最终到达嵩山少林寺,人称是我国禅宗初祖。六朝时流传的《汉武帝内传》等小说中也载有东方朔“三千年一伐毛,三千年一洗髓”等神话,这大概就是“易筋经”“洗髓经”名称的由来。

在易筋经流传中,少林寺僧侣起到了重要作用。根据史料记载,达摩所传禅宗主要以河南嵩山少林寺为主。由于禅宗的修持大多以静坐为主,坐久则气血瘀滞,须以武术、导引术来活动筋骨。因此,六朝至隋唐年间,在河南嵩山一带盛传武术及导引术。少林寺僧侣也借此来活动筋骨,习武健身,并在这个过程中不断对其进行修改、完善、补充,使之成为一种独特的习武健身方式。最终定名为“易筋经”,并在习武僧侣中秘传。

功法每天练1 ~ 2次。初练首先要将姿势练熟,然后再进行呼吸、意念和姿势的配合锻炼,最终达到“三调”合一。练功的运动量可根据个人的体质和体力情况灵活掌握,逐渐增加,不可操之过急。中老年人练此功法,不可向上提气,提足跟之动作可以不做,否则易引起血压升高、头痛、头晕等。心脑血管病患者练习时宜多用意而少用力,各式均顺其自然,量力而行。

本节所介绍的易筋经继承了传统易筋经十二势的精要,融科学性与普及性于一体,其格调古朴,蕴涵新意。各式动作是连贯的有机整体,动作注重伸筋拔骨,舒展连绵,刚柔相济;呼吸要求自然,动息相融;并以形导气,意随形走;易学易练,健身、康复效果明显。动作图解如下:

(一) 功法

预备势(图6-3-35)

动作一:两脚并拢站立,两手自然垂于体侧;下颏微收,百会虚领,唇齿合拢,舌自然平贴于上腭;目视前方。

动作二:全身放松,身体中正,呼吸自然,目光内含,心平气和。

第一式　韦驮献杵第一势(图6-3-36)

动作一:左脚向左侧开半步,约与肩同宽,两膝微屈,成开立姿势;两手自然垂于体侧。

动作二:两臂自体侧向前抬至前平举,掌心相对,指尖向前。

动作三、四:两臂屈肘,自然回收,指尖向斜前上方约30°,两掌合于胸前,掌根与膻中穴同高,虚腋;目视前下方。动作稍停。

操作提示:要求松肩虚腋。两掌合于胸前,应稍停片刻,以达气定神敛之功效。

本节动作通过神敛和两掌相合的动作,可起到气定神敛、均衡身体左右气机的作用。可改善神经、体液调节功能,有助于血液循环,消除疲劳。

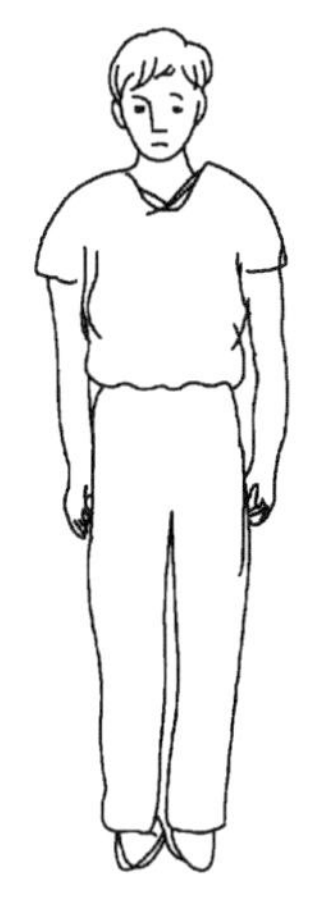

图6-3-35　预备势

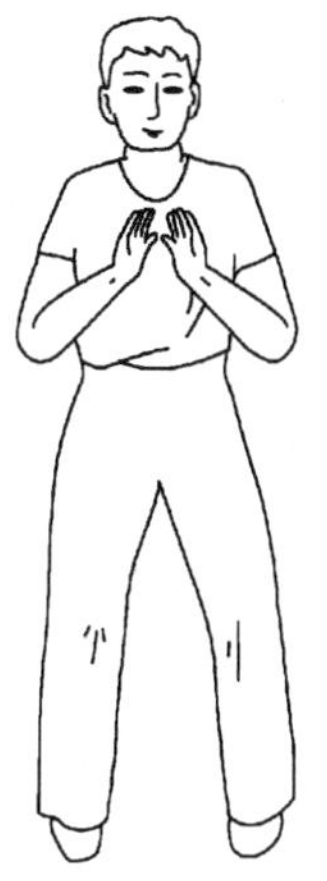

图6-3-36　韦驮献杵第一势

第二式　韦驮献杵第二势（图 6-3-37）

动作一：接上式。两肘抬起，两掌伸平，手指相对，掌心向下，掌臂约与肩呈水平。

动作二：两掌向前伸展，掌心向下，指尖向前。

动作三：两臂向左右分开至侧平举，掌心向下，指尖向外。

动作四：五指自然并拢，坐腕立掌；目视前下方。

操作提示：两掌外撑，力在掌根。坐腕立掌时，脚趾抓地。自然呼吸，气定神敛。

本节通过伸展上肢和立掌外撑的动作导引，起到疏理上肢经络的作用，并具有调练心、肺之气，改善呼吸功能及气血运行的作用。此外，可提高肩、臂的肌肉力量，有助于改善肩关节的活动功能。

第三式　韦驮献杵第三势（图 6-3-38）

动作一：接上式。松腕，同时两臂向前平举内收至胸前平屈，掌心向下，掌与胸相距约一拳；目视前下方。

动作二：两掌同时内旋，翻掌至耳垂下，掌心向上，虎口相对，两肘外展，约与肩平。

动作三：身体重心前移至前脚掌支撑，提踵；同时，两掌上托至头顶，掌心向上，展肩伸肘；微收下颏，舌抵上腭，咬紧牙关。

动作四：静立片刻。

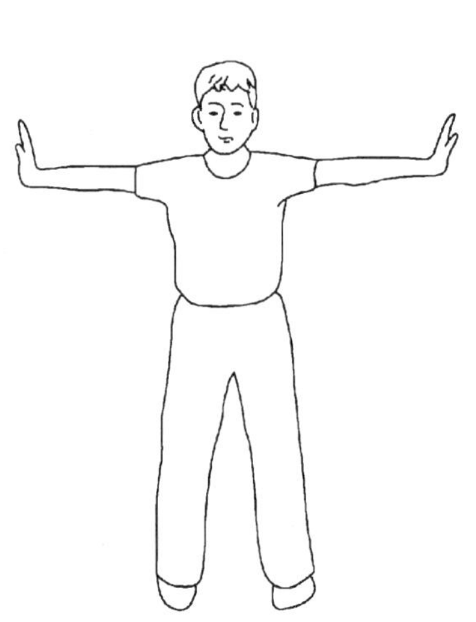

图 6-3-37　韦驮献杵第二势

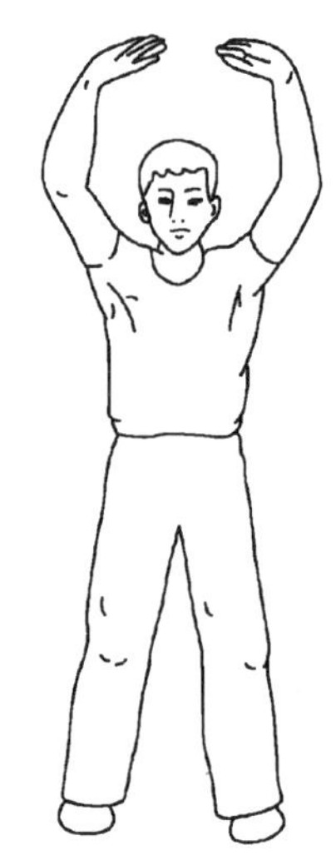

图 6-3-38　韦驮献杵第三势

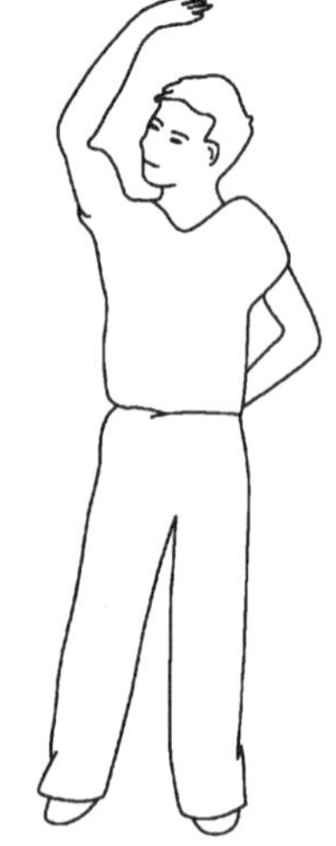

图 6-3-39　摘星换斗

操作提示：两掌上托时，前脚掌支撑，力达四肢，下沉上托，脊柱竖直，同时身体重心稍前移。年老或体弱者可自行调整两脚提踵的高度。上托时，意想通过“天门”观注两掌，目视前下方，自然呼吸。

本式动作通过上肢撑举和下肢提踵的动作导引，可调理上、中、下三焦之气，并且将三焦及手足三阴之气全部发动。可改善肩关节活动功能及提高上下肢的肌肉力量，促进全身血液循环。

第四式　摘星换斗（图 6-3-39）

1. 左摘星换斗势

动作一：接上式。两脚跟缓缓落地；同时，两手握拳，拳心向外，两臂下落至侧上举；随后两拳缓缓伸开变掌，掌心斜向下，全身放松；目视前下方；身体左转；屈膝；同时，右臂上举经体前下摆至左髋关节外侧“摘星”，右掌自然张开；左臂经体侧下摆至体后，左手背轻贴命门；目视右掌。

动作二：直膝，身体转正；同时，右手经体前向额上摆至头顶右上方，松腕，肘微屈，掌心向下，手指向左，中指尖垂直于肩髃穴；左手背轻贴命门，意注命门；右臂上摆时眼随手走，定势后目视掌心；静立片刻，然后两臂向体侧自然伸展。

2. 右摘星换斗势 右摘星换斗势与左摘星换斗势动作相同，唯方向相反。

操作提示：转身以腰带肩，以肩带臂；目视掌心，意注命门，自然呼吸；颈、肩病患者，动作幅度的大小可灵活掌握。

通过本势阳掌转阴掌（掌心向下）的动作导引，目视掌心，意存腰间命门，将发动的真气收敛，下沉入腰间两肾及命门，可达到壮腰健肾、延缓衰老的功效。此外，可增强颈、肩、腰等部位的活动功能。

第五式 倒拽九牛尾势（图 6-3-40）

1. 右倒拽九牛尾势

动作一：接上式。双膝微屈，身体重心右移，左脚向左侧后方约 45° 撤步；右脚跟内转，右腿屈膝成右弓步；同时，左手内旋，向前、向下划弧后伸，小指到拇指逐个相握成拳，拳心向上；右手向前上方划弧，伸至与肩平时小指到拇指逐个相握成拳，拳心向上，稍高于肩；目视右拳。

动作二：身体重心后移，左膝微屈；腰稍右转，以腰带肩，以肩带臂；右臂外旋，左臂内旋，屈肘内收；目视右拳。

动作三：身体重心前移，屈膝成弓步；腰稍左转，以腰带肩，以肩带臂，两臂放松前后伸展；目视右拳。

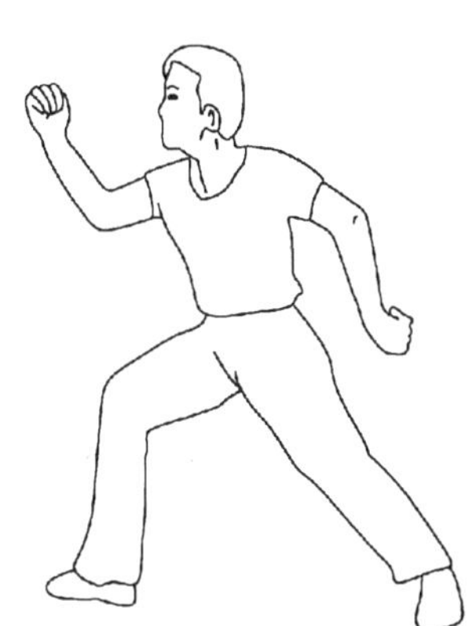

图 6-3-40 倒拽九牛尾势

重复二至三动作三遍。

动作四：身体重心前移至右脚，左脚收回，右脚尖转正，成开立姿势；同时，两臂自然垂于体侧；目视前下方。

2. 左倒拽九牛尾势 左倒拽九牛尾势与右倒拽九牛尾势动作、次数相同，唯方向相反。

操作提示：以腰带肩，以肩带臂，力贯双膀。腹部放松，目视拳心。前后拉伸，松紧适宜，并与腰的旋转紧密配合。后退步时，注意掌握重心，身体平稳。

本式通过腰的扭动，带动肩胛活动，可刺激背部夹脊、肺俞、心俞等穴，达到疏通夹脊和调练心肺之作用。此外，通过四肢上下协调活动，可改善软组织血液循环，提高四肢肌肉力量及活动功能。

第六式 出爪亮翅势（图 6-3-41）

动作一：接上式。身体重心移至左脚，右脚收回，成开立姿势；同时，右臂外旋，左臂内旋，摆至侧平举，两掌心向前，环抱至体前，随之两臂内收，两手变柳叶掌立于云门穴前，掌心相对，指尖向上；目视前下方。

动作二：展肩扩胸，然后松肩，两臂缓缓前伸，并逐渐转掌心向前，呈荷叶掌，指尖向上；瞪目。

动作三：松腕，屈肘，收臂，立柳叶掌于云门穴；目视前下方。

重复二至三动作三到七遍。

操作提示：出掌时身体正直，瞪眼怒目，同时两掌运用内劲前伸，先轻如推窗，后重如排山；收掌时如海水还潮。注意出掌时为荷叶掌，收掌于云门穴时为柳叶掌；收掌时自然吸气，推掌时自然呼气。

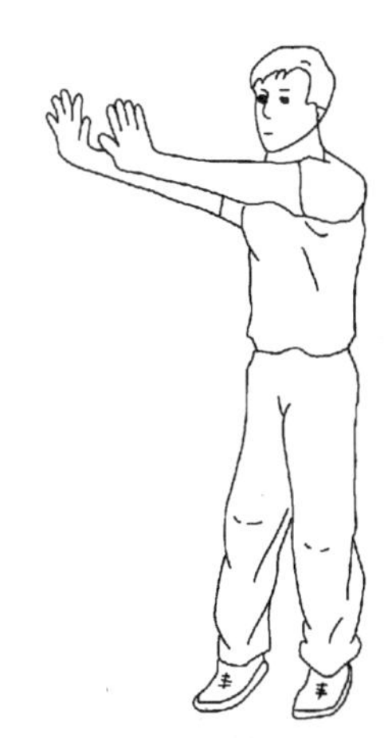

图 6-3-41 出爪亮翅势

中医认为“肺主气，司呼吸”，通过伸臂推掌、屈臂收掌、展肩扩胸的动作导引，可反复启闭云门、中府等穴，促进自然之清气与人体之真气在胸中交汇融合，达到改善呼吸功能及全身气血运行的作用，亦可提高胸背部及上肢肌肉力量。

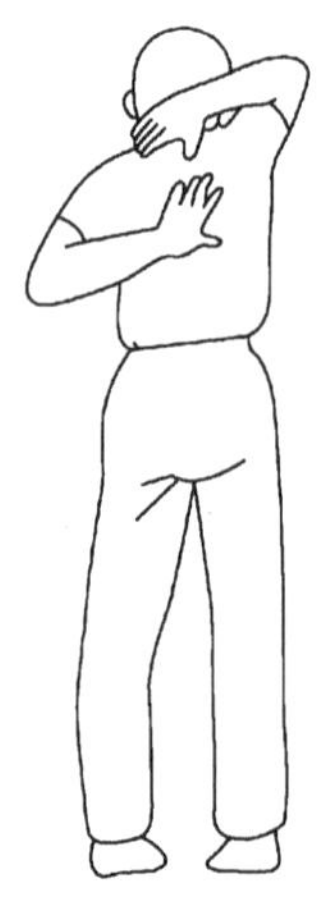
图 6-3-42 九鬼拔马刀势

第七式 九鬼拔马刀势(图 6-3-42)

1. 右九鬼拔马刀势

动作一:接上式。躯干右转;同时,右手外旋,掌心向上;左手内旋,掌心向下;随后右手由胸前内收经右腋下后伸,掌心向外;同时,左手由胸前伸至前上方,掌心向外;躯干稍左转;同时,右手经体侧向前上摆至头前上方后屈肘,由后向左绕头半周,掌心掩耳;左手经体左侧下摆至左后,屈肘,手背贴于脊柱,掌心向后,指尖向上;头右转,右手中指按压耳郭,手掌扶按玉枕;目随右手动,定势后视左后方。

动作二:身体右转,展臂扩胸;目视右上方,动作稍停。

动作三:屈膝;同时,上体左转,右臂内收,含胸;左手沿脊柱尽量上推;目视右脚跟,动作稍停,重复二至三动作三遍。

动作四:直膝,身体转正;右手向上经头顶上方向下至侧平举,同时,左手经体侧向上至侧平举,两掌心向下;目视前下方。

2. 左九鬼拔马刀势 左九鬼拔马刀势与右九鬼拔马刀势动作、次数相同,唯方向相反。

操作提示:动作对拔拉伸,尽量用力;身体自然弯曲转动,协调一致。扩胸展臂时自然吸气,松肩合臂时自然呼气。两臂内合、上抬时自然呼气,起身展臂时自然吸气。高血压、颈椎病患者和年老体弱者,头部转动的角度应小,且轻缓。

本式通过身体的扭曲、伸展等运动,使全身真气开、合、启、闭,脾胃得到摩动,肾得以强健;并具有疏通玉枕、夹脊等要穴的作用。可提高颈肩部、腰背部肌肉力量,有助于改善人体各关节的活动功能。

第八式 三盘落地势(图 6-3-43)

左脚向左侧开步,两脚距离约宽于肩,脚尖向前;目视前下方。

动作一:屈膝下蹲;同时,沉肩、坠肘,两掌逐渐用力下按至约与环跳穴同高,两肘微屈,掌心向下,指尖向外;目视前下方;同时,口吐“嗨”音,音吐尽时,舌尖向前轻抵上下牙之间,终止吐音。

动作二:翻掌心向上,肘微屈,上托至侧平举;同时,缓缓起身直立;目视前方。

重复一至二动作三遍。第一遍微蹲;第二遍半蹲;第三遍全蹲。

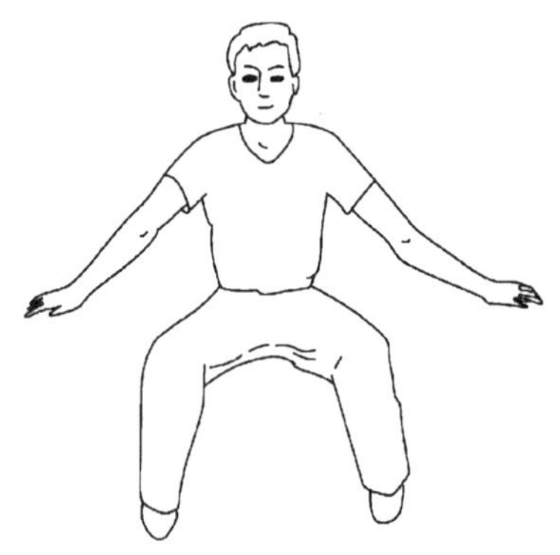
图 6-3-43 三盘落地势

操作提示:下蹲时,松腰、裹臀,两掌如负重物;起身时,两掌如托千斤重物。下蹲依次加幅度。年老和体弱者下蹲深度可灵活掌握,年轻体健者可半蹲或全蹲。下蹲与起身时,上体始终保持正直,不应前俯或后仰。吐“嗨”音时,口微张,上唇着力压龈交穴,下唇放松,音从喉部发出。瞪眼闭口时,舌抵上腭,身体中正安舒。

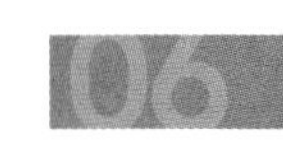

本式通过下肢的屈伸活动，配合口吐“嗨”音，使体内真气在胸腹间相应地降、升，达到心肾相交、水火既济。此外，亦可增强腰腹及下肢力量，起到壮丹田之气、强腰固肾的作用。

第九式 青龙探爪势（图 6-3-44）

1. **左青龙探爪势**

动作一：接上式。左脚收回半步，约与肩同宽；两手握固，两臂屈肘内收至腰间，拳轮贴于章门穴，拳心向上；目视前下方；然后右拳变掌，右臂伸直，经下向右侧外展，略低于肩，掌心向上；目随手动。

动作二：右臂屈肘、屈腕，右掌变“龙爪”，指尖向左，经下颏向身体左侧水平伸出，目随手动；躯干随之向左转约 90°；目视右掌指所指方向。

图 6-3-44 青龙探爪势

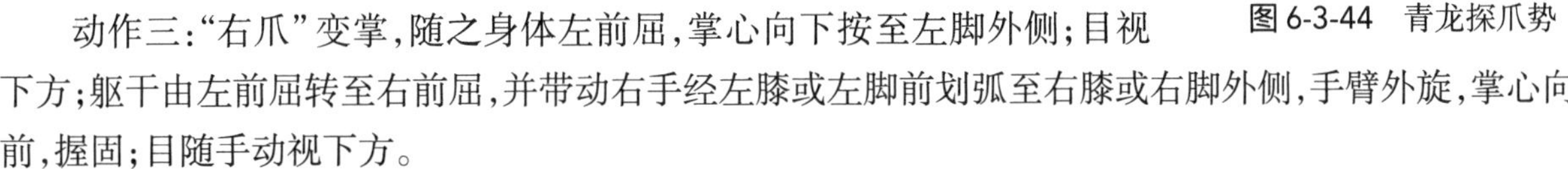

动作三：“右爪”变掌，随之身体左前屈，掌心向下按至左脚外侧；目视下方；躯干由左前屈转至右前屈，并带动右手经左膝或左脚前划弧至右膝或右脚外侧，手臂外旋，掌心向前，握固；目随手动视下方。

动作四：上体抬起，直立；右拳随上体抬起收于章门穴，拳心向上；目视前下方。

2. **右青龙探爪势** 右青龙探爪势与左青龙探爪势动作相同，唯方向相反。

操作提示：(1) 伸臂探“爪”，下按划弧，力注肩背，动作自然、协调，一气呵成。(2) 目随“爪”走，意存“爪”心。(3) 年老和体弱者前俯下按或划弧时，可根据自身状况调整幅度。

中医认为“两胁属肝”“肝藏血，肾藏精”，二者同源。通过转身、左右探爪及身体前屈，可使两胁交替松紧开合，达到疏肝理气、调畅情志的功效。同时可改善腰部及下肢肌肉的活动功能。

第十式 卧虎扑食势（图 6-3-45）

1. **左卧虎扑食势**

动作一：接上式。右脚尖内扣约 45°，左脚收至右脚内侧成丁字步；同时，身体左转约 90°；两手握固于腰间章门穴不变；目随转体视左前方。

动作二：左脚向前迈一大步，呈左弓步；同时，两拳提至肩部云门穴，并内旋变“虎爪”，向前扑按，如虎扑食，肘稍屈；目视前方。

动作三：躯干由腰到胸逐节屈伸，重心随之前后适度移动；同时，两手随躯干屈伸向下、向后、向上、向前绕环一周；随后上体下俯，两“爪”下按，十指着地；后腿屈膝，脚趾着地；前脚跟稍抬起；随后塌腰、挺胸、抬头、瞪目；动作稍停，目视前上方。

年老体弱者可俯身，两“爪”向前下按至左膝前两侧，顺势逐步塌腰、挺胸、抬头、瞪目。动作稍停。

动作四：起身，双手握固收于腰间章门穴；身体重心后移，左脚尖内扣约 135°；身体重心左移；同时，身体右转 180°，右脚收至左脚内侧成丁字步。

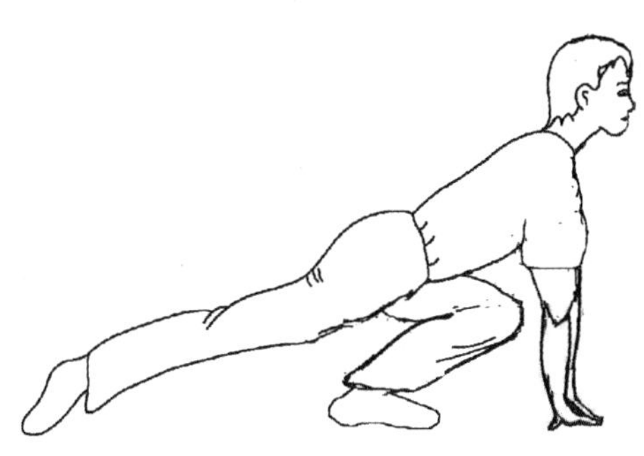

图 6-3-45 卧虎扑食势

2. **右卧虎扑食势** 右卧虎扑食势与左卧虎扑食势动作相同，唯方向相反。

操作提示：用躯干的涌动带动双手前扑绕环。抬头、瞪目时，力达指尖，腰背部成反弓形。年老和体弱者可根据自身状况调整动作幅度。

中医认为“任脉为阴脉之海”，统领全身阴经之气。通过虎扑之势，身体的后仰，胸腹的伸展，可使任脉得以疏伸及调养，同时可以调和手足三阴之气。本式亦可改善腰腿肌肉活动功能，起到强健腰腿的作用。

第十一式 打躬势（图 6-3-46）

动作一：接上式。起身，身体重心后移，随之身体转正；右脚尖内扣，脚尖向前，左脚收回，呈开立姿势；同时，两手随身体左转放松，外旋，掌心向前，外展至侧平举后，两臂屈肘，两掌掩耳，十指扶按枕部，指尖相对，以两手示指弹拨中指击打枕部 7 次（即鸣天鼓）；目视前下方。

动作二：身体前俯由头经颈椎、胸椎、腰椎、骶椎，由上向下逐节缓缓牵引前屈，两腿伸直；目视脚尖，停留片刻。

动作三：由骶椎至腰椎、胸椎、颈椎、头，由下向上依次缓缓逐节伸直后成直立；同时两掌掩耳。十指扶按枕部，指尖相对；目视前下方。

重复二至三动作三遍，逐渐加大身体前屈幅度，并稍停。第一遍前屈小于 90°，第二遍前屈约 90°，第三遍前屈大于 90°。年老体弱者可分别前屈约 30°，约 45°，约 90°。

操作提示：体前屈时，直膝，两肘外展；体前屈时，脊柱自颈向前拔伸卷曲如勾；后展时，从尾椎向上逐节伸展；年老和体弱者可根据自身状况调整前屈的幅度。

中医认为“督脉为阳脉之海”，总督一身阳经之气。通过头、颈、胸、腰、骶椎逐节牵引屈、伸，背部的督脉得到充分锻炼，可使全身经气发动，阳气充足，身体强健。本式亦可改善腰背及下肢的活动功能，强健腰腿。而“鸣天鼓”则有醒脑、聪耳、消除大脑疲劳功效。

第十二式 掉尾势（图 6-3-47）

接上式。起身直立后，两手猛然拔离开双耳（即拔耳）。手臂自然前伸，十指交叉相握，掌心向内；屈肘，翻掌前伸，掌心向外；然后屈肘，转掌心向下内收于胸前；身体前屈塌腰、抬头，两手交叉缓缓下按；目视前方。年老和体弱者身体前屈，抬头，两掌缓缓下按可至膝前。

动作一：头向左后转，同时，臀向左前扭动；目视尾闾。

动作二：两手交叉不动，放松还原至体前屈。

动作三：头向右后转，同时，臀向右前扭动；目视尾闾。

动作四：两手交叉不动，放松还原至体前屈。

重复一至四动作三遍。

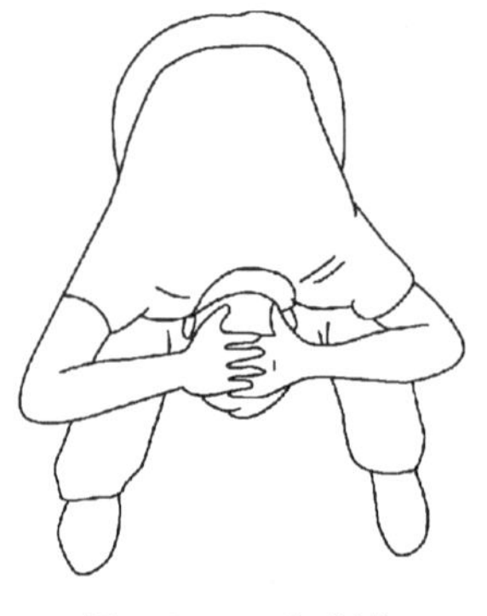

图 6-3-46 打躬势

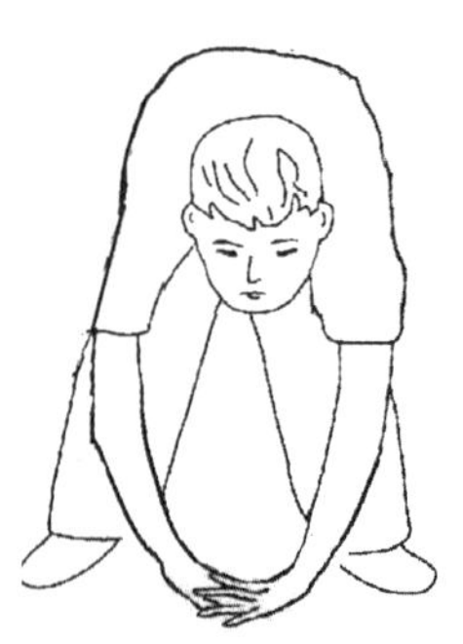

图 6-3-47 掉尾势

操作提示：转头扭臀时，头与臀部做相向运动。高血压、颈椎病患者和年老体弱者，头部动作应小而轻缓。另外，应根据自身情况调整身体前屈和臀部扭动的幅度和次数。配合动作，自然呼吸，意识专一。

本式通过体前屈及抬头、掉尾的左右屈伸运动，可使任、督二脉及全身气脉在此前各式动作锻炼的基础上得以调和，练功后全身舒适、轻松。可强化腰背肌肉力量的锻炼，有助于改善脊柱各关节和肌肉的活动功能。

收势（图 6-3-48）

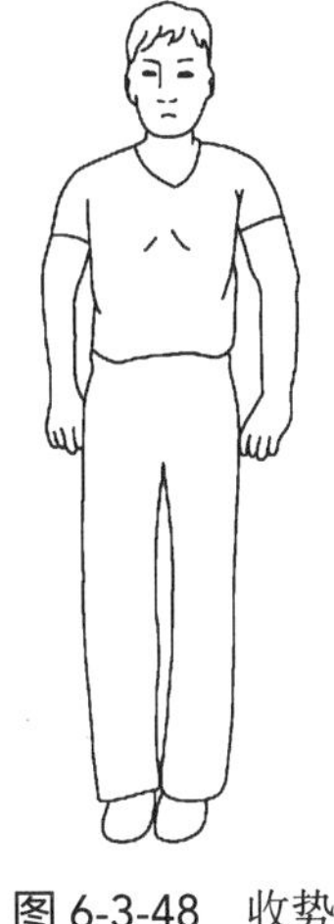

图 6-3-48　收势

动作一：接上式。两手松开，两臂外旋；上体缓缓直立；同时，两臂伸直外展成侧平举，掌心向上，随后两臂上举，肘微屈，掌心向下；目视前下方。

动作二：松肩，屈肘，两臂内收，两掌经头、面、胸前下引至腹部，掌心向下；目视前下方。

重复一至二动作三遍。

两臂放松还原，自然垂于体侧；左脚收回，并拢站立；舌抵上腭；目视前方。

（二）应用

易筋经是保健强身和传统运动康复疗法的基础功法。通过练习此功法，能活跃激发人体周身气机。它既能练气，又佐以练力，久练后可使气力倍增，既是传统运动疗法、推拿、针灸医师作为行气布气的基础训练功法，也是老、弱、病、残增强自身身体素质的康复手段，具有疏通经络，运行气机，防病健身之作用。临床可用于神经衰弱、胃肠疾病、呼吸系统疾病、肢体关节病变、颈腰椎疾病和痿证的康复治疗。

临床试验研究中，针对老年人良性前列腺增生，坚持练习易筋经 6 个月，并于 3 个月后随访，结果显示易筋经能显著改善其前列腺的功能，促使其康复。

四、五禽戏

五禽戏是以肢体运动为主，辅以呼吸吐纳与意念配合的导引类功法。它是模仿五种禽兽——虎、鹿、熊、猿、鸟的动作而编创成的气功功法。该功法最早出自东汉末年的名医华佗及其弟子吴普，相传是根据《吕氏春秋》上所说的“流水不腐，户枢不蠹，动也；形气亦然”的理论与《淮南子》中的六种动物动作创编的。

五禽戏之名，首见于《后汉书·方术列传》：“佗语普曰：人体欲得劳动，但不当使极耳。动摇则谷气得消，血脉流通，病不得生，譬犹户枢，终不朽也。是以古之仙者，为导引之事，熊经鸱顾，引挽腰体，动诸关节，以求难老。吾有一术，名五禽之戏：一曰虎，二曰鹿，三曰熊，四曰猿，五曰鸟。亦以除疾，并利蹄足，以当导引。体中不快，起作一禽之戏，沾濡汗出，因此著粉，身体轻便，腹中欲食。普施行之，年九十余，耳目聪明，齿牙完坚。”由此可见，五禽戏历史悠久，几近 2000 年，是现存所知完整的整套功法的先驱，且是行之有效的养生祛病导引功法。

本节所介绍功法是现代编练的一套以动功为主的五禽戏功法。五禽戏由于是模仿熊、虎、鹿、猿、鸟五种动物的形态动作而创，所以在进行功法锻炼时要表现出动物的不同特性，如浑憨、凶猛、灵巧、恬静和柔和等。同时也要配合不同的意念活动与呼吸法。

（一）功法

1. 熊戏（图 6-3-49）

⑴预备势：身体自然站立，两脚平行分开与肩同宽，两臂自然下垂，两眼平视前方，凝神定气。

⑵功法操作：重心右移，右腿屈膝，左脚收至右脚内侧，左足尖点地，左脚向左前方迈出一步，脚跟先着地，然后重心前移，呈左弓步，左肩向前下方下沉，身体随重心前移由右至左晃动两圈，重心再后移至右腿，收左脚踏实。提右脚，右脚尖点于左脚内侧，右脚向右前方跨一步，接行右势，唯方向相反。一左一右为 1 次，共做 6 次。如果场地条件允许，可做行步功法，向前行进练习。在练功中意念自己好比熊在移动，同时配合自然深长的呼吸。

操作提示：习练时应将自己比于熊，熊从外形上看好似很笨拙，要表现出浑憨沉稳的特性。故此功应缓慢沉稳，不宜过快。靠肩的晃动带动肩肘腕及髋、膝、踝甚至内脏等得到锻炼。同时肢体尽量放松，呼吸均匀柔和。

本功法具有疏肝理气，增强脾胃、肝肾及四肢关节活动的功能。对体虚脾弱、慢性胃炎、高血压、胃溃疡、便秘、胃下垂、肾虚腰痛等有一定治疗作用。

2. 虎戏（图 6-3-50）

⑴预备势：脚跟并拢，呈立正姿势，松静站立，两臂自然下垂，两眼平视前方。

⑵左式：①两腿屈膝下蹲，重心移至右腿，左脚虚步，脚掌点地靠于右脚内踝处，同时两手握拳提至腰两侧，拳心向上，眼看左前方；②左脚向左前方斜进一步，右脚随之跟进半步，重心坐于右腿，左脚掌虚步点地，同时两拳沿胸部上抬，拳心向后，抬至口前，两拳相对翻转变掌向前按出，高与胸齐，掌心向前，两掌虎口相对，眼看左手。

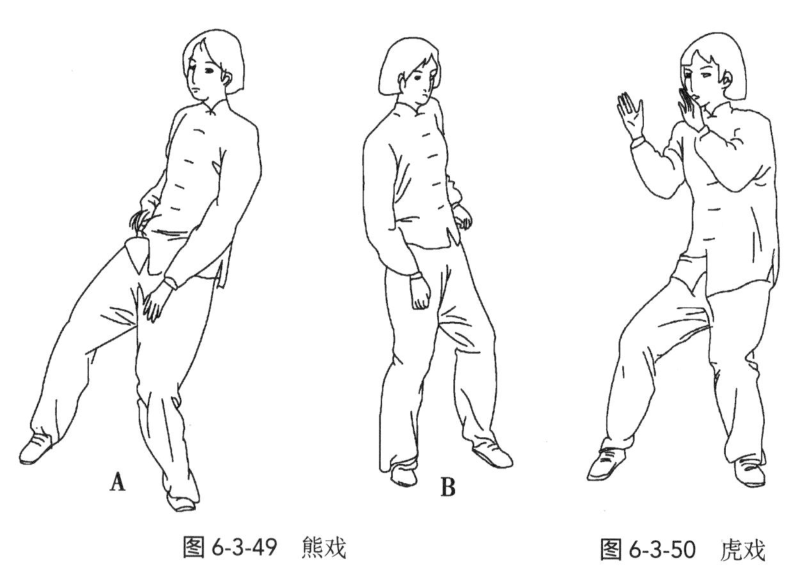

图 6-3-49　熊戏　　　图 6-3-50　虎戏

⑶右式：①左脚向前迈出半步，右脚随之跟至左脚内踝处，重心坐于左腿，右脚掌虚步点地，两腿屈膝，同时两掌变拳撤至腰两侧，拳心向上，眼看右前方；②与左式相同，唯左右相反。如此反复左右虎扑，次数不限。

操作提示：本节功法练习时需注意，收脚出脚时要沉稳，推掌时要刚劲威猛但又不失弹性，寓柔于刚。

本功法具有练形与练气的双重功效，能在外练筋骨的同时增强人体内气，对人体精、气、神、筋、骨、

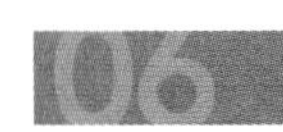

髓均有一定的锻炼作用。又能扩张肺气、健腰补肾、调节中枢神经系统，对防治神经衰弱、慢性支气管炎等疾病疗效较显著。

3. 猿戏（图 6-3-51）

(1) 预备式：脚跟并拢，呈立正姿势，两臂自然下垂，两眼平视前方。

(2) 左式：①两腿屈膝，左脚向前轻灵迈出，同时左手沿胸前至口相平处向前如取物样探出，将达终点时，手掌撮拢成钩手，手腕自然下垂；②右脚向前轻灵迈出，左脚随至右脚内踝处，脚掌虚步点地，同时右手沿胸前至口平处时向前如取物样探出，将达终点时，手掌撮拢成钩手，左手同时收至左肋下；③左脚向后退步，右脚随之退至左脚内踝处，脚掌虚步点地，同时左手沿胸前至口平处向前如取物样探出，最终成为钩手，右手同时收回至右肋下。

(3) 右式：动作与左式相同，唯左右相反。

操作提示：本节功法主要锻炼一种灵巧性，模仿猴类的机敏灵巧。练习时手脚动作要轻灵，要保持全身的协调性，同时要表现出猴子的天性。此功可反复练习。

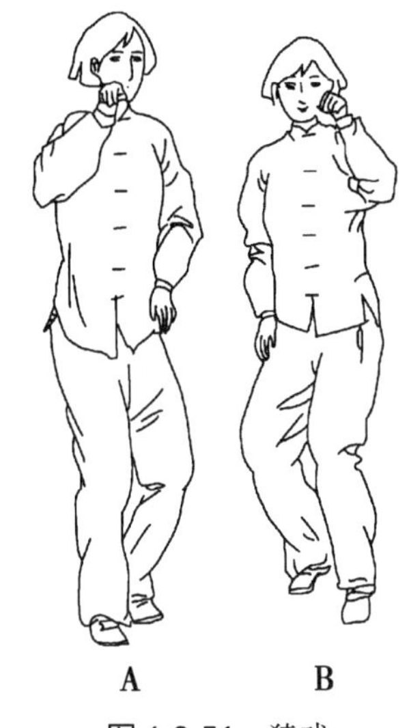

图 6-3-51　猿戏

本节动功具有固纳肾气、运行气血、滑利关节的功效，又能调节全身的神经系统，增加神经系统协调性。对神经衰弱、腹泻、便秘以及老年性骨关节病等具有一定的疗效。

4. 鹿戏（图 6-3-52）

(1) 预备式：身体自然直立，两臂自然下垂，两眼平视前方。

(2) 左式：①右腿屈膝，身体后坐，左腿前伸，左膝微屈，左脚虚踏；左手前伸，左臂微屈，左手掌心向右，右手置于左肘内侧，右手掌心向左。②两臂在身前同时逆时针方向旋转，左手绕环比右手大些，同时要注意腰胯、尾闾部的逆时针方向旋转。久之，过渡到以腰胯、尾闾部的旋转带动两臂的旋转。

(3) 右式：动作与左式相同，唯方向左右相反，绕环旋转方向亦有顺逆不同。

操作提示：本节功法动作舒缓柔和，体现出鹿这种动物的温良柔顺。操作时要缓慢柔和，缓缓伸展至极处，能让脊柱得到充分的伸展和锻炼。

本节功法能充分伸展与锻炼脊柱，起到舒展筋脉、通调督脉之功效。又能通过挤压按摩内腑，增强胃气、促进胃肠蠕动，对慢性泄泻、便秘、前列腺疾患、心血管疾病、慢性支气管炎等有较好疗效。

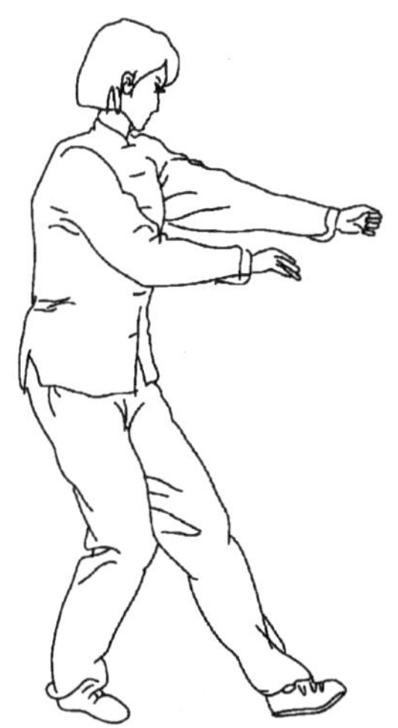
图 6-3-52　鹿戏

5. 鸟戏（图 6-3-53）

(1) 预备式：两脚平行站立，两臂自然下垂，两眼平视前方。

(2) 左式：①左脚向前迈进一步，右脚随之跟进半步，脚尖虚点地，同时两臂慢慢从身前抬起，掌心向上，与肩平时两臂向左右侧方平举，随之深吸气。②右脚前进与左脚相并，两臂自侧方下落，掌心向下，同时下蹲，两臂在膝下相交，掌心向上，随之深呼气。

(3) 右式：同左式，唯左右相反。

操作提示：本节主要模仿鸟类飞翔动作，故要特别表现出鸟类振翅凌云之势。练时应注意肩臂放松、动作柔和，两臂与身体的动作要协调，同时要与呼吸密切配合。

练习本节动功能疏肝养血、升清降浊，又能调节心肺、脾胃的功能，对高血压、糖尿病、抑郁焦虑、胆囊炎等疾病具有一定的疗效。

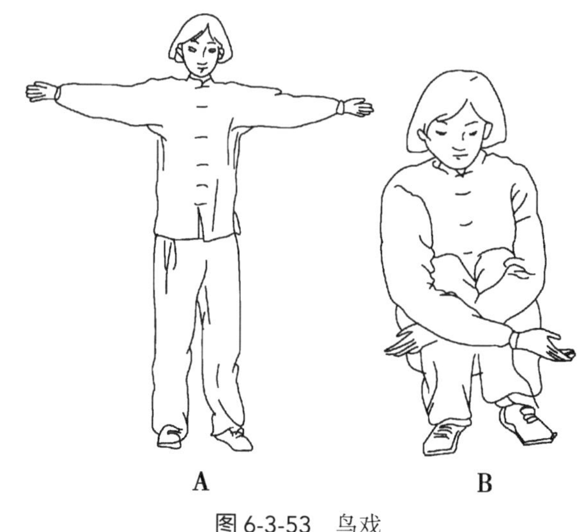

图 6-3-53 鸟戏

(二) 应用

五禽戏锻炼要做到:全身放松,意守丹田,呼吸均匀,形神合一。练熊戏时要在沉稳之中寓有轻灵,将其剽悍之性表现出来;练虎戏时要表现出威武勇猛的神态,柔中有刚,刚中有柔;练猿戏时要仿效猿敏捷灵活之性;练鹿戏时要体现其静谧怡然之态;练鸟戏时要表现其展翅凌云之势,方可融形神为一体。本功法既可整套进行锻炼,又可分节选取合适的进行锻炼,既可按次数练习,又可不限次数反复锻炼,量力而行,练习者可以自行掌握,但应掌握一定的度,应以体热微出汗为宜。

通过模仿动物不同的形态动作及气势,结合各自的意念活动,能起到疏经通络,强健脏腑,灵活肢体关节的功用。本功法能适合大多数人的锻炼,包括某些慢性疾病。通过坚持本功法的锻炼,对人体神经系统、心血管系统、呼吸系统、运动系统和消化系统有一定的调节作用,对治疗诸如脾虚气滞、慢性胃炎、胃溃疡、高血压、便秘、肥胖、慢性支气管炎、骨关节病及前列腺肥大等有一定的作用。

现代临床研究和文献分析证明,坚持练习五禽戏 6 个月,每周 5 次,每次 30 ~ 60 分钟,对轻度抑郁症患者,能显著降低抑郁自评量表评分,改善前额叶皮层和海马区的代谢指数。对骨质疏松患者,能显著缓解疼痛症状。

五、 六字诀

六字诀是我国古代流传下来的一种以吐纳为主的导引功法。因其功法操作的核心内容是呼气吐字,并有六种变化,故常称“六字诀养生法”。六字是呬(属肺金)、吹(属肾水)、嘘(属肝木)、呵(属心火)、呼(属脾土)、嘻(属三焦)。

该功法最早的文字记载见于《尚书》。在南北朝时梁代陶弘景的《养性延命录》中则有这样的描述:“纳气有一,吐气有六。纳气一者谓吸也,吐气六者谓吹、呼、唏、呵、嘘、呬,皆吐气也。”自隋以来,历代文献对六字诀有不少论述,例如孙思邈的《千金方》、汪昂的《医方集解》、龚廷贤的《寿世保元》、冷谦的《修龄要旨》。各代练功家总结出便于记忆的六字诀歌诀很多。明代冷谦著《修龄要旨》,把六字按照五脏的关系与四季配属起来,要理清晰,朗朗上口。其歌诀为:“春嘘明目木扶肝,夏至呵心火自闲,秋呬定收金肺润,肾吹唯要坎中安,三焦嘻却除烦热,四季长呼脾化餐,切忌出声闻口耳,其功尤胜保神丹。”

六字诀是根据祖国医学阴阳五行、天人合一、生克制化的理论,按春、夏、秋、冬四时节序,配合五脏(肝、心、脾、肺、肾)属性,以角、徵、宫、商、羽五音的发音口型,配以呼吸、意念和肢体导引,引地阴之气上升，吸天阳之气下降，吐出脏腑之浊气，吸入天地之清气，结合后天之营卫，推动真元，使气血畅行于五脏六腑之中，以达通瘀导滞，散毒解结，调整虚实，修残补缺，康健身心，益寿延年之实效，可用于治疗脏腑功能失调的病症。

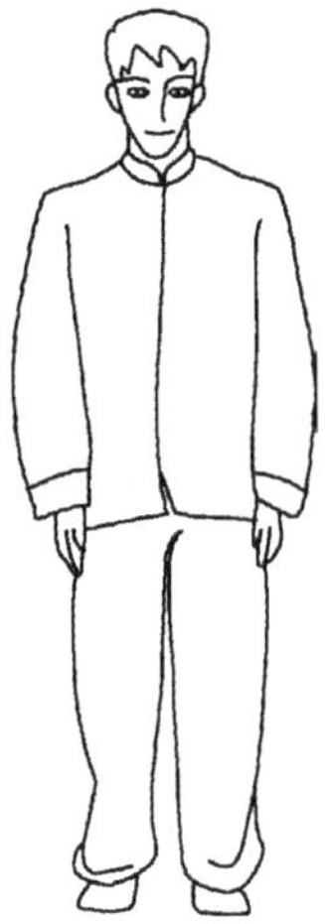

（一）功法

预备势（图 6-3-54）

两脚平站与肩同宽，头正项直，百会朝天，内视小腹，轻合嘴唇，舌抵上颚，沉肩坠肘，两臂自然下垂，两腋虚空肘微屈，含胸拔背，松腰塌胯，两膝微屈，全身放松，头脑清空，呼吸自然平稳，切忌用力，应体现出头空、心静、身正、肉松之雅境。每次练功时预备式可多站一会儿，待体会到松静自然，气血和顺之时再开始练。

图 6-3-54　预备势

1. 嘘字功平肝气（图 6-3-55）

发音：嘘（读需）。

口型：两唇微合，有横绷之力，舌尖向前并向内微缩，舌两边向中间微微卷起，牙齿露有微缝，向外吐气。

动作：吸气自然，呼气时足大趾轻轻点地。两手由带脉穴处起，手背相对向上提，经章门、期门上升入肺经之中府、云门，两臂如鸟张翼，手心向上向左右展开，两眼反观内照。两臂上升开始呼气并念“嘘”字，两眼随呼气之势尽力瞪圆。呼气后放松，恢复自然吸气，屈臂，两手经面前、胸腹前徐徐下落，垂于体侧。可做 1 个短暂的自然呼吸，稍事休息（下同），再做第 2 次吐字。如此动作做 6 次为 1 遍，然后做 1 次调息，恢复预备式。

操作提示：“嘘”字音 xū，属牙音。发音吐气时嘴角后引，槽牙上下平对，略留缝隙，槽牙与舌边亦有空隙。发声吐字时，气从磨牙间、舌两边的空隙中呼出。呼吸采用自然呼吸，先呼后吸，逐步调整为腹式呼吸。吸气时腹部隆起，横膈下降，气深入腹部，全身肌肉放松，思想安静。呼气时吐字，提肛收腹敛臀，会阴上提，横膈上升，重心后移至足跟，读字时从井穴引地气上升，足趾轻点地，气吐尽则胸腹空，不可着意。以下五字呼吸操作方法可参照此要点。

练嘘字功可治眼疾。肝火旺、肝虚、肝大、食欲缺乏、消化不良，以及两眼干涩、头目眩晕等，练此功都有效。

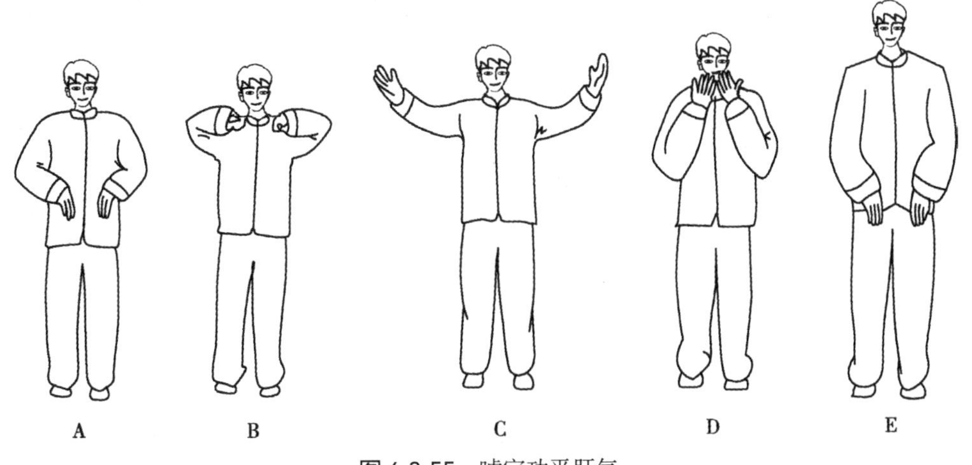

图 6-3-55　嘘字功平肝气

2. 呵字功补心气(图 6-3-56)

发音:呵(读喝)。

口型:口半张,舌尖抵下腭,腮稍用力后拉,舌边靠下牙齿。

动作:吸气自然,呼气念呵字,足大趾轻轻点地。两手掌心向里自冲门穴处起,循脾经上提,至胸部膻中穴处,向外翻掌,掌心向上托至眼部。呼气尽吸气时,翻转手心向面,经面前,胸腹前,徐徐下落,垂于体侧。稍事休息,再重复做,共做 6 次,调息,恢复预备式。

操作提示:"呵"字音 he,为舌音,发声吐气时,舌体上拱,舌边轻贴上槽牙,气从舌与上颚之间缓缓呼出。呼吸操作要点同前。

该法可用于心悸、心绞痛,失眠、健忘、出汗过多,舌体糜烂、舌强语謇等症的治疗。

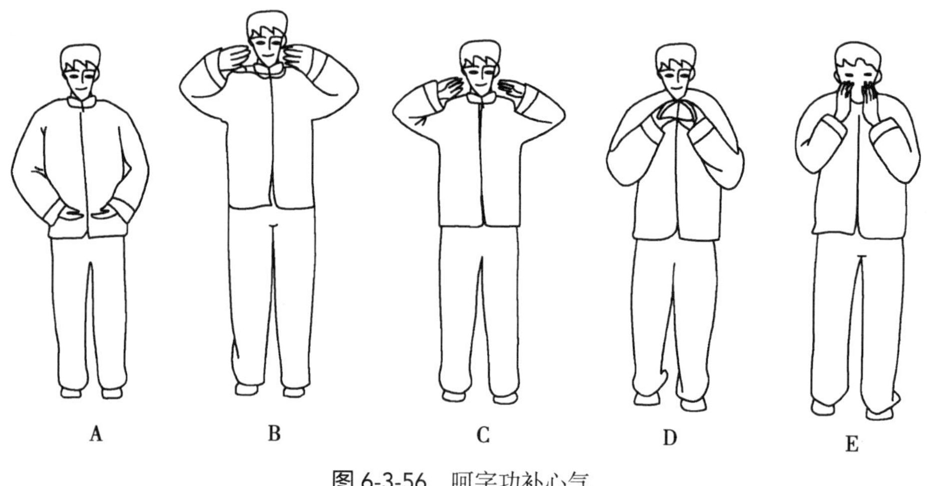

图 6-3-56 呵字功补心气

3. 呼字功培脾气(图 6-3-57)

发音:呼(读乎)。

口型:撮口如管状,唇圆似筒,舌放平向上微卷,用力前伸,这个口型动作,能牵引冲脉上行之气喷出口外。

动作:吸气自然,呼气念呼字,足大趾轻轻点地。两手由冲门穴处起,向上提,至章门穴翻转手心向上,左手外旋上托至头顶(注意沉肩),同时右手内旋下按至冲门穴处。呼气尽,吸气时,左臂内旋变为掌

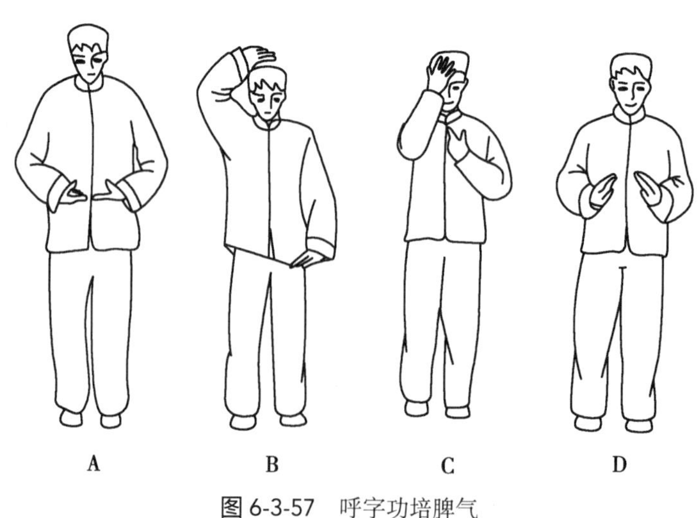

图 6-3-57 呼字功培脾气

心向里，从面前下落，同时右臂回旋变掌心向里上穿，两手在胸前相叠，左手在外右手在里，两手内旋下按至腹前自然下垂于体侧。稍事休息，再以同样要领右手上托，左手下按做第 2 次呼字功。如此左右手交替，共做 6 次为 1 遍，调息，恢复预备式。

操作提示："呼"字音 hū，为喉音，发声吐气时，舌两侧上卷，口唇撮圆，气从喉出后，在口腔中形成一股中间气流，经撮圆的口唇呼出。呼吸操作要点同前。

脾虚腹泻、消化不良、食欲缺乏、腹胀、皮肤水肿、肌肉萎缩、便血、月经病、四肢疲乏等病症均可练此功治疗。

4. 呬字功补肺气（见图 6-3-58）

发音：呬（读四）。

口型：两唇微向后收，上下齿相对，舌尖入两齿缝内，由齿向外发音。

动作：吸气自然，两手由急脉穴处起向上提，过小腹，渐转掌心向上，抬至膻中穴时，两臂外旋翻转手心向外成立掌，指尖与喉平，然后左右展臂，宽胸推掌如鸟张翼，同时开始呼气念呬，足大趾轻轻点地。呼气尽，随吸气之势两臂自然下落，恢复预备式同前。

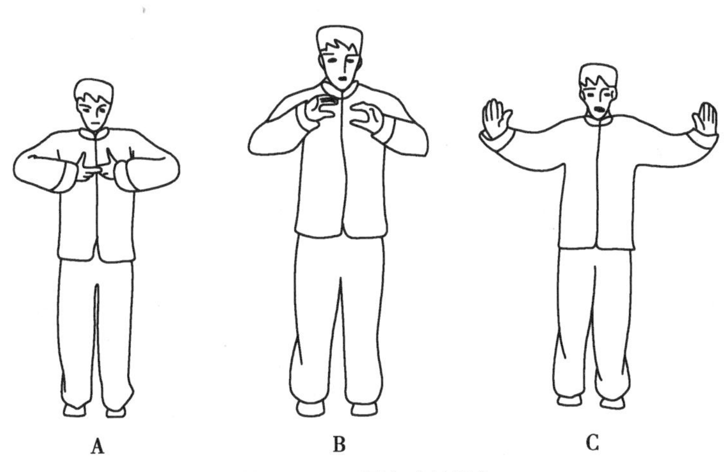

图 6-3-58 呬字功补肺气

操作提示："呬"字音 sī，为齿音。发声吐气时，上下门牙对齐，留有狭缝，舌尖轻抵下齿，气从齿间呼出。呼吸操作要点同前。

此法用于外感伤风、发热咳嗽、痰涎上涌、背痛怕冷、呼吸急促而气短、尿频而量少等病症的治疗。

5. 吹字功补肾气（图 6-3-59）

发音：吹（读炊）。

口型：口微张，两嘴角稍向后引，舌微向上翘并微向后收。

动作：吸气自然，呼气读吹字。两臂从体侧提起，两手经长强、肾俞向前划弧，沿肾经至俞府穴处，两臂撑圆如抱球，两手指尖相对；然后，身体下蹲，两臂随之下落，呼气尽时两手落于膝盖上部。在呼气念字的同时，足五趾抓地，足心空如行泥地，引肾经之气从足心上升。下蹲时身体要保持正直，下蹲高度直至不能提肛为止。呼气尽，随吸气之势慢慢站起，两臂自然垂于身体两侧。稍事休息，恢复预备式同前。

操作提示："吹"字音 chuī，为唇音。发声吐气时，舌体、嘴角后引，槽牙相对，两唇向两侧拉开收紧，气从喉出后，从舌两边绕舌下，经唇间缓缓呼出。呼吸操作要点同上。

该法对于腰腿无力或冷痛、头晕健忘、潮热盗汗、目涩耳鸣、男子遗精或阳痿早泄、女子梦交或子宫虚寒、齿牙动摇、头发脱落等有较好的治疗。

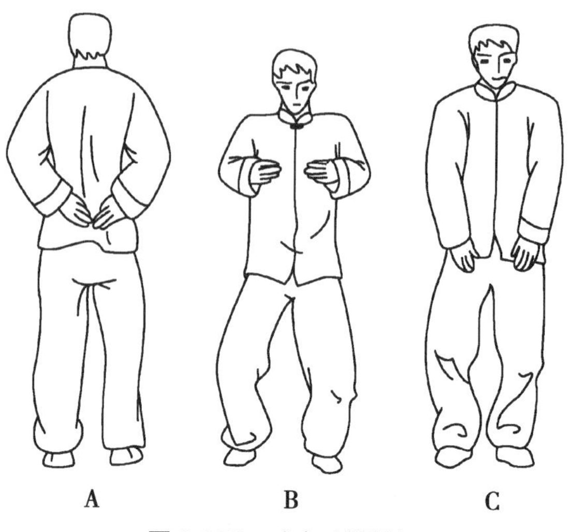

图 6-3-59 吹字功补肾气

6. 嘻字功理三焦气(图 6-3-60)

发音:嘻(读希)。

口型:两唇微启稍向里扣,上下相对但不闭合,舌微伸而有缩意,舌尖向下,有嘻笑自得之貌,怡然自得之心。

动作:呼气念嘻字,足四、五趾点地。两手如捧物状,由耻骨处抬起,过腹至膻中穴处,两臂外旋翻转,手心向外,并向头部托举,两手心转向上,指尖相对。吸气时,两臂内旋,两手五指分开由头部循胆经路线而下,拇指经过风池,其余四指过侧面部,再经渊腋,以意送至足四趾端之窍阴穴。恢复预备式同前。

操作提示:"嘻"字音 xī,为牙音。发声吐气时,舌尖轻抵下齿,嘴角略后引并上翘,槽牙上下轻轻咬合,呼气时使气从槽牙边的空隙中经过时呼出。呼吸操作要点同上。

该法适用于三焦不畅而引起的眩晕、耳鸣、喉痛、咽肿、胸腹胀闷、小便不利等病症。

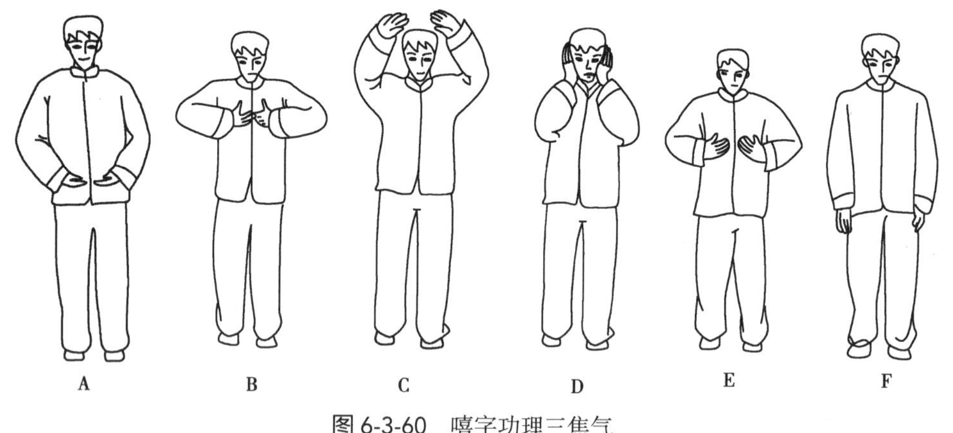

图 6-3-60 嘻字功理三焦气

(二)应用

根据中医整体治疗理论,本五行相生之原则,六字诀全套练习,每个字吐 6 次,六六三十六次谓之小周天;早晚各练 3 遍,如某一脏器有病,相应之字可加练 1 ~ 3 倍。但不能只单练 1 个字,以免引起不适。六字诀的疗效以泻实为主,适用于脏腑实证。通过呼吸发音,并延长呼气时间来实现。如高血压病一般表现为肝阳上亢,以口缓缓呼气,适当延长呼气并随之放松全身,同时默念"嘘"字,以平肝火,缓解头晕、头痛，降血压。六字诀临床应用范围为："呵"字心气诀，适用于心神烦躁、口舌生疮及热痛等症；"呼"字脾气诀，治疗饮食成痰湿热内生、泻痢肠鸣并呕吐痰涎等症；"呬"字肺气诀，用于治疗肺生咳嗽作痰涎、胸膈烦躁喉舌干等上焦火旺等症；"嘘"字肝气诀，用于肝本青龙旺在春、病来还觉好酸辛、眼中赤色兼多泪等症；"吹"字肾气诀，能保命藏精养蒂根，治疗眉蹙耳鸣兼黑瘦等症；"嘻"字三焦诀，能清利三焦之火旺。

对于脏腑虚证，按五行生克规律，可以泻为补。例如肺气不足，当以增加"呵"字练法次数来补肺气，原理是火克金，泻其克己一方，也就起到扶己助己之作用。

（王瑞辉　郑桂芝）

第七章 中药疗法

【学习目的】

通过学习中药的概述、中药外治法的应用等相关知识，重点阐述临床常见功能障碍的中药外用治疗，为临床康复应用奠定理论基础。

【学习要点】

掌握中药外治法在康复医学中的应用，熟悉康复科常用外治方药及适应证，了解中药的炮制与性能。

中药疗法是以辨证康复观为指导，运用中药方剂以减轻和消除患者身体及精神情志的功能障碍，促进其身心康复的方法。本法根据中药的功能特点、性味归经以及方剂的配伍功效进行调治，从而可达到化痰祛瘀，补益虚损，协调脏腑经络功能，促进患者康复的目的。

中药疗法的治疗途径包括内治和外治两方面，无论内治、外治，均要遵循中医辨证论治的指导原则，做到辨证施药。康复对象根据病程长短和病理特点，有寒热虚实之分，故治疗应遵循“寒者热之，热者寒之，实者泻之，虚者补之”原则，寒证多选用散寒、止痛、温经、活血等药物治疗，热证多用清热、泻下等药物治疗，实证多选用清热、泻下、活血、理气、祛风等药物治疗，虚证多选用补益药为主，适当配合活血、理气等药物。治疗时应结合患者精神情志的特点，注意形神兼顾。若患者需长期服药调治，为方便治疗，可将水煎剂改为丸、膏、散等剂型。

第一节　中药概述

一、中药概念

中药，是我国传统药物的总称，是指在中医理论指导下进行应用、具有独特理论体系和应用形式、以治疗和预防疾病为目的的一类药物。包括植物药、动物药、矿物药及其加工品。

二、中药的炮制

为了充分发挥中药防治疾病的作用，并克服某些毒副反应，保证安全有效，中药材在使用前必须根据病情和实际需要，采用不同的方法进行炮制处理。

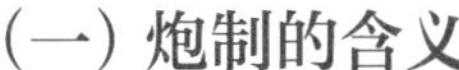

（一）炮制的含义

炮制是药物在应用前或制成各种剂型以前，按照其不同性质和医疗要求进行的必要的加工方法的总称。古代称为炮炙、修治、修事等。

（二）炮制的目的和意义

1. **消除或减低药物刺激性与毒性** 有些药物具有毒性、烈性或副作用，炮制后可降低或消除其毒、副作用，以保证用药安全。如生川乌、草乌、附子有毒，以甘草和黑豆制后其毒性大为降低。大戟、甘遂、芫花均为有毒的峻下药，经醋制后其毒性烈性均降低。

2. **增强药物疗效** 许多药物经炮制后可增强作用，提高疗效，特别是加入辅料炮制后其增效作用更加明显。如元胡醋制后其止痛作用增强，款冬花蜜炙后润肺止咳作用增强，白术土炒后补脾止泻作用增强，荆芥、棕榈炒炭后止血作用增强等。

3. **改变药物性能，使之更能适合病情需要** 中药性能包括四气五味、升降浮沉、归经等，经炮制后其原有性能可以发生改变或得到限制，以更加适应临床需要。如天南星苦、辛、温，功善燥湿化痰、祛风止痉，经牛、羊或猪胆汁炮制后成为胆南星，则变为苦、辛、凉，而善于清化热痰、熄风定惊；何首乌生用能解毒、通便，制熟后而专补肝肾、益精血。

4. **便于服用、制剂和贮藏** 通过炮制，或改变药物的某些性状，或矫除不良气味，或使药物纯净，以保证药材品质，便于服用、制剂与贮存。如植物根茎经水浸润以便于切片；质地坚硬的矿物、贝壳、甲壳类等质地坚硬，经火煅后易于粉碎，从而便于制剂或煎煮出有效成分；多数药材经炮制后既便于服用、保存，又可防止霉变或虫蛀。

三、中药的性能

中药的性能又称药性，是指药物本身各自具有的与治疗作用有关的若干特性。其内容包括：四气五味（性味）、归经、升降浮沉及毒性。前人亦称“偏性”。

（一）四气五味

四气五味是药性理论的重要内容，又是概括药物作用的纲领。

1. **四气** 四气是指寒、热、温、凉四种药性，亦称四性。它是说明药物作用性质的重要概念之一，也是临床用药的重要依据。其中温热与寒凉属于两类不同的性质，温热属阳，寒凉属阴。而温与热、寒与凉虽性质相同，但却有程度上的差异，温次于热，凉次于寒。其作用及适应证：寒凉药多具清热泻火、解毒凉血作用，适于阳证热证；温热药多具温中散寒、助阳通脉作用，适于阴证寒证。从而体现了《黄帝内经》中“疗寒以热药，疗热以寒药”“寒者热之，热者寒之”的治疗原则。实际上，还有一些药物寒热之性不甚明显，或有人认为其中寒、热成分作用均等，其作用平和，寒、热证皆可应用，称其为平性药。因此，中药的药性实际可归纳为为寒、热、平三性。但因平性药进入人体发挥作用时仍有偏凉、偏热倾向，古称“入腹显性”，故相沿仍称“四气”。

2. **五味** 最初指辛、甘、酸、苦、咸五种滋味，是药性理论的基本内容之一。实际药物的滋味不止五种，尚有淡味和涩味，但前人一般将涩味附于酸、淡味附于甘，所以仍常以五味相称。然而淡与甘作用不同，不适合附属，故实际是六种味。

(1)辛味：能散、能行。有发散（发散表邪、温散里寒）、行气、行血、开窍、化湿等作用。可用于治疗表证(如紫苏、薄荷)、气血阻滞证(如红花、川芎)、脾胃湿滞证(如藿香、麝香)、神昏窍闭证(如石菖蒲、麝香)等。

(2)甘味:能补、能缓、能和、能润。有补气、补血、缓急止痛、和中、和药、润肠、润肺等作用。可用于治疗虚证(如人参补气、熟地补血)、痛证(如饴糖、甘草之缓急止痛),脾胃不和证及药性较偏者(如甘草之调和)、燥证(如蜂蜜之甘润)等等。

(3)酸味:能收、能涩。具有收敛(止汗、止咳)固涩(止泻、止遗、止带)的作用,多用于体虚滑脱之证。如五倍子涩肠止泻,五味子敛肺止汗,金樱子涩精止遗等。另外,涩味附于酸,其作用与酸味相似,具有收敛固涩的作用。如煅龙骨、煅牡蛎、乌贼骨、禹余粮、赤石脂等均有显著的收涩作用。

(4)苦味:能泄、能燥、能坚阴。“泄”包括通泄、降泄、清泄作用,可以治疗实热便秘、火热实证、上逆之证等,如通便泄热用大黄,降肺平喘用杏仁,和降胃气用枇杷叶,清热泻火用栀子、黄芩等。“燥”是指苦能燥湿,可以治疗湿证,如苦温质燥的苍术可治寒湿,苦寒质燥的黄连可治湿热,称为苦寒。“苦能坚阴”,是指通过苦味“泻火”,而达到间接“存阴”的效果,如大黄泄阳明邪热以存胃阴,黄柏、知母清泻相火以存肾阴。

(5)咸味:能软、能下。有软坚散结,泻下通便的作用,多用于瘰疬、痰核、便秘等证。如海藻、昆布、牡蛎软坚散结,芒硝软坚通便等。

(6)淡味:能渗、能利。具有渗利水湿、通利小便的作用,用于治疗水湿停聚之水肿、小便不利等证。如茯苓、猪苓等。

(二)归经

1. 含义 是指药物对机体某部分的选择性作用,也是中药的用药规律。它是以脏腑经络学说为基础、以所治具体病症为依据总结出来的用药规律。

药物归经作用的产生,用现代信息科学观点来解释的话,实际就是由于各脏腑经络系统的功能各异,因而对不同药物的治疗信息,在接受和反应能力上有较大差异的结果。

2. 归经的意义

(1)临床上有助于选择适宜的药物。

(2)对性能类似的药物,通过归经可借以比较异同。

(3)有些药物可治疗多种疾病,可借归经执简驭繁。如:黄连治口舌生疮、痈肿疮疡、心烦失眠、胃热呕吐、胃火牙痛,可归纳为黄连主入心、胃二经,主泄心胃之火。

(三)升降浮沉

1. 含义 升降浮沉是指药物作用的趋向性。升浮主向上、向外,沉降主向下、向内。

2. 作用 升浮药:升阳、发散、散寒、催吐等。沉降药:清热、潜阳、降逆、泻下、渗利、消导、收敛等。

3. 升降浮沉的应用原则 根据人体气机升降出入的特点,以药物升降浮沉之性,顺应气机的正常运转,调整气机的升降失常,或因势利导,有助于祛邪外出,而达到治病的目的。

(1)升降浮沉与病位病势的关系:基本原则是同病位而逆病势。病位在上在表,药宜升浮;病位在下在里,药宜沉降。病势上逆者药宜沉降;病势下陷者药宜升浮。如麻黄、薄荷等升浮药用治外感之表证;大黄、芒硝等攻下药用治实热便秘之里证;肝火上炎、肝阳上亢之头痛、眩晕,当用沉降之龙胆草、石决明等以清热降火、平肝潜阳;久泻脱肛、子宫脱垂等中气下陷证,则当以升浮之升麻、柴胡、黄芪等以升举阳气。

(2)升降浮沉与药物气味质地轻重的关系:升降浮沉与药物的性味质地有不可分割的关系。一般而

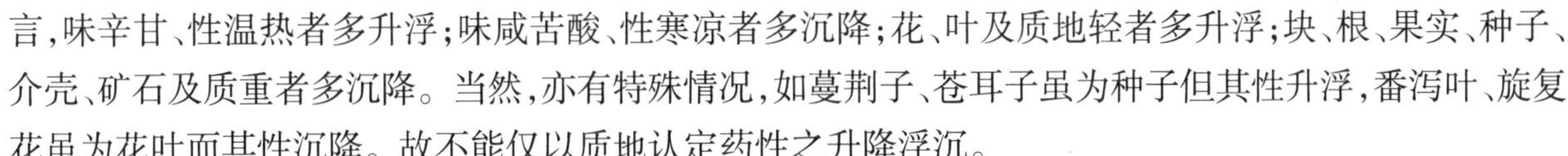

言，味辛甘、性温热者多升浮；味咸苦酸、性寒凉者多沉降；花、叶及质地轻者多升浮；块、根、果实、种子、介壳、矿石及质重者多沉降。当然，亦有特殊情况，如蔓荆子、苍耳子虽为种子但其性升浮，番泻叶、旋复花虽为花叶而其性沉降。故不能仅以质地认定药性之升降浮沉。

(3)升降浮沉与炮制配伍的关系：药物的升降浮沉并非一成不变的，通过炮制或配伍，可以令其改变。如升浮药经盐制等，可变为沉降；沉降药经酒制等，可变为升浮；升浮药与较多或作用较强的沉降药同用，可随之下降；沉降药与较多或作用较强的升浮药同用，可随之升浮。

（四）毒性

1. “毒”的含义 有广义与狭义之分。古代曾将所有药物皆称为毒药，认为凡药皆有偏性，这个偏性就是“毒”。此乃广义之毒性。所谓狭义之毒，是指药物对机体所产生的伤害性，用之不当则可能导致中毒。从《神农本草经》起直至现在，在某些药物后面标明的“有毒”或“有大毒”“有小毒”，就是狭义之毒性。

2. 中药中毒的原因 多种原因可造成中药中毒，大体可归纳为以下几方面：

(1)剂量过大或服用过久。

(2)误服误用毒药。

(3)炮制不当。

(4)配伍不当。

(5)制剂不当等。

3. 中药中毒的预防与解救

(1)正确对待中药的毒性，在用药量上，应由小到大，不要过量，用药时间也不要过长，以确保用药的安全。

(2)发现急性中毒以后，首先要清除毒药，阻止毒物的吸收；经口食入者，立即催吐、洗胃，然后可灌服蛋清、牛奶、活性炭等，阻止或减少毒物的吸收，并保护胃黏膜。

(3)促进已经吸收之毒物的排泄，可大量饮水，或输液，同时应用利尿剂，使毒物通过尿液迅速排出。

(4)应用解毒药，甘草、绿豆、土茯苓等中药具有较广泛的解毒作用，可以煎汤口服，亦可应用西药对症处理。

(5)病情危重者，可采用综合措施进行抢救。

四、中药的用法

包括配伍、禁忌、用量、服法等内容。

（一）配伍

即根据病情需要，有选择地将两种以上的药物配合使用。前人把单味药的应用和药物的配伍关系总结为“七情”。

1. 单行 单味药治病。适用于较单纯的病证或轻病。如单味人参(独参汤)治疗气虚欲脱证。

2. 相须 两种功效相类似的药物配伍以增效。如石膏配知母以增强清热泻火之力。

3. 相使 两种功效性能有某种共性的药物，分主辅合用，能提高主药的疗效。如黄芪与茯苓同用，茯苓能加强黄芪补气利水的功效。

4. 相畏 指一种药物的副作用和毒性被另一种药物减弱或消除。如生半夏的毒性能被生姜减轻或消除，称为半夏畏生姜。

5. 相杀 指一种药物能减轻或消除另一种药物的毒、副作用。如生姜能减弱或消除生半夏的毒性，称为生姜杀半夏之毒。实际上，相畏与相杀是同一配伍关系的两种提法。

6. 相恶 两种药物合用，一药可使另一药的部分功效降低或丧失。如莱菔子消导行气作用能削弱人参的补气功效，故称人参恶莱菔子。

7. 相反 两种药物合用后，可产生或增强其毒、副作用。如“十八反”“十九畏”（见“配伍禁忌”）。

（二）禁忌

1. 配伍禁忌 主要是指“相恶”“相反”的配伍。早在《神农本草经》即指出“勿用相恶、相反者”。至金元时代概括为“十八反”和“十九畏”并编成歌诀以便记忆。其中十八反中的药物配伍可能危及性命，故原则上禁用；十九畏中的药物配伍现在认为多数是相恶，可能也有相反，既有降低疗效的一面，又有可利用的一面，因此并非绝对禁止。“十八反”歌诀最早见于金代的《儒门事亲》：“本草名言十八反，半蒌贝蔹及攻乌，藻戟遂芫俱战草，诸参辛芍叛藜芦。”“十九畏”歌诀首见于明代的《医经小学》：“硫黄原是火中精，朴硝一见便相争；水银莫与砒霜见，狼毒最怕密陀僧；巴豆性烈最为上，偏与牵牛不顺情；丁香莫与郁金见，牙硝难合京三棱；川乌草乌不顺犀，人参最怕五灵脂；官桂善能调冷气，若逢石脂便相欺；大凡修合看顺逆，炮爁炙煿莫相依。”十八反的具体内容是：甘草反甘遂、大戟、芫花、海藻；乌头反贝母、瓜蒌、半夏、白蔹、白芨；藜芦反人参、沙参、丹参、玄参、苦参、细辛、芍药。“十九畏”的具体内容是：硫黄畏朴硝，水银畏砒霜，狼毒畏密陀僧，巴豆畏牵牛，丁香畏郁金，川乌、草乌畏犀角，牙硝畏三棱，官桂畏石脂，人参畏五灵脂。

2. 妊娠用药禁忌 有些药物能损伤胎儿或孕妇本身，在妊娠期间用之不当可引起流产、早产，或不良反应，故将此类药物列为妊娠禁忌药。包括禁用和慎用两类。禁用药一般多为剧毒、峻猛或堕胎作用较强之品，如水银、砒霜、斑蝥、蟾酥、雄黄、轻粉、马钱子、川乌、草乌、胆矾、巴豆、甘遂、大戟、芫花、牵牛子、商陆、麝香、干漆、藜芦、水蛭、虻虫、三棱、莪术等。慎用药主要是破血、活血、通经、行气、祛瘀、辛热之品，如牛膝、川芎、红花、桃仁、姜黄、王不留行、枳实、大黄、番泻叶、芦荟、芒硝、附子、肉桂等。

3. 服药时的饮食禁忌 饮食禁忌，简称食忌，俗称忌口。主要包括以下方面：

(1)一般而言，在服药期间，凡属生冷、黏腻、腥膻等不易消化及有特殊刺激性的食物都应根据需要予以避免或节制。

(2)根据病证的性质忌食某些食物，以利于疾病的治疗。如：热性病应忌食辛辣、油腻、煎炸类食物；寒性病应忌食生冷；胸痹患者忌食肥腻、高脂肪类食物；疮疡、皮肤病症忌食鱼虾等腥膻发物及刺激性食品等。

(3)某些药物不宜与某些食物同食，以免减低药效，如自古有常山忌葱，茯苓忌醋，地黄、首乌忌葱、蒜、萝卜，土茯苓、使君子忌茶，薄荷忌鳖肉等记载。

（三）中药用量

中药的计量单位，以往大都采用旧制16进位的“钱”“两”等，即1斤=16两=160钱。现在中医处方用药一律采用公制“克”为计量单位。与旧制计量之间一般采用近似值进行换算：一两=30克，一钱=3克，一分=0.3克，一厘=0.03克。中药的剂量，一是指每一味药的成人一日量；二是指方剂中药与药之间的比较分量，即相对剂量。每一味中药的用量，都应根据患者年龄、体质、性别、病情以及药物的性质、应用方式和目的等来确定；此外，还应根据季节、气候、居住环境、患者的生活饮食习惯等方面全面考虑，做到“因时、因地、因人制宜”。

五、 中药的分类

中药品种繁多，来源复杂，为了便于检索、研究和运用中药，古今医药学家采用了多种分类法，如自然属性分类法、功能分类法、脏腑经络分类法、中药名称首字笔画排列法、功效分类法、化学成分分类法、药用部分分类法、自然分类法等。目前最常用的是功效分类法，此法的优点是便于掌握同一类药物在药性、功效、主治病证、禁忌等方面的共性和个性。一般分：解表药、清热药、泻下药、祛风湿药、化湿药、利水渗湿药、温里药、理气药、消食药、驱虫药、止血药、活血化瘀药、化痰止咳平喘药、安神药、平肝熄风药、开窍药、补益药、收涩药、涌吐药、攻毒杀虫燥湿止痒药、拔毒化腐生肌药。其中康复科常用的药有清热药、泻下药、祛风湿药、理气药、止血药、活血化瘀药、平肝熄风药、补益药等。

第二节 中药疗法在康复医学中的应用

一、 常用的中药外治方法

中医学认为外治之理即内治之理，中药外治疗法也体现了中医整体与局部、辨证与辨病的辩证统一关系。中药外治疗法可和现代物理疗法相结合，综合多种理化作用，以增强疗效。以下介绍热敷疗法、熏蒸疗法、熏洗疗法等多种常用的方法。

（一）热敷疗法

热敷疗法是采用药物和适当的辅料经过加热处理后，敷于患部或腧穴的一种方法。它借助温热之力，将药性由表达里，通过皮肤毛孔，循经运行，内达脏腑，温中散寒，畅通气机，镇痛消肿，调整脏腑阴阳，从而达到治病目的。本法广泛运用于康复科，具有操作简单、取材方便、费用低廉、疗效迅捷、安全无痛苦的特点。

热敷疗法在我国有着悠久的历史。上古时代先民们已经知道用火烤过的石块来熨治关节疼痛类病症。《史记·扁鹊仓公列传》有扁鹊“病情尚浅时，可用热敷疗法治之”的论述，并记载了用热敷疗法治疗虢太子昏迷的病案。

1. 治疗原理 热敷疗法虽然方法较多，但治疗原理可归结为以下两个方面：一是单纯的物理（温热）作用。皮肤层毛细血管丰富，当热的物质接触皮肤时，皮肤的毛细血管扩张充血，使机体代谢加快，促进炎症的消散、吸收。热敷后，促进新陈代谢，加快代谢物排泄，缓解肌肉僵硬和痉挛，从而消除疲劳。热也可使汗腺分泌增加，促进身体散热。二是药物和物理的双重作用。药物与皮肤直接接触，通过温热作用，将有效成分渗透到组织中去，从而发挥临床疗效。

2. 治疗作用

（1）活血化瘀：热敷可以使局部皮肤温度升高，肌肉放松，局部毛细血管扩张，加速血液循环。而且还有研究表明，温热刺激能够活跃网状内皮系统的吞噬能力，促进机体各种物质的新陈代谢，加强抵抗力，对各种炎症反应皆有良好疗效。而且还可以促进肠道蠕动，促进炎症吸收，加快血液循环，缓解组织粘连，改善局部营养。

(2) 散寒止痛：热敷有温热性，渗透性强，不仅能将热温渗透体内，同时还能将体内的病气、寒气吸出来。增加汗腺分泌，促进血液循环，促进新陈代谢，有利于扶正祛邪，促进病体的康复。

3. 疗法分类 热敷疗法分为普通热敷和药物热敷两种。

(1) 普通热敷

1) 热水袋敷：将热水倾入热水袋内，水量不要超过热水袋的 2/3，排出袋内多余空气，将盖拧紧，直接贴敷于患病部位。

2) 水湿热敷：将水烧热，在皮肤上涂一层凡士林油，把敷布放到热水中浸透后捞出，拧去多余的水分，直接热敷于患处，上面加盖油纸或塑料薄膜，再用棉被包好，保温。每 3 ～ 5 分钟更换 1 次敷布，一般治疗时间 20 ～ 30 分钟，每日 1 次。

3) 砂热敷：取适量砂粒，放入铁锅内炒热至人体能耐受程度，直接热敷于患处或用布包裹，热敷于患处。

4) 泥热敷：取经净化处理的天然泥或人工泥调和成适当稠度，做成温度适宜的泥饼，用泥饼包裹患处或周身。

5) 盐热敷：选用颗粒大小均匀、没有杂物的盐适量，倒入铁锅中，用小火慢慢加热，边加热边搅拌，待温度达 55 ～ 60℃，倒入布袋内，将口扎好，置放患部。

6) 姜热敷：按病患部位大小，用鲜姜若干，压汁存渣。分别将姜渣锅内炒热和姜汁煮热。姜渣热敷患处，纱布固定。姜渣凉后用热姜汁淋之，反复数次即可。

7) 醋热敷：取适量盐放入铁锅内爆炒，取适量陈醋洒入盐内，边洒边搅拌均匀，醋洒完后再略炒，迅速倒在布上包好，趁热贴敷患处。

(2) 药物热敷

1) 药包热敷：将选好的药物在砂锅内煮热，用布包裹、贴敷患处或穴位。

2) 药饼热敷：将药物研极细末，加入适量面粉做成饼状，或蒸或烙；或用面粉蒸饼，将药物细末置放热饼之上，贴敷患处或穴位，凉后即换。

3) 药末热敷：将选定的药物共研细末或捣烂，直接置放在一定的部位或穴位进行贴敷。

4) 药液热敷：将药物煮熬，用纱布吸取药液，直接贴敷于患病部位。

5) 药渣热敷：将选好的药物煮熬，去汁存渣，用其药渣热敷于患处，并施盖纱布等物，以防散热太快。

(二) 熏蒸疗法

熏蒸疗法是利用药物加水煮沸后产生的蒸气熏蒸患处，以治疗疾病的一种方法。适用于脑卒中患者关节痉挛僵硬、运动系统疾病、慢性风湿性疾病、周围血循环障碍等疾病。

1. 治疗原理 熏蒸疗法是通过热疗、药疗的双重作用而取效。热疗能疏松腠理，开发汗孔，活血通经，缓解痉挛；药疗能对症治疗，疗病除疾，两者配合而用，发挥散寒除湿、发汗祛风、温通经络、除痛止痒的作用，可以加速血液、淋巴液的循环，促进新陈代谢，加快代谢产物的清除，同时由于热能的作用，促使皮肤、黏膜充血，有利于对药物的吸收，提高体内药物浓度。

2. 治疗作用

(1) 增强药物渗透：中药煎煮后，它的中药有效成分以离子形式存在，离子渗入皮肤，进入体内达到治疗疾病的目的。

(2) 改善微循环：在熏蒸过程中，皮肤温度升高，毛细血管扩张，血液循环加快，促进机体的新陈代谢，从而提高机体的康复能力。

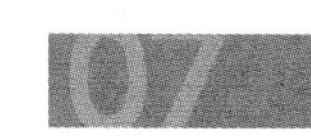

(3)消除疲劳:熏蒸可以降低皮肤末梢神经的兴奋性,缓解皮肤的紧张,肌肉的痉挛和强直,从而减轻和缓解各种疼痛。

3. 疗法分类

(1)全身熏蒸法

1)室内熏蒸法:在密闭治疗室,将所用药物加热煮沸,蒸发气体,患者裸露或坐或卧,室温从 30 ~ 35℃开始,渐增至 40 ~ 45℃,熏蒸时间 15 ~ 30 分钟。蒸熏后安静卧床休息,不要求冲洗。

2)简易熏蒸法:将加热煮沸的中药煎剂倾入较大的容器内,容器上置木板,患者裸坐或卧其上,用被单圈住全身,仅露头面进行熏蒸,古代及民间多采用。

(2)局部熏蒸法:将加热煮沸的中药煎剂,倾入适当大小的容器中,使药液占容器体积的 1/3 ~ 1/2,患处置于容器中,距药液一定距离,以感觉皮肤温热舒适为度,也可以容器上覆毛巾,不使热气外透,进行熏蒸。

(三)熏洗疗法

熏洗疗法是利用药物煎汤的热蒸汽熏蒸患处,待温度稍低后再以药液淋洗局部的一种治疗方法。常用于落枕、颈椎病、腰肌劳损、腰椎间盘突出症、肩周炎、卒中后遗症等。

1. 治疗原理 熏洗疗法是借助药力和热力的作用发挥治疗效能。首先,利用一定温度的药汤在皮肤或患部熏洗,通过皮肤黏膜的吸收,引起相应部位的血管扩张,促进局部和周身的血液、淋巴循环,使新陈代谢旺盛,改善局部组织营养;其次,药液的淋洗又能使疮口洁净,有利于祛除毒邪;同时,熏洗药物可通过刺激皮肤神经末梢感受器,通过神经系统形成新的反射,破坏原有的病理反射。最终达到腠理疏通,脉络调和,气血流畅以治疗疾病的目的。

2. 治疗作用 由于熏洗方药不同,其药物治疗作用也不完全一样,主要包括以下作用。

(1)解毒消肿,促使成脓:在急性化脓性感染疾病初期,局部红肿热痛,炎症浸润比较明显,热毒炽盛,气血瘀滞而未破溃者,应用解毒消肿的方药熏洗,能促使成脓,消肿散结,增进血液循环,促进局部炎症渗出物吸收而散瘀消肿。

(2)消毒杀菌,祛腐生肌:对急性化脓性感染疾病已破溃成脓或慢性溃疡者,应用清热解毒等药物煎汤洗涤或浸泡患处,有消毒杀菌、清洁伤口的良好功效,使坏死组织脱落,祛腐生肌。

(3)活血通络,行气止痛:软组织损伤常伴有肿胀、疼痛和关节运动功能障碍,用舒筋活血、行气止痛的方药熏洗,能改善患部血液及淋巴液循环,疏通经络,行气活血,缓解肌肉、肌腱及韧带的紧张或僵硬不舒。

3. 疗法分类

(1)按操作方法分类

1)熏洗法:药物煎煮后倒入容器中,将患病部位置药物蒸汽上熏蒸,为了保证疗效,往往在熏蒸部位之外加上塑料薄膜或布单,以避免药物蒸汽走失和温度降低过快而缩短有效熏蒸时间,降低熏蒸效果。药液温度降低后,将患部浸入药液中洗浴,熏洗完毕用干毛巾拭去药液或汗液。

2)淋洗法:将药物放入容器内加水煎汤,过滤去渣,连续不断地淋洗患处。或用消毒纱布蘸药汤连续淋洗患处,多用于疖、痈破溃流脓或创伤感染、皮肤溃疡等,尤其是发生于腹部及腰背部者。淋洗时,并可用手轻轻按伤口四周,用镊子持消毒棉球拭蘸伤口,以清洁伤口。淋洗完毕,常规换药。

3)浸渍法:煎煮后的药液倒入盆中,于盆上放置带孔横木架,将患肢放在横木架上,外盖布单或毛巾,不使热气外透,进行熏蒸。待药液温度稍降,用消毒纱布蘸药汤热渍患处,稍凉时再换热汤,连续趁热浸渍患处,多用于四肢或头面部的疾患。

(2)按熏洗部位分类

1)全身熏洗法:煎煮后药液倒入容器,外罩塑料薄膜或布单,使入浴者头部外露,进行熏疗,待药液不烫时,再淋洗,浸渍全身。

2)头面熏洗法:将药物煎液倒入清洁脸盆中,外罩布单,趁热熏蒸面部,待药液温度适宜后沐发、洗头、洗面。

3)眼熏洗法:将药物煎煮滤清后,倒入保温瓶中,先熏后洗患眼。洗眼时可用消毒纱布和棉球浸水,不断淋洗眼部;亦可用消毒眼杯盛药液半杯,先俯首,使眼杯与眼窝缘紧紧贴住,然后仰首,并频频瞬目,进行眼浴。

4)手足熏洗法:药物煎煮,将滤出的药液倒入瓷盆或木桶内,外罩布单,将患处手足与容器封严,趁热熏蒸,然后待药液温后浸洗手足,洗足时可以用手摩擦双足的穴位。注意水温以 50 ~ 60℃为宜。

5)坐浴熏洗法:药物煎汤去渣,取药液置盆中,先熏蒸,待药液温度适宜时浸洗肛门或阴部。

(四) 敷贴疗法

敷贴疗法是将中药制成丸、散、膏、糊、饼等剂型,敷贴于患处皮肤、孔窍或腧穴等部位的治病方法。通过药物作用于局部皮肤,疏通经络,调理脏腑功能,达到防治疾病、强身保健的作用。外敷能使药力直接作用于患处治疗局部病症,还能使药力由表及里或通过穴位作用于全身,治疗全身性疾病。敷贴疗法适用于跌打损伤、风湿痹痛、鼻炎、哮喘、脑卒中肩手综合征、肌张力增高等病症。

1. 治疗原理和作用 敷贴疗法以中医基本理论为指导,以经络学说为基础,其原理和作用包括如下三方面。

(1)经络腧穴作用:敷贴多选择芳香刺激性的药物,结合局部热敷、冷凝、发泡、艾灸等方法,对机体均有不同程度的物理化学刺激,作用于体表腧穴相应的皮部,通过经络的传导和调整,改善经络气血的运行,对五脏六腑的生理功能和病理状态,产生良好的治疗和调整作用。

(2)药效作用:药物敷贴能产生渗透吸收作用。药物先穿透皮肤最外层的角质层,进入表皮和真皮。在细胞外间质,药物分子再通过皮下组织的毛细血管,从细胞外液弥散而进入血液循环。角质层角化细胞的特殊结构,可促成水溶性和脂溶性药物穿透角质层而被吸收。此外,毛细血管之间的微孔隙和皮脂腺、汗腺等也是药物透皮吸收的通道。

(3)综合作用:穴位敷贴既有药物对穴位的刺激作用,又有药物本身的作用,是几种治疗因素之间相互影响、相互作用和相互补充,共同发挥的整体叠加治疗作用。多具辛味的中药外敷于穴位,既利于激发经气,调整局部气血,又可产生温热刺激,易于吸收,增加药物的功效。

2. 疗法分类

(1)敷贴法:将药物研成细末,加入适量的醋或酒、水、蜜、鸡蛋清、油类、药液等,把药末调成黏稠糊状,或将药末与含汁较多的药物捣如泥状,敷贴在穴位或患处,亦可用纱布或胶布固定。应注意保持敷贴药的干湿度,药物变干后可随时更换,或用温水时时湿润。

(2)薄贴法:即膏药之古称,是以膏药敷贴穴位或患处以治疗疾病的方法。膏药的制作方法是把植物油置锅中加热,将配置好的药物投入油内煎熬,炸至药物外表呈深褐色,内部焦黄,即捞出药渣,过滤药油,加入黄丹,随着油温下降,黄丹与药油凝结成膏。将药膏分摊于纸、布、狗皮上。用时稍加热使膏药微熔,贴于患处或穴位。

(3)发泡法:将对皮肤有刺激性的药物捣碎,敷贴于穴位或患处,使局部充血、起泡以防治疾病的治疗方法,有祛邪通络、消肿止痛等功效。发泡药物包括大蒜、白芥子、蓖麻仁,新鲜的毛茛叶、旱莲草、威灵仙叶或吴茱萸、巴豆等。将 1 ~ 2 味发泡药物捣烂,敷在选定的部位或穴位上,外用纱布固定。敷药

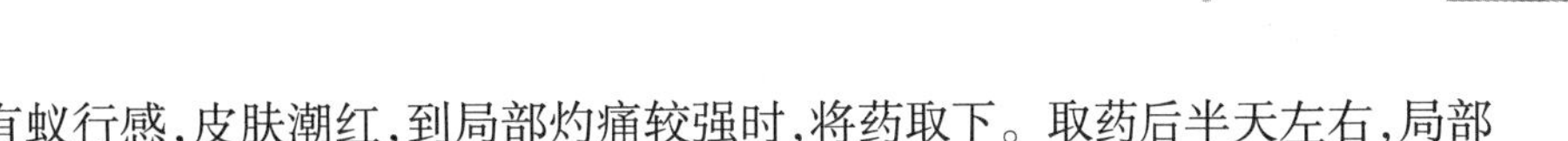

数小时后，局部发热、疼痛或有蚁行感，皮肤潮红，到局部灼痛较强时，将药取下。取药后半天左右，局部皮肤起泡。小水泡可自行吸收，大水泡可用消毒针头刺破水泡底部，抽出液体，保持局部干燥清洁。

（五）膏药疗法

膏药疗法是将外用药膏敷贴于肌肤，以治疗疾病的一种方法。各种剂型的药膏通过皮肤、黏膜的吸收作用，达到行气活血、疏通经络、清热解毒、消肿止痛等目的。

一般膏药包括膏（基质）和药两个部分。膏的种类比较简单，成分较为固定。药的成因比较复杂，其组成因病、因人、因时、因地而异。膏药的种类有多种，有以油与黄丹为基质的为黑膏药；以油与宫粉为基质的为白膏药；以橡胶为基质的为橡皮膏；以松香等为基质的为松香膏药。最常用的是黑膏药。

1. 治疗原理 具有一定刺激作用的药物，施于局部，可使局部血管扩张，加速血液循环而改善周围组织营养，消炎退肿；利用药物温热之性对穴位刺激，可产生温通经络、行气活血、祛湿散寒的功效，常应用于消肿、拔毒、生肌等外治方面。但它也能起到内治作用，如祛风寒、和气血、消痰痞、通经络、祛风湿等。五脏六腑功能的盈亏盛衰和脏腑病变，可用膏药外敷，以外用药物入内疏通气血，调理脏腑。

2. 治疗作用

(1)局部刺激作用：本法针对患病局部或病位相邻以及关系密切部位施药，或是针对有关穴位施药，选择性和针对性较强。通过穴位渗透达皮下组织，在局部产生药物浓度的相对优势，故发挥作用充分而迅速，局部疗效优于内治法。

(2)经络调衡作用：药物刺激穴位，可激发全身经气，通过血液、淋巴循环而产生全身性的经络调衡作用。

(3)药物自身作用：膏的熬制主要用胡麻油和铅丹为原料，二者在临床上均有一定的医疗作用。膏药处方为多味药物的复方，多为气味俱厚的药物，其中芳香药物是不可少的，并加以引药，率领群药，开瘀行滞，从而发挥较强的疗效。

3. 疗法分类

(1)传统硬膏剂：是将药物溶解或混合于半固体或固体的黏性基质中，摊涂于纸、布或兽皮等裱褙材料上，供贴敷于皮肤上外用。其制法是：将药物放入麻油或豆油内浸泡 1 ～ 2 日，将油放锅内加热，药物炸枯后过滤，油再加热煎熬至滴水成珠时，加入铅粉或广丹，收成固体膏剂，摊贴于穴位。硬膏常温下为坚韧固体，无显著黏性，故用前要稍加热软化后再贴敷。膏药的熬炼要掌握火候，用火不可太猛或太弱，掺入丹药不可太多。根据病情，适当地增加少量镇痛或祛风、散寒或芳香类丹药即可。

(2)橡胶硬膏剂：系将橡胶、树脂、油脂性或类脂性物质及填充剂混合制成的基质，与药物混合后，均匀摊涂于布或其他材料上，做成膏剂。

(3)透皮吸收剂：又称经皮给药或经皮治疗剂，指将药物涂布或敷贴于皮肤表面，以一定的速率通过皮肤经毛细血管吸收进入人体循环产生药效的一类制剂，如软膏剂、膜剂等。除作为皮肤患处的局部给药以外，还可以作为全身性给药。用于后者时可将药膏或贴片置于皮肤较薄的部位，如耳后、臂内侧、胸前区、阴囊等处。此时药物可直接由皮肤角膜层，以及皮肤的附属结构如毛囊、汗腺导管的开口等透入皮下，进入毛细血管，经体循环分布于全身。此给药途径具有方便、简单和药效持久等优点。透皮给药，其吸收药量与药物接触皮肤面积成正比。药物脂溶性增加可加速透皮吸收，皮肤角质层湿润时可增加药物的吸收率。用于敷贴透皮吸收的药物通常要制成缓释剂型，使药物缓慢而平稳的释放，以达到药效持久发挥之目的。

二、康复科常用的中药内治方药与适应证

内治法除了从整体观念进行辨证施治外，还要根据康复科疾病的发生发展过程，按照不同发展阶段，确立总的治疗原则，如治病求本、调整阴阳、扶正祛邪、三因制宜等。然后循此治则，运用具体的治疗方法，如汗、吐、下、和、温、清、补、消等。

（一）汗法

汗法又叫解表法，以解表药为主组成，具有发汗解表作用，以祛在表之邪。该法的功用特点是，治疗的病症部位表浅，是根据“其在皮者，汗而发之”的原则立法。汗法的主要作用是通过发散，祛除外感六淫之邪，为祛除表邪、解除表热的最佳治疗方法和重要途径。汗法主要用于外邪入于肌表，如感冒初起症见发热、恶寒、头痛、身痛、脉浮以及麻疹、疮疡初起，水肿初期兼有表证或风湿在表者。邪在肌表可有风寒、风热之分，因而汗法也有辛温、辛凉不同。如麻黄汤、银翘散等。

（二）吐法

吐法是指运用以涌吐药为主组成、具有涌吐作用的方剂以涌吐痰涎、宿食、毒物的方法。该法为古代常用的祛邪方法之一。吐法具有引导、促使呕吐之功，适用于停留于咽喉、胸胁、胃脘的痰涎、宿食和毒物等有形实邪。此类疾患的特点是发病部位偏上，邪气多有上逆趋势，治疗宜顺应病势，故常选用呕吐之法，将其从体内排除，以达愈病目的。在这方面历代多有记载和论述。《金匮要略》记载有宿食积滞，可以用瓜蒂散催吐。如瓜蒂散。吐法是一种救急之法，恰当应用，收效迅速；用之不当，易伤正气，用之宜慎。

（三）下法

下法，又称泻下法，是以泻下药为主组成，具有通导大便、荡涤肠道积滞等作用，以治疗胃肠积滞、大便不通或腹水等证的方法。下法的主要功能为泻下通便。主治宿食、积滞壅结于肠胃，症见大便秘结，脘腹胀满硬痛等。由于积滞有寒、热之分，病情有缓、急之别，因此下法分为寒下、热下、润下、逐水和攻补兼施五类。如大承气汤、麻子仁丸等。

（四）和法

和法，又称和解法，是具有疏泄调和作用，以疏泄气机、调和脏腑，用来治疗伤寒少阳病或肝脾、肠胃不和等病证的方法。该法特点为作用缓和，方性平和，通过和解与调和作用，祛除病邪、调整脏腑功能，应用广泛，适应证往往比较复杂。蒲辅周阐述和解之法，具有缓和疏解之意。其代表方剂有小柴胡汤、逍遥散、痛泻要方和半夏泻心汤。

（五）温法

温法，又称温里法，是用辛热或甘温药物组成，具有温中祛寒、温经散寒、回阳救逆等作用，用以治疗脾胃虚寒、寒凝经脉及肾阳虚衰等里寒证的方法。温法可温散寒邪，扶助人体阳气，专治里寒证，临床主要表现为畏寒、肢冷、口不渴、面色苍白、舌淡苔白、脉沉迟或微弱等。根据里寒证的轻重缓急不同，本法有强弱缓峻之别，分为温中祛寒、温经散寒、回阳救逆三类。其中温中祛寒，用于脾胃虚寒证，症见吐泻腹痛，食欲不振，四肢不温等，以理中丸、吴茱萸汤为代表方；温经散寒主治寒凝经脉证，症见四肢厥冷，

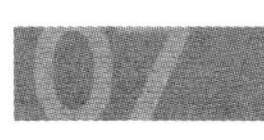

脉微欲绝，或肢体疼痛麻木。上述两法作用比较缓和，其适应证多局限于某脏腑或经脉肢体，而回阳救逆则为温法中之峻烈者，临床多用于急救，挽回衰微欲绝之元气，适用于元气极度虚弱之危重症，其发病部位主要在肾(少阴)，症见恶寒嗜卧，呕吐不渴，腹痛下利，冷汗不止，四肢厥冷，脉微细欲绝。因寒证有表里之分，故表寒证一般用汗法，而里寒证当用温法。

(六) 清法

清法是以寒凉药为主组成，具有清热泻火、凉血解毒、生津等作用，用以治疗温热、热毒等里热证的方法。《素问·至真要大论》记载凡热证者用寒凉的药物治疗。里热证多为病邪长期集聚在体内化热或情绪过激化火所致，可见发热，口渴，心烦，苔黄，脉数等症。清法的应用范围十分广泛，里热证包括温热证、火毒证、湿热证、暑热证、虚热证等，针对此类疾患的发病阶段、病位及病性，清法相应地分为清热泻火(清气分热)、清热凉血、清热解毒、清脏腑热、清虚热等多种具体治法。代表方剂有白虎汤、黄连解毒汤等。热毒刚侵犯体表还没有进入体内当用汗法；热邪进入体内并形成积滞宜用下法；外邪进入体内引起发热但没有形成积滞时应使用清法。

(七) 消法

消法是以消导、化积药为主组成，具有消食、导滞、化积作用的治疗方法。消法含有消导、消散、消磨、消除之意，适用于逐渐形成的有形的积滞，包括食、气、血、痰、湿等积滞而成的积滞痞块，分别称之为食积、气滞、血瘀、痰阻、湿聚。针对上述不同病证，该法分为消食、行气、活血、化痰、祛湿诸法。如血府逐瘀汤、补阳还五汤等。

消法和下法均有消除有形之邪的作用。但消法药力缓和，适于逐渐形成的腹腔痞积；下法一般攻力峻猛，适于肠实便秘及大积大聚，宜于急攻速下者。

(八) 补法

补法，又称补益法，是以补养、强壮类药物为主组成，用于治疗各种虚证的方法。虚证为正气虚弱所致，具体包括脏腑气血阴阳的不足。补法通过补益气血阴阳，以增强机体的脏腑功能，改善机体虚弱状态，提高其抗病能力为目的。由于虚证有气、血、阴、阳的偏虚以及气血两虚、阴阳俱虚的不同，因此补法分为补气、补血、补阴、补阳以及气血双补、阴阳并补六类。如四君子汤、四物汤、六味地黄丸等。前贤根据虚证的不同性质，在治法上有所区别。一般来说，补气、补阳药多偏温热辛燥，不宜用于阴虚火旺者；补血、补阴药多偏寒凉滋腻，对于阳虚阴盛者忌用。

三、康复科常用的中药外治方药及适应证

外治法在康复科治疗中占有重要的地位，清代吴师机《理瀹骈文》说："外治之理，即内治之理；外治之药，即内治之药，所异者法耳"。临床外用药物大致可分为敷贴药、搽擦药、熏洗湿敷药与热敷药。

(一) 敷贴药

外用药应用最多的剂型是药膏、膏药和药散三种。使用时将药物制剂直接敷贴在损伤局部，使药力发挥作用，可收到较好疗效。正如吴师机论其功用："一是拔，二是截，凡病所结聚之处，拔之则病自出，无深入内陷之患；病所经由之处，截之则邪自断，无妄行传遍之虞。"

1. **药膏**　又称敷药或软膏。将药粉碾成细末，然后选有饴糖、蜂蜜、鲜草药汁、酒、醋或医用凡士林，

调匀如厚糊状，涂敷患处。如消肿止痛膏、定痛膏、双柏膏、接骨续筋膏、金黄膏、四黄膏、生肌玉红膏、风火软膏等。

2. 膏药 膏药古称为薄贴，是中医外用药物中的一种特有剂型。《肘后备急方》中就有关于膏药制法的记载，后世广泛地应用于各科的治疗上，外伤科临床应用更为普遍。膏药是将药物碾成细末配以香油、黄丹或蜂蜡等基质炼制而成，然后摊在皮纸或布上备用。临床应用时将膏药加热烊化后贴敷患处，如狗皮膏药，万灵膏等。

3. 药散 药散又称药粉、掺药，是将药物碾成极细的粉末。收贮瓶中。使用时可直接掺于伤口上，或置于膏药上。将膏药烘热后贴敷患处。如云南白药、丁桂散、桂麝散等。

代表方：

(1) 消肿止痛膏

组成：朱砂，雄黄，冰片，黄连，五倍子，共捣为膏。

功效：清热解毒，消肿止痛。

主治：痛风性关节炎。

用法：外敷患处。

(2) 风火软膏

药物组成：防风，大葱，白芷，川乌各 60g，共捣为膏。

功效：祛风通痹止痛。

主治：急慢性期痛风。

用法：外敷患处。

(3) 丁桂散

药物组成：丁香 9g，肉桂 30g。

来源：《外科传薪集》。

功效：温经活血，散寒止痛。

主治：一切阴证肿疡。

用法：掺膏药或油膏上，敷贴患处。

（二）搽擦药

搽擦药始见于《素问·血气形志篇》曰：“经络不通，病生于不仁，治之于按摩醪药”。醪药就是用来配合按摩而搽擦的药酒。搽擦药可直接涂擦于伤处，或在施行理筋手法时配合应用，或在热敷熏洗后进行自我按摩时涂搽。

1. 酊剂 又称外用药酒或外用药水，用药与白酒、醋浸制而成。近年来还有用乙醇等溶液浸泡加工炼制的酒剂，具有活血止痛、舒筋活络、追风祛寒的作用，如伤筋药水、正骨水等。

2. 油膏与油剂 现称软膏，是将药物细粉与适宜的基质制成具有适当稠度的半固体外用制剂。其中用香油把药物熬煎去渣后制成的膏剂称油剂，或加黄蜡或白蜡收膏炼制而成油膏，具有温经通络，消散瘀血的作用。适用于关节筋络寒湿冷痛等证，也可配合手法及练功前后做搽擦。如跌打万花油、活络油膏、伤油膏、金黄膏、玉露膏等。

3. 散剂 是将药物粉碎，混合均匀，制成粉末状制剂，分为内服和外用两类。其特点是制作简便，吸收较快，节省药材，便于应用和携带。如金黄散，二味拔毒散、冰硼散等。

代表方：

(1)二味拔毒散

组成：白矾、明雄黄各等份为末。

来源：《医宗金鉴》。

功效：杀菌化腐，燥湿敛疮，止痒。

主治：用于风湿热毒引起的疮疡、湿疹出现红肿痒痛，以及毒虫咬伤等。

用法：茶水调化，搽擦患处。

(2)冰硼散

组成：冰片、朱砂、玄明粉、硼砂各 1.5g，为极细粉末。

来源：《外科正宗》。

功效：清热解毒，消肿止痛。

主治：用于咽喉肿痛、牙龈肿痛、口舌生疮、小儿鹅口白斑。

用法：吹搽患处。

(三) 熏洗湿敷药

1. 热敷熏洗 古称淋洗、淋浴、淋拓。是将药物置于锅或盆中加水煮沸后熏蒸患处的一种方法。先用热气熏蒸患处，待水温稍减后用药水浸洗患处。冬季气温低，可在患处加盖棉垫，以保持热度持久。1 日 2 次，1 次 15 ~ 30 分钟，一帖药可熏洗数次。药水因蒸发而减少时，可酌加适量水再煮沸熏洗。具有舒松关节筋络、疏导腠理、流通气血、活血止痛的作用，适用于关节强直拘挛、酸痛麻木或损伤兼夹风湿者。多用于四肢关节、腰背部的伤患，如散瘀和伤汤、海桐皮汤、八仙逍遥汤、上肢损伤洗方、下肢损伤洗方等。

2. 湿敷洗涤 古称溻渍、洗伤，多用于创伤，使用方法是“以净帛或新棉蘸药水”，“渍其患处”。现临床上把药物制成水溶液，供创口或感染伤口湿敷洗涤用。如金银花煎水、野菊花煎水、2% ~ 20% 黄柏溶液，以及蒲公英等鲜药煎汁等。

代表方：

(1)疗痹痛方

代表方剂：蠲痹汤。

处方来源：《医学心悟》。

药物组成：羌活 10g，独活 5g，桂心 6g，秦艽 10g，当归 10g，川芎 5g，甘草 5g，海风藤 10g，桑枝 10g，乳香 5g，木香 5g。

功用：祛风除湿，蠲痹止痛。

主治：风寒湿三气合而成痹者。

用法：水煎内服、熏洗患处。

(2)疗骨折方

代表方剂：海桐皮汤。

药物组成：海桐皮、透骨草、乳香、没药各 6g，当归 5g(酒洗)，川椒 10g，川芎、红花、威灵仙、白芷、甘草、防风各 3g。

处方来源：《医宗金鉴》。

功效：舒筋活络，行气止痛。

主治：骨关节炎疼痛，活动受限者。

用法：共为细末，布袋装，煎水熏洗患处。

⑶疗扭挫伤方

代表方剂：骨科外洗方。

处方来源：《中医骨伤科学》。

药物组成：宽筋藤30g，钩藤30g，金银花藤30g，王不留行30g，刘寄奴15g，防风15g，大黄15g，荆芥10g。

功效：活血通络，舒筋止痛。

主治：损伤后关节强直拘挛，酸痛麻木，或外伤风湿者。骨折及软组织损伤中后期，或骨科手术后已能解除外固定，作功能锻炼者。

用法：煎水熏洗。

⑷疗痔疮方

组成：五倍子30g，朴硝30g，桑寄生30g，莲房30g，荆芥30g。

功效：消肿止痛，收敛止血。

主治：用于痔疮、脱肛等肛门病。

用法：煎汤熏洗患处。

（四）膏药类

膏药是将药物用水或植物油煎熬去渣制成膏剂。外用膏剂分软膏和硬膏两种。

1. 软膏 见于油膏。

2. 膏药 现称硬膏。是按配方用若干药物浸于植物油中煎熬，去渣存油，加入黄丹再煎，利用黄丹在高热下发生物理变化凝结而成的制剂。如正骨膏、风湿镇痛膏、舒筋止痛膏等、太乙膏。

⑴正骨膏

主要成分：当归、红花、党参、黄芪、三七、川乌、冰片等81味药物。

来源：《山东滕州志》。

功能与主治：舒筋接骨，活血止痛，用于筋骨疼痛，跌打损伤，接骨续筋，以及椎间盘突出，软组织损伤，外伤性截瘫，股骨头坏死，陈旧性骨折，静脉炎，静脉曲张等。

常用部位：受伤局部或痛处。

⑵风湿镇痛膏

主要成分：生川乌、防己等。

功能与主治：镇痛，除寒湿。用于关节肌肉受风寒湿引起的疼痛，以及风湿痹痛，关节痛，肩痛，腰酸背痛，神经痛和骨质增生引起的各部位痛等。

常用部位：阿是穴。

⑶舒筋止痛膏

主要成分：三七10g，川芎、血竭、乳香、姜黄、没药、杜仲、天麻、白芷各15g，川椒5g，麝香2g。

功能与主治：舒筋活血止痛。适用于各型颈椎病。

用法：前10味药共研细粉，放入150ml白酒微火煎成糊状，或用米醋拌成糊状，摊在纱布上，并将麝香搽在上面，敷于患处。

常用部位：颈部。

⑷太乙膏

组成：玄参60g，白芷60g，肉桂60g，归身60g，赤芍60g，大黄60g，生地黄60g，土木鳖60g，阿魏

9g,轻粉 12g,柳槐枝各 100 段,血余炭 30g,铅丹 1200g,乳香 15g,没药 9g,麻油 2500g。

煎煮法:除铅丹外,将余药入油煎,熬至药枯,滤去渣滓,再加入铅丹(一般每 500g 油加铅丹 195g),充分搅匀成膏。

来源:《外科正宗》。

功用:消肿清火,解毒生肌。适用于一切疮疡已溃或未溃者。

用法:隔火炖烊,摊于纸上,随疮口大小敷贴患处。

(郑桂芝)

第八章 临床常见功能障碍的传统康复治疗

【学习目的】

通过学习传统康复治疗原则及临床常见功能障碍传统康复治疗等相关知识，重点掌握针对功能障碍传统康复治疗方法的选择与应用，指导常见功能障碍的临床康复治疗。

【学习要点】

掌握常见功能障碍的传统康复治疗，熟悉常见功能障碍的评定与诊断，了解常见功能障碍的发病机理。

第一节　临床常见功能障碍传统康复治疗的原则

康复医学服务的目的，是帮助功能障碍者的潜在能力恢复到最佳状态，使之获得生活、工作和社会活动能力，平等地享受人的各种权利。为了使康复效果达到最大化，临床常见的功能障碍采用传统康复治疗时，应当遵循如下原则。

一、早期介入

康复医学不是临床医学的延伸，而是尽早与临床医学同时进行，康复医学与临床医学是互相渗透，密不可分的关系。康复工作必须从伤病的早期进行，直至患者回归社会或家庭。

传统康复早期介入实际上是中医治未病思想在康复中的具体运用。“治未病”的概念最早出现于《黄帝内经·素问·四气调神大论》：“是故圣人不治已病治未病，不治已乱治未乱，此之谓也。夫病已成而后药之，乱已成而后治之，譬犹渴而穿井，斗而铸锥，不亦晚乎”，这里生动地指出了“治未病”的重要思想，要求提高医者对病势的预见性，应提前进行干预。

根据中医治未病思想，在功能障碍还未出现或出现的早期，传统康复治疗就应及早介入，防止功能障碍发生或进一步加重，或继发其他功能障碍。如脑卒中患者，早期康复一般要求病情稳定后 48 小时介入，目前有学者提倡超早期康复，即发病后 24 小时康复就应介入，能有效地防止并发症的发生，如吸入性肺炎、压疮与下肢深静脉血栓形成等；其次能防止废用综合征产生，如肌肉萎缩、关节挛缩和变形、心血管功能衰退等。

二、选择适宜技术

在中国传统康复治疗发展过程中，积累了丰富的经验，形成了大量的传统康复技术，如针灸、推拿、

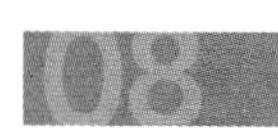

中药内外治法、气功、食疗及传统体育康复法(如太极拳、八段锦等)。这些传统康复技术,各有其功能特点和适应范围,在具体运用时,应根据功能障碍的表现及所处的病程阶段,选择适宜的传统康复技术,以提高康复疗效。

中枢性运动功能障碍采用传统康复方法可获得较好效果,卧床患者在采用针灸、中药内服的同时,运用推拿活动关节,按摩肌肉,以免造成足下垂或内翻,避免褥疮发生。患者自主运动功能逐渐恢复后,可在医生指导下选用传统运动疗法中的五禽戏、八段锦、太极拳等进行锻炼,有利于改善患者运动功能障碍。吞咽功能障碍应选用针刺康复治疗为主,配合中药浓煎取汁,每日可分多次,每次少量饮服,防止呛咳。轻度认知障碍治疗可选用中医传统运动疗法包括二十四式简化太极拳、八段锦、易筋经和五禽戏等。

三、进行“循证治疗”

循证医学意为“遵循证据的医学”。循证医学强调治疗方案的确定、处理、医疗指南及医疗卫生决策的制定都应依据当前最佳证据,结合个人经验和患者意愿,为患者做出最佳决策,从而提高临床医务工作者的素质。为了提高传统康复方法的科研质量和水平,需要引入循证医学的思想和方法。循证医学和传统康复方法学虽然在理念上有所区别,但是循证医学作为一种科学的模式或者说一种科学的方法,有必要被传统康复方法学所借鉴。

首先,传统康复医疗的“循证治疗”要突出“辨证论治”。“证”是中医研究疾病、认识疾病的过程,也是传统中医康复医疗过程不可缺少的一个方面。由于其康复对象以功能障碍为主,因此,在其临床辨证论治中也应围绕这一内容。如辨功能障碍的原因、性质、程度、形成等,以及根据中医学八纲辨证和脏腑经络气血辨证的方法,辨别功能障碍病位和寒热虚实的性质等等。传统康复方法学的辨证论治观强调通过观察和分析患者的综合证候,寻找引起功能障碍的原因,并针对这些原因采取相应的康复措施。

其次,传统康复医疗的“循证治疗”要突出“证据”。从传统康复方法的科研来看,循证医学为传统康复方法研究提供了一种可资借鉴的模式,只有按照循证医学的有关要求和规范进行科学试验,才能使结果较少偏倚,更好地为传统康复技术法的临床运用提供“证据”。引入循证医学的模式,围绕某一功能障碍开展研究,在全面收集传统康复技术治疗某一功能障碍文献资料的基础上做出评价,结合临床实际对所收集的资料进行综合分析,最后得出哪种传统康复技术较适合某一功能障碍的康复治疗。此研究方法有助于传统方法的运用符合客观实际,不致“以偏概全”,得出片面的结论。

四、各康复方法的协同应用

康复医学是一门跨学科的综合应用学科,康复治疗包括所有能消除或减轻身心功能障碍的措施,以及其他有利于教育康复、职业康复和社会康复的措施,不但运用医学科学的技术,也运用社会学、心理学、工程学等方面的技术和方法。在康复治疗方法的应用方面,突出以功能训练为核心的运动医疗、物理治疗、心理治疗、康复医学工程等治疗措施的协同运用。

中医传统康复方法包括中医针灸、推拿、气功、中药内外治法以及传统体育康复法(如:太极拳、八段锦)、饮食疗法等。传统康复方法丰富多样,作用各有侧重。在康复医疗工作中,应当充分发挥各种中医传统康复方法的优势,协同运用,为功能障碍者全面康复、重返社会生活,创造条件。

各康复方法的协同运用实际就是中医学“杂合以治”的体现。“杂合以治”是传统康复治疗的重要指导思想,其康复的措施是以辨证论治为基础,针对不同的体质和病情,采取各种康复方法的协同应用的综合性康复手段。如根据地理环境、气候条件、风俗、饮食习惯等所形成的个体差异，选用药物、针砭、艾灸、导引和按摩等疗法，协同运用，以提高康复疗效。

第二节 慢性疼痛的传统康复治疗

一、概述

（一）慢性疼痛定义

慢性疼痛是指疼痛持续超过 1 个月或超过一般急性病的进展，或超过受伤愈合的合理时间（一般为 3 个月），或与引起持续疼痛的慢性病理过程有关，或经过数月或数年的间隔时间疼痛复发。

疼痛是一种令人不愉快的感受，也是疾病和创伤的症状和信息。疼痛不仅是生理性疾病，也是心理及社会性疾病。有学者将疼痛认为继呼吸、脉搏、体温和血压 4 大生命体征之后的“第 5 大生命指征”。

中医理论认为外感六淫、内伤七情、饮食劳倦、跌打损伤等均可导致疼痛，而“不通则痛”和“不荣则痛”则是一切疼痛发生的病理基础。

（二）慢性疼痛分类

慢性疼痛的分类有多种方法和标准。国际疼痛研究学会（IASP）将慢性疼痛综合征分为 32 大类 210 个小类（其中有 6 个小类又细分为 27 个病种）。目前临床将其综合分为三大类，具体如下：

1. **慢性伤害性疼痛** 由组织损伤或炎症引起的疼痛。这种疼痛常在活动后加剧，休息后好转；晨起或休息后不能立即活动；常因天冷、受凉诱发或加重。常见的有软组织、关节和骨疼痛，如肌筋膜炎、腱鞘炎、膝关节炎、肩周炎、髋关节炎、风湿性关节炎、痛风、腰背痛、跟痛症等。

2. **慢性神经病理性疼痛** 是由神经损伤或病变引起的疼痛，分为 6 种：①神经痛，包括三叉神经痛、舌咽神经痛、带状疱疹后神经痛、截肢后幻肢痛和残肢痛、神经损伤后疼痛，特点是疼痛突发突止，呈放电样、针刺样、烧灼样、刀割样。②糖尿病外周神经病变、脉管炎、复杂性区域疼痛综合征，一般为持续性、自发性疼痛，轻轻触摸疼痛部位可加重，伴有发凉、发绀、苍白、甚至坏疽，多有行动不便，严重者需要截肢。③中枢性疼痛，包括脊髓型中枢痛和脑中枢痛。④脊柱源性疼痛，如颈椎病、腰椎间盘突出症、腰椎滑脱等所致疼痛。疼痛位于颈背部或腰背部，可放射到上肢或下肢，伴有肢体麻木或无力。⑤头痛，包括颈椎源性头痛、偏头痛。疼痛多位于太阳穴或后脑勺，有时在头顶部，呈阵发性。⑥深部组织和内脏痛，如顽固性心绞痛、排除了器质病变的腹腔神经丛痛或会阴痛等。

3. **复合性疼痛** 同时存在伤害性疼痛和神经病理性疼痛，如癌痛，化疗或放疗后神经痛等。

二、康复评定

目前，对于慢性疼痛的评定尚缺乏可靠的客观手段，难以定性和定量，临床常用的评定方法主要有疼痛强度评估法和疼痛问卷表法。疼痛强度评估法主要有词语描述量表（verbal description scale,

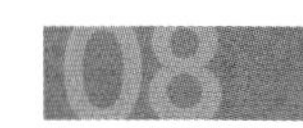

VDS)、数字评分法(numerical rating scale,NRS)、面部表情评分法(faces pain scale,FPS)、视觉模拟评分法(visual analogue scale,VAS)和5指法;疼痛问卷表法主要有McGill疼痛调查表(McGill pain questionnaire,MPQ)和简明疼痛量表(brief pain inventory,BPI)。

强度评估法适于疼痛强度的评估,评估起来简单方便;疼痛问卷表法比较全面,可从强度、部位和其他多个方面,对疼痛进行较为全面的评估,但评估起来较为复杂耗时。医护人员应根据患者的文化程度、身体机能和评估需求,选择适宜的评估方法进行评估。

中医理论认为慢性疼痛为阴阳失衡,气血运行受阻,"不通则痛";气血虚弱失荣,"不荣则痛"。"不通则痛"多为实证,"不荣则痛"多为虚证。常见的中医辨证要点见表8-2-1:

表 8-2-1 慢性疼痛的中医辨证要点

分型	辨证要点
血瘀证	痛如针刺,痛有定处,拒按,舌质紫暗,或见瘀斑瘀点,脉涩
气滞证	胀痛或窜痛,部位不定,时轻时重,常随情绪波动而加重,舌暗,苔白,脉弦
实寒证	冷痛或绞痛,痛处拒按,得温则减,遇寒加重,苔白,脉紧
实热证	热痛或伴红肿,壮热喜凉,口渴饮冷,大便秘结,小便短赤,舌红苔黄而干
湿热证	酸痛重着,午后潮热、日久不愈、关节红肿、小便频数短涩、尿赤、口干不欲饮、胸脘满闷、苔黄腻、舌质红、脉滑数
血虚证	隐痛或空痛或刺痛,面白无华或萎黄,唇色淡白,爪甲苍白,头晕眼花,舌淡,苔白,脉细
气虚证	隐痛或空痛,少气懒言,神疲乏力,头晕目眩,自汗,活动时诸证加剧,舌淡或胖嫩,苔白,脉细无力
阳虚证	隐痛或空痛,疼痛处喜温喜按,面色淡白,畏寒肢冷,大便溏薄,小便清长,舌淡胖,脉沉细
阴虚证	隐痛或灼痛,两颧潮红,形体消瘦,潮热盗汗,五心烦热,舌红少苔,脉细数

三、传统康复治疗

(一)针灸康复

1. 取穴

(1)分部取穴

头痛:①前额部:头维、印堂、合谷、内庭;②后头部:天柱、脑户、后溪、昆仑;③侧头部:风池、太阳、外关、足临泣;④颠顶部:百会、四神聪、太冲、至阴。

颈痛:风池、天柱、百劳、大椎、肩井、肩贞、天宗、颈夹脊。

肩痛:肩髃、肩髎、肩前、肩贞、阿是穴。

腰背部疼痛:疼痛相应阶段的背腧穴、夹脊穴、阿是穴。

上肢痛:肩髃、肩髎、曲池、外关、合谷。

下肢痛:环跳、承扶、风市、足三里、绝骨、太冲。

(2)循经取穴

头痛:①前额部:合谷、内庭;②后头部:后溪、昆仑;③侧头部:外关、足临泣;④颠顶部:太冲、至阴。

颈痛:外关、列缺。

肩痛:曲池、后溪。

腰背部疼痛:委中、昆仑。

(3)辨证取穴:血瘀证加膈俞、合谷、太冲;寒实证加风门、风府;实热症加合谷、曲池;寒湿证加三阴交、阴陵泉;血虚证加膈俞、肝俞、足三里、三阴交;气虚证加气海、足三里;阳虚证加肾俞、命门、气海、关元;阴虚证加三阴交、太溪。虚实夹杂的证候两者穴位全选。

2. 操作 血瘀证、寒实证、实热症、寒湿证、湿热证针刺用泻法;血虚证、气虚证、阳虚证、阴虚证针刺用补法;寒实证、阳虚证可配合灸法;血瘀证可刺络放血。

3. 疗程 一般每日1次,10次为1疗程,疗程间隔休息2 ~ 3天。

(二)推拿康复

1. 头痛

(1)患者取坐位或仰卧位。印堂至太阳穴行分推前额,一指禅从印堂沿眼眶周围行“小∞字”和“大∞字”推,各5次。

(2)指按揉印堂、神庭、鱼腰、太阳、百会、四神聪等穴,各1分钟左右。

(3)抹前额,从前额发际处至后发际风池穴处五指拿法拿五经,再行双手扫撒法,各5 ~ 10遍。

(4)患者取坐位或俯卧位。一指禅推法沿项背部督脉(风府,大椎等穴)膀胱经(风池及背俞穴等)上下往返操作,结合揉、拔各穴5遍;拿风池、项部两侧肌群、肩井各3 ~ 5次;再在项背肩部施以㨰法2分钟左右。

2. 颈痛

(1)按揉风池穴1分钟,从风池穴起至颈根部,拿捏颈项两旁的软组织5分钟。随后㨰颈肩部、上背部及上肢的肌肉5分钟。

(2)拔伸牵引颈部,并使头颈部前屈、后伸及左右旋转。

(3)提拿患者两侧肩并拿揉患肢,以肱二头肌和肱三头肌为主,用多指横拔腋下臂丛神经分支,使患者手指有串麻感为宜。

(4)牵抖患侧上肢2 ~ 3次,最后拍打肩部和上肢,使患者有轻快感为宜。

3. 肩痛

(1)患者坐位,医者站于患侧,用一手托住患者上臂使其微外展,另一手㨰或拿揉肩前部、三角肌部及肩后部。同时配合患肢的被动外展、旋外和旋内活动,各10 ~ 20次。

(2)点压肩井、秉风、天宗、肩内陵、肩贞、肩髃各穴,以酸胀为度,弹拨有粘连部位或痛点,各1分钟。

(3)摇肩关节,幅度由小到大。然后再作肩关节内收、外展、后伸及内旋的扳动,约5遍。

(4)搓揉、拿捏肩部周围,然后牵拉提抖患肢,最后从肩部到前臂反复上下搓动3 ~ 5遍。

4. 腰痛

(1)患者俯卧位,㨰、揉两侧足太阳膀胱经从上向下施术5 ~ 6遍,然后用掌根在痛点周围按揉1 ~ 2分钟。

(2)依次按揉两侧三焦俞、肾俞、气海俞、大肠俞、关元俞、膀胱俞、志室、秩边等穴位,以酸胀为度。

(3)患者侧卧位,斜扳腰部,左右各1次,再仰卧位,作屈髋屈膝被动运动。

(4)患者俯卧位,掌擦腰背两侧膀胱经,横擦腰骶部,以透热为度。最后可用桑枝棒拍击腰骶部。

5. 肘关节痛

(1)患者坐位或仰卧位,用㨰法从肘部沿前臂背侧治疗,往返10次左右。

(2)按揉曲池、手三里、尺泽、小海、少海,手法宜缓和,同时配合拿法沿伸腕肌往返提拿。

(3)屈伸肘关节,同时弹拨伸腕肌。

(4)用擦法沿伸腕肌治疗,以透热为度,亦可搓上肢,拔伸肘关节。

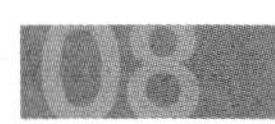

6. 膝痛

(1) 患者仰卧位，点按内外膝眼、梁丘、血海、阴陵泉、阳陵泉、犊鼻、足三里、委中、承山、太溪等穴位，后以㨰法、按揉法、拿捏法作用于大腿股四头肌及膝髌周围，直至局部发热为度。

(2) 用双拇指将髌骨向内推挤，同时垂直按压髌骨边缘压痛点，力量由轻逐渐加重。后用单手掌根部按揉髌骨下缘，反复多次。

(3) 作膝关节摇法，同时配合膝关节屈伸、内旋、外旋的被动活动，最后在膝关节周围行擦法。

(4) 患者俯卧，㨰大腿后侧、腘窝及小腿一侧约 5 分钟，重点在腘窝部委中穴。

(三) 中药康复

1. **血瘀证** 身痛逐瘀汤加减（桃仁、红花、当归、川芎、秦艽、羌活、没药、牛膝、地龙、桑枝、姜黄、甘草）。

2. **气滞证** 柴胡疏肝散（柴胡、川芎、香附、枳壳、芍药、陈皮、甘草）。

3. **实寒证** 乌头汤化裁（川乌、生麻黄、苍术、白术、生甘草、羌活、姜黄、当归、生白芍）。

4. **实热证** 白虎桂枝汤加味（知母、甘草、石膏、粳米、桂枝、桑枝、络石藤、忍冬藤、赤芍）。

5. **湿热证** 四妙丸加减（苍术、黄柏、牛膝、薏苡仁、泽泻、车前子、独活、秦艽、地龙、伸筋草）。

6. **血虚证** 四物汤加味（芍药、当归、熟地黄、川芎、姜黄、延胡索、路路通）。

7. **气虚证** 四君子汤加味（党参、白术、茯苓、香附、柴胡、甘草）。

8. **阳虚证** 右归丸（熟地黄、附子、肉桂、山药、山茱萸、菟丝子、鹿角胶、枸杞子、当归、杜仲）。

9. **阴虚证** 左归丸（熟地、山药、枸杞子、山茱萸肉、川牛膝、菟丝子、鹿胶、龟胶）。

四、传统康复治疗注意事项

(一) 明确诊断

包括病因诊断、病理解剖学诊断、病理生理学诊断和症状诊断。病因诊断是最理想的临床诊断，致病因素大体可分为内因和外因两方面。病理解剖学诊断的内容包括病变部位、范围、器官和组织以至细胞水平的病变性质。病理形态诊断并不意味着在临床上每个患者皆需进行病理形态学检查，而多数是通过询问病史、体格检查、实验室检查以及特殊检查等间接方法得出的。症状诊断是根据尚未查明原因的症状或体征提出的诊断，如上肢烧灼性痛等。此类诊断只是提供诊断方向，待原因查明时再做修正。

(二) 综合治疗

可以将各种传统康复方法综合运用，如果疗效不佳，还可配合现代康复治疗方法，如神经阻滞疗法、药物疗法、理疗等。针对不同疾病或同一疾病发展的不同阶段，采用不同的康复治疗方法组合，发挥多种方法的各自优势，以取得最佳疗效和最小不良反应。

(三) 心理康复

慢性疼痛，原因比较复杂，影响因素较多。所以，除对机体的组织损伤给予有效的治疗措施外，采用心理治疗也具有良好的效果。

1. **呼吸止痛法** 疼痛时深吸一口气，然后慢慢呼出，而后慢吸慢呼，呼吸时双目闭合，想象新鲜空气缓慢进入肺中。

2. 分散注意力 分散患者对疼痛的注意力，可使其疼痛处于抑制状态，减轻其疼痛的感受强度。如看电视、相互交谈、读书看报等，把注意力转移到其他事物上，疼痛就会减轻甚至消失。

3. 暗示 当患者疼痛剧烈时，应使患者清楚疼痛是机体的一种保护性反应，说明机体正处在调整状态，疼痛感是暂时的，鼓励患者增强同病魔作斗争的决心和信心。消极暗示可引发或加剧疼痛；积极暗示使患者放松、消除紧张，提高其痛阈值，对减轻疼痛或止痛有良好效果。如使用安慰剂，配合自我暗示法，或合理利用某些医生的权威均可有效缓解患者的疼痛。

4. 指导想象 让患者集中注意力想象自己身处一个意境或风景，再配以优美音乐，可起到松弛和减轻疼痛的作用。做诱导性想象前，若让患者先行有节律的深呼吸，通过自我意识集中注意力，放松全身各部分肌肉，对减轻疼痛强度、提高疼痛阈具有良好效果。

5. 松弛止痛法 患者疼痛时如能解除紧张，松弛肌肉，就会减轻或阻断疼痛反应，起到止痛作用。松弛肌肉的方法很多，如叹气、打哈欠、深呼吸、闭目冥思等。

6. 刺激健侧皮肤法 疼痛时，可以刺激痛区对侧的健康皮肤，以分散患者对患处疼痛的注意，如左臂痛，可以刺激右臂，刺激的方法如按摩、捏挤、冷敷、涂清凉油等。

（四）加强锻炼

由于慢性疼痛治愈后存在复发的可能，患者本身需要积极锻炼，可根据疾病不同进行锻炼，常见的膝关节痛、肩周炎和颈椎病，这三类患者的锻炼各有不同。

1. 膝关节痛 注意非负荷锻炼，如坐在椅子边，将腿向前伸直往上抬，大腿离开椅子 2 ~ 5cm，让股四头肌持续收缩，保持 3 ~ 10 秒才放下。每次重复 5 ~ 10 遍，每天做 3 ~ 5 次。游泳克服了地心引力，实现无负重锻炼，但注意水温适宜。避免长时间频繁上下楼、跑步、爬山或半蹲位等对膝关节磨损较大的运动，避免跌跤或扭伤。一旦有疼痛应及时休息以利关节面修复。

2. 肩周炎 要坚持“带痛锻炼”，如拉手巾法：两手拉一条手巾或一根绳，放在背后，像洗澡时擦背一样，上下斜行牵拉，有疼痛时坚持 3 ~ 5 秒钟。爬墙法：直立墙边，双臂上伸，手掌尽量向上爬直至肩痛保持 3 ~ 5 秒钟。在手指到达的最高处的墙上划一标线，以后每次或每天锻炼的时候争取手指越过此线并再做标记，坚持至肩关节恢复正常。

3. 颈椎肌肉痛 要按肌群分类锻炼。颈后肌群锻炼（最重要和最基础，适合所有类型颈椎病）：头稍抬起，双手掌扣住放后脑勺即枕骨上。手臂向前用力的同时头向后用力对抗，相持 30 秒。当两力相交时颈后肌群变硬并受到锻炼和加强。

颈前肌群锻炼（适合头晕、耳鸣、心悸或恶心的椎动脉型、交感型颈椎病）：单手掌向上后顶住前额头，同时头向前下用力屈，额头与手臂相对用力对抗持续 30 秒。此时颈前肌群变硬并受到锻炼和加强。

颈侧肌群锻炼（适合肩、臂、手痛或麻和头痛的神经根型颈椎病）：手掌顶住颞部，头同时向同侧屈。头侧的用力与手臂的向上顶撑对抗，相持 30 秒。当两力相交时颈侧肌群变硬并受到锻炼和加强。

第三节 中枢神经系统损伤后肢体运动功能障碍的传统康复治疗

一、概述

1. **定义** 广义的中枢神经系统损伤是各种原因如脑卒中、脑外伤、脊柱外伤、心搏骤停和窒息、麻醉和手术意外导致的脑和脊髓损伤,包括上运动神经元(大脑,脑干、脊髓)和下运动神经元(脑神经运动核,脊髓前角运动细胞)损伤。狭义的中枢神经系统损伤仅指上运动神经元受损,包括因大脑皮质、内囊、小脑、脑干与脊髓部位损伤和病变。本节只讨论狭义的中枢神经系统损伤,即上运动神经元损伤。

上运动神经元损伤后所致的运动功能障碍,又称上运动神经元瘫痪,中枢性瘫痪或痉挛性瘫痪,临床特征为:瘫痪分布以整个肢体为主(单瘫、偏瘫、截瘫);肌张力增高;腱反射增强或亢进;有病理反射和异常运动模式;轻度废用性萎缩或无明显肌萎缩;无肌束性颤动;肌电图神经传导正常,无失神经电位。

2. **分类** 上运动神经元损伤分为功能单位损伤和传导通路损伤。功能单位损伤是指大脑皮质内具有某些特殊定位功能灰质的损伤,主要包括大脑皮质、小脑皮质内的功能单位,其损伤原因多为颅脑外伤等。临床上除产生肢体功能障碍外,多伴还有情感、记忆力、定向力等认知功能障碍。传导通路损伤是指脑皮质内的功能单位与下运动神经元联系的许多重要神经纤维通道的损伤,主要包括内囊、基底节等区域,多为脑血管病变引起,临床主要以肢体功能障碍为主,多伴有言语障碍。

上运动神经元损伤后使运动系统失去高级神经中枢的控制,从而使一些原始的、被抑制的、皮层下中枢的运动反射释放,引起运动模式异常,而表现为肢体肌力、肌张力的不协调等。

中枢神经系统损伤后肢体运动功能障碍属于中医学中“脑卒中”“痿病”“半身不遂”“偏枯”等范畴。

二、康复评定

运动功能评定包括上、下肢、躯干的运动及一些整体活动能力和痉挛的评估。分为主观评估和客观评估两类。

主观评估方法依靠检查者徒手操作及观察来主观判断患者的情况,主要包括肌力的评定、肌张力的评定、Brunnstrom 偏瘫运动功能分期评价、简化 Fulg-Meyer 评定、平衡功能、协调功能、步态分析和日常生活活动能力的评定等。

客观评估方法较为直观、量化、准确,但需一定仪器设备,临床应用受到一定限制。常用的客观评定方法有等长肌力测定、等张肌力测定、等速肌力测定、肌力和关节活动范围测定等。

中医学认为中枢性运动功能障碍的病因多见于先天性的、后天性的和外伤性的三种。先天因素:胎儿禀赋不足,精血亏损,不能充养脑髓。后天因素:脏腑功能失调,气血逆乱,上冲于脑,或溢于脑脉之外,或阻于脑脉之中,损伤脑髓。外伤因素:各种外伤引起的脑部损伤,累及脑髓。由于脑髓受损,通过经络而累及四肢百骸、五官九窍,以致产生中枢性运动功能障碍的种种证候。常见的中医辨证要点见表 8-3-1:

表 8-3-1 中枢神经系统损伤后肢体运动功能障碍的中医辨证要点

分型	辨证要点
风火上扰证	半身不遂，口眼㖞斜，舌强语謇，伴头晕头痛，面红目赤、心烦易怒，口苦咽干，舌质红苔黄，脉弦或弦数
痰瘀阻络证	半身不遂，口眼㖞斜，言语不利，肢体麻木，头晕目眩，胸胁胀满，舌质暗红，苔白腻，脉弦滑
痰热腑实证	半身不遂，肢体强痉，言语不利，口眼㖞斜，腹胀便秘，头晕目眩，口黏痰多，午后面红烦热。舌质红，苔黄腻或黄燥，脉弦滑大
阴虚风动证	半身不遂，口舌㖞斜，言语不利。手足心热，五心烦热，失眠，眩晕耳鸣，舌质红或暗红，苔少或无苔，脉弦细数
气虚血瘀证	肢体偏枯不用，肢软无力，面色萎黄，舌质淡紫或有瘀斑，苔薄白，脉细涩或细弱

三、传统康复治疗

（一）针灸康复

针灸疗法包括多种针法和灸法，最常用的是毫针疗法，但各种针法和灸法需根据不同部位的病变情况，灵活选用。

1. 体针 循经取穴、辨证取穴与对症取穴相结合。

(1) 主穴：循经取穴，以手足三阳经腧穴配手足三阴经腧穴为主，如手足阳明经配手足太阴经腧穴：肩髃、曲池、合谷；髀关、足三里、解溪；天府、尺泽、太渊；箕门、阴陵泉、三阴交。

手足少阳经配手足厥阴经腧穴：肩髎、天井、外关；环跳、阳陵泉、绝骨；天泉、曲泽、内关；足五里、曲泉、太冲。

手足太阳经配手足少阴经腧穴：肩贞、小海、阳谷；承扶、委中、昆仑；极泉、少海、神门；阴谷、太溪。

辨证取穴：风火上扰证者，加取太冲、行间、足临泣；阴虚风动证者，加取风池、太溪；痰热腑实证者，加取曲池、内庭、丰隆；痰瘀滞络证者，加取丰隆、血海；气虚血瘀证者，加取气海、膈俞。

对症取穴：口眼、舌歪斜者，加取头面部穴位，如地仓、颊车、太阳、颧髎、阳白、承浆等；上肢不遂者加肩髃、曲池、手三里、合谷；下肢不遂者加环跳、阳陵泉、阴陵泉、风市；足内外翻者加解溪、昆仑、太溪、照海等。

(2) 操作方法：每次先针循经取穴的阳经腧穴、辨证取穴和对症取穴，再针阴经腧穴，根据虚补实泻，采用提插、捻转补泻手法，留针 20 ~ 30 分钟；出针后，先上肢、后下肢针阴经腧穴，得气后出针，不留针。

(3) 疗程：每日 1 次，12 次为 1 疗程，休息 2 ~ 4 天再进行下 1 疗程。

2. 头针

(1) 主穴：顶颞前斜线、颞前线、顶旁 1 线、顶旁 2 线。

(2) 操作方法：采用长时间留针间断行针法，可留针 3 ~ 4 小时。一般选用 28 ~ 30 号毫针，常用 1 ~ 1.5 寸，常规消毒后，常规进针法刺至帽状腱膜下，针后捻转，200 次 / 分钟，每根针捻转 1 分钟，留针期间进行肢体的功能训练，开始每隔 30 分钟捻转 1 次，重复两次，然后每隔两小时捻转 1 次，直至出针。

(3) 疗程：每日 1 次，10 次为 1 疗程，休息 2 ~ 4 天再进行下 1 疗程。

3. 电针 在体针、头针的基础上，选择 3 ~ 6 对穴位。波形为疏波，频率 1 ~ 2Hz，输出强度以肌肉规律性收缩为度。电针时间约 30 分钟。

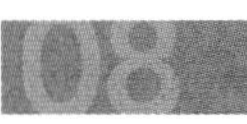

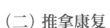

（二）推拿康复

1. 取穴 天宗、肝俞、胆俞、膈俞、肾俞、承扶、阳陵泉、委中、承山、风市、伏兔、足三里、血海、解溪、尺泽、曲池、手三里、内关、合谷等穴。

2. 手法 一指禅推法、㨰法、按揉法、拿法、搓法、摇法、捻法等。

3. 操作步骤

(1) 患者取坐位，医师用㨰法沿手三阳经循行部位经上臂外侧、肘部向下至腕关节治疗，以肩、肘、腕、指骨间关节及其周围为重点治疗部位，同时施以摇法、搓法或捻法配合肩、肘、腕及指骨间关节的被动活动；按揉天宗、肩井、肩髃、肩髎、手三里、尺泽、曲池、内关、合谷等穴；最后用拿法拿上肢，搓揉上肢。时间约 10 分钟。

(2) 患者取仰卧位，医师用㨰法沿足阳明胃经循行部位向下至踝关节及足背部治疗，以髋、膝、踝关节及其周围为重点治疗部位；按揉伏兔、足三里、血海、解溪等穴；用摇法配合髋、膝、踝关节的被动活动；最后拿法拿下肢，以大腿内侧及膝部周围为重点治疗部位。时间约 10 分钟。

(3) 医师用㨰法沿足少阳胆经循行部位经大腿外侧、膝部至小腿外侧治疗，以髋、膝关节为重点治疗部位；按揉风市、膝阳关、阳陵泉、悬钟、丘墟等穴。时间约 10 分钟。

(4) 患者取俯卧位，医师立于患者一侧，先用㨰法沿足太阳膀胱经循行部位向下至臀部、大腿后部、小腿后部，以腰椎两侧、臀部、腘窝及跟腱部为重点治疗部位；按揉肝俞、胆俞、膈俞、肾俞、承扶、委中、承山、昆仑等穴。时间约 10 分钟。

（三）中药康复

1. 风火上扰证 方用天麻钩藤饮加减。常用药：天麻、钩藤（后下）、生石决明（先煎）、川牛膝、黄芩、山栀、夏枯草等。夹有痰浊，胸闷，恶心，苔腻，加陈胆星、郁金；头痛较重，加羚羊角、夏枯草以清肝熄风；腿足重滞，加杜仲、寄生补益肝肾。

2. 痰瘀阻络证 方用半夏白术天麻汤合桃红四物汤加减。常用药：半夏、天麻、茯苓、橘红、丹参、当归、桃仁、红花、川芎等。眩晕甚者，加钩藤、菊花以平肝熄风；瘀血明显者，加地龙、三棱、莪术等活血化瘀；烦躁不安、口气臭秽者，加黄芩、栀子清热泻火。

3. 痰热腑实证 方用星蒌承气汤加减。常用药：生大黄（后下）、芒硝（冲服）、胆南星、瓜蒌等。痰盛者，加竹沥、天竺黄、川贝母清热化痰；目眩头晕者，加天麻、钩藤、石决明以平肝熄风潜阳；便秘者，加生地黄、玄参、麦冬以滋阴液。

4. 阴虚风动证 方用镇肝熄风汤加减。常用药：生龙骨（先煎）、生牡蛎（先煎）、代赭石（先煎）、龟板（先煎）、白芍、玄参、天冬、川牛膝、川楝子、茵陈、麦芽、川芎等。痰热较重，苔黄腻，泛恶，加胆星、竹沥、川贝母清热化痰；阴虚阳亢，肝火偏旺，心中烦热，加栀子、黄芩等清热除烦。

5. 气虚血瘀证 方用补阳还五汤加减。常用药：生黄芪、全当归、桃仁、红花、赤芍、川芎、地龙等。血虚甚，加枸杞、首乌、阿胶、鸡血藤以补血；肢冷，阳失温煦，加桂枝温经通脉；腰膝酸软，加川断、桑寄生、杜仲以壮筋骨，强腰膝。

四、传统康复治疗注意事项

1. 中枢性运动功能障碍采用传统康复方法可获得较好效果，但久病畸形者应配合其他疗法。

2. 卧床患者应根据疾病不同阶段，指导协助患者良肢位摆放、肌肉收缩及关节运动，以免造成足下垂或内翻，必要时可用护理架及夹板托扶。还应采取适当活动体位等措施，避免褥疮发生。

3. 尽早指导患者进行床上的主动性活动训练，包括翻身、床上移动、床边坐起、桥式运动等。如患者不能作主动活动，则应尽早进行各关节被动活动训练。

4. 指导患者进行进食、洗脸、穿脱衣服、穿脱袜子等训练，鼓励患者尽量独自完成，提高自理能力。

5. 根据患者病情，可在医生指导下选用传统体育锻炼中的五禽戏、八段锦、太极拳等进行锻炼，或其他医疗体操等运动锻炼形式进行锻炼，有利于改善患者运动功能障碍，以不疲劳为度。

第四节 言语功能障碍的传统康复治疗

一、概述

言语（speech）与语言（language）是两个既相关又有区别的概念，因为任何言语活动都是将语言作为工具的。语言是人类在社会劳动和生活过程中形成并发展起来的，它是指通过运用各种方式或符号（手势、表情、口语、文字）来表达自己的思想或与他人进行交流的能力，是一种后天获得的、人类独有的复杂的心理活动。语言与言语的主要区别是：语言是整个社会群体所共同使用的一种符号系统，更强调全民性和共同性；而言语则是某一个体对语言的具体使用的行为，它具有更明显的个体特征和个人风格。言语障碍是指对口语、文字或手势的应用或理解的各种异常，一般分为失语症和构音障碍两种情况。

（一）失语症

1. 定义 失语症是指与语言功能有关的脑组织的病变，如脑卒中，脑外伤、脑肿瘤、脑部炎症等，造成患者对人类进行交际符号系统的理解和表达能力的损害，尤其是语音、词汇、语法等成分、语言结构和语言的内容与意义的理解和表达障碍，以及作为语言基础的语言认知过程的减退和功能的损害。即患者无法说他过去能说、现在想说的话，无法写他原来会写的字句，而且常同时有程度不等的语言理解困难。失语症不包括由于意识障碍和普通的智力减退造成的语言症状，也不包括听觉、视觉、书写、发音等感觉和运动器官损害引起的语言、阅读和书写障碍。

2. 病因及分类

（1）失语症病因：常见如下6种。

1）脑血管病变：脑血管病变(包括脑血栓形成、脑栓塞、脑出血、脑血管瘤等)是失语症最常见的病因。

2）脑外伤：因外伤部位不同，失语症状表现各异。

3）脑肿瘤：大多数脑肿瘤患者起病初期的失语症状多为暂时性发作，或与局部运动性癫痫伴随出现，或构成癫痫大发作先兆症状。

4）脑组织炎症：各种不同原因所致的脑膜炎、脑炎、脑蛛网膜炎也可引起失语。

5）Pick病和阿尔茨海默病（Alzheimer Disease）：Pick病初期失语可为命名性失语，口语语汇日见贫乏，错误逐渐严重，最后完全失语。阿尔茨海默病多出现感觉性失语症，错语、多语现象比较突出。

6）其他：脑型疟疾、脑型血吸虫病也可引起失语。

（2）失语症分类：一般分7类。

1）运动性失语症：也称表达性失语症、口语性失语症、皮质运动性失语等。症状特点为患者能理解他人语言，构音器官的活动并无障碍，有的虽能发音但不能构成语言。

2）感觉性失语症：又称感受性失语、Wernicke 失语症等。特点为患者听觉正常，但不能听懂他人评议的意义，虽有说话能力，但词汇、语法错误紊乱，常答非所问，讲话内容无法使人真正了解，但常能正确模仿他人语言。

3）命名性失语症：又称记忆缺失性失语症，特点是患者言语、书写能力存在，但词汇遗忘很多，物体名称遗忘尤为显著。

4）完全性失语：患者完全不能用评议表达思维活动，甚至个别的字、词、音节都不能发出。

5）失读症：特点为患者无视力障碍，看到原来认识的文字符号却读不出字音，亦不知其意义，多伴有失写、失算、体象障碍、空间失认等。

6）失写症：患者虽能听懂别人语言，但自动书写能力丧失，默写和抄写亦不可能，给予文字的模型碎块，也不能拼凑成完整的文字。

7）词聋：指理解口语的能力受损，纯粹的词聋很罕见。

（二）构音障碍

1. 定义 构音障碍（dysarthria）是由于神经病变，与言语有关的肌肉麻痹、收缩力减弱或运动不协调所致的言语障碍。

2. 病因及分类 常见的病因为肌萎缩性侧索硬化症、急性感染性多发性神经根炎、肝豆状核变性、震颤性麻痹综合征、多发性硬化、脑干病变、内囊病变、小脑病变、脑性瘫痪等。其病理基础为运动障碍，所以又称为运动性构音障碍。

根据神经系统损害部位和言语受损严重程度不同，一般把构音障碍分为 6 种类型。

（1）弛缓型构音障碍：由下运动神经元损伤造成，如颅神经核、颅神经、周围神经纤维病变，或构音肌肉的病变。其特点是说话时鼻音过重，可听见吸气声。发音时因鼻腔漏气而使语句短促，音调低，音量小和字音不清。

（2）痉挛型构音障碍：由上运动神经元损伤后，构音肌群的肌张力增高及肌力减退所致说话缓慢费力，字音不清，鼻音较重，缺乏音量控制，语音语调异常。

（3）运动失调型构音障碍：由小脑或脑干内传导束病变所致构音肌群运动范围、运动方向的控制能力差。发音不清、含糊、不规则、言语速度减慢。

（4）运动过少型构音障碍：系锥体外系病变所致，构音肌群的不自主运动和肌张力改变，主要是构音肌群强直造成发音低平，单调，甚至有颤音和口吃，语音语调差，言语速度加快，音量小。

（5）运动过多型构音障碍：也是由于锥体外系病变所致。如舞蹈病、肝豆状核变性、脑性瘫痪等造成发音高低、长短、快慢不一。

（6）混合型构音障碍：由上下运动神经元病变造成，如多发性脑卒中、肌萎缩性侧索硬化等。

言语功能障碍属于中医“喑痱”“哑风”“风懿”“舌强不语”“语涩”的范畴。

二、康复评定

失语症的常用评定方法有西方失语成套测验（western aphasia battery，WAB）和北京医科大学汉语失语成套测验（aphasia battery of Chinese，ABC）。

构音障碍的常用 评定方法是中国康复研究中心构音障碍检查法，该法是中国康复研究中心参照日本构音障碍检查法，按照汉语发音特点编制的构音障碍评价表。其特点通过检查，能够对各类型构音障碍进行诊断，判断构音障碍的类型，找出错误的构音及错误构音的特点，对构音障碍的训练有明确的指导作用。

改良版 Frenchay 构音障碍评定法由河北省人民医院康复中心根据构音障碍评定法改编的汉语版 Frenchay 构音障碍评价法。能为临床动态观察病情变化、诊断分型和疗效判定，提供客观依据，并对治疗预后有较肯定的指导作用。

中医学认为言语功能障碍属其发生病机可归纳为风、火、痰等伤及心、肝、脾、肾四经。脑为元神之府，气血不通，髓海空虚，风火痰瘀乘之，流窜经络，阻塞清窍而致失语。常见的中医辨证要点见表 8-4-1：

表 8-4-1 言语功能障碍的中医辨证要点

分型	辨证要点
肝阳暴亢证	舌强语謇，半身不遂，口舌歪斜，眩晕头痛，面红目赤，心烦易怒，口苦咽干，便秘尿黄。舌红或绛，苔黄或燥，脉弦有力
痰热腑实证	舌强不语，半身不遂，口舌歪斜，口黏痰多，腹胀便秘，午后面红烦热。舌红，苔黄腻或灰黑，脉弦滑大
风痰阻络证	舌强语謇，半身不遂，口舌歪斜，肢体麻木或手足拘急，头晕目眩。舌苔白腻或黄腻，脉弦滑
阴虚风动证	舌强语謇，半身不遂，肢体麻木，心烦失眠，眩晕耳鸣，手足拘挛或蠕动。舌红或暗淡，苔少或光剥，脉细弦或数
气虚血瘀证	舌强语謇，半身不遂，肢体软弱，偏身麻木，手足肿胀，面色淡白，气短乏力，心悸自汗。舌质暗淡，苔薄白或白腻，脉细缓或细涩

三、传统康复治疗

1. 中药康复

(1)肝阳暴亢证：天麻钩藤饮加减(石决明、天麻、钩藤、黄芩、栀子、白芍、天竺黄、牛黄、麝香、冰片、石菖蒲、远志、胆南星等)。

(2)痰热腑实证：星蒌承气汤加减(全瓜蒌、胆南星、石菖蒲、地龙、丹参、郁金、枳壳、厚朴、大黄等)。

(3)风痰阻络证：解语丹加减(白附子、石菖蒲、远志、天麻、全蝎、羌活、胆南星、木香、甘草、川芎、丹参、红花等)。

(4)阴虚风动证：左归丸合地黄饮子加减(生地黄、熟地黄、麦冬、五味子、山茱萸、石菖蒲、远志、茯苓、石斛、川芎、丹参、红花、杏仁、桔梗、木蝴蝶等)。

(5)气虚血瘀证：补阳还五汤加减(黄芪、当归、川芎、赤芍、桃仁、丹参、红花、桑寄生、葛根、海藻等)。

中药服用方法：用水煎服，每日 1 剂，每次 50ml，每日 3 次，4 周为一疗程。

2. 针灸康复

(1)主穴：风池、风府、哑门、天突、廉泉。

肝阳暴亢加尺泽、太冲；痰热腑实加中脘、天枢、足三里、丰隆；风痰阻络加曲池、合谷、丰隆；阴虚风动加照海、三阴交、太溪；气虚血瘀加气海、关元、足三里。

(2)操作方法：肝阳暴亢、痰热腑实、风痰阻络针刺用泻法，阴虚风动、气虚血瘀针刺补泻兼施。针廉泉穴向舌根方向直刺 0.5 ~ 0.8 寸，使针感放射至舌根部。其他四肢穴位按照常规针刺。

(3)疗程：每日 1 次，每次留针 20 ~ 30 分钟，10 次为 1 疗程。

3. 推拿康复

(1)患者坐位医生用双拇指分别从印堂交替上推至发迹再左右分推至太阳穴两指揉太阳穴约 0.5 分钟,用大鱼际自太阳穴向后平推至耳上,绕耳后经风池到颈肩部 5 ~ 8 次,然后捏拿肩部肌肉数次并急搓大椎穴 2 分钟。

(2)双手交替沿督脉及膀胱经路线,从前额至脑后颈项部按压 5 ~ 8 次,揉百会四神聪穴 1 ~ 2 分钟,双手揉两颞骨部 2 分钟。

(3)双手五指分开从前额到脑后轻敲头部 1 ~ 2 分钟,用双手小鱼际侧敲头顶及额颞部 2 ~ 3 分钟,揉拿颈项部,拇指、示指揉拿风池穴,重揉按哑门风府穴各 2 ~ 3 分钟,然后多指揉颈项部数次用以缓解局部肌肉紧张感。

(4)单手轮回揉压搓双耳前后至患者感觉微热为止,压听会、听宫、耳门等穴数次,双手交替沿胸锁乳突肌纵向及喉结周围反复推 200 次,捏廉泉穴数次,压揉合谷、中渚等穴。

(5)最后让患者反复进行咀嚼肌运动 1 ~ 2 分钟,结束手法治疗。

四、传统康复治疗注意事项

1. 针灸治疗有一定疗效,治疗时间越早,疗效越好。

2. 加强语言训练,包括口语、听力、阅读、书写的训练。

3. 积极配合心理治疗,失语症患者往往表现为焦虑、恐惧、忧郁等心理反应。当患者面临与他人交流困难时,会显得焦虑不安和心神不宁,个别严重患者,怨天尤人,容易激惹,无故发怒。

第五节 吞咽功能障碍的传统康复治疗

一、概述

吞咽是指食物经咀嚼而形成的食团由口腔运送入胃的整个过程。正常的吞咽动作分为口腔、咽、食道 3 个时相。口腔时相是指将口腔磨碎的食物变成食团往喉咽送的过程。这动作必须嘴唇紧闭的功能良好,舌头可自主的往各个方向移动,舌上的食物被主动送至口腔后部,舌将食物压入咽部。这个时相是整个吞咽过程中唯一可以经由意识控制的,而且其持续的时间可长可短,又称随意期。咽部时相是指食物经咽喉进入食道的过程。食物刺激了咽部的吞咽受体,所产生的冲动传到脑干的吞咽中枢,此中枢即抑制吞咽时的呼吸,并激发一系列协调的过程,防止食物反流入鼻腔。食道时相是指食道的输送过程。吞咽反射结束后,食团因重力及食管蠕动而顺食管往下推送到达胃部。正常情况下食团通过长 25cm 的整个食管约需 7 ~ 10 秒。下食管括约肌松弛使食物进入胃中。

(一)吞咽功能障碍的定义

是指食物从口腔运送到胃的过程出现障碍的一种表现。由口腔、咽喉、食道疾患引起,有相关器官解剖结构异常改变的,为器质性吞咽障碍;而由中枢神经系统或周围神经系统损伤、肌病等引起运动功能异常，无器官解剖结构改变的吞咽障碍，为功能性吞咽障碍。按照发生的部位分为口咽性和食管性吞咽障碍二大类，各类间互有影响。

吞咽障碍可影响摄食及营养吸收，致脱水及营养不良，还可导致食物误吸入气管发生吸入性肺炎，严重者危及生命。

吞咽功能障碍属于中医学中“喑痱”“喉痹”“喉喑”和“舌喑”范畴。

（二）真、假性球麻痹与吞咽功能障碍

球麻痹即延髓麻痹。因为延髓又叫延髓球，所以把延髓麻痹称为球麻痹，又叫真性球麻痹。病变在脑桥或脑桥以上部位，如双侧皮质延髓束损害，造成延髓内运动神经核失去上部神经的支配，而出现的延髓麻痹，称为假性球麻痹。

1. 假性球麻痹性摄食 - 吞咽障碍 假性球麻痹在摄食 - 吞咽准备期、口腔期障碍严重，咀嚼、食块形成、食块移送困难。但吞咽反射仍有一定程度的存留，虽然移至咽部期后吞咽反射表现迟缓，然而一旦受到诱发，其后的吞咽运动会依次进行。这种时间差会引发误咽，舌部和咬肌功能正常却无法吞咽塞满口内的食物。

2. 真性球麻痹性摄食 - 吞咽障碍 球麻痹由损害脑干部延髓吞咽中枢的病灶引起，摄食 - 吞咽障碍主要发生在咽部期，吞咽反射的诱发极其微弱甚至消失。在先行期、准备期，甚至口腔期没有障碍或障碍轻微。往往误咽情况突出。由于喉部抬高不够，且食管入口处扩张状况不好，环状咽肌不够松弛，导致食块在咽部滞留，常发生吞咽后的误咽。

二、康复评定

吞咽功能障碍的康复评定，可以筛查吞咽障碍是否存在；提供吞咽障碍病因和解剖生理变化的依据；确定患者有无误咽的危险因素；确定是否需要改变提供营养的手段。吞咽功能障碍的康复评定一般包括摄食前的基础疾病、全身状态、意识水平等；摄食过程的口腔功能、吞咽功能评价等；为正确评价吞咽功能，了解是否有误咽可能及误咽发生的时期，必要时采用录像吞咽造影、内窥镜、超声波手段。其中录像吞咽造影法是目前最可信的误咽评价检查方法。它是借助 X 线及录像设备，利用含钡食物观察患者有无误咽及评价摄食 - 吞咽障碍的状态，可动态观察。

中医学认为吞咽功能障碍多因年老气虚，不能行血，瘀血闭阻经络；或素体阳亢，复因情志不舒，气郁化火，风阳升动，气血上壅；或肝肾亏虚，精血不足，脑失所养；或气血不足，不能润养宗筋肌肉等原因引起。常见的中医辨证要点见表 8-5-1：

表 8-5-1 吞咽障碍的中医辨证要点

分型	辨证要点
风痰阻络	咽下困难，喉中痰鸣，或痰液稀薄而多，舌质红，苔黄腻，脉滑数
痰火上扰	进食、语言及发声困难，烦躁多怒，流涎，口苦，强哭强笑，舌质红，苔黄腻，脉滑数
脾虚痰盛	进食、语言及发声困难，舌淡苔腻，脉细滑
气虚血瘀	咀嚼无力，咽下困难，饮水即呛，语言不清，肢体痿软无力，舌质淡暗，苔薄白，脉细弱
肝肾亏虚	语言不清，咽下困难，饮水即呛，腰膝酸软，夜尿频，舌淡胖或红干，苔薄白，脉细沉无力

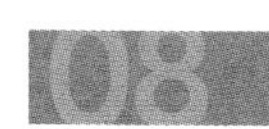

三、传统康复治疗

（一）针灸康复

1. 体针

(1)取穴：

主穴：廉泉、风府、哑门、天突。

辨证取穴：风痰阻络加足三里、丰隆；痰火上扰加丰隆、内庭；脾虚痰盛加脾俞、丰隆；气虚血瘀加足三里、人迎；肾阴亏虚加太溪、肾俞。

(2)操作：风痰阻络、痰火上扰针用泻法；脾虚痰盛、气虚血瘀针用补泻兼施；肾阴亏虚针用补法。针刺廉泉穴向舌根方向直刺 0.5 ~ 0.8 寸，使针感放射至舌根部；针刺天突穴先直刺 0.2 ~ 0.3 寸，然后沿患者胸骨柄后缘，气管前缘缓慢向下刺入 0.5 ~ 1 寸；针刺人迎穴用 2 寸毫针，在患者喉结尖旁开 1.5 寸，颈总动脉内侧缘取穴，直刺 1.8 寸，局部要有窒息样针感；针刺风府穴取伏案正坐位，使患者头微前倾，项肌放松，向下颌方向缓慢刺入 0.5 ~ 1 寸。针刺哑门穴取伏案正坐位，使患者头微前倾，项肌放松，向下颌方向缓慢刺入 0.5 ~ 1 寸。

(3)疗程：每日 1 次，每次留针 20 ~ 30 分钟，10 次为 1 个疗程。

2. 项针

(1)取穴：风池、翳明、上廉泉、外金津玉液、吞咽、舌中、发音。

(2)操作：选用 28 ~ 32 号、1.5 ~ 2.5 寸长毫针，采取夹持进针法，行捻转进针，得气后即留针 30 分钟，中间行针 2 次，每次 2 分钟；上廉泉、外金津玉液、吞咽、舌中、发音等穴行针得气后即刻出针。

(3)疗程：每日 1 次，7 次为 1 个疗程，疗程间隔 2 ~ 3 天，针刺 2 ~ 5 疗程。

3. 舌针

(1)取穴：舌三针。患者仰卧位，用拇指第一二骨间横纹平贴颌前缘，拇指尖处为第一针，其左右各旁 1 寸处为第二、第三针。

(2)操作手法：常规消毒后取 2 寸毫针，三穴进针均向舌根方向，进针 1 ~ 1.5 寸，捻转行针，令针感弥散咽喉部，不留针。

(3)治疗疗程：每日 1 次，5 次为 1 个疗程，疗程间隔 2 ~ 3 天，针刺 2 ~ 5 个疗程。

（二）推拿康复

1. 患者平卧位　去枕，头部微微后伸，充分暴露颈部，先用揉法轻柔两侧的面部颊肌，时间约 5 分钟；再用拇指、示指拿揉喉结两旁的颈肌，时间约 5 分钟；然后点按廉泉、开音穴（下颌角旁开 1 横指）、人迎、扶突穴、通里、足三里各 30 秒。

2. 患者坐位　头中立位，术者手的四指自然分开放在喉的一侧，拇指放在喉的另一侧，在患者做吞咽动作的时候，轻轻用力将喉往上推，随后手放松，完成一次操作。每次治疗可重复 15 ~ 20 次操作。

治疗疗程：每日 1 次，10 次为 1 个疗程，疗程间隔 2 ~ 3 天，治疗 2 ~ 5 个疗程。

（三）中药康复

风痰阻络：解语丹加减（全虫、石菖蒲、远志、钩藤、天麻、半夏、白术、天竺黄、胆南星、郁金等）。

痰火上扰：天麻钩藤饮加减（全虫、石菖蒲、天麻、钩藤、黄芩、远志、生石决明、栀子、牛膝等）。

脾虚痰盛：香砂六君子汤合止痉散（党参、炒白术、朱茯苓、姜半夏、熟地黄、山药、秦艽、全蝎、蜈蚣、胆南星等）。

气虚血瘀：补阳还五汤加减（生黄芪、当归、川芎、白芍、桃仁、红花、天麻、石菖蒲、郁金、僵蚕、天竺黄、全蝎、橘络、白附子、水蛭等）。

肝肾亏虚：左归丸合地黄饮子加减（全虫、石菖蒲、巴戟天、山萸肉、肉苁蓉、枸杞子、黄精、石斛、熟地等）。

在以上五种证型基本方的基础上，再随兼证加减用药。半身不遂加广地龙、鸡血藤，口眼歪斜者加白僵蚕，便秘者加酒大黄，气虚者加党参、黄芪，小便失禁者加益智仁，瘀血重者加水蛭。

四、 传统康复治疗注意事项

1. 假性延髓麻痹可以是脑卒中的主要表现，也可以与脑卒中后肢体瘫痪、感觉障碍、共济失调等同时存在，因此对于吞咽障碍的康复治疗，要与脑卒中后相关的其他功能障碍相互参照治疗。

2. 在脑卒中后假性延髓麻痹的康复治疗中，要注意休息，避免精神紧张和情绪激动；加强营养，给予高蛋白质、高维生素、低脂肪、低胆固醇、低盐饮食，必要时要进行鼻饲、静脉补液。

3. 在针刺治疗过程中，对风池、廉泉等穴须严格掌握针刺方向、深度，使针抵达咽喉部并产生麻胀感以促进吞咽反射的恢复，临床针对辨证分型可适当加用相应腧穴，以助疗效。

4. 中药浓煎取汁，每日可分多次，每次少量饮服，防止呛咳，严重者可胃管鼻饲。

5. **加强吞咽障碍的饮食管理**

(1) 进食体位：常用的体位有坐位、半卧位和健侧卧位 3 种，可根据患者病情采取适当的体位。坐位是最佳位置，这样可最大限度地保护气道，有利于吞咽的动作形成。半卧位适合于吞咽障碍有改善或者有强烈口服愿望的患者，但进食量要小，一般每分钟 3 ~ 5ml，这种坐姿的优点是可促进残留食物从咽喉部排出，向下排到后咽部和梨状窝防止吸入气管。健侧卧位适用于病情特殊需要平卧的患者，可防止食物误吸入气管并保持咽的清洁。

(2) 食物的选择：食物形态的选择应根据患者吞咽障碍程度选取，原则先易后难，进食程序是先进糜烂或半糊状食物，吞咽功能明显改善后改为碎状食物，最后改为普通食物和液体食物。

(3) 进食的方法：以少食多餐为原则，重点在于把握好一口量：如一口量过多，口腔控制困难，食物会从口中漏出或引起咽部食物残留导致误咽；过少，则会因刺激强度不够，难以诱发吞咽反射。一般以少量试之（3 ~ 4ml），然后酌情增加。进食时应把食物放在口腔最能感觉食物的位置，一般放在健侧舌后部或健侧颊部，利于食物的吞咽。开始进食速度不宜过快，应根据患者具体情况因人而异，避免发生误咽。

第六节 认知功能障碍的传统康复治疗

一、 概述

1. **定义** 认知功能由多个认知域构成，如感知觉、时空间定向、注意力、记忆力、语言能力、推理和组织能力等。认知功能障碍，又称为认知功能衰退或认知功能缺损。广义的认知功能障碍泛指各种原因导致的各种程度的认知功能损害(Cognitive Impairments)，从轻度认知功能损害到不同类型痴呆。狭义的认知功能障碍指轻度认知功能障碍，指记忆力或其他认知功能损害，但其日常生活活动能力并未受到明显影响，且尚未达到痴呆的诊断标准。

认知功能障碍不仅表现为记忆障碍、失语、失认、失用及视空间障碍等，在病程的某一阶段常伴有焦虑、抑郁、冲动等情感行为障碍，影响患者的日常生活活动能力。随着人口老龄化和疾病谱的变化，认知功能障碍正引起越来越多的重视和关注。

从中医理论上来讲，认知功能障碍没有与之完全相对应的病名，常将其归为“痴病”“呆病”“健忘”“郁证”等的范畴，是以呆傻愚笨为主要临床表现的一种神志疾病。

2. 病因及分类 认知功能障碍常根据其病因、轻重程度分为以下几类：

(1)轻度认知障碍(Mild Cognitive Impairment，MCI)：可由不同疾病引起，主要分为遗忘型和非遗忘型轻度认知障碍。

(2)血管性认知障碍(Vascular Cognitive Impairment，VCI)：指由脑血管病危险因素(如高血压病、糖尿病和高脂血症等)、显性(如脑梗死和脑出血等)或非显性脑血管病(如白质疏松和慢性脑缺血)引起的从轻度认知损害到痴呆的一大类综合征。

(3)痴呆(Dementia)：临床以获得性认知功能损害为核心，并导致患者日常生活、社会交往和工作能力明显减退的综合征。

1)阿尔茨海默病(Alzheimer Disease，AD)：是一种起病隐匿的进行性发展的神经系统退行性疾病，是导致痴呆的最常见病因。病理改变为弥漫性大脑皮质的萎缩和脑室系统的扩大。

2)血管性痴呆(Vascular Dementia，VD)：是亚洲导致痴呆的最常见病因，卒中病灶通常发生在脑部的几个不同区域，是否发生认知障碍取决于皮层受损的体积大小，且优势半球受损更易发生认知障碍。

3)其他性痴呆：如额颞叶痴呆、帕金森病痴呆、皮层基底节变形、路易体痴呆、正常压力性脑积水和其他继发性疾病(如感染、肿瘤、中毒、代谢性疾病等)引起的痴呆。

二、康复评定

认知功能评定是认知功能障碍康复重要环节。及时、准确、全面评估可明确是否有认知功能障碍，判断认知功能障碍的特征、严重程度，监测认知功能的变化、及早发现将来可能转为痴呆的患者以及指导康复治疗计划的制订。神经心理评估是认知功能障碍评定主要手段。

筛查是认知功能评定第一步。常用量表有简易精神状态检查表、蒙特利尔认知评估量表以及针对各种不同类型认知障碍的综合评估量表等。根据患者的病情，可选择成套评定量表，如：在进行洛文思顿作业疗法中所使用的认知成套测验以进行认知功能全面评定；还可选择认知某个领域如记忆力、注意/执行功能、语言能力评估、视觉空间结构能力进行单项评估。除认知功能评定外，还应评估日常和社会能力、精神行为学等。同时可结合脑电图、认知诱发电位等电生理检查、神经病理学检查、基因学检查提高诊断的准确性。

认知功能障碍其基本病机为髓海不足、神机失用，病位在脑。常见的中医辨证要点见表 8-6-1：

表 8-6-1　认知功能障碍的中医辨证要点

主证	辨证要点
髓海空虚	表情呆滞，沉默寡言，记忆减退，失认失算，口齿含糊，伴腰膝酸软，头晕耳鸣，懈惰思卧，齿枯发焦，舌质淡白，苔薄白，脉沉细弱
痰浊蒙窍	表情淡漠，反应呆钝，智力减退，或哭笑无常，喃喃自语，或终日无语，呆若木鸡，伴不思饮食，脘腹胀痛，痞满不适，口多涎沫，头重如裹，舌质淡，苔白腻，脉细滑
瘀血内阻	表情淡漠，反应呆钝，言语木讷，善忘易惊，行为古怪，肌肤甲错，双目晦暗，舌质暗或有瘀点瘀斑，脉细涩
心肝火盛	表情呆滞，心烦不寐，躁扰不宁，急躁易怒，头晕头胀，目赤耳鸣，口干舌燥，小便短赤，口舌生疮，舌尖红，苔薄黄，脉数有力或细数
痰热内扰	表情淡漠，反应呆钝，睡眠不安，心烦懊恼，头晕目眩，胸闷脘痞，痰涎壅盛，舌质红，苔黄腻，脉滑数

三、传统康复治疗

1. 针刺治疗　取穴以督脉穴为主，并在辨证分型基础上加减取穴。

(1) 主穴：百会、神庭。

髓海空虚者辅以志室、悬钟；痰浊蒙窍辅以足三里、脾俞、中脘、丰隆、阴陵泉、太冲、印堂；瘀血内阻者辅以足三里、合谷、太冲；心肝火盛者辅以安眠、神门、少府、劳宫、行间、足窍阴、风池；痰热内扰者辅以安眠、丰隆、内庭、公孙、神门；阴虚火旺者辅以安眠、神门、心俞、大陵。

(2) 操作方法：毫针常规针刺得气后，留针 30 分钟；电针疗法则在常规针刺得气后接通电针治疗仪，低频连续波刺激，刺激量以患者舒适耐受为度。

(3) 疗程：常规针刺 1 次 / 天，急性期针刺 2 次 / 天，10 天为 1 个疗程。疗程间休息 3 ~ 5 天，治疗周期一般为 3 ~ 6 个疗程。电针治疗 30 分钟，隔日 1 次，每周 3 次，4 周为 1 个疗程，治疗周期一般为 8 周。

2. 传统运动疗法　中医传统运动疗法包括二十四式简化太极拳、八段锦、易筋经和五禽戏等，这些锻炼方法是一种中小强度的有氧运动，在运动中要求患者意念集中，心静体松，动作连贯，是符合轻度认知障碍治疗的基本原则。

(1) 二十四式简化太极拳：太极训练包括 24 个具体动作（详细见传统运动疗法章节内容），每周至少训练 3 次，每次至少 30 分钟，干预时间为 12 周到 1 年不等。研究证实，12 周的太极拳运动对社区脑卒中高危人群的心、脑血管功能和静态肺功能有一定的改善趋势；1 年的太极拳运动可降低 MCI 痴呆转化率，改善总体认知功能和长延迟回忆。

(2) 八段锦：八段锦训练按照国家体育总局于 2003 年颁布的“健身气功·八段锦”标准执行，动作包括预备式、基本八式、收势等 10 个步骤（详细见传统运动疗法章节内容）。

训练频率为每周 3 次，每次 60 分钟(包括 15 分钟热身活动、40 分钟八段锦练习及 5 分钟整理活动)，共持续训练 24 周。临床研究证实，八段锦运动能够显著改善轻度认知障碍患者的整体认知功能、记忆力及处理速度。

(3) 易筋经：研究表明，易筋经每次锻炼时间不低于 60 分钟，锻炼频率为每周 5 次以上，锻炼时间为 3 年以上，对老年人的认知功能有一定的促进作用。

(4) 五禽戏：先进行 1 周五禽戏功法学习，掌握动作后开始正式训练。需在专业老师指导下集体练习。每次练习包括 5 分钟肌肉牵伸和准备活动，45 分钟正式练习，10 分钟放松和整理活动，每天 1 次，每周 6 天，共 6 个月。研究证实，五禽戏练习对代谢综合征老年人的血管危险因素和认知功能有显著的改善作用，对提高代谢综合征老年人的生活质量、身心健康有着积极的作用。

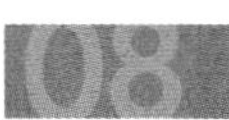

3. 中药治疗 认知功能障碍中药主要以内服为主，临床经典方剂有孔圣枕中丹、开心散等，常用中药有石菖蒲、远志、川芎、丹参、熟地、当归、茯苓、枸杞、黄芪、山茱萸。目前认为中药主要从改善神经递质代谢紊乱、抑制神经元细胞凋亡、减轻 Aβ 沉积和 tau 蛋白异常磷酸化等方面对机体进行调节。在经典方剂和常用中药选择的基础上，需在中医基础理论指导下，根据患者的不同体质、中医证型特点进行辨证论治加减应用。

4. 推拿治疗

（1）开天门（推印堂至神庭）、分阴阳（从印堂经上额推至太阳穴）各 36 次。

（2）按揉百会、风池穴：拇指腹按揉百会穴顺时针和逆时针各 36 次；中指腹按揉风池穴（双）顺时针和逆时针各 36 次。手法要轻揉适当，切忌大力。

（3）捏脊 7 ~ 10 遍，重点按揉命门、肾俞、心俞、脾俞、胃俞及大椎，手法以轻快深透为好。研究表明，规范的推拿手法具有疏通经络、调和气血、醒脑开窍之功效，改善脑动脉血液循环，延缓 MCI 进程。

四、 传统康复治疗注意事项

1. 早期诊断 MCI，积极干预，早期治疗 部分病因明确、且可控制的认知功能障碍（如脑血管病、脑外伤、炎症、脑积水及全身系统疾病等）患者，应早期诊断与传统方法介入有效治疗。如患者视觉或听觉有障碍，应让患者配置眼镜、助听器等工具，有助于患者加强与外界的联系。

2. 注重生活质量 医生和护士应注意关心患者的生活质量，让患者接触接近正常的生活环境，不应将患者孤立在病房中。

3. 解除患者的心理障碍 认知障碍患者除本身的认知问题外，其他的心理状况也可能有不同的障碍，如抑郁、消沉等。这些心理障碍的解除，能激发患者的兴趣，提高患者的信心，对于克服认知障碍有利。

4. 避免使用镇静剂 在认知障碍训练过程中应尽量避免使用镇静剂。应积极开展非药物治疗，如心理治疗和认知行为治疗。

5. 积极普及认知障碍的相关知识 使更多的医疗卫生工作人员和社会大众了解认知功能障碍的危害性，认识防治的意义。规范认知功能障碍的防治措施，坚持早治疗和终身治疗的原则，全面关注患者的认知、精神和行为，注重患者的生命质量。

第七节 排便功能障碍的传统康复治疗

一、 神经源性膀胱的康复治疗

（一）神经源性膀胱概述

1. 定义 神经源性膀胱（Neurogenic Bladder，NB）是由于控制膀胱的中枢或周围神经系统伤病导致排尿功能障碍，最终表现为尿失禁或尿潴留。

2. 病因　几乎所有可能损伤到潴尿、排尿的神经系统病变都可能影响膀胱功能，例如：脑卒中、帕金森病、多发性硬化症、糖尿病、脊髓膨出、脊髓损伤、骨盆腔的外伤或手术等。此外，不良的排尿习惯、器官老化、发炎或焦虑等因素也会影响膀胱功能，造成神经源性膀胱。

3. 分类　目前尚无理想统一的神经源性膀胱分类方法，常用的分类方法主要根据：神经系统病变部位、临床症状、尿动力学检查结果，还可根据病理生理、损伤程度等分类。

根据神经损伤的部位可分为中枢性损伤和外周性损伤。中枢性损伤指脊髓排尿中枢以上损伤，但排尿低级中枢反射存在，表现为反射性膀胱。外周性损伤指骶丛神经损伤，导致膀胱的神经支配完全丧失，代表性的表现为无抑制性膀胱。

根据临床表现可分为尿失禁和尿潴留。尿失禁相当于传统分类的无抑制性膀胱、部分反射性膀胱，尿流动力学分类中逼尿肌反射亢进，括约肌协同失调，逼尿肌反射消失，外括约肌失神经。尿潴留相当于传统分类的感觉及运动麻痹性膀胱、自主性膀胱及部分反射性膀胱，尿流动力学分类中逼尿肌反射消失、外括约肌痉挛、逼尿肌反射亢进，合并内、外括约肌协同失调或痉挛。

（二）神经源性膀胱的康复评定

诊断神经源性膀胱包括两个部分，首先应明确排尿功能障碍是否为神经病变所引起，其次为神经源性膀胱属于哪一类型。

1. 病史　①排尿功能障碍伴排便功能紊乱（如便秘、大便失禁等）者，有神经病变的有神经源性膀胱的可能；②注意有无外伤、手术、糖尿病、脊髓灰质炎等病史或药物应用史；③注意有无尿意、膀胱膨胀等感觉的减退或丧失，如膀胱的感觉有明显减退或者丧失，即可确诊为神经源性膀胱。

2. 检查　①当会阴部感觉减退，肛门括约肌张力减退或增强时就可确诊为神经源性膀胱，但缺乏这些体征也不能排除神经源性膀胱的可能；②注意有无脊柱裂、脊膜膨出、骶骨发育不良等畸形；③有残余尿，但无下尿路机械性梗阻；④电刺激脊髓反射试验，此法主要试验膀胱和尿道的脊髓反射弧神经是否完整（即下运动神经元有无病变）以及自大脑皮质至阴部神经核（脊髓中枢）的神经元有无病变（上运动神经元有无病变）。因此，这个试验既可诊断是否为神经源性膀胱，又可区分下运动神经元病变（逼尿肌无反射）和上运动神经元病变（逼尿肌反射亢进）。

（三）神经源性膀胱的中医辨证

神经源性膀胱其基本病机为膀胱气化不利，病位在膀胱。常见的中医辨证要点见表 8-7-1：

表 8-7-1　神经源性膀胱的中医辨证要点

主证	辨证要点
湿热下注	小便量少难出，点滴而下，甚或涓滴不畅，小腹胀满，口干不欲饮；舌红，苔黄腻，脉数
肝郁气滞	小便突然不通，或通而不畅，胁痛，小腹胀急，口苦；多因精神紧张或惊恐而发；舌苔薄白，脉弦细
瘀浊阻塞	小便滴沥不畅，或尿如细线，甚或阻塞不通，小腹胀满疼痛；舌质紫暗，或有瘀斑，脉涩
肾气亏虚	小腹坠胀，小便欲解不得出，或滴沥不爽，排尿无力；腰膝酸软，精神萎靡，食欲缺乏，面色㿠白；舌淡，苔薄白，脉沉细弱

（四）神经源性膀胱的传统康复治疗

1. 中药康复

（1）外用中药：外伤或术后患者可用活血化瘀药物，如川芎、红花、丹参等水煎，于肾俞、膀胱俞、腰骶部华佗夹脊穴等部位热敷。

(2)内服中药:常用治疗小便不利的药物有:茯苓、白茅根、泽泻、薏米仁、桂枝等。经典方剂有八正散、沉香散、金匮肾气丸。肾气不足辅以黄芪、仙灵脾、山萸肉等;膀胱积热辅以泽泻、蒲公英、白茅根、连翘等;外伤及手术者辅以当归、桃仁、红花等。

2. 针刺康复 主穴可选三阴交、阴陵泉、膀胱俞、太溪、太冲、中极、八髎穴,可辅以肺俞、中府、少商、合谷、气海、三焦俞、足三里、委中、委阳、神阙;外伤者可加取足太阴、任脉经穴。中极穴不可直刺,针刺前要求患者排空膀胱;少商直刺 0.2 ~ 0.4 寸或点刺放血;神阙灸治;其余诸穴可直刺 0.5 ~ 1 寸。针刺足三里、委阳、委中、三阴交、太溪、太冲在呼气时进针,小幅高频捻转,并循经叩击引导针感到小腹部,中等度刺激。针灸有疏通经络、行瘀散结,清利水道之功用。故能行气散瘀、通调水道、气化膀胱,从而达到治疗目的。

疗程可选:针刺 1 次 / 天,急性期针刺 2 次 / 天,10 天为 1 个疗程。疗程间休息 3 ~ 5 天。

针刺对于小便排泄过程中出现的排泄不畅,或点滴不出者有较好效果。其治疗作用在于:一方面通过神经反射,调节膀胱的功能,使处于松弛状态的膀胱逼尿肌收缩,膀胱张力增加,产生排尿作用;另一方面,通过对尿道括约肌的良性调节,协同膀胱作用,利于小便排出;对于泌尿系的炎症等引起的排尿障碍,则可能是通过针刺机体的某些特定穴位,调动了机体的自身免疫能力,参与了抗炎作用,从而间接地起到治疗排尿障碍的作用。

3. 电针康复 患者取俯卧位,治疗师首先定位八髎穴(上髎、次髎、中髎、下髎),然后严格按照无菌操作,用 3 寸毫针快速向下斜刺入相应骶后孔中,触电样针感放射至前阴,客观上可见会阴表浅肌收缩,腿外旋、足跖屈曲。得气后,毫针接 G6805- Ⅱ型电针仪,选择疏密波形,频率 25Hz,渐增大电流至不能耐受为度,持续电针 25 分钟。电针治疗每天上午 1 次,连续治疗 5 天,休息 2 天,28 天为一疗程。

电针可改善脊髓局部血液循环,刺激排尿的传出纤维,被动引起膀胱逼尿肌及尿道括约肌节律性收缩 - 舒张运动,促进二者间的协调功能;同时,电针引起的脉冲电活动上行刺激传入纤维,反射性兴奋脊髓及高级排尿中枢,促使排尿中枢发放冲动下行,支配逼尿肌及括约肌,增强两者协调运动,完成排尿。

4. 艾灸康复 艾灸气海、关元、中极穴。患者平卧,耻骨联合到剑突之间的皮肤充分暴露,操作者将 2 根艾条点燃,放入温灸盒内,将温灸盒放在距皮肤 2 ~ 5cm 处的腹白线上对准气海穴、关元穴、中极穴熏艾,在温灸盒和皮肤之间垫一治疗巾以防烫伤,操作者一手放在穴位旁,以掌握皮肤温度(以患者感温热但无灼痛为度)。艾至局部皮肤红晕,每次 30 分钟,每日 1 次,10 天为 1 个疗程。疗程间休息 2 ~ 3 天。

通过艾灸的温热刺激,使局部皮肤温度升高,皮肤充血,毛细血管扩张,增强局部的血液循环与淋巴循环,促进损伤神经的修复和反射弧的重建,增强神经传导功能,兴奋膀胱括约肌,促进膀胱收缩,使排尿顺畅,同时能提高机体的抗病能力,预防泌尿系统感染。

5. 推拿 搓擦肾俞、命门、膀胱俞,治疗师用单手小鱼际肌横搓命门穴区域,双拇指对按对擦两肾俞、膀胱俞。点按八髎穴,分为上髎、次髎、中髎和下髎,左右共 4 对穴位,分别在第 1、2、3、4 骶骨后孔。指压涌泉,用一指禅法两侧推涌泉穴 1 ~ 2 分钟,再分别点按 3 ~ 4 分钟,可重复操作 1 次。用双手掌及示、中、无名、小指的指面和掌跟的大小鱼际,沿垂直肌体纵轴方向自然放在左右中腹部,通过腕关节的伸屈运动先使掌跟的大小鱼际部着力到指腹,顺腹外斜肌的方向推进,以提高腹压帮助排尿。按照饮水排尿计划,于每次排尿前进行。

(五) 神经源性膀胱的康复治疗注意事项

1. 减少泌尿道感染 使膀胱的残留尿减到最少;祛除膀胱出口的所有阻碍;保持会阴部的清洁;防

止尿道口和下尿道的细菌繁殖。

2. 间歇性导尿 对于残留尿量多或尿潴留患者多由医务人员进行持续性导尿或间歇性导尿。持续导尿留置导尿管易引起感染等并发症。间歇性导尿适用于圆锥马尾以上损伤的尿潴留。每日液体摄入量应严格限制在2000ml以内,并要求能够逐步做到均匀摄入。一昼夜间每4～6小时一次。当残余尿量少于100ml或膀胱容量20%以下时,即膀胱功能达到平衡后,方可停止导尿。通过定时排尿刺激膀胱收缩,以逐渐形成排尿反射。注意在每次排尿时应进行排尿意识训练,作正常排尿动作,使协同肌配合以利于排尿反射的形成。

二、神经源性肠道的康复治疗

(一)神经源性肠道概述

1. 定义 神经源性肠道(Neurogenic Bowel,NB)是指控制肠道功能的中枢神经或周围神经结构受损或功能紊乱,而引起的排便功能障碍,主要表现为排便抑制和大便失禁。

神经源性肠道常见于脊髓损伤、脑卒中、脑外伤、脑肿瘤、肌萎缩性脊髓侧索硬化症、多发性硬化、糖尿病等疾病。脊髓损伤患者一般在伤后4～5年开始出现症状,95%有排便障碍,多数为结肠扩张、大便潴留、便秘、排便时间延长,50%长达30分钟。排便问题也不只是直肠与肛门问题,而是消化活动的一部分。

2. 分类及病因 根据其临床表现可分为排便抑制和大便失禁两大类:

(1)排便抑制病理基础:①肛门括约肌痉挛,包括肛门内括约肌(IAS)和外括约肌(EAS);②肠道反射抑制、交感神经过度兴奋和(或)副交感神经兴奋性降低,导致肠道运动减弱,特别是升结肠运动减弱,致使卧位时升结肠和横结肠内的粪便难以克服重力,向降结肠运动;③粪团过于干燥,既与饮食结构和水平衡有关,也与粪团在结肠内时间过长有关,多见于上运动神经元综合征,包括脑卒中、脑外伤、脊髓损伤等。也与长期卧床、脱水状态、饮食缺乏粗纤维、肠道局部梗阻(肿瘤、痉挛)、肛门局部刺激和激惹、肠道运动异常等有关。

(2)大便失禁病理基础:①肛门内、外括约肌松弛,通常与骶丛神经失神经支配或脊髓排便中枢控制能力降低有关,也与盆底肌无力有关,多见于昏迷、低位脊髓损伤、老年人等;②肠道吸收障碍,通常与肠道炎症和血液循环障碍有关,也见于结肠排空动力过分强烈,粪团在结肠停留时间过短,水分吸收时间不足。见于各种结肠炎性疾病,小肠和结肠激惹症等。不适当的饮食结构也与此有关,例如进食过多过分油腻、难以吸收和有肠道刺激性的食物。

(二)神经源性肠道的康复评定

1. 肠道功能紊乱分类 ①反射性大肠:S_{2-4}以上脊髓损伤,排便反射存在,可以通过反射自动排便,但缺乏主动控制,称为反射性大肠(骶反射弧完好);②无反射性大肠(弛缓性大肠):S_{2-4}以下脊髓损伤以及马尾损伤,导致耻骨直肠肌、副交感神经(对内括约肌抑制消失,产生收缩)、体壁或躯体神经(外括约肌和盆底肌松弛)、直肠本身的扩张感觉破坏,称为无反射性大肠(骶反射弧消失)。

2. 反射性大肠的评定 ①局部刺激能排出大便;②每次大便在半小时内完成,量中等,稠度合适;③间隔时间基本固定。

3. 弛缓性大肠的评定 ①局部刺激不能排出大便;②每次大便在半小时以上完成,量不等,稠度不合适;③间隔时间基本不固定。

（三）神经源性肠道的中医辨证

神经源性肠道其基本病机为邪滞大肠，腑气闭塞不通或肠失温润，推动无力，导致大肠传导功能失常，病位在大肠。常见的中医辨证要点见表 8-7-2：

表 8-7-2　神经源性肠道的中医辨证要点

主证	辨证要点
肠道实热	大便干结，腹部胀满，按之作痛，口干或口臭；舌苔黄燥，脉滑实
肠道气滞	大便不畅，欲解不得，甚则少腹作胀，嗳气频作；苔白，脉细弦
脾虚气弱	大便干结如栗，临厕无力努挣，挣则汗出气短，面色㿠白，神疲气怯；舌淡，苔薄白，脉弱
脾肾阳虚	大便秘结，面色萎黄无华，时作眩晕，心悸，甚则少腹冷痛，小便清长，畏寒肢冷；舌质淡，苔白润，脉沉迟
阴虚肠燥	大便干结，状如羊屎，口干少津，神疲纳差；舌红，苔少，脉细小数

（四）神经源性肠道的传统康复治疗

1. 中药　可分为内服、外用及灌肠中药。

（1）外用中药：主要是用来脐部贴敷，如生大黄粉；大承气汤合五磨饮子（大黄、厚朴、槟榔、枳实、乌药各 5 份，芒硝、木香各 3 份，沉香 1 份）。粉碎成细末，混合均匀，装瓶密封备用。使用时，用温开水调成块状敷脐部，每日 1 次。

（2）内服中药：常用的内服中药麻仁、大黄、芦荟、番泻叶等，治疗大便功能障碍已有很多成熟的成剂，如麻仁丸、四磨汤口服液、芪蓉润肠口服液（黄芪、当归、肉苁蓉、生地、白术）、益气润肠膏（由黄芪、当归、玄参、生地）等，均得到较好的疗效。

（3）灌肠中药：芦荟溶液灌肠：取芦荟 5 ～ 10g 研末，加开水 500ml 搅拌均匀，把不溶解的药渣除去，待水温降至 38℃时进行灌肠。顽固者可选用大黄溶液灌肠：取 10 ～ 15g 大黄研末，余步骤同芦荟溶液灌肠，血瘀者可加桃仁、红花以活血化瘀；热毒炽盛者加草河车、黄连、金银花以清热解毒。

2. 针刺　神经源性肠道患者往往胃肠蠕动减弱，或神经系统传导失常，以及粪便在肠腔内留滞时间过长，内含水分不足等因素产生排便困难或不畅。针刺治疗有较好功效。

通过针刺对神经系统的调节作用，使肠蠕动加强，直肠收缩加强，肛门括约肌松弛，从而使粪便顺畅排出。针刺对自主神经功能的双向良性调节，可促进大肠液的分泌，对于肠道中的宿粪，也可起到加速排出的作用。

针刺主要以疏通经络、通调胃肠之气机，改善胃肠失调，主穴取大肠俞、天枢、支沟、上巨虚、曲池、足三里共奏调腑气，促传导，通大肠作用，神阙、气海、中脘、三阴交配合用于血虚者。神阙采用隔姜灸，上述其余各穴均直刺 1 ～ 1.5 寸，中刺激。针灸主以顺气行泄，温阳驱寒，气机通畅，传导正常，阳气和煦，阴结自解，大便自调。

疗程：针刺 1 次 / 天，急性期针刺 2 次 / 天，10 天为 1 个疗程。疗程间休息 3 ～ 5 天。

3. 电针　电针双侧天枢、腹结、上巨虚。患者取仰卧位，常规消毒。天枢和腹结穴，采用 2 ～ 3 寸不锈钢毫针快速进针，然后缓慢垂直深刺，直至腹膜壁层即止（刺至腹膜壁层的标准：患者针刺破皮痛后再次感觉揪痛或较剧烈的刺痛，同时医者自觉针尖抵触感），不提插捻转，再分别横向连接电针仪电极于双侧天枢和腹结穴的针柄上。电针参数：疏密波 2/15Hz，电流强度 0.1 ～ 1.0mA，以患者腹部肌肉轻微颤动为度。上巨虚穴，用 1.5 寸毫针直刺 1 寸，小幅度均匀提插捻转 3 次，局部酸胀感为得气；留针期间，每 10 分钟行小幅度均匀提插捻转（次）手法一次，共行针三次。

疗程:针刺 1 次 / 天,每次留针 30 分钟,10 天为 1 个疗程,疗程间休息 2 ~ 3 天。

神经源性肠道的患者肠道基本电节律常有减弱。电针具有电刺激和加强针感的双重作用,疏密波以兴奋效应为主,能增加肠道代谢,促进气血循环,在加强针刺疗效的同时,可以兴奋肠道平滑肌,使肠道蠕动加强加快,促进大便的排出。

4. 推拿 患者取仰卧位,治疗师采用腹部掌运法(位于患者左侧,右手呈拱手,以右手掌跟的大小鱼际及示、中、无名、小指的指腹面,沿垂直腹中线方向自然放在腹部所选位置,通过腕关节的伸屈运动先使手掌的大小鱼际部位着力,将腹部向右侧作弧形推动,再用手指的指面着力,将腹部向左侧作弧形回合,此为 1 次运法的完整操作)顺时针旋转推揉逐渐扩大范围至全腹部,1 个周期操作 15 分钟,将频率控制在 15 次 / 分钟,再按揉中极、气海、关元每穴位约 2 分钟,可重复 1 周期。

(五)神经源性肠道康复治疗的注意事项

1. 排便习惯

(1)定时排便:应该养成定时排便的习惯,可以根据个人的生活习惯选择早餐后或者晚餐后进行排便,因为在餐后胃结肠反射最强。必须注意尽量保持在每天的同一时间排便,以便通过训练逐步建立排便反射。

(2)排便的体位:蹲或坐位时可以使肛门直肠角变大、伸直形成有利的排便角度,还可以借助重力作用使大便容易通过。蹲或者坐位时还可以方便地用手增加腹压。

(3)排便的方法:餐后约半小时进行腹部按摩,或者用栓剂或手指按摩肛周或肛管,刺激排便反射的产生。手指刺激的方法是:将指涂以润滑剂,手指伸入直肠,轻柔地扩张外括约肌同时紧贴肠壁作环形运动,每次持续 1 ~ 2 分钟,每 10 分钟一次,直至排气、排便,或者出现内括约肌收缩。

(4)定时地刺激、收缩肛门括约肌可以促进低级排便中枢反射的形成。但是手指的刺激应避免暴力。

2. 饮食管理 多纤维的食物可以促进肠道蠕动和软化大便。还需要保证每天摄入适量的液体,每日的饮水量以 2000ml 左右为宜。某些水果汁如橘子汁、柠檬汁等可以刺激肠道蠕动,从而促进排便。

第八节 心肺功能障碍的康复治疗

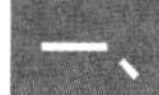

一、心功能障碍的康复治疗

(一)心功能功能障碍概述

1. 定义 心力衰竭(heart failure)是指各种心脏疾患引起的心功能不全,表现为心肌收缩力下降,心排血量下降,引起器官、组织灌注不足,进而影响其正常代谢。

2. 分类 根据其病变部位可分为左心衰、右心衰和全心衰;根据其功能障碍类型可分为收缩性心衰和舒张性心衰;根据其病程可分为急性心衰和慢性心衰,我们康复中的治疗主要针对的是慢性心衰(chronic heart failure,CHF)。

3. 病因 慢性心衰也称慢性充血性心衰,临床上以左心衰最为常见,是大多数心血管疾病的最终转归，前些年多见于心瓣膜病，近年来主要见于冠心病、高血压等，患者的主要病因（尤其是急性心肌梗死后诱发的慢性心衰），与发达国家情况类似。

随着人口老龄化的到来，以及与心力衰竭相关的原发病，高血压、冠心病、高脂血症、糖尿病等发病率的快速增加，CHF 发病率呈明显上升趋势。CHF 的患病率为 2.1%，65 岁以上人群患病率为 7.4%，80 岁以上更是高达 10%，而 5 年生存率仅为 50%。

（二）心功能障碍的康复评定

1. 心功能障碍评定分类 常用的心功能评定方法包括对体力活动的主观感觉分级（如心脏功能分级、自觉用力程度分级）、超声心动图、心脏负荷试验（如心电运动试验、超声心动图运动试验、核素运动试验、6 分钟步行试验）等。心脏负荷试验中最常用的是心电运动试验。

2. 心电运动试验评定分类 按照其试验所用设备可分为活动平板试验、踏车试验、便携式运动负荷仪、台阶试验；按照其运动强度可分为极量运动试验、亚（次）极量运动试验、症状限制运动试验、低水平运动试验。症状限制运动试验是指试验进行至必须停止运动的指征（症状、体征、心率、血压或心电图改变等）出现。常用于心衰的诊断，评定正常人和病情稳定的心脏病患者的心功能和体力活动能力，为其制订运动处方提供依据，在临床中最为常用；按照试验方案可分为单级运动试验和多级运动试验。

中医虽然无慢性心衰病名，但从其不同发展阶段的临床表现来看，慢性心衰属于中医的心悸、胸痹、痰饮等范畴。其病位在心。常见的中医辨证要点见表 8-8-1：

表 8-8-1　心功能障碍的中医辨证要点

主证	辨证要点
心虚胆怯	心悸因惊恐而发，悸动不安，气短自汗，神倦乏力，少寐多梦。舌淡，苔薄白，脉细弦
心脾两虚	心悸不安，失眠健忘，面色㿠白，头晕乏力，气短易汗，纳少胸闷。舌淡红，苔薄白，脉弱
阴虚火旺	心悸不宁，思虑劳心尤甚，心中烦热，少寐多梦，头晕目眩，耳鸣，口干，面颊烘热。舌质红，苔薄黄，脉细弦数
心血瘀阻	心悸怔忡，胸闷心痛阵发，或面唇紫暗。舌质紫气或有瘀斑，脉细涩或结代
水气凌心	心悸怔忡不已，胸闷气喘，咳吐大量泡沫痰涎，面浮足肿，不能平卧，目眩，尿少。苔白腻或白滑，脉弦滑数疾
心阳虚弱	心悸动则为甚，胸闷气短，畏寒肢冷，头晕，面色苍白。舌淡胖，苔白，脉沉细迟或结代
心肾阳虚	胸闷气短，遇寒则痛，心痛彻背，形寒肢冷，动则气喘，心悸汗出，不能平卧，腰酸乏力，面浮足肿。舌淡胖，苔白，脉沉细或脉微欲绝

（三）心功能障碍的传统康复治疗

1. 中药康复 心虚胆怯证，治法为镇惊定志，养心安神；代表方为安神定志丸（朱砂、龙齿、琥珀、酸枣仁、远志、茯神、人参、茯苓、山药、天冬、生地、熟地、肉桂、五味子）。

心脾两虚证，治法为补血养心，益气安神；代表方为归脾汤（黄芪、人参、白术、炙甘草、熟地黄、当归、龙眼肉、茯神、远志、酸枣仁、木香）。

阴虚火旺证，治法为滋阴清火，养心安神；代表方为天王补心丹合朱砂安神丸（生地、玄参、麦冬、天冬、当归、丹参、人参、炙甘草、黄连、朱砂、茯苓、远志、酸枣仁、柏子仁、五味子、桔梗）。

心血瘀阻证，治法为活血化瘀，理气通络；代表方为桃仁红花煎合桂枝甘草龙骨牡蛎汤（桃仁、红花、丹参、赤芍、川芎、延胡索、香附、青皮、生地、当归、桂枝、甘草、龙骨、牡蛎）。

水气凌心证，治法为振奋心阳，化气行水，宁心安神；代表方为苓桂术甘汤（泽泻、猪苓、车前子、茯苓、桂枝、炙甘草、人参、白术、黄芪、远志、茯神、酸枣仁)。

心阳虚弱证,治法为温补心阳,安神定悸;代表方为桂枝甘草龙骨牡蛎汤合参附汤(桂枝、附片、人参、黄芪、麦冬、枸杞、炙甘草、龙骨、牡蛎)。

2. 针刺康复 针灸治疗心功能障碍,可以提高患者的抗病能力,减少急性发作,改善患者的生活质量。针灸临床主要选穴内关、心俞、厥阴俞、大陵、膻中、气海,中脘,给予中等刺激,或者点刺大椎、风门、肺俞,起针后拔火罐,阳虚明显者加灸神门、关元、气海;气阴两虚者加肾俞、心俞、神门、劳宫,用补法;水肿者加阴陵泉、水分,平补平泻法;有血瘀者加膈俞、都门,用泻法,此外,还可以取耳穴如内分泌、神门、肾上腺、肺透心,中等刺激,适用于心衰各型。痰多加丰隆、足三里;喘重加定喘、风门;反复感冒加大椎、三阴交。

疗程可选:针刺 1 次 / 天,急性期针刺 2 次 / 天,10 天为 1 个疗程。疗程间休息 3 ~ 5 天。

3. 灸治康复 《医学入门·针灸》一载:“药之不及,针之不到,必须灸之”,《扁鹊心书》载:“真气虚则人病,真气脱则人死,保命之法,灼艾第一”说明艾灸法对治疗疾病有独特的作用。能温经散寒、扶阳固脱、消癖散结、防病保健等。灸治可用大椎、命门、肾俞温补肾阳,关元、足三里益气健脾,诸穴配合,共奏温阳益气之功,从而改善心脏功能。

(四)心功能障碍康复治疗的注意事项

1. 感染 心力衰竭的症状往往是有心脏疾病的患者出现了一些增加心脏负荷的诱因,其中最常见的就是呼吸道感染,所以对于这类患者应主要预防及治疗感染。

2. 瓣膜性心脏病并心衰 瓣膜本身有结构性损害,要注意针对病因治疗,重度瓣膜病变需手术治疗,避免心功能进一步恶化。

二、肺功能障碍的康复治疗

(一)肺功能障碍概述

1. 定义 广义的呼吸功能障碍是指各种原因引起的肺通气和(或)换气功能障碍,严重者在静息状态下亦不能维持足够的气体交换,继而导致低氧血症伴(或不伴)高碳酸血症,即呼吸衰竭(respiratory failure,RF)。

2. 分类 根据发病机制可分为泵衰竭和肺衰竭;根据血气分析结果可分为缺氧性呼吸衰竭(Ⅰ型呼吸衰竭)和高碳酸性呼吸衰竭(Ⅱ型呼吸衰竭);根据发病急缓可分为急性呼吸衰竭和慢性呼吸衰竭。

3. 病因 急性呼吸衰竭和慢性呼吸衰竭的病因各有不同。

急性呼吸衰竭(acute respiratory failure,ARF)是由于某些突发的致病因素,如严重肺疾病、创伤、急性气道阻塞等,使肺通气和(或)换气功能迅速出现严重障碍,在短期内引起呼吸衰竭。

慢性呼吸衰竭(chronic respiratory failure,CRF)就是我们康复治疗针对的呼吸功能障碍,是指一些慢性疾病,如 COPD、肺结核、间质性肺炎等,其中 COPD 最为常见,造成呼吸功能损害逐渐加重,经过较长时间发展为呼吸衰竭。

(二)肺功能障碍的康复评定

呼吸功能的评定分为肺容积测定、通气功能测定、运动气体代谢测定。

1. 肺容积测定 是指安静状态下,测定一次呼吸所出现的容积变化,其组成包括八项,其中潮气量、补吸气量、补呼气量和残气量称为基础肺容积；深吸气量、功能残气量、肺活量和肺总量称为基础肺活量。

2. **通气功能测定** 是指单位时间内随呼吸运动进出肺的气量和流速，又称动态肺容积。评定通气功能的指标有每分钟通气量、最大通气量、用力肺活量、肺泡通气量。

3. **运动气体代谢测定** 是通过呼吸气分析，推算体内气体代谢情况的一种检测方法，因为无创、可反复、动态观察，在康复医学功能评定中应用价值较大。其评定指标有摄氧量、最大摄氧量、代谢当量、无氧阈、氧脉搏、氧通气当量、呼吸储备、呼吸熵。

（三）肺功能障碍的中医辨证

肺功能障碍属于中医学“肺胀”“喘病”“咳嗽”范畴，而依据其病理基础、临床表现、发病特点，则与肺胀的联系最为密切，是由多种慢性肺系疾患反复发作迁延不愈，后期转归而来的，具有喘息气促、咳嗽咳痰、胸部膨满憋闷如塞等基本特征。祖国传统医学对之进行了广泛的论述。

外寒内饮：咳逆喘满不得卧，气短气急，咳痰白稀，呈泡沫状，胸部膨满，口干不欲饮，周身酸楚，恶寒，面色青黯，舌体胖大，舌质暗淡，舌苔白滑，脉浮紧。

痰热郁肺：咳逆喘息气粗，胸满烦躁，目睛胀突，痰黄或白，黏稠难咳，或发热微恶寒，溲黄便干，口渴欲饮，舌质暗红，苔黄或黄腻，脉滑数。

痰瘀阻肺：咳嗽痰多，色白或呈泡沫状，喉间痰鸣，喘息不能平卧，胸部膨满，憋闷如塞，面色灰白而黯，唇甲发绀，舌质暗，舌下瘀筋增粗，苔腻或浊腻，脉弦滑。

痰蒙神窍：意识蒙眬，谵妄，烦躁不安，撮空理线，表情淡漠，嗜睡，昏迷，或肢体抽搐，咳逆喘促，或伴痰鸣，舌质暗红或淡紫，或紫绛，苔白腻或淡黄腻，脉细滑数。

肺肾气虚：呼吸浅短难续，咳声低怯，胸满短气，甚则张口抬肩，倚息不能平卧，咳嗽，痰白如沫，咳吐不利，心慌，形寒汗出，面色晦暗，舌淡或暗紫，苔白润，脉沉细无力，或有结代。

阳虚水泛：面浮，下肢肿，甚则一身悉肿，腹部胀满有水，尿少，心悸，喘咳不能平卧，咳痰清稀，怕冷，面唇青紫，舌胖质暗，苔白滑，脉沉虚数或结代。

（四）肺功能障碍的传统康复治疗

1. **中药** 分为内服和外治两种。

(1) 内服康复法：对于肺功能障碍患者，基本认同以补肺、健脾、益肾为主，兼以祛邪，如健脾固肾丸(西洋参、紫河车、蛤蚧、菟丝子等)；资生汤和一味薯蓣饮，重用怀山药 90 ~ 150g，配合玄参、白术等随症加减；益肺丸(炒党参、炒白术、菟丝子、茯苓、淫羊藿等)治疗 COPD 稳定期患者，结果表明温补脾肾方能明显延缓患者呼吸功能衰竭的进展。

(2) 外治康复法：包括熏蒸、浸洗、敷贴等多种方法。对于肺功能障碍患者，穴位敷贴被证实是一种行之有效的康复治疗方法，用细辛、五味子、白芥子、干姜、麻黄、冰片等研成粉，制成咳喘贴，贴于患者督脉大椎穴、膀胱经肺俞、膏肓俞、任脉膻中穴，可明显提高慢性阻塞性肺疾病患者的生存质量，并且减少冬季发作次数。

2. **针刺康复** 针刺疗法在 COPD 稳定期的治疗中早有应用。实施康复治疗时，根据“缓则治其本”的原则，对 COPD 稳定期的患者一般选择治疗肺虚证的肺俞、膏肓、太溪、太渊、足三里等穴位为主穴，而治疗肺实证的列缺、膻中、定喘、尺泽等穴位为辅穴，针对其“本虚标实”的病机，行针灸以健脾益肺、化痰祛瘀、调补肺肾，从而减轻症状、改善活动能力、减缓肺功能下降。

疗程可选：针刺 1 次 / 天，急性期针刺 2 次 / 天，10 天为 1 个疗程。疗程间休息 3 ~ 5 天。

3. 灸法康复 将艾条、艾绒或者其他药物放置在肺俞、膏肓、太溪、足三里等穴位上烧灼、温熨，借灸火的温和热力以及药物的作用，通过经络的传导，起到温通气血，扶正祛邪，调整脏腑机能，达到治疗疾病和预防保健目的的一种外治方法。

4. 推拿康复 推拿通过对局部及相关穴位刺激，增加了内、外呼吸肌的肌力，改善肺部通气状况。推拿还可改善患者的肌肉紧张度，纠正脊柱小关节紊乱，使得通过对脊神经的窦椎神经返支的良性刺激，对肺脏和膈肌产生影响，改善肺功能。推拿还可以增加患者的免疫力，减少继发感染机会，促进患者康复。

头面部及项部操作：从头顶部到枕部用五指拿法，从枕部到项部用三指拿法，3 ~ 5 遍。推桥弓穴，先推一侧，自上而下次，再推另一侧。面部分法，自额至下颌用分法向左右两侧操作两三遍。扫散法，先在一侧头部胆经循行区域，从前上方向后下方操作 10 余次，再换一侧。

躯干部操作：横擦前胸部，沿锁骨下缘开始到 12 肋缘，往返两三遍。横擦肩背、腰部，从肩背部到腰骶部，往返两三遍。斜擦两肋，两手掌分别于两肋间隙，沿肋骨向前下方操作，约半分钟。

上肢操作：先操作一侧上肢，再操作另一侧。直擦上肢，手背内外两侧均用掌擦至温热。拿上肢，自肩部拿至腕部。运肩关节，理手指，最后搓抖上肢。重复头面部操作，点按百会、大椎、命门穴。按揉心俞、肺俞、脾俞、肾俞、命门，擦肾俞、命门。

5. 传统健身运动康复 传统健身运动中气功和太极拳强调调心（意）、调息和调形（身）相结合。练太极拳时特别强调采用腹式呼吸，这样可锻炼膈肌与腹肌，增强收缩力。六字诀实质上是有意识地做深缓的腹式呼吸，吸气时进入肺泡的气体量增加、呼气时残气量和功能残气量减少，一方面增加了有效通气量，另一方面减轻了患者的高肺容量状态，降低了神经对通气的驱动力，患者的肺活量、肺总量、用力呼气肺活量均有不同程度的改善，从而延缓肺功能衰退。

6. 饮食药膳康复 COPD 患者由于进食少，分解代谢高等原因，营养不良现象较普遍，表现为全身和呼吸系统局部免疫防御功能降低，致使肺部感染反复发作，COPD 稳定期可选用益气养阴，化瘀活血的药膳。通过补脾助肺促使肺气旺，使呼吸道感染不易反复发作，减轻呼吸困难。可用南沙参 30g，陈皮 10g，法半夏 10g，百合 20g，莲子 15g，茯苓 10g，炒谷芽 10g，煎水去渣放糯米适量，制成药膳，对患者的体重、生活质量、肺功能等方面均有明显改善。

（五）肺功能障碍康复治疗的注意事项

1. 抗感染 慢性呼吸衰竭急性加重的常见诱因是感染，起初由于非感染因素诱发的呼吸衰竭也常常出现继发感染，对于呼吸障碍的患者应注意感染的预防及抗生素的选择。

2. 低浓度氧疗 COPD 是导致慢性呼吸衰竭最常见的疾病，患者常伴有 CO_2 潴留，氧疗时需注意低浓度（<35%）持续吸氧。高碳酸性呼吸衰竭患者其呼吸中枢的化学感受器对 CO_2 反应差，如果血氧过高，解除了低氧对外周化学感受器的刺激，抑制呼吸功能，引起肺通气功能进一步下降。

第九节 痉挛的传统康复治疗

一、概述

(一) 定义

痉挛是一种感觉和运动控制障碍，由上运动神经元损伤所致，表现为间歇性或连续性的肌肉不随意激活。

(二) 病因

脑血管病、脊髓损伤、脑性瘫痪、多发性硬化等均可引起痉挛。痉挛的发病率和患病率目前没有准确的统计数据，但是，约 42.6% 的脑卒中患者、60% 的多发性硬化患者及 75% 的重度创伤性脑损伤患者会出现需要治疗干预的痉挛，全世界有超过 1.2 亿人受痉挛的影响。

(三) 分类与表现

痉挛常见于中枢神经系统疾病，如脑性瘫痪、脑卒中、脑外伤、脊髓损伤、多发性硬化等。根据病变部位不同分为下列三种类型，它们的生理差异在于处理外周传入信息的中枢不同。

1. 脑源性痉挛 多见于脑卒中、脑外伤和脑性瘫痪，一般在发病后 3 ~ 4 周内出现。当病变损害到皮质、基底节、脑干及其下行运动通路的任何部位，均可出现瘫痪肢体的痉挛。

(1) 主要特点：①单突触传导通路的兴奋性增强；②反射活动快速建立；③抗重力肌倾向过度兴奋并形成偏瘫的异常姿势。

(2) 临床表现：肌张力呈持续性增高状态，通过反复缓慢的牵张刺激可暂时获得缓解，但维持时间短。痉挛严重影响肢体协调性，使精细活动困难，尤其是在步行时，此种障碍表现得更突出，常表现出典型的划圈步态，且由于上肢屈肌群痉挛，呈现上肢屈曲内收，下肢固定伸展的异常姿势。而脑瘫儿童则由于内收肌痉挛出现特有的剪刀步态。

2. 脊髓源性痉挛

(1) 病理生理变化：可见于脊髓损伤、脊髓缺血、退行性脊髓病、横贯性脊髓炎、脊髓肿瘤、颈椎病等，痉挛一般在发病后 3 ~ 6 个月内出现。脊髓损伤可波及上运动神经元和与之形成突触的中间神经元，以及下运动神经元。中间神经元以上损伤，可引起损伤平面以下的肢体痉挛。

(2) 主要特点和临床表现：①节段性的多突触通路抑制消失；②通过对刺激和兴奋的积累，兴奋状态缓慢、渐进地提高；③从一个节段传入的冲动可诱发相连的多个节段的反应；④屈肌和伸肌均可出现过度兴奋。脊髓源性痉挛极易被皮肤刺激所诱发。

3. 混合型痉挛 多发性硬化引起的痉挛与上述类型的痉挛不同，该病常累及脑白质和脊髓的轴突，从而出现运动通路不同水平的病变而导致痉挛，可表现为全身性（general）、区域性（regional）和局灶性（focal）痉挛，具体表现由病情程度和侵犯部位决定。

我们康复中的治疗主要针对的是脑源性痉挛。

二、康复评定

痉挛的准确量化评定比较困难，临床上多根据量表进行评定，最常用评定量表是改良 Ashworth 痉挛评定量表。

三、痉挛的中医辨证

痉挛以筋脉、关节、筋肉拘急，屈伸不利为特点。综合其发病特点、临床症状等方面，当属中医学“痉证”“拘挛”“经筋病”等范畴。

痉挛的病位在筋脉。常见的中医辨证要点见表 8-9-1：

表 8-9-1　痉挛的中医辨证要点

主证	辨证要点
邪壅经络	头痛，项背强直，恶寒发热，无汗或汗出，肢体酸重，甚至口噤不能语，四肢抽搐，舌质淡红，舌苔薄白或白腻，脉浮紧
风痰入络	头痛昏蒙，神志呆滞，项背强急，四肢抽搐，手足麻木，胸脘满闷，舌苔白腻，脉滑或弦滑
肝经热盛	高热头痛，口噤齘齿，手足躁动，甚则项背强直，四肢抽搐，角弓反张，舌质红绛，舌苔薄黄或少苔，脉弦细而数
阳明热盛	壮热汗出，项背强直，手足挛急，甚则角弓反张，腹满便结，胸闷，烦躁，口渴喜冷饮，舌质红，舌苔黄燥，脉弦数
阴血亏虚	项背强直，四肢麻木，抽搦或筋惕肉瞤，直视口噤，头目昏眩，自汗，神疲气短，或低热，舌质淡或舌红无苔，脉细数

四、传统康复治疗

1. 推拿

（1）基本手法：按法、拿法、揉法、擦法、㨰法、擦法。

（2）治疗原则：舒筋止痉。

（3）操作方法

1）头面部操作：先点按头维、百会、风池、风府等穴位，拿五经手法，两颞部用扫散法，面部用大鱼际揉法，共 5 分钟。

2）上肢操作：沿上臂屈肌侧至前臂内侧施以擦法，腕、肘关节为重点施术，使肌肉深层产生酸胀感，接法同时配合肩、肘关节被动外展、屈伸活动，操作 5 分钟；并于上肢外侧施以擦法，以皮肤产生温热感为度。再于上肢内、外侧施以拿揉法，以肘、腕关节为重点部位，手法宜轻柔缓慢，由轻到重，操作 3 分钟。

3）下肢操作：自患侧臀部、大腿、小腿伸侧施以㨰法 3 分钟，使局部肌肉有酸胀感，大腿屈侧施以掌擦法，使皮肤产生温热感。再于患侧内、外侧施以拿揉法，以髋、膝及踝关节为重点部位，手法宜轻柔缓慢，由轻到重，操作 3 分钟。

4）背部操作：用手掌先按揉背部膀胱经 2 分钟，着重点按肝俞、肾俞 1 分钟；再用弹拨法作用于脊柱两侧竖脊肌 2 分钟，以偏瘫侧为主。

（4）推拿治疗作用：通过手法将作用力深入至肌层乃至脏腑，松解筋肉，疏通经络，还能调整机体内部平衡，通过补泻手法调整阴阳之偏颇，通过按法、摩法、擦法、擦法、揉法等手法，可被动伸屈关节，解除痉挛，再进一步解除疼痛，恢复关节功能。

2. **中药** 可分为内服、外用。

(1)外用中药：主要是中药熏洗，常用方剂是舒经通络方（宣木瓜、葛根、豨莶草、伸筋藤、土鳖虫、川芎、血竭、红花、怀牛膝、全蝎、蜈蚣、丹参、生地黄、当归、透骨草、炙甘草）。药液温度高时进行关节熏蒸，药液温度在 39℃左右时浸泡或擦洗肢体，每次熏洗 15 ～ 30 分钟，每日熏洗 1 ～ 2 次。

常用中药是菊花。将菊花 50g 放入容器，再加入适量水进行加热，药液温度达 39℃时停火，将痉挛侧肢体浸泡于药液中 10 分钟，每日熏洗 1 ～ 2 次。

通过中药熏洗使血管扩张，促进血液和淋巴液的循环，增加局部组织对药物的吸收，促进神经功能的恢复，缓解痉挛。

(2)内服中药：常用的内服中药白芍、甘草、丹参、地龙、伸筋草、桂枝、牛膝等。常用方剂有栝楼桂枝汤（栝楼根、桂枝、芍药、甘草、大枣、生姜）、芍药甘草汤和桃红四物汤（白芍、甘草、当归、地龙、伸筋草、鸡血藤、石斛、麦冬、黄芪、枸杞子、山茱萸）、龙牡镇痉汤（生龙齿、生牡蛎、桑寄生、威灵仙、地龙、桃仁、赤芍、白芍、甘草）、通络解痉汤（当归、白芍、鸡血藤、天麻、钩藤、焦地黄、乌梢蛇、制穿山甲、全蝎、地龙、川木瓜、伸筋草、炒桑枝、怀牛膝）、温阳化痰通络汤（炮附子、干姜、炒白术、天南星、天竺黄、天麻、川芎、木瓜、茯苓、白芍、丹参、海风藤、青风藤、炙甘草）等，均得到较好的疗效。

3. **艾灸康复**

(1)艾灸材料：百笑灸。

(2)选穴：肩髃、曲池、手三里、外关、合谷、阳陵泉、足三里、悬钟、三阴交、中脘。

(3)操作方法：患者取仰卧位，拔开灸盖，在灸筒上安装好配套的医用胶布，将灸筒粘贴在欲灸的穴位上，点燃艾炷后扣合在灸筒上。在施灸的过程中，通过左右旋转筒身调节出气孔的大小，或者升降灸盖来调节施灸温度。温度以患者皮肤感到明显的温热感为佳。待第 1 壮艾炷燃尽后更换新艾炷，整个艾灸过程约 25 ～ 30 分钟，艾炷燃烧完毕时移去艾灸装置。

(4)艾灸有温通经络、散结止痛的功效，艾灸的温热效应渗透力强，能够由穴区皮肤传入肌肉深层，热力直达肌腱、韧带组织，起到改善新陈代谢和血液循环，扩张局部血管的作用，修复神经运动传导通路，从而能够有效地缓解肢体痉挛。

4. **针刺康复**

(1)取穴：上肢肩髃、曲池、手三里、外关、合谷、曲泽、大陵；下肢环跳、阳陵泉、足三里、解溪、昆仑、曲泉、太溪。

(2)配穴：肝阳暴亢者加太冲、太溪；风痰阻络者加丰隆、合谷；痰热腑实者加内庭、丰隆；气虚血瘀者加足三里、气海；阴虚风动者加太溪、风池。

(3)操作：常规消毒，毫针迅速刺入穴位后，采用提插捻转法使之得气，每隔 10 分钟行针一次，留针 30 分钟。每日 1 次，10 天一疗程，疗程之间间隔 2 天，连续治疗 3 个疗程。

第十节 长期制动的传统康复治疗

一、概述

制动是临床最常用的保护性治疗措施。制动或卧床时间较长对机体产生许多不良的生理效应。其中任何一个系统受累,可能会影响到其他系统,从而形成一个病理生理的恶性循环,延缓康复进程,影响患者重返社会。因此,在临床治疗和康复过程中均应将因制动而致不良生理效应的治疗和预防放在十分重要的地位。传统康复治疗是防治因长期制动引起的不良生理效应的重要手段之一。

二、康复评定

长期制动会出现肌力低下、肌张力异常、肌肉萎缩、骨质疏松、心功能减退、坠积性肺炎、便秘、尿路感染、压疮等不良反应。可根据患者的功能状态,进行康复评定。

三、传统康复治疗

(一) 肌肉骨骼系统

长期制动最明显的体征发生于肌肉骨骼系统,常见的表现在肌肉萎缩及肌力低下、关节僵硬、骨质疏松。

1. 推拿手法治疗

(1)治疗原则:疏经活血,滑利关节。

(2)推拿治法

1)上肢部操作

取穴及部位:肩髃、臂臑、曲池、手三里,上肢部。

主要手法:㨰、揉、按、摇、抖、搓、拿、捏、捻等手法。

操作方法:患者侧卧位,治疗师立于患侧。先拿揉肩关节前后侧,继之㨰肩关节周围,再移至上肢,依次㨰上肢的后侧、外侧与前侧(从肩到腕上),往返㨰之2～3遍;然后按揉肩髃、臂臑、曲池、曲泽、手三里等上肢诸穴,注意加强刺激阴经腧穴,每穴1分钟;轻摇肩关节、肘关节及腕关节,拿捏全上肢5遍;最后搓、抖上肢,捻五指。

2)腰背部及下肢后侧操作

取穴及部位:八髎、环跳、承扶、殷门、委中、承山,背、腰、骶、下肢后侧部。

主要手法:推、㨰、拍打、擦、按、揉、拿等手法。

操作方法:患者俯卧位,治疗师立于患侧。先推督脉与膀胱经(用八字推法)至骶尾部,继之施以㨰法于膀胱经夹脊穴及八髎、环跳、承扶、殷门、委中、曲泉、承山等穴,注意加强刺激阴经腧穴;轻快拍打腰骶部及背部;擦背部、腰骶部及下肢后侧,拿风池,按肩井。

3)下肢前、外侧操作

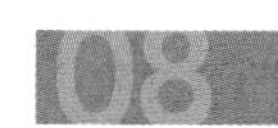

取穴及部位：髀关、伏兔、风市、梁丘、血海、膝眼、足三里、三阴交、太冲，下肢前、外侧部。

主要手法：㨰、按、揉、捻、搓、摇、拿、捏等手法。

操作方法：患者仰卧，治疗师立于患侧。先㨰患者肢外侧（髀关至足三里、解溪）、前侧（腹股沟至髌上）、内侧（腹股沟至血海），往返㨰之，2 ~ 3 遍；然后按揉髀关、风市、伏兔、血海、梁丘、膝眼、足三里、三阴交、解溪、太冲等，每穴 1 分钟；轻摇髋、膝、踝等关节；拿捏大腿、小腿肌肉 5 遍；最后搓下肢，捻五趾。

⑶ 注意事项：治疗时手法应在无痛范围内进行，活动顺序由大关节到小关节，活动范围由小到大。避免用力过大或活动过度造成软组织损伤。对于处于软瘫期的患者各关节不宜使用拔伸法、扳法，以免造成韧带、肌肉的损伤，以及引起关节的脱位。

2. 针灸治疗

1）主穴：曲池、合谷、足三里、太冲。

2）配穴：上肢部位者加肩髃、肘髎、手三里、外关；躯干部者加华佗夹脊、肾俞、大肠俞、八髎、秩边；下肢部位者加环跳、梁丘、血海、阳陵泉、阴陵泉、悬钟、三阴交、昆仑、解溪。

3）操作方法：针用平补平泻法，并可加灸。

（二）心血管系统

长期制动的结果可使心功能异常，引起一系列心血管系统的不良生理效应，如出现直立性低血压、心率增快、血容量改变、静脉血栓形成等。

1. 针灸治疗

1）主穴：神门、内关、心俞。

2）配穴：气虚者加胆俞、阳陵泉、足三里；血虚者加脾俞、膈俞、关元、足三里、三阴交；阴虚者加厥阴俞、肾俞、太溪；血瘀者加胸椎夹脊、膻中、郄门、血海、丰隆、三阴交。

3）操作方法：气虚、血虚者，针用补法，并加灸；阴虚者，针用平补平泻法；血瘀者，针用平补平泻法，并可加灸。

2. 中药防治　卒然心痛发作时可含化复方丹参滴丸 10 粒或速效救心丸 10 粒。

（三）呼吸系统

长期制动能使潮气量、每分通气量及最大呼吸能力减少，肺活量及功能性残气量减少 15% ~ 30%，呼吸表浅，每分钟呼吸次数增加，横膈活动范围下降，呼吸道内分泌物积聚不易排出，患者常常出现肺部感染。

1. 推拿手法治疗　进行叩打和震颤等手法治疗，可加速黏液物质由支气管壁分离出来，再加上体位排痰或诱导患者咳嗽，可以使淤积于肺内的痰排出体外。

⑴ 叩打法：可用推拿手法中的拍法。患者呈侧卧位，治疗师手指合拢，使手掌呈窝形，双手轻轻地、轮换地叩打于肺的侧面或后部，力的释放应由肩带动肘，肘带动手腕。

⑵ 振颤法：治疗师双手放在患者外侧胸廓，当患者吸气时，治疗师双手不予施加阻力，当呼气时，双手给予一颤动频率相当的、均衡的、逐渐向内的力，直至再吸气时终止。

2. 针灸治疗

⑴ 主穴：肺俞、中府、太渊、足三里。

⑵ 配穴：脾肺气虚者加脾俞、气海、太白；肺肾两虚者加肾俞、太溪、关元、三阴交；痰浊壅肺者加列缺、尺泽、丰隆、阴陵泉、膻中。

⑶ 操作方法：脾肺气虚、肺肾两虚者，针用补法，并加灸；痰浊壅肺者，针用平补平泻法，并可加灸。

3. 中药治疗

(1)风寒内饮症见咳逆喘满不得卧,气短气急,咳痰白稀,呈泡沫状,胸部膨满,恶寒,周身酸楚,或有口干不欲饮,面色青黯,舌体胖大,舌质暗淡,舌苔白滑,脉浮紧。治法为温肺散寒,降逆涤痰。应以小青龙汤加减。

(2)痰热郁肺症见咳逆喘息气粗,痰黄或白,黏稠难咳,胸满烦躁,目胀睛突,或发热汗出,或微恶寒,溲黄便干,口渴欲饮,舌质暗红,苔黄或黄腻,脉滑数。治法为清肺泄热,降逆平喘。应以越婢加半夏汤加减。

(3)痰瘀阻肺症见咳嗽痰多,色白或呈泡沫,喉间痰鸣,喘息不能平卧,胸部膨满,憋闷如塞,面色灰白而黯,唇甲发绀,舌质暗或紫,舌下瘀筋增粗,苔腻或浊腻,脉弦滑。治法为涤痰祛瘀,泻肺平喘。应以葶苈大枣泻肺汤合桂枝茯苓丸加减。

(四)消化系统

长期制动可导致肠胃功能活动的全面减退。这不仅影响肠胃的蠕动功能,也影响消化腺的分泌功能,从而引起一系列的临床症状,例如食欲缺乏,便秘等。

1. 推拿手法治疗

(1)治疗原则:和肠通便。

(2)基本手法:一指禅推法、㨰、揉、按、摩等手法。

(3)操作方法:

1)患者仰卧位:治疗师施以一指禅推法在中脘、天枢、大横、足三里治疗,每穴约1分钟;然后用掌摩法以顺时针方向摩腹时间约8分钟,以理气通腑,加强胃肠蠕动。

2)患者俯卧位:治疗师用一指禅推法或㨰法沿脊柱两侧从肝俞、脾俞到八髎往返治疗,时间约5分钟,疏肝理气,清胃肠燥热,然后用轻柔的按、揉法在肾俞、大肠俞、八髎治疗,往返2 ~ 3遍以行气引导,和肠通便。

3)热秘症见大便干结,腹胀腹痛,面红身热,口干口臭,小便短赤,舌红、苔黄燥,脉滑数;加大椎、曲池、合谷、支沟,揉按大椎、曲池、合谷、支沟穴,以酸胀为度。

气秘症见大便秘结,欲便不得,腹痛连及两胁,得矢气或便后则舒,胸胁痞满,嗳气频作或喜叹息,苔薄腻,脉弦;加气海、膻中、太冲、期门穴,揉按气海、膻中、太冲、期门穴,以酸胀为度。

冷秘症见大便秘结,腹部拘急冷痛,拒按,手足不温,苔白腻,脉弦紧或沉迟;加命门、建里、水分、归来、阴陵泉、三阴交穴。揉按建里、水分、水道、归来、阴陵泉、三阴交、命门穴,以酸胀为度。

虚秘症见虽有便意但排便不畅,或数日不便但腹无所苦,临厕努挣乏力,心悸气短,面色无华,舌质淡,脉细弱;加气海、足三里、命门穴,揉按气海、足三里、百会、三阴交、命门穴,以酸胀为度。

2. 针灸治疗

(1)主穴:天枢、大肠俞、上巨虚、支沟、照海。

(2)配穴:热秘加合谷、曲池清泻腑热;气秘加中脘、太冲疏调气机;冷秘加灸神阙、关元通阳散寒;虚秘加脾俞、气海健运脾气以助通便。

(3)操作方法:诸穴均常规针刺;冷秘、虚秘可用温针灸、温和灸、隔姜灸或隔附子饼灸。

3. 中药治疗

(1)热秘:治法为泻热导滞,润肠通便。应以麻子仁丸加减。

(2)气秘:治法为顺气导滞。应以六磨汤加减。

(3)冷秘:治法为温里散寒,通便导滞。应以大黄附子汤加减。

(4)虚秘:治法为补气润肠,健脾升阳。应以黄芪汤加减。

(五)泌尿系统

长期制动可导致尿钙过多、膀胱功能受损,加之长时间放置尿管,不可避免地会发生泌尿系统的感染。反复发作尿路感染可逐渐损害肾功能,最后可导致肾衰竭。因此,预防泌尿系统的感染非常重要。

1. 针灸治疗

(1)主穴:中极、膀胱俞、委阳、阴陵泉、三阴交。

(2)配穴:膀胱湿热加委中、行间清利湿热;肝郁气滞加太冲、支沟疏理气机;浊瘀阻塞加血海、膈俞化瘀散结;肺热壅盛加肺俞、尺泽清肺泄热;脾气虚弱加脾俞、足三里健脾益气;肾气亏虚加肾俞、太溪补肾利尿。

(3)操作:针刺中极时针尖向下,不可过深,以免伤及膀胱;其他穴位均常规针灸。

2. 中药治疗

(1)膀胱湿热症见小便频数短涩,灼热刺痛,溺色黄赤,少腹拘急胀痛,或有寒热,口苦,呕恶,大便秘结,苔黄腻,脉滑数。治法为清利湿热,通利小便。应以八正散加减。

(2)肺热壅盛症见小便不畅或点滴不通,咽干,烦渴欲饮,呼吸急促,或有咳嗽,舌红,苔薄黄,脉数。治法为清泄肺热,通利水道。应以清肺饮加减。

(3)肝郁气滞症见小便不通或通而不爽,情志抑郁,或多烦善怒,胁腹胀满,舌红,苔薄黄,脉弦。治法为疏利气机,通利小便。应以沉香散加减。

(4)浊瘀阻塞症见小便点滴而下,或尿如细线,甚则阻塞不通,小腹胀满疼痛,舌紫暗,或有瘀点,脉涩。治法为行瘀散结,通利水道。应以代抵当丸加减。

(5)脾气不升症见小腹坠胀,时欲小便而不得出,或量少而不畅,神疲乏力,食欲不振,气短而语声低微,舌淡,苔薄脉细。治法为升清降浊,化气行水。应以补中益气汤合春泽汤加减。

(6)肾阳衰惫症见小便不通或点滴不爽,排出无力,面色皖白,神气怯弱,畏寒肢冷,腰膝冷而酸软无力,舌淡胖,苔薄白,脉沉细或弱。治法为温补肾阳,化气利水。应以济生肾气丸加减。

3. 推拿手法治疗

(1)治疗原则:疏调气机,通利小便。

(2)取穴及部位:气海、关元、中极及小腹,髀关、足五里、三阴交及股内侧,肺俞、脾俞、三焦俞、肾俞、膀胱俞及腰骶部。

(3)基本手法:一指禅推法、摩法、按法、揉法、拿法、擦法。

(4)操作方法:

1)患者仰卧位,治疗师站在患者身侧,用掌摩法在小腹沿顺时针方向治疗约 5 分钟;用按揉法在中极、关元、气海治疗,每穴 1 分钟。用揉拿法、摩法在两下肢大腿内侧治疗约 5 分钟;用一指禅推法、拇指按揉法在髀关、足五里、三阴交治疗,每穴各 1 分钟。

2)患者俯卧位,治疗师站于患者身侧,用一指禅推法、按揉法在肺在肺俞、脾俞、三焦俞、肾俞、膀胱俞治疗,每穴各 1 分钟。用擦法在腰骶部横擦,时间约 1 分钟,以透热为度。

3)膀胱湿热型,加膀胱俞、八髎穴、阴陵泉、三阴交、委阳。用拇指按揉法在膀胱俞、委阳、阴陵泉、三阴交治疗,每穴 1 分钟。用横擦法在腰骶部八髎穴治疗,以透热为度。

肺热壅盛型,加中府、云门、曲池、太渊、合谷、大椎及前胸上部、后背。用拇指按揉法在中府、云门、曲池、太渊、合谷治疗,每穴 1 分钟;用掌擦法在前胸上部治疗约 1 分钟,以透热为度。用掌擦法在大椎、后背部治疗,以透热为度。

肝气郁滞型，加章门、期门、太冲、行间及两胁部。用拇指按揉法在章门、期门、太冲、行间治疗，每穴1分钟。用掌擦法在两胁部沿肋间隙治疗，以透热为度。

浊瘀阻塞型，加肾俞、三焦俞、志室、水道、阴陵泉、阳陵泉、血海、三阴交。用拇指按揉法在肾俞、三焦俞、志室、水道、阴陵泉、阳陵泉、血海、三阴交治疗，每穴1分钟。用掌擦法在腰骶部治疗，以透热为度。

脾气不升，加脾俞、胃俞、足三里。用拇指按揉法在脾俞、胃俞、足三里治疗，每穴1分钟。用掌擦法在脾俞、胃俞穴治疗，以透热为度。

肾阳不足型，加肾俞、命门及背部督脉。用拇指按揉法在命门、肾俞治疗，每穴1分钟。用横擦法在命门、肾俞穴以及背部督脉治疗，以透热为度。

（六）内分泌系统

长期制动缺乏运动，内分泌系统也会发生明显的改变，如糖耐量异常等。

1. 推拿手法治疗

(1)治疗原则：养阴清热，益气补肾。上消宜清热润肺，中消宜清胃养阴，下消宜滋阴补肾。

(2)取穴及部位：肺俞、胰俞、脾俞、胃俞、肾俞、三焦俞、命门、八髎、涌泉穴及背部、下肢后侧，鸠尾、上脘、中脘、神阙、气海、关元、中极、阳陵泉、足三里、三阴交及腹部、下肢前侧，风池、风府、百会、肩井及颈部、肩背部。

(3)基本手法：一指禅推法、摩法、按法、揉法、拿法、擦法。

(4)操作方法：

1)患者俯卧位：治疗师站于患者身侧，捏脊5 ~ 7遍；用按揉法在背部膀胱经第一侧线治疗，重点在肺俞、胰俞、脾俞、胃俞、肾俞、三焦俞治疗，时间约3分钟。用小鱼际横擦法在肾俞、命门、八髎穴治疗，以透热为度。用拿法、掌推法在双下肢后侧至跟腱处治疗，各操作3 ~ 5遍；按揉涌泉穴，以酸胀为度；再配合擦法，以透热为度。

2)患者仰卧位：治疗师站于患者身侧，用一指禅推法在鸠尾至中极穴操作3 ~ 5遍，重点在鸠尾、上脘、中脘、气海、关元穴治疗；用掌振法在神阙穴治疗1分钟；甩揉法沿顺时针方向在腹部治疗约5分钟；用拿法在双下肢前侧至踝关节操作2 ~ 3遍；用点按法在阳陵泉、足三里、三阴交治疗，每穴1分钟，以酸胀为度。

3)患者坐位：治疗师站于患者身后，用拇指点揉法在风池、风府、百会治疗，每穴1分钟；用拿法在颈部、肩井治疗1分钟；最后用叩击法在肩背部治疗数次结束治疗。

4)肺热津伤型，加中府、云门、太渊、鱼际。患者仰卧位，治疗师站于患者身侧，用点按法在中府、云门、太渊、鱼际治疗，每穴1分钟。

胃燥津伤型，加梁门、内庭。患者俯卧位，治疗师站于患者身侧，用点按法在脾俞、胃俞、胰俞治疗，每穴1分钟；用横擦法在左侧脾胃区治疗10 ~ 20次，以透热为度。患者仰卧位，治疗师站于患者身侧，用点按法在中脘、梁门、足三里、三阴交、内庭穴治疗，每穴1分钟。

肾阴亏虚型，加肝俞、膀胱俞、太溪及腰骶部。患者俯卧位，治疗师站于患者身侧，用点按法在脾俞、肝俞、肾俞、膀胱俞治疗，每穴1分钟；用擦法在腰骶部治疗，用小鱼际斜擦法在八髎穴治疗，以透热为度。患者仰卧位，治疗师站于患者身侧，用点按法在三阴交、太溪治疗，每穴1分钟。

阴阳两虚型，加气海、太溪及腰骶部。患者俯卧位，治疗师站于患者身侧，用点按法在脾俞、肾俞、命门治疗，每穴1分钟。用小鱼际横擦腰骶部、斜擦八髎穴，以透热为度。患者仰卧位，治疗师站于患者身侧，用点按法在气海、足三里、太溪治疗，每穴1分钟。

2. 针灸治疗

(1) 主穴：肺俞、脾俞、胃俞、肾俞、胃脘下俞、三阴交、太溪。

(2) 配穴：上消加太渊、少府；中消加中脘、内庭；下消加太冲、复溜；阴阳两虚加阴谷、气海、命门；心悸加内关、心俞；不寐加神门、百会；视物模糊加太冲、光明；肌肤瘙痒加曲池、膈俞、血海；手足麻木加八邪、八风。

(3) 操作：肺俞、心俞、脾俞、胃俞、肾俞、胃脘下俞等穴不可直刺、深刺，以免伤及内脏；其他腧穴常规针刺。

3. 中药治疗

(1) 肺热津伤症见烦渴多饮，口干咽燥，多食易饥，小便量多，大便干结。舌质红，苔薄黄，脉数。应以消渴方加减。

(2) 胃燥津伤症见消谷善饥，大便秘结，口干欲饮，形体消瘦。舌红苔黄，脉滑有力。应以玉女煎加减。

(3) 肾阴亏虚症见尿频量多，混如脂膏，头晕目眩，耳鸣，视物模糊，口干唇燥，失眠心烦。舌红无苔，脉细弦数。应以六味地黄丸加减。

(4) 阴阳两虚症见尿频，饮一溲一，色混如膏。面色黧黑，耳轮枯焦，腰膝酸软，消瘦显著，阳痿或月经不调，畏寒面浮。舌淡，苔白，脉沉细无力。应以金匮肾气丸加减。

（七）中枢神经系统

长期制动以后，由于感觉输入减少，可以产生感觉异常和痛阈下降。与社会长期隔离，感觉输入减少，加之原发疾病和外伤的痛苦，产生焦虑、抑郁、情绪不稳和神经质，或出现感情淡漠、退缩、易怒、攻击行为，严重者有异样触觉、运动觉、幻视与幻听。认知能力下降，判断力、解决问题能力、学习能力、记忆力、协调力、精神运动能力、警觉性均有所障碍。

1. 针灸治疗

(1) 主穴：神门、大陵、内关、期门、心俞、合谷、太冲。

(2) 配穴：肝气郁结加行间、肝俞，疏肝理气解郁；气郁化火加行间、内庭、支沟，清泻肝火、解郁和胃；心脾两虚加脾俞、三阴交、足三里、中脘，健脾益气、养心安神；阴虚火旺加三阴交、太溪、肾俞，滋阴降火、养心安神；梅核气加天突、列缺、照海，清利咽喉；失明加太阳、四白、光明，开窍复明；失听加耳门、听宫，开窍助听；失语加廉泉、风池，通利舌窍；肢体瘫痪加曲池、足三里、阳陵泉，疏经通络；意识障碍加水沟、百会，醒神开窍。

(3) 操作方法：期门穴针刺宜平刺或斜刺，不可直刺过深，防止导致气胸或伤及肝脏；背俞穴刺时注意针刺的方向、角度和深度，以防伤及内脏；其他腧穴常规针刺。

2. 中药治疗

(1) 肝气郁结症见精神抑郁、胸闷善太息、胸胁胀痛、痛无定处腹胀嗳气，食欲缺乏、苔薄白、脉弦紧。治法为疏肝理气解郁。应以柴胡疏肝散加减。

(2) 气滞痰郁症见咽中不适、如有异物便阴感，咯之不出、咽之不下、胸中窒闷、苔白而腻、脉弦滑。治法为化痰理气解郁。应以半夏厚朴汤。

(3) 心神失养症见精神光惚、心神不宁、悲忧善哭、苔薄、脉细。治法为养心安神。应以甘麦大枣汤。

(4) 心肾阴虚症见眩晕、心悸、虚烦不寐、腰酸、男子遗精、女子月经不调、舌质微红、少苔、脉细数。治法为滋养心肾。应以天王补心丹合六味地黄丸加减。

（八）皮肤系统

长期制动可使皮肤及其附件产生萎缩和压疮。

1. **中药治疗** 皮肤出现褐色红斑未溃者，外搽红花酊；压疮破损、溃烂、有腐肉或愈合缓慢者，予中药生肌散、玉红膏外敷。

2. **针灸治疗** 在压疮周围或邻近部位取穴，用补法，每次留针 15 分钟，每日 1 次；患者皮肤由红转紫，可用艾灸，以忍受为度，每次灸 20 分钟，每日 2 次，以温通气血。

（周国平 陶 静 邓 瑜）

参考文献

[1] 陈立典 . 传统康复方法学 [M].2 版 . 北京 : 人民卫生出版社 ,2013.

[2] 苏友新 . 中国传统康复技能 [M]. 北京 : 人民卫生出版社 ,2012.

[3] 〔美〕郝瑟,哈里森 . 临床神经病学 [M]. 王得新 , 译 . 北京 : 人民卫生出版社 ,2010.

[4] 孙广仁 , 郑洪新 . 中医基础理论 [M].9 版 . 北京 : 中国中医药出版社 ,2012.

[5] 石学敏 . 针灸学 [M].2 版 . 北京:中国中医药出版社,2017.

[6] 东贵荣 , 马铁明 . 刺法灸法学 [M].3 版 . 北京 : 中国中医药出版社 ,2012.

[7] 唐强 . 临床康复学 [M]. 上海 : 上海科学技术出版社 ,2009.

[8] 陈立典 . 康复医学概论 [M]. 北京 : 人民卫生出版社 ,2012.

[9] 房敏 . 推拿学 [M].4 版 . 北京 : 中国中医药出版社 ,2016.

[10] 张俐 . 中医正骨学 [M]. 北京 : 中国中医药出版社 ,2016.

[11] 王诗忠 , 张泓 . 康复评定学 [M]. 北京 : 人民卫生出版社 ,2012.

[12] 国家体育总局健身气功管理中心 . 健身气功新功法丛书 [M]. 北京 : 人民体育出版社 ,2003.

[13] 刘天君 , 章文春 . 中医气功学 [M].4 版 . 北京 : 中国中医药出版社 ,2016.

索引

P

Q

R

S

T

W

X

Y

Z

53检